全国高等教育自学考试指定教材

妇产科护理学（本）

［含：妇产科护理学（本）自学考试大纲］

（2023年版）

全国高等教育自学考试指导委员会　组编

主　　编　单伟颖
副 主 编　吴丽萍　朱　秀　康　健　郭艳巍
编　　委　（按姓名汉语拼音排序）
　　　　　杜　静　郭　趣　郭艳巍　冀　静
　　　　　康　健　任建华　单伟颖　吴丽萍
　　　　　伊焕英　朱　秀
编写秘书　刘　茗

北京大学医学出版社

FUCHANKE HULIXUE（BEN）

图书在版编目（CIP）数据

妇产科护理学：本 / 单伟颖主编 . —北京：北京大学医学出版社，2023.9（2025.4 重印）
ISBN 978-7-5659-2982-3

Ⅰ. ①妇… Ⅱ. ①单… Ⅲ. ①妇产科学- 护理学- 高等教育- 自学考试- 教材 Ⅳ. ① R473.71

中国国家版本馆 CIP 数据核字（2023）第 171984 号

妇产科护理学（本）

主　　编：单伟颖
出版发行：北京大学医学出版社
地　　址：（100191）北京市海淀区学院路 38 号　北京大学医学部院内
电　　话：发行部 010-82802230；图书邮购 010-82802495
网　　址：http://www.pumpress.com.cn
E-mail：booksale@bjmu.edu.cn
印　　刷：北京溢漾印刷有限公司
经　　销：新华书店
责任编辑：郭　颖　孙敬怡　　责任校对：靳新强　　责任印制：李　啸
开　　本：787 mm×1092 mm　1/16　印张：22　字数：537 千字
版　　次：2023 年 9 月第 1 版　2025 年 4 月第 2 次印刷
书　　号：ISBN 978-7-5659-2982-3
定　　价：65.00 元

版权所有，违者必究

（凡属质量问题请与本社发行部联系退换）

组编前言

21世纪是一个变幻莫测的世纪，是一个催人奋进的时代。科学技术飞速发展，知识更替日新月异。希望、困惑、机遇、挑战，随时随地都有可能出现在每一个社会成员的生活之中。抓住机遇、寻求发展、迎接挑战、适应变化的制胜法宝就是学习——依靠自己学习、终身学习。

作为我国高等教育组成部分的自学考试，其职责就是在高等教育这个水平上倡导自学、鼓励自学、帮助自学、推动自学，为每一个自学者铺就成才之路。组织编写供读者学习的教材就是履行这个职责的重要环节。毫无疑问，这种教材应当适合自学，应当有利于学习者掌握和了解新知识、新信息，有利于学习者增强创新意识，培养实践能力，形成自学能力，也有利于学习者学以致用，解决实际工作中所遇到的问题。具有如此特点的书，我们虽然沿用了"教材"这个概念，但它与那种仅供教师讲、学生听，教师不讲、学生不懂，以"教"为中心的教科书相比，已经在内容安排、编写体例、行文风格等方面都大不相同了。希望读者对此有所了解，以便从一开始就树立起依靠自己学习的坚定信念，不断探索适合自己的学习方法，充分利用自己已有的知识基础和实际工作经验，最大限度地发挥自己的潜能，达成学习的目标。

欢迎读者提出意见和建议。

祝每一位读者自学成功。

全国高等教育自学考试指导委员会

2022年8月

目 录

组编前言

妇产科护理学（本）自学考试大纲

大纲前言·· 2
 Ⅰ 课程性质与课程目标·· 3
 Ⅱ 考核目标·· 4
 Ⅲ 课程内容与考核要求·· 5
 Ⅳ 关于大纲的说明与考核实施要求·· 28
附录 题型举例（参考样卷）·· 30
后记·· 34

妇产科护理学（本）

第一章 遗传咨询、产前筛查与产前诊断·· 37
 第一节 遗传咨询·· 37
 第二节 产前筛查·· 41
 第三节 产前诊断·· 43
第二章 妊娠期妇女的护理·· 45
 第一节 妊娠生理·· 45
 第二节 妊娠期母体变化·· 50
 第三节 妊娠诊断·· 52
 第四节 妊娠期管理·· 55
第三章 分娩期妇女的护理·· 62
 第一节 影响分娩的因素·· 62
 第二节 分娩机制·· 65
 第三节 产程的分期及护理·· 66
第四章 产褥期妇女的护理·· 74
 第一节 产褥期母体变化·· 74
 第二节 产褥期护理·· 77

1

第五章　高危妊娠管理 ·········· 82
第一节　高危妊娠患者的评估与监测 ·········· 82
第二节　高危妊娠患者的护理 ·········· 87

第六章　妊娠期并发症患者的护理 ·········· 90
第一节　自然流产 ·········· 90
第二节　异位妊娠 ·········· 94
第三节　妊娠期高血压疾病 ·········· 99
第四节　早产 ·········· 103
第五节　胎盘早剥 ·········· 106
第六节　前置胎盘 ·········· 109

第七章　妊娠合并症患者的护理 ·········· 113
第一节　妊娠合并心脏病 ·········· 113
第二节　妊娠合并糖尿病 ·········· 119
第三节　妊娠合并贫血 ·········· 126
第四节　妊娠合并病毒性肝炎 ·········· 129
第五节　妊娠合并甲状腺疾病 ·········· 134

第八章　异常分娩患者的护理 ·········· 138
第一节　产力异常 ·········· 138
第二节　产道异常 ·········· 143
第三节　胎儿异常 ·········· 147

第九章　分娩期并发症患者的护理 ·········· 153
第一节　胎膜早破 ·········· 153
第二节　胎儿窘迫 ·········· 156
第三节　子宫破裂 ·········· 158
第四节　羊水栓塞 ·········· 162
第五节　产后出血 ·········· 165

第十章　异常产褥患者的护理 ·········· 171
第一节　产褥感染 ·········· 171
第二节　晚期产后出血 ·········· 175
第三节　产后抑郁症 ·········· 178

第十一章　妇科手术患者的护理 ·········· 183
第一节　妇科腹部手术 ·········· 183
第二节　妇科会阴部手术 ·········· 187
第三节　妇科经内镜手术 ·········· 190

第十二章　妇科化疗、放疗患者的护理 ·········· 195
第一节　化疗 ·········· 195
第二节　放疗 ·········· 199

第十三章　妇科炎症患者的护理 ··· 203
- 第一节　概述 ··· 203
- 第二节　外阴部炎症 ··· 207
- 第三节　阴道炎 ··· 209
- 第四节　子宫颈炎症 ··· 215
- 第五节　盆腔炎性疾病 ··· 218

第十四章　妊娠滋养细胞疾病患者的护理 ··· 224
- 第一节　葡萄胎 ··· 224
- 第二节　妊娠滋养细胞肿瘤 ··· 228

第十五章　妇科肿瘤患者的护理 ··· 234
- 第一节　子宫肌瘤 ··· 234
- 第二节　子宫颈癌 ··· 238
- 第三节　子宫内膜癌 ··· 243
- 第四节　卵巢肿瘤 ··· 248

第十六章　妇科内分泌疾病患者的护理 ··· 255
- 第一节　经前期综合征 ··· 255
- 第二节　痛经 ··· 256
- 第三节　异常子宫出血 ··· 258
- 第四节　绝经综合征 ··· 263
- 第五节　闭经 ··· 267
- 第六节　多囊卵巢综合征 ··· 270

第十七章　会阴部常见疾病患者的护理 ··· 275
- 第一节　外阴、阴道创伤 ··· 275
- 第二节　外阴鳞状细胞癌 ··· 276
- 第三节　子宫脱垂 ··· 279

第十八章　其他常见妇科疾病患者的护理 ··· 283
- 第一节　子宫内膜异位性疾病 ··· 283
- 第二节　不孕症 ··· 287

第十九章　生育规划 ··· 293
- 第一节　常用避孕方法 ··· 293
- 第二节　生育规划相关的输卵管手术 ··· 302
- 第三节　避孕失败的补救措施 ··· 303

第二十章　妇产科常用护理技术、诊疗及手术妇女的护理 ··· 308
- 第一节　妇产科护理评估 ··· 308
- 第二节　妇产科常用护理技术 ··· 311
- 第三节　妇产科常用诊疗与手术 ··· 316

附录1　孕产妇妊娠风险评估与管理工作流程图 ··· 333
附录2　孕产妇妊娠风险筛查表 ··· 334

目录

附录3　妊娠风险筛查阳性孕产妇转诊单 …………………………………………… 336
附录4　孕产妇妊娠风险评估表 …………………………………………………………… 337
附录5　孕产妇妊娠风险评估分级报告单 ……………………………………………… 342
参考文献 ……………………………………………………………………………………… 343
后记 …………………………………………………………………………………………… 344

全国高等教育自学考试

妇产科护理学（本）自学考试大纲

全国高等教育自学考试指导委员会　制定

大纲前言

为了适应社会主义现代化建设事业的需要，鼓励自学成才，我国在20世纪80年代初建立了高等教育自学考试制度。高等教育自学考试是个人自学、社会助学和国家考试相结合的一种高等教育形式。应考者通过规定的专业课程考试并经思想品德鉴定达到毕业要求的，可获得毕业证书；国家承认学历并按照规定享有与普通高等学校毕业生同等的有关待遇。经过40多年的发展，高等教育自学考试为国家培养造就了大批专门人才。

课程自学考试大纲是规范自学者学习范围、要求和考试标准的文件。它是按照专业考试计划的要求，具体指导个人自学、社会助学、国家考试及编写教材的依据。

为更新教育观念，深化教学内容方式、考试制度、质量评价制度改革，更好地提高自学考试人才培养的质量，全国考委各专业委员会按照专业考试计划的要求，组织编写了课程自学考试大纲。

新编写的大纲，在层次上，本科参照一般普通高校本科水平，专科参照一般普通高校专科或高职院校的水平；在内容上，及时反映学科的发展变化以及自然科学和社会科学近年来研究的成果，以更好地指导应考者学习使用。

全国高等教育自学考试指导委员会

2023年5月

Ⅰ 课程性质与课程目标

一、课程性质和特点

《妇产科护理学（本）》是全国高等教育自学考试护理学专业（专升本）的一门临床课程，是为培养自考生有关妇产科护理的临床知识和临床能力而设置的一门临床护理专业课程。

本课程主要包括产科护理学、妇科护理学和计划生育等内容。产科护理学主要介绍正常妊娠、分娩、产褥及高危妊娠（妊娠期并发症、妊娠期合并症）、异常分娩和分娩期并发症等的基本概念、病理生理变化、临床表现、辅助检查方法、处理原则、护理措施和健康教育等内容；妇科护理学主要介绍妇科常见疾病的基本变化、病理变化、临床表现、辅助检查、处理原则和护理程序在妇科疾病护理中的应用，以及计划生育原理、方法和健康指导等。本课程是以医学基础课程、相关人文课程和护理学基础、内科护理学、外科护理学等为基础，同时又区别于其他临床护理课程的一门临床护理专业课程。

二、课程目标

本课程的基本要求：使学习者掌握有关正常妊娠、分娩、产褥，以及妊娠期并发症、妊娠期合并症、异常分娩和分娩期并发症、异常产褥的基本概念和主要的生理、心理变化，各种妇科常见疾病的基本概念、病理变化，明确妇产科护理评估的内容及方法、临床处理原则、护理措施、健康指导等内容，为服务对象提供整体护理。

三、本课程与相关课程的关系

学习《妇产科护理学（本）》需要有一些必要的相关知识，如基础护理学、内科护理学、外科护理学等护理学专业的基本知识，也需要健康教育学、流行病学、公共卫生学等相关学科的知识。

学习本课程要注意对基础知识的细化和理解，将知识理解与实践联系起来，把基础的知识和理论转化为简单应用和综合应用能力。

四、本课程的重点和难点

本课程的重点章节为妊娠期并发症患者的护理、妊娠期合并症患者的护理、分娩期并发症患者的护理、妇科手术患者的护理、妇科化疗和放疗患者的护理、妇科炎症患者的护理、妊娠滋养细胞疾病患者的护理、妇科肿瘤患者的护理及妇科内分泌疾病患者的护理，课程学习的难点在于根据患者的临床表现和辅助检查结果对患者的情况进行判断，并进行个体化的整体护理。

Ⅱ 考核目标

本大纲在考核要求中,按照认知领域由低到高有四种层次,即识记(Ⅰ)、领会(Ⅱ)、简单应用(Ⅲ)、综合应用(Ⅳ),规定了考生应达到的能力要求,各层次的具体含义如下。

识记(Ⅰ):了解并记住妇产科护理学的相关概念、病因、分类、发病机制、临床表现及并发症的内容,以及有关检查的正常或异常数值,并会正确描述或复述。

领会(Ⅱ):在识记基础上,将病因和发病机制、临床表现、辅助检查、治疗原则等有机联系并深入理解,进一步掌握护理措施的依据;能比较同一系统疾病的临床表现、治疗、护理措施之间的区别。

简单应用(Ⅲ):要求在领会的基础上,运用本课程中的基本概念、基本原理和基本方法中的1~2个知识点,分析和解决一般的理论问题或临床实际问题。

综合应用(Ⅳ):要求在简单应用的基础上,运用学过的本课程规定的多个知识点,综合分析和解决稍复杂的理论和临床实际问题。

Ⅲ 课程内容与考核要求

第一章 遗传咨询、产前筛查与产前诊断

一、学习目的与要求

通过本章的学习，了解遗传咨询的意义、对象、护士的角色、产前筛查结果判定和追踪随访。熟悉遗传咨询的步骤、类别和对策、注意事项、产前筛查常见疾病和方法。掌握产前筛查意义、产前诊断的对象、产前诊断的疾病种类以及常用方法。

二、课程内容

第一节 遗传咨询
遗传咨询的意义、对象、步骤、类别和对策、注意事项，遗传咨询中护士的角色。
第二节 产前筛查
产前筛查的意义、产前筛查的常见疾病和方法、产前筛查结果判定和追踪随访。
第三节 产前诊断
产前诊断的对象、疾病种类及常用方法。

三、考核知识点及考核要求

（一）遗传咨询
1. 识记：遗传咨询的意义、步骤、护士的角色。
2. 领会：遗传咨询的对象、注意事项。
（二）产前筛查
1. 识记：产前筛查的意义。
2. 领会：产前筛查的常见疾病和方法。
（三）产前诊断
1. 识记：产前诊断的对象和常用方法。
2. 领会：产前诊断的疾病种类。

四、本章重点、难点

本章的重点是遗传咨询的步骤、产前筛查的意义、产前诊断的对象和常用方法。难点

是产前筛查的常见疾病和方法、产前诊断的疾病种类。

第二章 妊娠期妇女的护理

一、学习目的与要求

通过本章的学习，了解妊娠期母体的生理和心理变化、胚胎与胎儿发育及生理特点、不同妊娠时期的体征与检查、妊娠期营养与用药、分娩前用物准备。熟悉受精的过程、胎心和胎动的监测方法、四步触诊法、先兆临产的表现。掌握胎儿附属物及其功能、预产期的推算方法，早期妊娠与中、晚期妊娠的主要临床表现，妊娠期常见症状和护理措施。

二、课程内容

第一节　妊娠生理

受精的定义，受精和受精卵发育、输送及着床，胎儿附属物形成及其功能，胚胎、胎儿发育及胎儿生理特点。

第二节　妊娠期母体变化

妊娠期母体生殖系统、乳房、循环系统、血液系统、泌尿系统、呼吸系统、消化系统、内分泌系统、皮肤、骨骼、关节及韧带的变化，妊娠期母体常见心理变化。

第三节　妊娠诊断

妊娠的分期，早期妊娠的临床表现、辅助检查，中、晚期妊娠的临床表现、辅助检查，胎姿势、胎产式、胎先露、胎方位的定义，胎产式、胎先露和胎方位的关系及种类。

第四节　妊娠期管理

围生期的定义，产前检查的时间及频率，产前检查的内容，妊娠期营养和用药指导，妊娠期用药指导，妊娠期体重管理，胎动自我监测，妊娠期常见症状的护理，妊娠期健康教育与指导，先兆临产的临床表现，分娩前用物准备。

三、考核知识点及考核要求

（一）妊娠生理

1. 识记：受精的定义，胎儿附属物的种类及其功能。
2. 领会：受精与受精卵发育、输送、着床过程。
3. 简单应用：依据所学知识及胎儿发育主要特征等判断胎龄或孕龄。

（二）妊娠期母体变化

1. 识记：妊娠期母体的生理变化。
2. 领会：妊娠期母体的心理反应与心理问题
3. 简单应用：为妊娠妇女解释常见身体、心理变化的原因及应对措施。
4. 综合应用：应用护理程序为妊娠妇女制订护理计划，并提供整体护理。

（三）妊娠诊断
1. 识记：妊娠的分期，胎姿势、胎产式、胎先露和胎方位的定义及种类。
2. 领会：早期妊娠与中、晚期妊娠的临床表现及辅助检查。
3. 简单应用：为孕妇进行胎心监测；运用四步触诊法判断胎产式、胎先露与胎方位。
4. 综合应用：为早、中、晚妊娠期妇女进行护理诊断，并提供相应护理措施。

（四）妊娠期管理
1. 识记：围生期的定义，产前检查的时间及频率，先兆临产的临床表现。
2. 领会：妊娠期检查的意义，分娩前用物准备。
3. 简单应用：依据所学知识准确推算预产期，指导孕妇正确自我监测胎动。
4. 综合应用：应用护理程序为妊娠期常见症状者提供整体护理以及健康教育与指导。

四、本章重点、难点

本章的重点是胎儿附属物及其功能，妊娠期母体生殖系统、循环系统变化，妊娠早、中、晚期妊娠诊断及临床表现，妊娠期常见症状的护理，先兆临产的概念及临床表现。难点是胎盘的形成，妊娠期母体的生理变化，产前检查内容，胎产式、胎方位、胎先露的定义及分类。

第三章　分娩期妇女的护理

一、学习目的与要求

通过本章的学习，了解分娩、早产、足月产、过期产、总产程及三个产程的概念。熟悉分娩机制概念、步骤及三个产程常见的护理诊断。掌握影响分娩的因素和各产程的护理措施。

二、课程内容

第一节　影响分娩的因素
分娩的定义、分类，影响分娩的四大因素。
第二节　分娩机制
分娩机制的定义，枕左前位的分娩机制。
第三节　产程的分期及护理
临产的诊断，总产程及产程分期，第一产程、第二产程、第三产程的护理评估、护理诊断和护理措施。

三、考核知识点及考核要求

（一）影响分娩的因素

1. 识记：分娩的定义、分类，影响分娩的四大因素、三个骨盆平面的径线及正常长度、胎儿径线及正常长度。
2. 领会：产力的组成、宫缩力的特点、骨产道的形态、软产道的组成、不同胎方位对分娩的影响、产妇的精神心理因素对产力的影响。
3. 简单应用：依据所学知识，对影响分娩的因素予以鉴别，针对不同影响因素及其之间的联系给予指导。

（二）分娩机制

1. 识记：分娩机制的定义。
2. 领会：枕左前位的分娩机制。

（三）产程的分期及护理

1. 识记：三个产程的概念、潜伏期的正常时限、胎头拨露和胎头着冠的概念、接产的时机、胎盘剥离征象。
2. 领会：临产的指征，三个产程的临床表现，监测胎心、宫缩和宫颈扩张程度、破膜的处理、产后 2 h 的护理。
3. 简单应用：指导产妇屏气用力、接产、进行 Apgar 评分、处理脐带、协助胎盘娩出、检查胎盘和胎膜。
4. 综合应用：应用护理程序为第一产程、第二产程、第三产程的产妇实施整体护理。

四、本章重点、难点

本章的重点是影响分娩的因素、产程分期、分娩机制的概念和三个产程的护理措施，次重点是分娩的定义、三个骨盆平面径线及正常长度、胎儿径线及正常长度、不同产程的宫缩节律变化。难点是产力的特点、分娩机制的步骤、接产的方法和胎盘剥离征象的观察。

第四章　产褥期妇女的护理

一、学习目的与要求

通过本章的学习，了解产褥期、恶露的概念。熟悉正常产褥期母体的生理变化及常见护理诊断。掌握产褥期妇女的生理变化、身体状况及护理措施。

二、课程内容

第一节　产褥期母体变化

产褥期妇女的生理变化、产褥期妇女的心理调适。

第二节　产褥期护理

产褥期护理评估、常见护理诊断及护理措施。

三、考核知识点及考核要求

（一）产褥期母体变化

1. 识记：产褥期的定义、生殖系统及乳房的生理变化。
2. 领会：产褥期妇女的心理调适。
3. 简单应用：依据所学知识，为产褥期产妇生理变化及母乳喂养给予指导。

（二）产褥期护理

1. 识记：产褥期妇女身体状况。
2. 领会：产褥期的辅助检查、心理社会评估及常见护理诊断。
3. 简单应用：依据所学知识，为产妇母乳喂养及乳房的护理提供指导。
4. 综合应用：应用护理程序为产褥期妇女提供整体护理。

四、本章重点、难点

本章的重点是产褥期妇女的生理变化、产褥期母体身体状况评估及其护理措施。次重点是产褥期、恶露概念及其相关知识。难点是产褥期妇女生理评估及母乳喂养相关护理措施。

第五章　高危妊娠管理

一、学习目的与要求

通过本章的学习，了解高危妊娠的概念、范围及高危患者常见的护理诊断。熟悉高危妊娠患者的胎心监测、胎儿成熟度监测。掌握胎儿宫内情况的监护、高危患者的处理原则及高危妊娠患者的护理措施。

二、课程内容

第一节　高危妊娠患者的评估与监测

高危妊娠的概念及范围，胎儿宫内情况的监护、孕产妇妊娠风险评估与管理。

第二节　高危妊娠患者的护理

高危妊娠患者的护理评估、常见的护理诊断及护理措施。

三、考核知识点及考核要求

（一）高危妊娠患者的评估与监测

1. 识记：高危妊娠的概念及范围。
2. 领会：胎儿宫内情况的监护。孕产妇妊娠风险评估与管理工作规范。

3. 简单应用：依据所学知识通过胎动计数、超声检查、电子胎心监护（NST 及 OCT 等检查）判断胎儿在宫内的安危状况。

（二）高危妊娠患者的护理
1. 识记：高危妊娠患者的处理原则。
2. 领会：高危妊娠患者的护理评估和常见的护理诊断。
3. 综合应用：应用护理程序为高危妊娠患者提供整体护理。

四、本章重点、难点

本章的重点是高危妊娠患者胎儿宫内情况的监护、高危妊娠患者的处理原则和护理措施。难点是电子胎心监护。

第六章　妊娠期并发症患者的护理

一、学习目的与要求

通过本章的学习，了解自然流产、异位妊娠、妊娠期高血压疾病、早产、胎盘早剥、前置胎盘的概念。熟悉妊娠期高血压疾病、胎盘早剥、前置胎盘对母儿的危害。掌握自然流产、异位妊娠、妊娠期高血压疾病、胎盘早剥、前置胎盘等患者的护理评估以及主要护理措施。

二、课程内容

第一节　自然流产
自然流产的定义、分类，自然流产患者的护理评估、常见的护理诊断和护理措施。
第二节　异位妊娠
异位妊娠的定义、类型，异位妊娠患者护理评估、常见的护理诊断和护理措施。
第三节　妊娠期高血压疾病
妊娠期高血压疾病的定义、分类、病理改变，妊娠期高血压疾病患者护理评估、常见的护理诊断和护理措施。
第四节　早产
早产的定义、护理评估、常见的护理诊断及护理措施。
第五节　胎盘早剥
胎盘早剥的定义、分类，胎盘早剥患者护理评估、常见的护理诊断及护理措施。
第六节　前置胎盘
前置胎盘的定义、分类，前置胎盘患者护理评估、常见的护理诊断及护理措施。

三、考核知识点及考核要求

（一）自然流产

1. 识记：流产的定义、分类、病理变化。
2. 领会：自然流产患者临床表现、辅助检查。
3. 简单应用：依据所学知识为流产患者提出常见护理诊断与处理原则。
4. 综合应用：应用护理程序为自然流产患者提供整体护理。

（二）异位妊娠

1. 识记：异位妊娠的定义、病因、病理变化。
2. 领会：异位妊娠患者临床表现、辅助检查。
3. 简单应用：为异位妊娠患者提出常见的护理诊断与处理原则。
4. 综合应用：应用护理程序为异位妊娠患者提供整体护理。

（三）妊娠期高血压疾病

1. 识记：妊娠期高血压疾病的定义、分类、病理变化。
2. 领会：妊娠期高血压疾病患者的临床表现、辅助检查。
3. 简单应用：为妊娠期高血压疾病患者提出常见护理诊断、处理原则，提供健康教育。
4. 综合应用：应用护理程序为妊娠期高血压疾病患者提供整体护理。

（四）早产

1. 识记：早产的定义、病因。
2. 领会：早产患者的临床表现、辅助检查。
3. 简单应用：依据所学知识为早产患者提出常见护理诊断与处理原则。
4. 综合应用：应用护理程序为早产患者提供整体护理。

（五）胎盘早剥

1. 识记：胎盘早剥的定义、类型、病理变化。
2. 领会：胎盘早剥患者临床表现、辅助检查。
3. 简单应用：为胎盘早剥患者提出常见的护理诊断、处理原则及提供健康教育。
4. 综合应用：应用护理程序为胎盘早剥患者提供整体护理措施。

（六）前置胎盘

1. 识记：前置胎盘的定义、分类。
2. 领会：前置胎盘患者的临床表现、辅助检查。
3. 简单应用：为前置胎盘患者提出常见的护理诊断、处理原则，提供健康教育。
4. 综合应用：应用护理程序为前置胎盘患者提供整体护理。

四、本章重点、难点

本章的重点章节是自然流产、异位妊娠、妊娠期高血压疾病。首要重点知识点是异位妊娠的护理评估及其护理措施、妊娠期高血压疾病护理评估及其护理措施；次重点是各类流产的临床表现及其处理原则、早产的定义及其护理措施，胎盘早剥和前置胎盘的定义、类型、临床表现及其护理措施。难点是异位妊娠的病理改变及其处理原则、妊娠期高血压疾病的病理改变及其处理原则。

第七章　妊娠合并症患者的护理

一、学习目的与要求

通过本章的学习，了解妊娠与各种合并症之间的相互影响、各种妊娠合并症对母儿的影响。熟悉各种妊娠合并症的辅助检查及常见的护理诊断。掌握各种妊娠合并症的生理评估及护理措施。

二、课程内容

第一节　妊娠合并心脏病
妊娠合并心脏病的概述、妊娠合并心脏病患者护理评估、常见的护理诊断及护理措施。

第二节　妊娠合并糖尿病
妊娠合并糖尿病的概述、妊娠合并糖尿病患者护理评估、常见的护理诊断及护理措施。

第三节　妊娠合并贫血
妊娠合并贫血的概述、妊娠合并缺铁性贫血患者护理评估、常见的护理诊断及护理措施。

第四节　妊娠合并病毒性肝炎
妊娠合并病毒性肝炎的概述、妊娠合并病毒性肝炎患者护理评估、常见的护理诊断及护理措施。

第五节　妊娠合并甲状腺疾病
妊娠合并甲状腺疾病的概述、妊娠合并甲状腺功能减退症患者护理评估、常见的护理诊断及护理措施。

三、考核知识点及考核要求

（一）妊娠合并心脏病
1. 识记：妊娠合并心脏病的临床表现。
2. 领会：妊娠、分娩、产褥期心血管系统的变化，对胎儿的影响。
3. 简单应用：为妊娠合并心脏病患者提出处理原则及常见的护理诊断。
4. 综合应用：应用护理程序为妊娠合并心脏病患者提供整体护理。

（二）妊娠合并糖尿病
1. 识记：妊娠合并糖尿病的临床表现及诊断标准。
2. 领会：糖尿病与妊娠、分娩的相互影响。

3. 简单应用：为妊娠合并糖尿病患者提出处理原则及常见的护理诊断。
4. 综合应用：应用护理程序为妊娠合并糖尿病患者提供整体护理。

（三）妊娠合并贫血
1. 识记：妊娠合并贫血的临床表现及诊断标准。
2. 领会：贫血对母儿的影响。
3. 简单应用：为妊娠合并缺铁性贫血患者提供处理原则及常见的护理诊断。
4. 综合应用：应用护理程序为妊娠合并缺铁性贫血患者提供整体护理。

（四）妊娠合并病毒性肝炎
1. 识记：妊娠合并病毒性肝炎的临床表现。
2. 领会：病毒性肝炎与妊娠、分娩的相互影响。
3. 简单应用：为妊娠合并病毒性肝炎患者提供处理原则及常见护理诊断。
4. 综合应用：应用护理程序为妊娠合并病毒性肝炎患者提供整体护理。

（五）妊娠合并甲状腺疾病
1. 识记：妊娠合并甲状腺功能减退症的临床表现。
2. 领会：甲状腺功能减退症对母儿的影响。
3. 简单应用：为妊娠合并甲状腺功能减退症患者提出处理原则及常见的护理诊断。
4. 综合应用：应用护理程序为妊娠合并甲状腺功能减退症患者提供整体护理。

四、本章重点、难点

本章重点是妊娠合并心脏病易发生心力衰竭的三个时期，妊娠合并糖尿病、妊娠合并缺铁性贫血的诊断，以及妊娠合并心脏病、糖尿病、缺铁性贫血、病毒性肝炎及甲状腺功能减退症的临床表现及其护理措施。难点是妊娠、分娩、产褥期心血管系统的变化以及心脏病患者对胎儿的影响，妊娠合并糖尿病、病毒性肝炎与妊娠、分娩的相互影响，妊娠合并贫血、甲状腺功能减退症对母儿的影响。

第八章 异常分娩患者的护理

一、学习目的与要求

通过本章的学习，了解异常分娩、协调性子宫收缩乏力、不协调性子宫收缩乏力、潜伏期延长、活跃期延长或停滞、第二产程延长、胎头下降延缓或停滞、协调性子宫收缩过强、子宫痉挛性狭窄环、强直性子宫收缩、骨产道异常、持续性枕后位或枕横位的概念。熟悉产力异常、产道异常及胎儿异常的病因及相应的常见护理诊断。掌握产力异常、产道异常、胎儿异常等患者及胎儿、新生儿的生理护理及主要护理措施。

二、课程内容

第一节　产力异常

产力异常的概述、子宫收缩乏力和子宫收缩过强的护理评估、护理诊断及护理措施。

第二节　产道异常

产道异常的概述、骨产道异常和软产道异常护理评估、护理诊断及护理措施。

第三节　胎儿异常

胎位异常及巨大胎儿护理评估、护理诊断及护理措施。

三、考核知识点及考核要求

（一）产力异常

1. 识记：子宫收缩乏力和子宫收缩过强的定义、分类、病因。
2. 领会：子宫收缩乏力和子宫收缩过强患者的临床表现、辅助检查。
3. 简单应用：为子宫收缩乏力和子宫收缩过强患者提出处理原则。
4. 综合应用：应用护理程序为子宫收缩乏力和子宫收缩过强患者提供整体护理。

（二）产道异常

1. 识记：产道异常的分类和病因。
2. 领会：产道异常患者的临床表现和辅助检查。
3. 简单应用：依据所学知识为产道异常患者提出处理原则。

（三）胎儿异常

1. 识记：胎位异常的定义、分类，各种胎位异常的病因；巨大胎儿的定义和病因。
2. 领会：胎位异常和巨大胎儿患者的临床表现和辅助检查。
3. 简单应用：依据所学知识为胎位异常和巨大胎儿患者提出处理原则。

四、本章重点、难点

本章的重点是子宫收缩乏力和子宫收缩过强的临床表现、处理原则及护理措施，产道异常患者的临床表现及护理措施。难点是骨产道异常的临床表现，胎位异常的分类、临床表现及处理原则。

第九章　分娩期并发症患者的护理

一、学习目的与要求

通过本章的学习，了解胎膜早破、胎儿窘迫、子宫破裂、羊水栓塞、产后出血的概念。熟悉胎膜早破、胎儿窘迫、子宫破裂、羊水栓塞、产后出血的临床表现。掌握胎膜早破、胎儿窘迫、子宫破裂、羊水栓塞、产后出血的护理评估以及主要护理措施。

二、课程内容

第一节 胎膜早破
胎膜早破的概述、护理评估、常见护理诊断及护理措施。

第二节 胎儿窘迫
胎儿窘迫的概述、护理评估、常见的护理诊断和护理措施。

第三节 子宫破裂
子宫破裂的概述、护理评估、常见护理诊断及护理措施。

第四节 羊水栓塞
羊水栓塞的定义、护理评估、常见的护理诊断及护理措施。

第五节 产后出血
产后出血的定义、护理评估、常见的护理诊断及护理措施。

三、考核知识点及考核要求

（一）胎膜早破

1. 识记：胎膜早破的定义、病因。
2. 领会：胎膜早破患者的临床表现、辅助检查。
3. 简单应用：依据所学知识为胎膜早破患者提出治疗原则。
4. 综合应用：应用护理程序为胎膜早破患者提供整体护理。

（二）胎儿窘迫

1. 识记：胎儿窘迫的定义、病因、病理生理变化。
2. 领会：胎儿窘迫患者临床表现、辅助检查。
3. 简单应用：依据所学知识为胎儿窘迫提出处理原则。

（三）子宫破裂

1. 识记：子宫破裂的定义、病因、分类。
2. 领会：子宫破裂患者的临床表现、常见护理诊断及辅助检查。
3. 简单应用：依据所学知识，为子宫破裂患者提供处理原则。
4. 综合应用：应用护理程序为子宫破裂患者提供整体护理。

（四）羊水栓塞

1. 识记：羊水栓塞的定义、病理生理变化。
2. 领会：羊水栓塞患者临床表现、辅助检查。
3. 简单应用：为羊水栓塞患者提供预防及抢救措施。

（五）产后出血

1. 识记：产后出血的定义、病因。
2. 领会：产后出血患者临床表现、辅助检查及常见护理诊断。
3. 简单应用：依据所学知识，为产后出血患者提出处理原则。
4. 综合应用：应用护理程序为产后出血患者提供整体护理。

四、本章重点、难点

本章的重点是胎膜早破的定义、临床表现及护理措施，胎儿窘迫的临床表现及预防性护理，子宫破裂的护理评估及护理措施，产后出血的概念、护理评估及护理措施。

本章的难点是胎膜早破、胎儿窘迫的处理原则，羊水栓塞的生理变化、紧急处理原则和护理措施。产后出血、子宫破裂的处理原则及护理措施。

第十章 异常产褥患者的护理

一、学习目的与要求

通过本章的学习，了解产褥感染、晚期产后出血和产后抑郁症的定义。熟悉产后抑郁症对母儿的影响及产褥感染、晚期产后出血和产后抑郁症常见的护理诊断。掌握产褥感染、晚期产后出血和产后抑郁症的护理评估，并运用所学知识为异常产褥患者制订相应的护理措施。

二、课程内容

第一节 产褥感染

产褥感染的概述、护理评估、常见的护理诊断及护理措施。

第二节 晚期产后出血

晚期产后出血的概述、护理评估、常见的护理诊断及护理措施。

第三节 产后抑郁症

产后抑郁症的概述、护理评估、常见的护理诊断及护理措施。

三、考核知识点及考核要求

（一）产褥感染

1. 识记：产褥感染、产褥病率的定义。
2. 领会：产褥感染的病因及临床表现。
3. 简单应用：提出产褥感染患者的处理原则及常见的护理诊断。
4. 综合应用：应用护理程序为产褥感染患者制订相应的护理措施。

（二）晚期产后出血

1. 识记：晚期产后出血的定义。
2. 领会：晚期产后出血的病因及临床表现。
3. 简单应用：为晚期产后出血患者提出处理原则及常见的护理诊断。
4. 综合应用：应用护理程序为晚期产后出血患者提供整体护理。

（三）产后抑郁症

1. 识记：产后抑郁症的定义及临床诊断标准。

2. 领会：产后抑郁症对母儿的影响，以及病因和临床表现。
3. 简单应用：依据所学知识，为产后抑郁症患者提出处理原则及常见的护理诊断。
4. 综合应用：应用护理程序为产后抑郁症患者提供整体护理。

四、本章重点、难点

本章重点是产褥感染、晚期产后出血的定义，产褥感染、晚期产后出血和产后抑郁症的临床表现及其护理措施。难点是产褥感染及晚期产后出血的病因以及产后抑郁症的临床诊断标准。

第十一章　妇科手术患者的护理

一、学习目的与要求

通过本章的学习，了解妇科常见手术方法、护理评估内容；熟悉妇科腹部手术、会阴部手术常见护理诊断，妇科经内镜手术适应证、禁忌证；掌握妇科手术患者的护理措施。

二、课程内容

第一节　妇科腹部手术
手术前护理、手术后护理。
第二节　妇科会阴部手术
手术前护理、手术后护理。
第三节　妇科经内镜手术
宫腔镜诊疗患者的护理、腹腔镜手术患者的护理。

三、考核知识点及考核要求

（一）妇科腹部手术
1. 识记：妇科腹部手术的术前及术后护理措施。
2. 简单应用：为妇科腹部手术患者提供手术前后护理。
（二）妇科会阴部手术
1. 识记：妇科会阴部手术的术前及术后护理措施。
2. 简单应用：依据所学知识，为妇科会阴部手术患者提供手术前后护理。
（三）妇科经内镜手术
1. 识记：宫腔镜、腹腔镜诊疗患者的禁忌证、适应证。
2. 领会：宫腔镜、腹腔镜诊疗的并发症及处理。
3. 简单应用：为宫腔镜、腹腔镜诊疗患者提供护理。

四、本章重点、难点

本章重点内容是腹部手术患者术前及术后护理措施，特别是术后常见并发症的预防及处理。难点是经内镜手术相关的护理。

第十二章 妇科化疗、放疗患者的护理

一、学习目的与要求

通过本章的学习，了解化疗药物的概述、作用机制、常用化疗药物种类、放疗的概述及其作用机制。熟悉常见的化疗毒副反应及其常见的护理诊断、放疗常见的护理诊断。掌握妇科化疗、放疗患者的护理评估以及主要护理措施。

二、课程内容

第一节 化疗

化疗药物的概述、作用机制、常用的化疗药物种类、常见的化疗毒副反应、化疗患者的护理评估、常见的护理诊断和护理措施。

第二节 放疗

放疗的概述、作用机制、放疗患者的护理评估、常见的护理诊断和护理措施。

三、考核知识点及考核要求

（一）化疗

1. 识记：常见的化疗毒副反应。
2. 领会：化疗药物的作用机制及常见的化疗药物种类。
3. 简单应用：为妇科化疗患者提供相应的护理。

（二）放疗

1. 识记：放疗的不良反应及并发症。
2. 领会：放疗的作用机制。
3. 简单应用：为接受妇科腔内放疗或体外放疗的患者提供护理。

四、本章重点、难点

本章的首要重点是常见的化疗毒副反应、放疗的主要毒副反应和并发症，次重点是妇科化疗、放疗妇女的护理评估及护理措施。难点是化疗药物毒副反应的护理措施、放疗不良反应及并发症的护理措施。

第十三章　妇科炎症患者的护理

一、学习目的与要求

通过本章的学习，了解女性生殖系统的自然防御功能、妇科炎症的病原体、感染途径。熟悉炎症的发展与转归、临床表现、处理原则。掌握妇科炎症患者的护理评估以及主要护理措施。

二、课程内容

第一节　概述

女性生殖系统的自然防御功能、病原体、感染途径，炎症的发展与转归，妇科炎症患者护理评估、常见的护理诊断和护理措施。

第二节　外阴部炎症

非特异性外阴炎、前庭大腺炎。

第三节　阴道炎

滴虫阴道炎、外阴阴道假丝酵母菌病、萎缩性阴道炎（老年性阴道炎）、细菌性阴道病。

第四节　子宫颈炎症

急性子宫颈炎、慢性子宫颈炎。

第五节　盆腔炎性疾病

盆腔炎性疾病的护理评估、常见的护理诊断和护理措施。

三、考核知识点及考核要求

（一）概述

1. 识记：女性生殖系统的自然防御功能、病原体、感染途径。
2. 领会：炎症的发展与转归。
3. 简单应用：依据所学知识，为妇科炎症患者提供护理。

（二）外阴部炎症

1. 识记：非特异性外阴炎、前庭大腺炎的病因、临床表现。
2. 领会：非特异性外阴炎、前庭大腺炎的处理原则和护理措施。

（三）阴道炎

1. 识记：滴虫阴道炎、外阴阴道假丝酵母菌病、萎缩性阴道炎、细菌性阴道病的病因、传播方式。
2. 领会：滴虫阴道炎、外阴阴道假丝酵母菌病、萎缩性阴道炎、细菌性阴道病的临床表现、处理原则。
3. 简单应用：为滴虫阴道炎、外阴阴道假丝酵母菌病患者提供护理。

（四）子宫颈炎症

1. 识记：急性子宫颈炎、慢性子宫颈炎的病因。
2. 领会：急性子宫颈炎、慢性子宫颈炎的临床表现、处理原则。
3. 简单应用：为急性子宫颈炎、慢性子宫颈炎患者提供护理。

（五）盆腔炎性疾病

1. 识记：盆腔炎性疾病的病因、病理。
2. 领会：盆腔炎性疾病的临床表现、诊断标准、处理原则。
3. 简单应用：依据所学知识，为盆腔炎性疾病的患者提供护理。

四、本章重点、难点

本章的重点是女性生殖系统的自然防御功能，滴虫阴道炎、外阴阴道假丝酵母菌病患者护理评估及护理措施，急性子宫颈炎的护理评估及护理措施。难点是妇科炎症的感染途径，炎症的发展与转归，各种炎症的病理及处理原则。

第十四章　妊娠滋养细胞疾病患者的护理

一、学习目的与要求

通过本章的学习，了解葡萄胎、侵蚀性葡萄胎、绒毛膜癌的概念。熟悉葡萄胎、侵蚀性葡萄胎、绒毛膜癌的临床表现，妊娠滋养细胞肿瘤的临床分期。掌握葡萄胎、侵蚀性葡萄胎、绒毛膜癌等患者的护理评估以及主要护理措施。

二、课程内容

第一节　葡萄胎
葡萄胎的概述、护理评估、常见的护理诊断及护理措施。
第二节　妊娠滋养细胞肿瘤
妊娠滋养细胞肿瘤的概述、护理评估、常见的护理诊断及护理措施。

三、考核知识点及考核要求

（一）葡萄胎

1. 识记：葡萄胎的定义、分类。
2. 领会：葡萄胎病理、临床表现、辅助检查、常见的护理诊断。
3. 简单应用：为葡萄胎患者提出的诊断及处理原则。
4. 综合应用：应用护理程序为葡萄胎患者提供整体护理。

（二）妊娠滋养细胞肿瘤

1. 识记：妊娠滋养细胞肿瘤的分类、病因、病理。
2. 领会：妊娠滋养细胞肿瘤的临床分期、辅助检查、常见的护理诊断。

3. 简单应用：依据所学知识，能够正确鉴别侵蚀性葡萄胎和绒毛膜癌，并为该类患者提出诊断及处理原则。

4. 综合应用：应用护理程序为妊娠滋养细胞肿瘤患者提供护理。

四、本章重点、难点

本章的首要重点知识点是葡萄胎、侵蚀性葡萄胎、绒毛膜癌的临床表现、处理原则及护理措施，次重点是葡萄胎、侵蚀性葡萄胎、绒毛膜癌的概念及病理。难点是侵蚀性葡萄胎、绒毛膜癌的病理改变、处理原则、肿瘤分期。

第十五章 妇科肿瘤患者的护理

一、学习目的与要求

通过本章的学习，了解女性生殖系统肿瘤的病因、病理变化、转移途径、辅助检查。熟悉各种常见妇科肿瘤患者的护理诊断及处理原则，掌握各种常见妇科肿瘤患者的临床表现及主要护理措施。

二、课程内容

第一节 子宫肌瘤
子宫肌瘤的概述，子宫肌瘤患者的护理评估，常见的护理诊断和护理措施。
第二节 子宫颈癌
子宫颈癌的概述，子宫颈癌患者的护理评估，常见的护理诊断和护理措施。
第三节 子宫内膜癌
子宫内膜癌的概述，子宫内膜癌患者的护理评估，常见的护理诊断和护理措施。
第四节 卵巢肿瘤
卵巢肿瘤的概述，卵巢肿瘤患者的护理评估，常见的护理诊断和护理措施。

三、考核知识点及考核要求

（一）子宫肌瘤

1. 识记：子宫肌瘤的病因、病理变化、分类。
2. 领会：子宫肌瘤患者的临床表现、辅助检查。
3. 简单应用：为子宫肌瘤患者提出常见的护理诊断与处理原则。
4. 综合应用：应用护理程序为子宫肌瘤患者提供整体护理。

（二）子宫颈癌

1. 识记：子宫颈癌的病因、病理变化、转移途径及临床分期。
2. 领会：子宫颈癌患者的临床表现、辅助检查。
3. 简单应用：依据所学知识为子宫颈癌患者提出常见的护理诊断与处理原则。

4. 综合应用：应用护理程序为子宫颈癌患者提供整体护理。

（三）子宫内膜癌

1. 识记：子宫内膜癌的病因、病理变化、转移途径及临床分期。
2. 领会：子宫内膜癌患者的临床表现、辅助检查。
3. 简单应用：依据所学知识为子宫内膜癌患者提出常见的护理诊断与处理原则。
4. 综合应用：应用护理程序为子宫内膜癌患者提供整体护理。

（四）卵巢肿瘤

1. 识记：卵巢肿瘤的病因、病理变化、卵巢恶性肿瘤的转移途径及临床分期。
2. 领会：卵巢肿瘤患者的临床表现、常见并发症、辅助检查。
3. 简单应用：依据所学知识为卵巢肿瘤患者提出常见的护理诊断与处理原则。
4. 综合应用：应用护理程序为卵巢肿瘤患者提供整体护理。

四、本章重点、难点

本章的重点是子宫肌瘤的分类、临床表现及其护理措施，子宫颈癌的好发部位、临床表现及其护理措施，子宫内膜癌的临床表现及护理措施，卵巢肿瘤的常见组织学类型、临床表现及护理措施。难点是子宫肌瘤的临床表现与分类的关系、子宫颈鳞-柱交接部的演化与子宫颈癌的好发部位、子宫内膜癌的病因类型、卵巢肿瘤的组织学类型。

第十六章 妇科内分泌疾病患者的护理

一、学习目的与要求

通过本章的学习，了解经前期综合征、痛经、异常子宫出血、绝经综合征、闭经、多囊卵巢综合征的概念。熟悉异常子宫出血（无排卵性异常子宫出血、排卵性异常子宫出血）、绝经综合征、闭经、多囊卵巢综合征妇女的主要护理诊断。掌握经前期综合征、痛经、异常子宫出血（无排卵性异常子宫出血、排卵性异常子宫出血）、绝经综合征、闭经、多囊卵巢综合征患者的护理评估以及主要护理措施。

二、课程内容

第一节 经前期综合征
经前期综合征的定义，经前期综合征患者的护理评估、常见的护理诊断和护理措施。
第二节 痛经
痛经的定义、类型，痛经患者的护理评估、常见的护理诊断和护理措施。
第三节 异常子宫出血
异常子宫出血的定义、分类，异常子宫出血患者的护理评估、常见的护理诊断及护理措施。

第四节 绝经综合征

绝经综合征的定义，绝经的类型，绝经综合征患者的护理评估，常见的护理诊断及护理措施。

第五节 闭经

闭经的定义、分类，闭经患者的护理评估，常见的护理诊断及护理措施。

第六节 多囊卵巢综合征

多囊卵巢综合征的定义，多囊卵巢综合征患者的护理评估，常见的护理诊断及护理措施。

三、考核知识点及考核要求

（一）经前期综合征

1. 识记：经前期综合征的定义。
2. 领会：经前期综合征的病因、临床表现。
3. 简单应用：为经前期综合征患者提出常见的护理诊断与处理原则。

（二）痛经

1. 识记：痛经的定义、类型。
2. 领会：痛经的病因、临床表现。
3. 简单应用：为痛经患者提出处理原则。
4. 综合应用：应用护理程序为痛经患者提供整体护理。

（三）异常子宫出血

1. 识记：异常子宫出血的定义、分类，无排卵性异常子宫出血的病理生理及子宫内膜病理改变，排卵性异常子宫出血者子宫内膜的病理改变。
2. 领会：异常子宫出血的病因、临床表现、常用辅助检查。
3. 简单应用：为异常子宫出血患者提出常见的护理诊断与处理原则。
4. 综合应用：应用护理程序为异常子宫出血患者提供整体护理。

（四）绝经综合征

1. 识记：绝经综合征的定义，绝经的类型，绝经前后妇女的内分泌变化。
2. 领会：绝经综合征的临床表现、辅助检查。
3. 简单应用：为绝经综合征患者提出常见的护理诊断与处理原则。
4. 综合应用：应用护理程序为绝经综合征患者提供整体护理。

（五）闭经

1. 识记：闭经的定义、分类。
2. 领会：闭经的病因、临床表现、辅助检查。
3. 简单应用：为闭经患者提出常见的护理诊断与处理原则。
4. 综合应用：应用护理程序为闭经患者提供整体护理。

（六）多囊卵巢综合征

1. 识记：多囊卵巢综合征的定义、内分泌特征及病理。
2. 领会：多囊卵巢综合征的临床表现、辅助检查。

3. 简单应用：依据所学知识为多囊卵巢综合征患者提出常见的护理诊断与处理原则。
4. 综合应用：应用护理程序为多囊卵巢综合征患者提供整体护理。

四、本章重点、难点

本章的重点是异常子宫出血（无排卵性、排卵性）的护理评估及其护理措施、闭经和绝经综合征的定义、护理评估及其护理措施，经前期综合征和痛经的临床表现、多囊卵巢综合征的护理评估及其护理措施。难点是异常子宫出血（无排卵性、排卵性）的子宫内膜病理改变、绝经过渡期的内分泌变化、多囊卵巢综合征的内分泌特征。

第十七章 会阴部常见疾病患者的护理

一、学习目的与要求

通过本章的学习，了解子宫脱垂的定义，明确外阴和阴道创伤、外阴鳞状细胞癌、子宫脱垂的病因和处理原则。掌握外阴和阴道创伤、外阴鳞状细胞癌、子宫脱垂的临床表现，并应有所学知识为会阴部手术患者制订相应的护理措施。

二、课程内容

第一节 外阴、阴道创伤
外阴、阴道创伤的护理评估、常见的护理诊断及护理措施。
第二节 外阴鳞状细胞癌
外阴鳞状细胞癌的概述、护理评估、常见的护理诊断及护理措施。
第三节 子宫脱垂
子宫脱垂的概述、护理评估、常见的护理诊断及护理措施。

三、考核知识点及考核要求

（一）外阴、阴道创伤
1. 识记：外阴、阴道创伤的主要病因。
2. 领会：外阴、阴道创伤患者的临床表现。
3. 简单应用：为外阴、阴道创伤患者提出处理原则及护理措施。
（二）外阴鳞状细胞癌
1. 识记：外阴鳞状细胞癌的病因、病理变化、临床分期。
2. 领会：外阴鳞状细胞癌患者的临床表现及转移途径。
3. 简单应用：为外阴鳞状细胞癌患者提出处理原则及护理措施。
（三）子宫脱垂
1. 识记：子宫脱垂的定义、病因、临床分度。
2. 领会：子宫脱垂患者的临床表现。

3. 简单应用：依据所学知识，为子宫脱垂患者提出处理原则及护理措施。

四、本章重点、难点

本章的重点是外阴、阴道创伤，外阴鳞状细胞癌，以及子宫脱垂的临床表现及其护理措施。难点是子宫脱垂的临床分度和外阴鳞状细胞癌的临床分期。

第十八章　其他常见妇科疾病患者的护理

一、学习目的与要求

通过本章的学习，了解子宫内膜异位性疾病、不孕症的概念。熟悉子宫内膜异位性疾病、不孕症的病因，子宫内膜异位性疾病的病理变化。掌握子宫内膜异位性疾病患者的临床表现，子宫内膜异位性疾病、不孕症的护理评估以及主要护理措施。

二、课程内容

第一节　子宫内膜异位性疾病
子宫内膜异位性疾病的概述，子宫内膜异位性疾病患者的护理评估、常见的护理诊断和护理措施。

第二节　不孕症
不孕症的概述，不孕症患者的护理评估、常见的护理诊断和护理措施。

三、考核知识点及考核要求

（一）子宫内膜异位性疾病
1. 识记：子宫内膜异位性疾病的定义、病因及病理变化。
2. 领会：子宫内膜异位性疾病患者的临床表现、辅助检查。
3. 简单应用：依照所学知识为子宫内膜异位性疾病患者提出常见护理诊断与处理原则。
4. 综合应用：应用护理程序为子宫内膜异位性疾病患者提供整体护理。

（二）不孕症
1. 识记：不孕症的定义、病因。
2. 领会：不孕症的辅助检查。
3. 简单应用：依照所学知识为不孕症患者提出常见的护理诊断与处理原则。
4. 综合应用：应用护理程序为不孕症患者提供整体护理。

四、本章重点、难点

本章的重点是子宫内膜异位性疾病的临床表现及其护理措施；不孕症的病因及护理措施。难点是子宫内膜异位性疾病的病因、病理生理变化，不孕/不育症夫妇的辅助检查及处理原则。

第十九章　生育规划

一、学习目的与要求

通过本章的学习，学生能够掌握常用的避孕方法及其避孕原理和护理措施；掌握避孕失败补救措施及其护理措施；熟悉生育规划相关的输卵管手术。

二、课程内容

第一节　常用避孕方法

激素避孕、宫内节育器、其他非激素避孕（行为法、杀精剂、屏障法）、紧急避孕。

第二节　生育规划相关的输卵管手术

输卵管绝育术（经腹输卵管绝育术、经腹腔镜输卵管绝育术）、输卵管吻合术。

第三节　避孕失败的补救措施

手术流产（负压吸引术、钳刮术）、药物流产。

三、考核知识点及考核要求

（一）常用避孕方法

1. 识记：常用的避孕方法。
2. 领会：各种避孕方法的作用机制、适应证、禁忌证及常见的不良反应。
3. 简单应用：指导患者选择合适的避孕方法。

（二）生育规划相关的输卵管手术

1. 识记：生育规划相关的输卵管手术及其护理要点。
2. 领会：生育规划相关输卵管手术的适应证、禁忌证。
3. 简单应用：为生育规划相关的输卵管手术患者制订术前、术后的护理措施。

（三）避孕失败的补救措施

1. 识记：避孕失败补救措施的具体方法。
2. 领会：手术流产、药物流产的适应证及禁忌证，手术流产的并发症。
3. 简单应用：为避孕失败患者提出相应的护理措施。

四、本章重点、难点

本章重点内容是常用避孕方法的主要特点及相应的护理，以及人工流产患者的护理措施。难点是各种避孕方法的避孕机制，以及不同人群对避孕方法的选择。

第二十章 妇产科常用护理技术、诊疗及手术患者的护理

一、学习目的与要求

通过本章的学习，了解妇科检查的基本要求，检查方法及步骤，各种妇产科常用的护理技术的适应证及物品准备。掌握妇科护理评估，妇产科常见检查和手术的操作方法及护理要点。

二、课程内容

第一节　妇产科护理评估
病史采集、生理评估（包括全身检查、腹部检查和盆腔检查）、心理社会评估。

第二节　妇产科常用护理技术
常用护理技术的目的、物品准备、操作方法和护理要点。

第三节　妇产科常用诊疗与手术
妇产科常见诊疗方法及手术的适应证、禁忌证、物品准备、操作方法、护理要点。

三、考核知识点及考核要求

（一）妇产科护理评估
1. 识记：妇科病史采集的方法。
2. 领会：妇科病史采集的内容。
3. 简单应用：为妇科检查患者提供相应的检查方法。

（二）妇科常用护理技术
1. 识记：妇科常用的基本护理技术。
2. 领会：妇科常用护理技术的适应证、目的及护理要点。
3. 简单应用：依据所学知识为患者提供适宜的护理。

（三）妇产科常用诊疗与手术
1. 识记：妇产科常用的诊疗与手术方法。
2. 领会：妇产科常见诊疗与手术方法的适应证、禁忌证及操作方法。
3. 简单应用：为妇科诊疗和手术患者提供相应的护理。

四、本章重点、难点

本章的重点是妇科护理评估；妇产科常见的护理技术的护理要点及适应证；常见的诊疗与手术患者的护理要点。难点是妇产科常见的护理技术操作方法及常见诊疗与手术的操作方法。

Ⅳ 关于大纲的说明与考核实施要求

（一）自学考试大纲的目的和作用

为使考核内容具体化和考核要求标准化，本大纲在列出课程内容的基础上，对各章规定了考核目标，包括考核知识点和考核要求。其目的是能够使自学应考者进一步明确考核内容和要求，更有目的地系统学习教材；使社会助学者能够更全面、更有针对性地分层进行辅导；使考试命题者能够更加明确命题范围，更加准确地安排试题的知识能力层次和难易度。

（二）课程自学考试大纲与教材的关系

课程自学考试大纲是进行学习和考核的依据，教材是学习掌握课程知识的基本内容与范围，教材的内容是大纲所规定的课程知识和内容的扩展与发挥。课程内容在教材中可以体现一定的深度或难度。

大纲与教材所体现的课程内容保持一致；大纲里面的课程内容和考核知识点，教材均有具体描述。大纲的内容体现了教材的重点、难点，有助于学生的自学和社会助学。

（三）关于自学教材

《妇产科护理学（本）》，全国高等教育自学考试指导委员会组编，单伟颖主编，北京大学医学出版社出版，2023年版。

（四）关于自学要求和自学方法的指导

本大纲的课程基本要求是依据专业考试计划和专业培养目标而确定的。课程基本要求还明确了课程的基本内容，以及对基本内容掌握的程度。基本要求中的知识点构成了课程内容的主体部分。因此，课程基本内容掌握程度、课程考核知识点是高等教育自学考试考核的主要内容。

为有效地指导个人自学和社会助学，本大纲已指明了课程的重点和难点，在章节的基本要求中也指明了章节内容的重点和难点。

本课程共5学分。

自学方法指导（学习策略）如下：

1. 认真阅读与钻研大纲与教材。本课程有较严密的逻辑体系，涉及本专业相关学科的内容较多，知识范围较广泛，各章分别阐明不同的问题，又有密切的内在联系。自学应考者应根据本大纲规定的考核目标，认真学习《妇产科护理学（本）》教材，全面系统地掌握教材所阐述的基本概念、基本知识和基本技能。

2. 重视理论联系实际。妇产科护理学作为一门临床护理课程，需要掌握有关妇产科护理的临床知识和临床能力，学习本课程要注意将理论知识与护理实践结合起来，以提高分析问题、解决问题的能力。

3. 保证必要的学习时间。自学者应根据本课程的特点和自身的实际情况，合理安排自学时间。

（五）对社会助学者的要求

1. 社会助学者应明确本课程的性质与设置要求，根据本大纲规定的课程内容和考核目标，把握指定教材的基本内容，对自学应考者进行切实有效的辅导，引导他们掌握正确的学习方法，防止自学中的各种偏向，体现社会助学的正确导向。

2. 要正确处理基本概念、基本知识、基本技能同应用能力的关系，努力引导应考者将基础理论知识转化为认识、分析和解决临床实际问题的能力。

3. 要正确处理重点和一般的关系。本课程的理论性强，内容广泛；自学考试命题的题型多样、覆盖面广。社会助学者应根据这门课程和考试命题的特点，指导自学应考者全面系统地学习教材，掌握全部课程内容和考核目标。在全面辅导的基础上，突出重点章节和重点问题，把重点辅导和兼顾一般有机地结合起来。

（六）对考核内容的说明

本课程要求考生学习和掌握的知识点内容都作为考核的内容。课程中各章的内容均由若干知识点组成，在自学考试中成为考核知识点。因此，课程自学考试大纲中所规定的考试内容是以分解为考核知识点的方式给出的。由于各知识点在课程中的地位、作用以及知识自身的特点不同，自学考试将对各知识点分别按四个认知（能力）层次确定其考核要求。

（七）关于考试命题的若干规定

1. 本课程为闭卷考试，考试时间150分钟，满分100分，60分为及格。

2. 本大纲各章所规定的基本要求、知识点及知识点下的知识细目，都属于考核的内容，考试命题既要覆盖到章，又要避免面面俱到。要注意突出课程的重点、章节重点，加大重点内容的覆盖度。

3. 命题不应有超出大纲中考核知识点范围的题，考核目标不得高于大纲中所规定的相应的最高能力层次要求。命题应着重考核自学者对基本概念、基本知识和基本理论是否了解或掌握，对基本方法是否会用或熟练。不应出与基本要求不符的偏题或怪题。

4. 本课程在试卷中对不同能力层次要求的分数比例大致为：识记占20%，领会占30%，简单应用占30%，综合应用占20%。

5. 要合理安排试题的难易程度，试题的难度可分为：易、较易、较难和难四个等级，每份试卷中不同难度试题的分数比例一般为2∶3∶3∶2。

考生必须注意试题的难易程度与能力层次有一定的联系，但二者不是等同的概念。在各个能力层次中对于不同的考生都存在着不同的难度。

课程考试命题的主要题型有单项选择题、简答题、论述题等题型。各种题型的具体样式参见本大纲附录：题型举例。在命题工作中必须按照本课程大纲中所规定的题型命制试题。

附录 题型举例（参考样卷）

一、单项选择题：本大题共 25 小题，每小题 2 分，共 50 分。在每小题列出的备选项中只有一项是最符合题目要求的，请将其选出。

1. 在婚前咨询中，需要限制生育的疾病是
   A. 精神分裂症　　　　　　　　　　B. 白化病
   C. 原发性癫痫　　　　　　　　　　D. 血友病

2. 产前检查时，运用四步触诊法触及到圆而硬的胎儿部分，可推测该部位为胎儿的
   A. 头　　　　B. 臀　　　　C. 背　　　　D. 肩

3. 临产后，正常胎膜破裂的时间多发生在宫颈口扩张
   A. 1 cm　　　B. 3 cm　　　C. 6 cm　　　D. 近开全

4. 关于产褥期乳房的护理措施，下列描述正确的是
   A. 产后半小时内开始哺乳　　　　　B. 哺乳前用肥皂水清洗乳头
   C. 在两次哺乳间湿热敷乳房　　　　D. 乳头皲裂患者均禁止哺乳

5. 关于无应激试验有反应型的结果评价，下列描述正确的是
   A. 胎心基线 100 次/分　　　　　　B. 偶发变异减速，持续 10 秒
   C. 胎心变异呈正弦波形　　　　　　D. 60 分钟内有 1 次胎心加速

6. 异位妊娠最常见的病因是
   A. 内分泌失调　　　　　　　　　　B. 慢性输卵管炎
   C. 受精卵游走　　　　　　　　　　D. 输卵管结扎术后再通

7. 关于妊娠期糖尿病对新生儿的影响，下列描述不正确的是
   A. 易发生高血糖　　　　　　　　　B. 易发生低钙血症
   C. 围生儿死亡率增加　　　　　　　D. 呼吸窘迫综合征发生率增加

8. 关于强直性子宫收缩的临床表现，下列说法正确的是
   A. 阵发性腹痛　　　　　　　　　　B. 胎心时快时慢
   C. 胎位扪不清　　　　　　　　　　D. 痉挛性狭窄环

9. 关于羊水栓塞的护理措施，下列描述正确的是
   A. 立即停止静脉点滴缩宫素
   B. 人工破膜应在宫缩时进行
   C. 呼吸困难者采取左侧卧位
   D. 中期引产羊膜穿刺次数不应超过 2 次

10. 关于产褥感染的临床表现，下列描述正确的是
    A. 产后 12 小时体温 37.1 ℃

B. 产后 2 天哺乳时下腹部阵痛

C. 产后 3 天外阴伤口红肿，有压痛

D. 产后 4 天恶露为血性恶露，无臭味

11. 正常情况下，妇科腹部手术术后患者每小时排尿量应不少于
    A. 30 ml   B. 50 ml   C. 80 ml   D. 120 ml

12. 关于化疗的护理措施，下列描述正确的是
    A. 最常见的给药途径是腔内注射
    B. 化疗药物使用时均须用避光罩包好
    C. 化疗药物用药剂量多数按体重进行计算
    D. 配好的化疗药物在常温下放置 2 小时后再使用

13. 非妊娠期、非产褥期盆腔炎性疾病的主要感染途径是
    A. 直接蔓延   B. 经血液循环蔓延
    C. 经淋巴系统蔓延   D. 沿生殖器黏膜上行蔓延

14. 绒毛膜癌最常见的转移部位是
    A. 肝   B. 肺   C. 脑   D. 阴道

15. 卵巢性索间质肿瘤中最常见的功能性肿瘤是
    A. 纤维瘤   B. 颗粒细胞瘤
    C. 畸胎瘤   D. 无性细胞瘤

16. 为确定异常子宫出血患者有无排卵，诊刮的时间应选择在
    A. 月经来潮 6 小时内   B. 月经周期第 3 日
    C. 月经周期第 5 日   D. 月经周期第 7 日

17. 关于子宫脱垂患者的护理措施，下列描述正确的是
    A. 术前 3 日开始进行阴道准备
    B. 冲洗液温度在 37～39 ℃为宜
    C. 坐浴应用 1∶500 高锰酸钾溶液
    D. 术后常规留置导尿管 10～14 日

18. 采用体外受精与胚胎移植方法治疗不孕症，其主要适用于病变部位在
    A. 输卵管   B. 卵巢   C. 下丘脑   D. 垂体

19. 雌激素类避孕药最常见的副作用是
    A. 头痛   B. 白带过多   C. 腹胀   D. 情绪波动

20. 可协助诊断异位妊娠的常用穿刺方法是
    A. 腹壁腹腔穿刺   B. 阴道前穹隆穿刺
    C. 腹壁羊膜腔穿刺   D. 阴道后穹隆穿刺

21. 某女，27 岁，G_2P_0，宫内妊娠 34 周。因"不慎摔倒后突感下腹部疼痛"而就诊。查体：生命体征平稳，胎心 110 次/分，子宫张力增高，胎体触及不满意。B 超检查示胎盘与子宫壁之间有 3 cm×2 cm×2 cm 的液性暗区。此时该患者最可能的临床诊断是
    A. 先兆流产   B. 胎盘早剥   C. 子宫破裂   D. 前置胎盘

22. 某女，35岁，G_3P_1。现宫内妊娠28周，血红蛋白测定82 g/L，诊断为妊娠合并缺铁性贫血。护士对其进行补充铁剂的指导，下列描述正确的是
  A. 浓茶或咖啡可促进铁的吸收
  B. 使用抗酸药时应与铁剂同服
  C. 铁剂的补充以口服给药为主
  D. 服用铁剂后排便呈暗红色果酱样

23. 某女，50岁。不规则阴道流血半年。妇科检查：宫颈为菜花样组织，宫体大小正常，活动差，初步诊断为宫颈癌。为进一步明确诊断，需要做的检查是
  A. 分段诊刮术　　　　　　　B. 宫颈细胞学检查
  C. 阴道镜检查　　　　　　　D. 宫颈活组织检查

24. 某女，33岁。婚后5年未避孕但未妊娠。平素月经不规律，曾因多毛和肥胖很自卑。超声检查示卵巢增大，测血清睾酮和雄烯二酮均高于正常。导致该患者不孕的原因最可能的是
  A. 早发性卵巢功能不全
  B. 多囊卵巢综合征
  C. 先天性性腺发育不全
  D. 先天性肾上腺皮质增生症

25. 某女，32岁，G_3P_2，平素月经规律。于2个月前阴道分娩一健康女婴，母乳喂养。现来院复查。该女自述近几年没有生育三孩的计划，希望选择一种简单、持久、有效且可逆的避孕措施，下列避孕方法中最佳的是
  A. 安全期避孕　　　　　　　B. 阴茎套避孕
  C. 宫内节育器　　　　　　　D. 口服避孕药

二、简答题：本大题共5小题，每小题6分，共30分。
1. 简述早期妊娠的临床表现。
2. 简述先兆流产孕妇的护理。
3. 简述子宫收缩乏力患者第二产程的护理措施。
4. 简述葡萄胎患者随访的内容。
5. 简述不孕症患者提高妊娠率的方法。

三、论述题：本大题共2小题，每小题10分，共20分。
1. 某女，31岁，G_2P_0。平时月经规律，家族中有原发性高血压史。现宫内妊娠34周，发现血压升高2周，患者自诉轻微头痛，无视物模糊，因先兆子痫收入院。查体：T 36.5 ℃，P 102次/分，R 20次/分，BP 150/100 mmHg，双下肢水肿（+），尿蛋白（++）。入院后遵医嘱给予硫酸镁治疗。
  根据以上资料，请回答：
  （1）该类患者使用硫酸镁治疗时的必备条件。
  （2）该类患者的健康教育。
2. 某女，45岁。因"发现子宫增大、经量增多半年"入院。妇科检查：阴道通畅，子宫体增大如妊娠3个月大小，表面有多个结节状突起，活动好。双附件及其他未见异

常。考虑为子宫肌瘤。经评估决定次日行开腹子宫全切除术,护士为其进行术前准备。

根据以上资料,请回答:

(1) 该类患者术前皮肤的护理措施。

(2) 该类患者术前肠道的准备。

后 记

《妇产科护理学（本）自学考试大纲》是根据《高等教育自学考试专业基本规范（2021年）》的要求，由全国高等教育自学考试指导委员会医药学类专业委员会组织制定。

全国高等教育自学考试知道委员会医药学类专业委员会对本大纲组织审稿，根据审稿会意见由编者做了修改，最后由医药学类专业委员会定稿。

本大纲由承德护理职业学院单伟颖教授负责编写，参加审稿并提出修改意见的有北京协和医学院何仲教授、北京大学医学部陆虹教授。

对参与本大纲编写和审稿的各位专家表示感谢。

全国高等教育自学考试指导委员会
医药学类专业委员会
2023年6月

全国高等教育自学考试指定教材

妇产科护理学（本）

全国高等教育自学考试指导委员会　组编

第一章　遗传咨询、产前筛查与产前诊断

第一章数字资源

出生缺陷指婴儿出生前发生的身体结构、功能或代谢异常。出生缺陷可由染色体异常、基因突变等遗传因素或环境因素引起，也可为这两种因素交互作用或其他不明原因所致。出生缺陷通常表现为先天性结构异常、发育异常或功能异常。遗传咨询、产前筛查和产前诊断是出生缺陷一级防治和二级防治的主要方法。

第一节　遗传咨询

遗传咨询是由从事医学遗传的专业人员或咨询医师，对咨询者就其提出的家庭中遗传性疾病的发病原因、遗传方式、诊断、预后、复发风险率、防治等问题予以解答，并就咨询者提出的婚育问题给出建议和具体指导。遗传咨询是预防遗传性疾病的一个重要环节。

一、遗传咨询的意义

遗传咨询是在遗传学、细胞遗传学、分子遗传学的基础上，与临床医学紧密结合而建立起来的一门新兴学科，遗传咨询师或临床遗传医师帮助咨询者充分了解遗传病的诊断、治疗、再发风险以及可能采取的干预措施。在充分知情的前提下，帮助咨询者做出最有利于本人和家庭的选择。遗传咨询在指导家庭做出重要的医疗决策、保障全民健康、降低出生缺陷等方面发挥着重要作用。

二、遗传咨询的对象

咨询对象为遗传性疾病的高风险人群，包括：①遗传病筛查阳性者；②高龄孕妇，即当孕妇分娩时年龄≥35岁时；③曾妊娠/生育过有遗传病或者先天性异常的胎儿或孩子；④夫妇之一是遗传病患者；⑤有反复发生自发性流产或不孕/不育病史的夫妇；⑥夫妇之一或双方是遗传病携带者；⑦夫妇之一有遗传病家族史；⑧近亲婚配；⑨外环境致畸物接触史；⑩肿瘤和遗传因素明显的常见病。

三、遗传咨询的步骤

（一）明确诊断

咨询者若为患病者，要通过其家庭调查及系谱分析，首先应明确该病是否为遗传性疾病。

1. 要确认为遗传性疾病，必须正确认识遗传性疾病与先天性疾病、家族性疾病的关系。遗传性疾病是指个体生殖细胞或受精卵的遗传物质发生改变而引起的疾病，具有垂直传递和终生性特征。先天性疾病或称先天缺陷，是指个体出生后即表现出来的疾病，如先天性白内障是先天性疾病而不是遗传性疾病，伴有形态结构异常则为先天畸形。家族性疾病是指表现出家族聚集现象的疾病，即在一个家庭中有两个以上成员患相同疾病。

2. 要依靠收集详细的病史资料，了解夫妻双方三代直系血亲。直系血亲是指具有直接血缘关系的亲属，即生育自己和自己所生育的上下各代亲属。如父母与子女、祖父母、外祖父母与孙子女、外孙子女等。旁系血亲是指直系血亲以外，在血统上和自己同出一源的亲属，如兄弟姐妹、伯、叔、姑、舅、姨、堂兄弟姐妹、表兄弟姐妹、侄子女、外甥子女。

3. 根据临床表现进行系统检查以明确诊断。若咨询者为近亲结婚，应做出其对遗传性疾病影响的正确估计，应进行必要的、系统的体格检查和实验室检查来明确诊断。

（二）确定遗传方式，预测子代再现的风险

预测遗传性疾病患者子代再发风险率，可以根据遗传性疾病类型和遗传方式做出估计。至于宫内胚胎或胎儿接触致畸因素，则应根据致畸物质的毒性、接触方式、剂量、持续时间以及胎龄等因素，综合分析其对胚胎、胎儿的影响。根据遗传方式，人类遗传性疾病可分为3大类：单基因遗传病、多基因遗传病和染色体病。按照风险程度分为一般风险率、轻度风险率和高度风险率。

1. 单基因遗传病预期风险率推算

（1）常染色体显性遗传病：夫妻一方患病，子女预期风险率为1/2。未发病的子女，其后代通常不发病。

（2）常染色体隐性遗传病：夫妻均为表型正常的携带者，生育过一患儿，再生育子女预期风险率均为1/4。夫妻一方患病，另一方为正常显性基因的纯合子，其子女通常表型正常不发病，但均为携带者。近亲婚配后其子女的发病风险明显升高。

（3）X连锁显性遗传病：夫为患者，妻正常，其女儿均发病，儿子均正常。妻为患者，夫正常，其子女各有1/2发病。当夫妻双方均为患者时，女儿全部发病，儿子发病的风险为1/2。

（4）X连锁隐性遗传病：妻为携带者，夫正常，其儿子预期风险率为1/2。夫为患者，其儿子通常不发病。妻为患者，夫正常，其儿子均发病，女儿均为携带者。

2. 多基因遗传病再发风险率推算　在多基因遗传病中，易患性受遗传基因和环境因素的双重影响，约40%的先天畸形是由多基因和环境因素相互作用引起的。家庭中患多基因遗传病的患者越多，病情越严重，其子代再发风险越高。对再发风险率的估计比较复杂，一般根据该病的群体发病率、遗传度、亲缘关系、亲属中已发病患者数及病变严重程度来估算再发风险率。

3. 染色体病再发风险率推算　染色体病绝大多数由亲代的生殖细胞染色体畸变所致，极少部分由夫妻一方染色体平衡易位携带者引起，此时的再发风险率应依照患者及其父母的核型分析来判断。举例：患儿为 21- 三体综合征，核型为 47XX+21，若双亲核型正常，则为新发生的畸变，与母亲年龄关系密切。

四、遗传咨询的类别和对策

遗传咨询通常分为婚前咨询、妊娠前咨询、产前咨询和一般遗传咨询。

1. 婚前咨询　婚前医学检查，通过询问病史、家系调查、家谱分析，再结合全面的体格检查等，能确诊绝大多数遗传缺陷者，并根据其传递规律，推算出影响下一代优生的风险率，对婚配、生育等给予具体指导意见，从而减少甚至可以避免遗传病患儿的出生。婚前医学检查是防止遗传性疾病延续的第一次监督。婚前咨询涉及的是婚前医学检查后，发现男女一方或双方，以及家属中有遗传性疾病能否婚配、能否生育等具体问题。

发现影响婚育的先天畸形或遗传性疾病时，按暂缓结婚、可以结婚但禁止生育、限制生育、不能结婚 4 类情况掌握标准。婚前咨询时咨询医师遵循伦理原则，为咨询者提供信息，协助其在充分知情的情况下做出选择。

（1）应暂缓结婚：可以矫正的生殖器畸形。在矫正之前暂缓结婚，待畸形矫正后再结婚。

（2）可以结婚但禁止生育：①男女一方患严重的常染色体显性遗传病，如强直性肌营养不良、先天性成骨不全等，目前尚无有效的治疗方法，子女发病率高，且产前不能做出诊断，故可以结婚，但不能生育；②男女双方均患严重的、相同的常染色体隐性遗传病，如男女均患白化病，若致病基因相同，其子女发病的概率几乎是 100%；③男女一方患严重的多基因遗传病，如精神分裂症、情感性精神病（躁狂抑郁性精神病）、原发性癫痫等，又属于该病的高发家系，后代再现风险率增高，即使病情稳定，可以结婚，但不能生育。

（3）限制生育：性连锁遗传病是指致病基因位于性染色体上，携带在 X 染色体的基因称 X 连锁。X 连锁隐性遗传病的传递特点是女方为携带者，有 1/2 可能将致病基因传给男孩成为患者，但男方为患者不直接传给男孩。若已知女方为 X 连锁隐性遗传病（如血友病）基因携带者与正常男性婚配，应做产前诊断判断胎儿性别，只准许生育女孩而限制生育男孩。基因诊断已能在妊娠期间确诊 X 连锁隐性遗传病，也能准确根据胎儿性别而做出是否继续妊娠的意见。

（4）不能结婚：①直系血亲和三代以内旁系血亲；②男女双方均患相同的遗传性疾病，或男女双方家系中患相同的遗传性疾病；③严重智力低下者，常有各种畸形，生活不能自理，男女双方均患病无法承担家庭义务及养育子女，其子女智力低下概率也大，故不能结婚。

2. 妊娠前咨询　我国 2001 年颁布的《中华人民共和国婚姻法》取消了强制性婚前检查的要求，婚前检查的比例明显下降。妊娠前咨询为此提供了新的选择，婚前检查的项目均可在妊娠前得到检查，同时，可以检查各种婚后发生的疾病，如性传播疾病等。对神经管缺陷高发的地区，如果在妊娠前开始补充叶酸，将可降低 70% 的先天性神经管畸形的发生。因此，计划妊娠和妊娠前咨询是预防神经管畸形的关键。

3. 产前咨询　主要咨询问题有：①夫妻一方或家属曾有遗传病儿或先天畸形儿，再生育下一代的患病概率及能否预测患病情况等；②已生育过患儿再生育是否仍是患儿；③妊娠期间，尤其是妊娠前3个月接触过放射线、化学物质或感染过风疹、弓形虫等病原体，是否会导致胎儿畸形。

4. 一般遗传咨询　主要咨询的问题：①夫妻一方有遗传病家族史，该病能否累及本人及其子女？②生育过畸形儿是否为患遗传性疾病及能否影响下一代？③夫妻多年不孕/不育或习惯性流产，希望获得生育指导。④夫妻一方已确诊为遗传病，询问治疗方法及效果。⑤夫妻一方受到放射线、化学物质或有害生物因素影响，是否会影响下一代？一般遗传咨询可包括婚前、妊娠前、产前咨询中没有提及的咨询内容。

五、遗传咨询的注意事项

1. 对咨询者必须做到"亲切、畅言、守密"，要有同情心、责任心，要热情，以取得咨询者及其家属对咨询医师的信任与合作，使其能够主动详尽地提供一切可能的病症和家系资料，使诊断和再发风险率的估计能更加接近实际。

2. 谈话时语言要有分寸，解答问题要实事求是，避免使用刺激性语言来形容患者特征，切勿损伤咨询者的自尊，应鼓励咨询者树立信心，积极防治遗传性疾病。

3. 按照遗传病类型和遗传方式给予遗传风险评估，只能表示下一代发病概率，事实上再生育一个孩子是否发病，咨询医师不能够也不应该做出肯定或否定的保证。应该遵循伦理原则，科学地说明婚育与优生优育的道理，与咨询者坦率地交换意见，尊重咨询者的意愿。

4. 为保证咨询质量，应建立个案记录、咨询登记，以便查找，有利于咨询者再次咨询时参考。

六、遗传咨询中护士的角色

遗传咨询是产前咨询的主要组成部分。遗传咨询的目的是针对遗传病患者及其家庭做出诊断，估计再发的概率，并对有关遗传病的病因、遗传方式、严重程度、诊断、治疗、预防，以及下一代再发的机会等问题给予详细的解答。遗传咨询员应该由遗传学家、有经验的妇产科医师、有生化及细胞遗传基础的工作者共同组成。解答问题、提供指导之前，需要有详细的资料，护士则是第一个接触咨询者及患者的人，要详尽地收集有关资料，不仅要了解患者的临床表现，还应包括家庭成员发病情况及有关影响妊娠、胎儿生长与发育的因素，以及家庭对疾病的了解程度等，为咨询员提供一份全面、具有参考价值的咨询资料。在接触患者时，护士必须明确哪些是转诊的适应证，以便适时转介患者，同时指导其接受必要的产前诊断，尽可能为患病家庭提供预防意见和具体帮助，承担家庭保健顾问的义务。

接触咨询者时必须持同情和关怀的态度，因为遗传病患者或家属往往对遗传病缺乏了解，一经得知患遗传病不仅影响本人还会影响下一代，患者会感到痛苦、自责和内疚，好像道德上犯罪一样，给精神上带来创伤和负担。需要给予理解并耐心解释，讲明人类群体中每个人都有相同的发病机会，实际上有许多人都是突变基因的携带者，一旦发病仅是偶然的不幸，至于影响下一代也不是父母的责任。交谈中要避免刺激性的语言和轻率的态度，以防加重患者或家属的精神创伤。要使咨询者感到护士与咨询者及其家庭站在同一立场，争取得到咨询者的信赖和合作，不至于隐瞒家庭中有关遗传性缺陷的信息，这样既可以深入地了解家系情况，又可以使遗传学指导取得预期的效果。

护士有责任为患者提供有关信息，帮助家庭做合理的决定。进行关于婚姻、生育、产前诊断、终止妊娠、绝育等指导时，应该说明理由，而不是代替他们做决定，最后的决定仍由本人及家属选择，决不可强制替代。

第二节　产前筛查

产前筛查是通过母体血清学、影像学等简便、经济和创伤较少的检测方法，对妊娠妇女进行筛查，从孕妇群体中发现怀有某些先天性缺陷和遗传性疾病胎儿的高风险孕妇，对其进行产前诊断，以进一步确诊，是预防遗传性疾病发生的重要步骤。

一、产前筛查的意义

定期、规范的产前筛查可以尽早发现并防止妊娠并发症或合并症，对孕妇及胎儿的安全状况进行评估，确定分娩方式和时机，有效保障母婴安全。产前筛查可提高产前诊断的阳性检出率，最大限度降低异常胎儿的出生。但需要注意的是，产前筛查不是确诊试验，只是风险评估。筛查结果阴性提示低风险，应向孕妇说明此结果并不是完全排除可能性。筛查结果阳性意味着患病的风险增加，应尽快通知孕妇，建议孕妇进行产前诊断，由孕妇知情选择，并有记录可查。染色体疾病高风险患者须行胎儿染色体核型分析。

二、产前筛查的常见疾病和方法

1. 胎儿非整倍体染色体异常筛查　以 21- 三体综合征，即唐氏综合征为代表的染色体疾病是产前筛查的重点。根据筛查时间可分为妊娠早期筛查和妊娠中期筛查。

（1）妊娠早期筛查：妊娠早期进行 21- 三体综合征筛查，阳性结果的孕妇可有较长的时间进行进一步确诊和处理。筛查的方法包括孕妇血清学检查、超声检查或者两者结合。常用的血清学检查的指标有 β-hCG 和妊娠相关血浆蛋白 -A（pregnancy associated plasma protein-A，PAPP-A）。妊娠 11～13^{+6} 周进行超声检查测量胎儿颈后透明层厚度（nuchal translucency，NT），非整倍体胎儿因颈部皮下积水，颈后透明层厚度增宽，常处于相同孕周胎儿第 95 百分位数以上。联合应用血清学和胎儿颈后透明层的方法，对 21- 三体综合征的检出率在 85%～90%。

（2）妊娠中期筛查：应在妊娠 15～20 周进行，筛查策略主要为血清学标志物联合筛查，常用的三联筛查指标包括甲胎蛋白（AFP）、人绒毛膜促性腺激素（human chorionic gonadotropin，hCG）或 β-hCG、游离雌三醇（E_3）；在三联筛查基础上增加抑制素 A 作为第 4 个指标，形成四联筛查。21- 三体综合征患者 AFP 降低、hCG 升高、E_3 降低，根据三者的变化，结合孕妇年龄、孕龄等情况，计算出 21- 三体综合征的风险度。

（3）妊娠早、中期整合筛查：整合妊娠早期和中期的筛查指标，可提高检出率，降低假阳性率。但整合筛查持续时间较长，可能对孕产妇带来一定的心理负担。整合方式有以下三种。①整合产前筛查：首先在妊娠 $10 \sim 13^{+6}$ 周检测血清妊娠相关血浆蛋白-A 和 β-hCG，妊娠 $11 \sim 13^{+6}$ 周超声检查 NT；然后在妊娠中期 $15 \sim 20$ 周行血清学四联筛查，获得 21-三体综合征的风险值。②血清序贯筛查：在整合产前筛查中去除 NT 检查，该方法可达到妊娠早期联合筛查相同的效果。③酌情筛查：首先进行妊娠早期筛查，筛查结果为胎儿风险极高者（21-三体综合征风险率≥1/50），建议绒毛穿刺取样检查。其他孕妇继续妊娠至中期进行四联筛查试验，获得综合的风险评估报告。

（4）超声遗传学标志物筛查：核型异常的胎儿往往存在解剖学改变和畸形，所以可通过超声检查发现异常，但染色体异常相关的超声指标异常仅提示染色体非整倍体异常的风险增高，可以是正常胎儿的变异，也可以是一过性的，至妊娠晚期或出生后可缓解或消失，不一定发生后遗症。因此，超声检查发现的遗传学标志物又称为软指标，包括妊娠早期的 NT 增厚、鼻骨缺失，妊娠中期的肠管回声增强、长骨短缩、心室内强回声光点，脉络膜囊肿等。

（5）无创产前筛查（noninvasive prenatal testing，NIPT）：NIPT 技术是根据孕妇血浆中胎儿来源的游离 DNA 信息筛查常见的非整倍体染色体异常的方法。目前绝大部分采用二代测序和信息生物学技术，筛查的准确性高，对 21-三体、18-三体和 13-三体筛查的检出率分别为 99%、97% 和 91%，假阳性率在 1% 以下。NIPT 目前仅用于高危人群的次级筛查，但是否可用于低危人群的一级筛查，还需要卫生经济学的进一步评价。

2. 胎儿结构畸形筛查　胎儿结构畸形占出生缺陷的 60% ~ 70%。超声筛查最常用。多数影像学检查可发现：胎儿正常解剖结构消失；梗阻后导致的扩张；结构缺陷形成的疝；正常结构的位置或轮廓异常；生理测量学异常；胎动消失或异常。临床上神经管畸形较为常见，是一组具有多种不同临床表型的先天畸形，主要包括无脑畸形、脑膨出及脊柱裂等。90% 胎儿神经管畸形的孕妇血清和羊水中的 AFP 水平升高，血清学筛查应在妊娠 14 ~ 22 周进行；99% 的神经管畸形可通过超声检查获得诊断，检测时间通常在妊娠 18 ~ 24 周，此时胎动活跃，羊水相对多，胎儿骨骼尚未钙化，便于多角度观察胎儿结构。建议所有孕妇在此时期均进行一次系统胎儿超声检查，因超声检查受孕周、羊水、胎位、母体腹壁薄厚等多种因素的影响，因此胎儿畸形的产前超声检出率为 50% ~ 70%。

三、产前筛查结果判定和追踪随访

（一）结果判定

1. 对于筛查结果为高风险的孕妇，应由产前咨询和（或）遗传咨询人员解释筛查结果，并向其介绍进一步检查或诊断的方法，由孕妇知情选择。

2. 对筛查高风险的孕妇建议行产前诊断，产前诊断率≥80%。

3. 对筛查出的高风险病例，在未进行产前诊断之前，不应为孕妇做终止妊娠的处理。

4. 产前筛查机构应负责产前筛查高风险病例的转诊，产前诊断机构应在妊娠 22 周内进行筛查高风险病例的后续诊断。

（二）追踪随访

1. 对所有筛查对象要进行随访，随访率应≥90%，随访时限为产后及产后1年各随访1次。

2. 随访内容包括妊娠结局、妊娠期是否顺利及胎儿或新生儿是否正常。

3. 对筛查高风险的孕妇，应随访产前诊断结果、妊娠结局。对流产或终止妊娠者，应尽快争取获取组织标本行遗传学诊断，并了解引产胎儿发育情况。

4. 产前筛查机构应进行随访信息登记，如实登记随访结果，总结统计分析、评估筛查效果，定期上报省级产前检查中心。

第三节　产前诊断

产前诊断又称宫内诊断或出生前诊断，是指在胎儿出生之前应用各种先进的检测手段，如影像学、生物化学、细胞遗传学及分子生物学等技术，全面评估胎儿在宫内的发育状况，对先天性和遗传性疾病做出诊断，为胎儿宫内治疗（手术、药物、基因治疗等）及选择性流产提供依据。

一、产前诊断的对象

产前诊断的对象为有胎儿出生缺陷的高危人群。除了产前筛查检出的高风险人群外，还需要根据病史和其他检查确定高风险人群，具有下列指征的患者均属产前诊断对象。

1. 羊水过多或者过少。
2. 筛查发现染色体核型异常的高危人群、胎儿发育异常或可疑结构畸形者。
3. 妊娠早期时接触过可能导致胎儿先天缺陷的物质。
4. 夫妇一方患有先天性疾病或遗传性疾病，或有遗传病家族史。
5. 曾经分娩过严重先天缺陷婴儿。
6. 年龄≥35周岁。

二、产前诊断的疾病种类

1. **染色体异常**　包括数目异常和结构异常。常染色体数目异常较常见，常表现为某对常染色体多一条额外的染色体，称三体。报道较多的有21-三体综合征、18-三体综合征和13-三体综合征。常染色体结构异常以缺失、重复、倒位、易位较常见。性染色体数目异常常见有先天性卵巢发育不全症，这种胎儿出生后，表现有智力低下、发育障碍、多发性畸形等。染色体病胎儿有时死于宫内，孕妇发生多次反复流产，资料表明早期自然流产中染色体异常占50%~60%，而新生儿中染色体异常仅占0.5%。

2. **性连锁遗传病**　以X连锁隐性遗传病居多，如红绿色盲、血友病等。致病基因在X染色体上，携带致病基因的男性必定发病，携带致病基因的女性为携带者，其生育的男孩可能一半是患者、一半为健康者；生育的女孩外表虽均正常，但可能有一半为携带者。故判断为男胎后，可根据病情尽早考虑是否终止妊娠。

3. 遗传性代谢缺陷病　使用羊水细胞可诊断的先天性代谢缺陷病已达 80 余种，国内可诊断黑矇性白痴、黏多糖贮积症。遗传性代谢缺陷病多为常染色体隐性遗传病，是基因突变导致某种酶缺失，引起代谢抑制、代谢中间产物累积而出现临床表现。除极少数疾病可在早期用饮食控制法（如苯丙酮尿症）、药物治疗（如肝豆状核变性）外，至今尚无有效治疗方法，且基因治疗目前仅处于实验研究阶段，故开展先天性代谢缺陷病的产前诊断，是非常重要的预防措施。

4. 先天性结构畸形　其特点是有明显的结构改变，主要为神经管缺陷。检测孕妇血清及羊水甲胎蛋白可协助诊断。无脑儿、脊柱裂等神经管缺陷通常通过 B 型超声检查即可确诊。

三、产前诊断常用方法

产前诊断的策略是综合各种方法获得胎儿疾病的诊断。首先，利用超声、磁共振检查等观察胎儿的结构是否存在畸形；其次，利用羊水、绒毛、胎儿细胞培养，获得胎儿染色体疾病的诊断；再其次，采用染色体核型分析和分子生物学方法做出染色体或基因疾病的诊断；最后，部分代谢性疾病患儿可以利用羊水、羊水细胞、绒毛细胞或胎儿血液，进行蛋白质、酶和代谢产物检测获得诊断。

1. 染色体核型分析　染色体病的产前诊断主要依靠细胞遗传学方法，因此必须获得胎儿细胞及胎儿的染色体。获取胎儿细胞及胎儿的染色体的方法包括胚胎植入前诊断、绒毛穿刺取样术、羊膜腔穿刺术、经皮脐血穿刺技术、胎儿组织活检。

2. 超声检查　胎儿形态学改变是超声诊断的基础，其目的是明确胎儿是否存在结构异常，对筛查高度怀疑的胎儿结构异常进一步检查。

3. 磁共振成像　只针对超声检查存在异常而不能明确诊断的胎儿，为非常规检查，国内应用较晚，近年来才开始应用于胎儿各系统，特别是神经系统的检查，是超声检查的重要补充手段。

4. 基因和基因产物检测　利用限制性内切酶、DNA 分子杂交等方法检测 DNA，应用绒毛、羊水或胎儿血液行蛋白质、酶和代谢产物检测，检测胎儿是否存在先天性代谢病、神经管缺陷等。

5. 胎儿镜检查　利用胎儿镜观察胎儿体表畸形，在镜下还可行胎儿皮肤活检，此项是有创检查。

（吴丽萍）

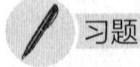

简答题

1. 简述产前筛查的意义。
2. 简述产前诊断的对象。

单项选择在线答题

第二章 妊娠期妇女的护理

第二章数字资源

妊娠是胚胎和胎儿在母体内生长发育的过程。卵子受精标志着妊娠开始，胎儿及其附属物从母体排出标志着妊娠结束，全程38周，约266天。因受精时间难以准确获得，故临床上妊娠时间以末次月经第一天算起，历时约40周即280天。随着胚胎、胎儿的生长，孕妇身心会发生一系列变化。

第一节 妊娠生理

一、受精和受精卵发育、输送及着床

（一）受精

受精是指精子和卵子结合形成受精卵的过程，通常发生在输卵管壶腹部，一般在排卵后12小时内，持续约24小时。精液射入阴道后，通过子宫颈管、子宫腔到达输卵管壶腹部，精子顶体表面糖蛋白被生殖道中 α、β 淀粉酶降解，顶体膜稳定性降低，此过程称为精子获能，历时约7小时。卵巢排出的成熟卵子通过输卵管伞端的"拾卵"作用进入输卵管，与获能的精子相遇后，精子头部顶体外膜发生破裂，释放出顶体酶溶解卵子外围的放射冠和透明带，这一过程称为顶体反应。精子穿过放射冠和透明带，与卵子结合形成受精卵。

（二）受精卵发育和输送

受精卵进行有丝分裂的同时，通过输卵管的蠕动和纤毛的摆动向宫腔移动。受精后72小时，分裂成16个细胞的实心细胞团，形似成熟的桑葚，称为桑葚胚。随后细胞继续分裂并在细胞间隙集聚来自宫腔的液体，形成早期囊胚。受精后第4天，早期囊胚进入宫腔，分裂成100个细胞。受精后第5~6天，早期囊胚透明带消失，在宫腔内分裂发育形成晚期囊胚。

（三）受精卵着床

在受精后6~7天，胚胎植入子宫内膜的过程，称受精卵着床。着床经过定位、黏附和侵入3个过程。受精卵着床必须具备四个条件：透明带消失、囊胚细胞滋养细胞分化出合体滋养细胞、囊胚和子宫内膜同步发育并功能协调、孕妇体内有足够量的孕酮。

二、胎儿附属物的形成及其功能

胎儿附属物包括胎盘、胎膜、脐带和羊水，对维持胎儿宫内的生命和生长发育有重要意义。

（一）胎盘

1. 形态　足月时呈圆形或椭圆形，中间厚、边缘薄，重 450~650 g，直径 16~20 cm，厚 1~3 cm。

2. 结构　由羊膜、叶状绒毛膜和底蜕膜组成，分胎儿面和母体面。羊膜和叶状绒毛膜构成胎盘的胎儿部分，底蜕膜构成胎盘的母体部分。

（1）羊膜：位于胎盘最内层的具有一定弹性的半透明薄膜，厚 0.02~0.05 mm，光滑，无血管、神经及淋巴管。

（2）叶状绒毛膜：是胎盘的主要结构。绒毛膜由滋养层细胞和胚外中胚层组成，其形成过程分为三个阶段。①一级绒毛：晚期囊胚着床后，滋养层细胞迅速增殖成形态不规则、呈放射状排列的突起，并突入蜕膜中，初具绒毛形态，形成细胞中心索；②二级绒毛：受精后第 2 周末或第 3 周初，胚外中胚层长入细胞中心索，形成间质中心索；③三级绒毛：受精后第 3 周末，胚胎血管长入间质中心索中，绒毛内血管形成。绒毛与绒毛之间的空隙称为绒毛间隙，其中充满母血。大部分悬浮于间隙中的绒毛称为游离绒毛，少部分长入蜕膜深部起固定作用的绒毛称为固定绒毛。胎儿的血液由脐动脉进入绒毛毛细血管网，与绒毛间隙中的母血进行物质交换，再经脐静脉进入胎儿体内。

（3）底蜕膜：是胎盘附着部分的子宫内膜。底蜕膜与固定绒毛的滋养层细胞共同形成绒毛间隙的底，称为蜕膜板。蜕膜板向绒毛方向伸出蜕膜间隔，将胎盘母体面分成 20~30 个肉眼可见的胎盘小叶。

3. 功能　胎盘在胎儿与母体间起着物质交换、防御、合成及免疫等功能。

（1）物质交换功能：包括气体交换、营养物质供应及排出胎儿代谢产物。物质交换与转运主要有四种方式。①简单扩散：物质通过细胞质膜内、外浓度差，由高浓度区向低浓度区扩散，不消耗能量；②易化扩散：物质通过细胞质膜内、外浓度差，由高浓度区向低浓度区扩散，不消耗能量，但需要特异性载体转运；③主动运输：物质由细胞质膜低浓度区向高浓度区扩散，需要消耗能量和特异性载体的转运；④其他：物质通过细胞质膜裂隙或通过细胞膜内陷吞噬，与膜融合形成小泡移动。

气体交换：胎儿与母体间通过简单扩散进行 O_2 和 CO_2 交换，代替胎儿的呼吸系统功能。

营养物质供应：母体的各种营养物质以不同转运方式通过胎盘供给胎儿，代替胎儿的消化系统。如葡萄糖以易化扩散通过胎盘；游离脂肪酸、水、多数电解质及脂溶性维生素以主动运输通过胎盘；氨基酸、钙、铁，及水溶性维生素（B族维生素、C族维生素）以主动运输通过胎盘。

排出胎儿代谢产物：尿酸、尿素、肌酐、肌酸等经胎盘进入母血从而排出体外，代替胎儿的泌尿系统功能。

（2）防御功能：胎盘可阻止母血中部分有害物质进入胎儿体内，母血中的部分免疫物质也可通过胎盘进入胎儿体内，保护胎儿免受侵害，如IgG可通过胎盘，使胎儿得到抗体。

（3）合成功能：胎盘具有合成激素、酶、神经递质和细胞因子的功能，对维持正常妊娠有重要作用。

人绒毛膜促性腺激素（hCG）：诊断早孕的最敏感方法，由合体滋养细胞分泌，受精卵着床后第1日在母体血清中可测出，妊娠8~10周达到高峰，之后逐渐下降，产后2周内消失。其功能包括：①使月经黄体增大成为妊娠黄体，甾体激素分泌增多，以维持妊娠；②促进雄激素转化为雌激素，同时增加黄体酮的形成；③保护胚胎滋养层免受母体淋巴细胞的攻击；④增强母体甲状腺活性；⑤刺激男性胎儿睾丸分泌睾酮，促进男胎性分化。

人胎盘催乳素（human placental lactogen, hPL）：由合体滋养细胞分泌，妊娠第5周在母体血浆中可测出，妊娠晚期达到高峰，并维持至分娩，产后7小时消失。其功能包括：①促进乳腺腺泡发育，刺激乳腺上皮细胞合成蛋白质，为产后泌乳做准备；②促进母体胰岛素生成；③促进母体脂肪分解，抑制母体对葡萄糖的摄取和利用，将多余的葡萄糖供给胎儿生长发育；④抑制母体对胎儿的排斥作用。hPL是通过母体促进胎儿发育的"代谢调节因子"。

雌激素、孕激素：妊娠早期由黄体分泌，妊娠8~10周后主要由胎盘生成。临床通过测量孕妇尿液中雌三醇的值，了解胎儿健康情况及胎盘功能。

酶：主要有缩宫素酶和耐热性碱性磷酸酶。缩宫素酶的主要作用是灭活缩宫素分子，维持妊娠。耐热性碱性磷酸酶的动态数值是评价胎盘功能的指标。

细胞因子和生长因子：在胚胎和胎儿营养、免疫保护中发挥一定作用。

（4）免疫功能：胎盘合体滋养细胞表面的类纤维蛋白物质可构成免疫屏障，胎盘产生的激素和细胞因子也可保护胎儿免受母体排斥。

（二）胎膜

由外层的平滑绒毛膜和内层的羊膜组成，有维持羊膜腔完整性、保护胎儿的作用，对分娩发动也有一定作用。

（三）脐带

脐带一端连接胎儿脐轮，一端附着在胎盘的胎儿面，表面被羊膜覆盖。内含1条脐静脉和2条脐动脉，血管周围是保护血管的胶样组织，称为华通胶。正常足月胎儿脐带长30~100 cm，平均为55 cm，<30 cm者为脐带过短，>100 cm者为脐带过长。脐带是母儿间进行气体与物质交换的重要通道，受压时可导致胎儿缺氧，甚至死亡。

（四）羊水

羊水是充满在羊膜腔内的液体，呈中性或弱碱性，pH约为7.2。羊水量随妊娠进展逐渐增多，妊娠38周时达高峰，约1000 ml，之后逐渐减少，妊娠40周时约800 ml。妊娠早期羊水无色澄清，足月时略浑浊、不透明，内含胎儿脱落上皮细胞、毛发、胎脂、激素、酶和少量无机盐、有机物等。羊水中的卵磷脂及磷脂酰甘油酯可辅助判断胎儿肺成熟度。羊水在羊膜腔内保持动态平衡，妊娠早期主要来自母血血清，妊娠中晚期主要来自胎儿尿液。羊水吸收的主要途径为胎儿吞咽，其次为胎膜和脐带吸收。

羊水对胎儿的作用包括：提供恒温环境；保证胎儿自由活动，防止肢体粘连；缓冲外界压力，避免胎儿受到挤压；保持胎儿体液平衡；临产时，使宫缩压力分布均匀，避免胎儿局部受压。羊水对母体的作用包括：减轻胎动导致的不适感；临产破膜后，冲洗润滑阴道，减少感染的发生。

三、胚胎、胎儿发育及胎儿生理特点

（一）胚胎、胎儿发育

若以末次月经第1日开始计算孕周，妊娠10周内的胚体称为胚胎，妊娠11周后（含11周）称为胎儿。胎儿身长可作为判断妊娠时间的依据，妊娠前20周的胎儿身长（cm）=妊娠月份的平方；妊娠后20周的胎儿身长（cm）=妊娠月份×5（表2-1）。

表2-1 不同孕周胚胎、胎儿发育的主要特征

孕周	身长（cm）	头臀长（cm）	体重（g）	外观及其他特征
4周末				可区分出胚盘和体蒂
8周末				初具人形，可区分出眼、耳、口、鼻、四肢，头约占整个胎体的50%，超声可见搏动
12周末	约9	6~7	约20	外生殖器已发育，四肢可活动
16周末	约16	约12	约110	可通过外生殖器确定性别，头皮已长出毛发，出现呼吸运动，皮肤菲薄呈深红色，无皮下脂肪，部分孕妇已能自觉胎动
20周末	约25	约16	约320	皮肤呈暗红色，出现胎脂及毳毛，出现吞咽及排尿功能，体重和运动明显增加，听诊器可听到胎心音
24周末	约30	约21	约630	各脏器均已发育，皮下脂肪开始沉积但量不多，出现眉毛及睫毛，细小支气管及肺泡已发育，出生后可有呼吸，但生存力极差
28周末	约35	约25	约1000	皮肤呈粉红色，瞳孔膜消失，出生后可存活，但易患特发性呼吸窘迫综合征
32周末	约40	约28	约1700	皮肤呈深红色，注意护理，出生后可存活
36周末	约45	约32	约2500	面部皱褶消失，皮下脂肪较多，指（趾）甲已达或超过指（趾）端，出生后能啼哭和吸吮，存活能力很强
40周末	约50	约36	约3400	发育成熟，皮肤呈粉红色，足底皮肤有纹理。男性睾丸降至阴囊内，女性大阴唇、小阴唇发育良好。出生后哭声响亮，吸吮力好，能很好存活

（二）胎儿的生理特点

1. 循环系统

（1）解剖学特点：①胎儿有1条脐静脉，血液由胎盘注入胎儿，含氧量高，营养较丰富，其末支为静脉导管。②胎儿有2条脐动脉，血液由胎儿注入胎盘，氧含量较低，代谢产物含量较高，为混合血。③动脉导管位于肺动脉与主动脉弓之间，于出生后2~3个月

闭锁成动脉韧带。④卵圆孔位于左、右心房之间，开口正对下腔静脉入口，多于出生后6个月完全闭锁。

（2）血液循环特点：血液从胎盘经胎儿腹前壁分为3支进入胎儿体内，一支直接入肝，一支与门静脉汇合入肝，再由肝静脉进入下腔静脉，还有一支经静脉导管直接注入下腔静脉。胎儿体内为动脉、静脉混合血，含氧量较高。

2. 呼吸系统　胎儿期胎盘代替肺功能，母儿血液在胎盘内进行气体交换。妊娠11周B超可见胎儿胸壁运动，妊娠16周时出现呼吸运动。胎儿肺成熟包括肺组织结构成熟和肺功能成熟。肺功能成熟是指肺泡Ⅱ型细胞能合成肺表面活性物质，包括卵磷脂和磷脂酰甘油。该物质可随胎儿呼吸运动排到羊水中，常用于判定胎肺成熟度。

3. 消化系统　妊娠11周胎儿小肠已有蠕动，妊娠16周胃肠功能基本建立，胎儿能吞咽羊水，吸收水分、氨基酸、葡萄糖及其他可溶性营养物质。胎儿肝缺乏许多酶，不能结合因红细胞破坏产生的大量非结合胆红素，进而胆红素进入小肠氧化成胆绿素，胆绿素的降解产物导致胎粪呈黑绿色。

4. 泌尿系统　妊娠11~14周胎儿肾已有排尿功能，胎儿通过排尿参与羊水循环。妊娠中晚期胎尿成为羊水的重要来源之一。

5. 内分泌系统　妊娠第6周胚胎甲状腺开始发育，第12周开始合成甲状腺素，促进胎儿大脑发育。妊娠12周至整个妊娠期，胎儿甲状腺对碘的蓄积高于母亲甲状腺，因此妊娠期补碘应谨慎。妊娠12周胎儿胰腺开始分泌胰岛素。

6. 神经系统　胎儿期是人脑发育的第一次高峰。妊娠中期至出生后18个月之间是正常胎儿神经系统发育最快的时期。妊娠6个月脑、脊髓和脑干神经根的髓鞘开始形成。妊娠24~26周胎儿可在宫内听到声音。妊娠28周，胎儿眼睛对光反射开始出现，对形象及色彩的视觉出生后才逐渐形成。

7. 血液系统　受精后3周末胚胎红细胞开始生成，妊娠10周肝是红细胞的主要生成器官，以后骨髓、脾逐渐有造血功能。胎儿红细胞生命周期短，仅为成人的2/3，因此需要不断生成红细胞。妊娠前半期的血红蛋白均为胎儿血红蛋白，至妊娠34~36周，成人血红蛋白增多。含胎儿血红蛋白的红细胞对氧具有较高的亲和力。妊娠8周以后胎儿血液中开始出现粒细胞，妊娠12周胸腺、脾产生淋巴细胞。

8. 生殖系统　男性胎儿睾丸于妊娠第9周开始发育，于临产前降至阴囊内。女性胎儿卵巢于妊娠11~12周开始发育，于妊娠12周通过外生殖器可辨别女性。

9. 功能发育

（1）运动功能发育：胎动是胎儿最初的运动形式，妊娠8周即可出现，妊娠32~34周是胎动最活跃的时期。

（2）神经反射发育：妊娠3个月的胎儿已出现巴宾斯基反射、吸吮反射及握持反射活动；妊娠5个月后，胎儿逐渐获得防御反射、吞咽反射、眨眼反射和紧张性颈反射等本能动作。

（3）认知功能发育：味觉感受器在妊娠3个月时开始发育，到6个月时形成，出生时已发育得相当好；妊娠4~5个月，胎儿即有了视觉反应能力和触觉反应；妊娠6个月时胎儿听觉感受器已基本发育成熟；妊娠7~8个月胎儿嗅觉感受器已成熟；妊娠8个月左右胎儿已发生了听觉记忆。

第二节 妊娠期母体变化

一、生理变化

（一）生殖系统

1. 子宫　具有孕育胚胎和胎儿的作用，是整个妊娠期变化最大的器官。妊娠后，子宫体积由非妊娠时的 7 cm×5 cm×3 cm 增大至足月的 35 cm×25 cm×22 cm，容量由非妊娠时的 5 ml 增大至足月的 5000 ml，重量由非妊娠时的 50 g 增加至足月的 1100 g。子宫壁厚度非妊娠状态厚约为 1 cm，妊娠中期增至 2.0~2.5 cm，妊娠末期恢复至 1.0~1.5 cm 或更薄。妊娠 12 周后，子宫超出盆腔，耻骨联合上方可扪及。妊娠晚期，因乙状结肠在盆腔左侧，子宫轻度右旋。

子宫峡部是子宫体与子宫颈之间最狭窄的组织结构，非妊娠时长约 1 cm，临产后可增至 7~10 cm，成为软产道的一部分，称为子宫下段。子宫颈在雌、孕激素作用下充血、水肿，自妊娠早期逐渐变软，呈紫蓝色。妊娠期子宫颈一直处于关闭状态，宫颈黏液增多，形成黏液栓，防止发生宫腔感染。

妊娠期子宫血管增粗、扩张，血流量增加。妊娠早期，血液主要供应子宫肌层和蜕膜，血流速度为 50 ml/min；足月时，血液主要供应胎盘，血流速度为 450~650 ml/min。

胚胎着床后，在雌、孕激素的作用下，子宫内膜腺体增大，腺上皮细胞内糖原增加，结缔组织细胞肥大，血管充血，此时的子宫内膜称为蜕膜，具有保护及营养胚胎的功能。按照蜕膜与胚胎的关系将蜕膜分为：①底蜕膜，是囊胚着床部位的子宫内膜，以后发育成胎盘的母体部分；②包蜕膜，是覆盖在囊胚表面的蜕膜，随囊胚发育逐渐突向宫腔；③真蜕膜，是底蜕膜和包蜕膜以外的覆盖子宫腔其他部分的蜕膜，妊娠 14~16 周羊膜腔明显增大，真蜕膜与包蜕膜相贴近，宫腔消失。

2. 卵巢　妊娠期卵泡停止发育，无排卵。妊娠 6~7 周前，主要依靠黄体产生的雌激素和孕激素维持妊娠；妊娠 10 周后，黄体萎缩，胎盘代替黄体的功能。

3. 输卵管　妊娠期输卵管肌层不增厚，但长度延长。黏膜层的上皮细胞稍扁平，蜕膜细胞可出现在基质中。

4. 阴道　妊娠期阴道黏膜充血水肿呈紫蓝色，皱襞增多，周围结缔组织变疏松，阴道更具伸展性，便于胎儿娩出。阴道脱落细胞和分泌物增多、色白、呈糊状，阴道 pH 降低，防止内生殖系统发生感染。

5. 外阴　妊娠期充血，皮肤变厚，大、小阴唇发生色素沉着。大阴唇内的血管增多，结缔组织变疏松，使其更具伸展性，便于胎儿娩出。

（二）乳房

妊娠期乳头增大，颜色变深，易勃起。乳晕颜色变深，外围形成散在的结节状隆起，称蒙氏结节。妊娠早期，乳房充血、增大，孕妇自觉乳房发胀；妊娠晚期，挤压乳房，可见少量淡黄色初乳。胎盘娩出后，雌、孕激素含量急剧下降，解除了对泌乳素的抑制作用,新生儿吮吸乳头刺激泌乳素的分泌,进而促进乳汁的分泌。

(三)循环系统

1. 心脏　妊娠期膈肌上升,心脏向左、上、前方移动。妊娠晚期,心脏容量约增加10%,休息时心率增加10~15次/分。部分孕妇心尖区可闻及Ⅰ~Ⅱ级柔和吹风样收缩期杂音、第一心音分裂和第三心音,产后逐渐消失。

2. 血压　妊娠早、中期血压偏低,妊娠24~26周后血压轻度升高。收缩压无变化,舒张压轻度降低,因而脉压稍增大。孕妇血压受体位影响,妊娠晚期仰卧位时,子宫压迫下腔静脉,回心血量和心排血量减少,血压下降,形成仰卧位低血压综合征。因此,妊娠中、晚期孕妇宜采取侧卧位休息。

3. 静脉压　妊娠期下腔静脉被右旋增大的子宫压迫,回流受阻,而盆腔血液回流增加,使下肢静脉压显著增加,孕妇发生痔、外阴及下肢静脉曲张、深静脉血栓的风险增加。

(四)血液系统

1. 血容量　自妊娠6~8周开始增加,妊娠32~34周达高峰并维持至分娩,较妊娠前增加40%~45%,平均1450 ml。血浆增加约1000 ml,红细胞增加约450 ml,使血液稀释,出现生理性贫血。

2. 血液成分

(1)红细胞:妊娠期骨髓造血增加,网织红细胞略增加。因血液稀释,红细胞计数降为3.6×10^{12}/L,血红蛋白值降为110 g/L左右,血细胞比容降至0.31~0.34。

(2)白细胞:妊娠期白细胞增至$(5~12) \times 10^{12}$/L,有时可达15×10^{12}/L,主要是中性粒细胞增加,淋巴细胞、单核细胞和嗜酸性粒细胞无明显变化。产后1~2周恢复正常。

(3)血小板及凝血因子:妊娠期血小板计数、凝血因子Ⅺ和ⅩⅢ降低,凝血因子Ⅱ、Ⅴ、Ⅶ、Ⅸ、Ⅹ增加。血液呈高凝状态,有助于预防产后出血,但妊娠期女性发生血管栓塞性疾病的风险较非妊娠期增加5~6倍。产后2周凝血因子恢复正常。

(4)血浆蛋白:因血液稀释,妊娠早期血浆蛋白开始下降,至妊娠中期降至60~65 g/L,以白蛋白减少为主,并维持至分娩。

(五)泌尿系统

妊娠期肾稍增大,肾血浆流量及肾小球滤过率均增加,且两者受体位影响,仰卧位时尿量增加,故夜尿量多于日尿量。肾小管对葡萄糖的再吸收能力未对应增加,约15%的孕妇餐后可出现妊娠期生理性糖尿。

妊娠早期,膀胱受子宫压迫,出现尿频,妊娠12周后,子宫超出盆腔,膀胱压迫症状消失。妊娠中期,在孕激素作用下,泌尿系统平滑肌张力下降,肾盂及输尿管轻度扩张,蠕动减弱,尿流变缓,右旋子宫压迫右侧输尿管,孕妇易发生右侧居多的肾盂肾炎,可采用左侧卧位预防。妊娠晚期,胎先露进入盆腔压迫膀胱,孕妇再次出现尿频,腹压增加时还可出现尿液外溢,于产后消失。

(六)呼吸系统

妊娠期肺活量不受影响,呼吸次数≤20次/分,呼吸变深。妊娠中期,肺通气量增加大于耗氧量,出现过度通气,利于孕妇及胎儿氧气的供应。妊娠晚期,孕妇腹肌活动幅度变小,主要进行胸式呼吸。受雌激素影响,上呼吸道黏膜增厚,轻度充血、水肿,易发生上呼吸道感染。

（七）消化系统

约50%孕妇可能出现早孕反应。在孕激素作用下，胃贲门括约肌松弛，胃内容物逆流至食管下部产生胃烧灼感。胆囊排空时间延长、胆汁稍黏稠、淤积，易诱发胆囊炎及胆石病。肠蠕动减弱，易便秘。妊娠期，胃、肠管向上及两侧移位，当有病变时，体征会发生变化，如阑尾炎可表现为右侧腹中部或上部疼痛。

（八）内分泌系统

妊娠期腺垂体增大，约产后10天恢复。黄体及胎盘分泌大量雌、孕激素，负反馈调节下丘脑及垂体，导致卵泡刺激素（FSH）和黄体生成素（LH）分泌减少。垂体分泌泌乳素逐渐增加，分娩前达高峰，有促进乳腺发育的作用。睾酮略增加，部分孕妇阴毛、腋毛增多、变粗。甲状腺中度增大，大量雌激素使肝产生甲状腺素结合球蛋白增加，但血清中游离甲状腺素并未增多，因此孕妇常无甲状腺功能亢进的表现。妊娠中、晚期甲状旁腺素水平逐渐升高，利于胎儿钙的供应。

（九）皮肤

妊娠期黑色素增加，孕妇乳头、乳晕、腹白线、外阴等处出现色素沉着。颧颊部、眶周、前额、上唇和鼻部出现边缘较明显的色素沉着，呈蝶状褐色斑，称为妊娠黄褐斑，产后可自行消退。妊娠期糖皮质激素增多，使弹力纤维变性，增大的子宫又使孕妇腹壁皮肤张力增大，皮肤弹力纤维断裂，出现紫色或淡红色平行、不规则、略凹陷的条纹，称妊娠纹，见于初产妇，产后呈银白色，不消退。

（十）骨骼、关节及韧带

妊娠期骨质多无变化，部分孕妇自觉腰骶部及肢体疼痛不适，可能是胎盘分泌松弛素使骨盆韧带及椎骨间关节、韧带松弛造成。部分孕妇耻骨联合松弛、分离，活动受限，有明显疼痛，多于产后消失。妊娠晚期妇女重心前移，头部与肩部后仰，腰部前挺，是孕妇典型姿势。妊娠次数过多、过频又未补充维生素D及钙时，可导致骨质疏松。

二、心理变化

新生命的到来会造成家庭结构变化、经济负担加重、角色扮演冲突等问题，对家庭生活造成影响，加上妊娠期激素水平变化，孕妇会发生一系列心理反应，常见有：惊讶与震惊、矛盾、接受、情绪波动、内省。若孕妇不能调整适应妊娠期心理变化，可出现心理问题，如：紧张不适、过度担心、忧虑、烦躁、坐立不安、神经过敏等妊娠期焦虑；郁闷、空虚感、烦恼、愤怒、自卑、沮丧、悲哀和绝望等妊娠期抑郁；躯体不适、睡眠障碍、注意力不集中，出现血压升高，儿茶酚胺、肾上腺素水平升高等分娩前恐惧。症状严重程度与事件的严重程度、作用时间、家庭支持程度、自身认知与应对能力等有关。

第三节 妊娠诊断

根据妊娠期的特点，临床将妊娠分为三个时期：早期妊娠是妊娠13周末（13^{+6}周）

及以前；中期妊娠是妊娠 14~27 周末（27^{+6} 周）；晚期妊娠是妊娠 28 周及以后。

一、早期妊娠诊断

（一）临床表现

1. 停经　是妊娠最早和最主要的症状。有性生活、平素月经周期规律的生育期女性，月经过期＞10 天者应高度怀疑妊娠的可能。
2. 早孕反应　约 50% 妊娠妇女在妊娠 6 周左右出现，12 周左右自行缓解，表现为畏寒、头晕、流涎、乏力、嗜睡、食欲缺乏、喜食酸物、厌恶油腻、恶心、晨起呕吐等症状。
3. 尿频　增大的子宫压迫膀胱所致。妊娠 12 周后，随着子宫超出盆腔，症状消失。
4. 乳房变化　乳房逐渐增大，轻度胀痛，乳晕周围出现深褐色蒙氏结节。
5. 皮肤　出现雌激素增多的表现，如蜘蛛痣、肝掌、腹白线和乳晕色素沉着等。
6. 妇科检查　阴道黏膜和宫颈充血呈紫蓝色。妊娠 6~8 周，子宫峡部极软，宫颈与宫体似不相连，称为黑加征。妊娠 12 周，子宫增大至非妊娠时的 3 倍，在耻骨联合上方可扪及。

（二）辅助检查

1. 妊娠试验　受精卵着床后，孕妇血液、尿液中人绒毛膜促性腺激素（hCG）水平升高。临床上多用早孕试纸检测受检者尿液，结合症状与体征可诊断妊娠。
2. 超声检查　妊娠早期超声检查的目的是确定宫内妊娠及胚胎是否存活，估计孕龄，排除异位妊娠、滋养细胞疾病、盆腔肿块及子宫异常。多胎妊娠者在超声下可根据囊胚数目和形态判断绒毛膜性。停经 35 天，宫腔内可见妊娠囊；妊娠 6 周可见胚芽和原始心管搏动；妊娠 14 周前，测量胎儿顶臀长（crown-rump length, CRL）能较准确评估胎儿孕周；妊娠 11~13^{+6} 周，通过胎儿头臀长度能较准确评估孕龄；胎儿颈后透明层厚度和胎儿鼻骨等，是妊娠早期染色体疾病筛查的指标；妊娠 14 周后，可通过胎头双顶径、头围、腹围各股骨长度来综合判断孕龄。彩色多普勒超声可见胎儿心管搏动，对早期妊娠及是否为活胎进行判断。

二、中、晚期妊娠诊断

（一）临床表现

有早期妊娠经历，腹部逐渐增大，可自觉胎动。

1. 子宫增大　临床用手测子宫底高度或尺测耻上子宫长度来评估胎儿大小。子宫底高度受孕妇的脐耻间距离、胎儿发育情况、羊水量、胎儿数目等影响，子宫底高度增长过快或过缓均可能有异常（表 2-2）。

表 2-2　不同妊娠周数的子宫底高度和长度

孕周	手测子宫底高度	尺测耻上子宫长度（cm）
12 周末	耻骨联合上 2~3 横指	
16 周末	脐耻之间	
20 周末	脐下 1 横指	18（15.3~21.4）

续表

孕周	手测子宫底高度	尺测耻上子宫长度（cm）
24周末	脐上1横指	24（22.0~25.1）
28周末	脐上3横指	26（22.4~29.0）
32周末	脐与剑突之间	29（25.3~32.0）
36周末	剑突下2横指	32（29.8~34.5）
40周末	脐与剑突之间或略高	33（30.0~35.3）

2. 胎动　胎儿的躯体活动称为胎动，初产妇多于妊娠18~20周察觉，经产妇相对较早。胎动随妊娠进展而增强，妊娠32~34周达高峰，妊娠38周后开始减少。

3. 胎心音　妊娠12周，用多普勒胎心听诊仪可在腹部听到胎心音；妊娠18~20周，用普通听诊器可在腹部听到胎心音。探测到胎心音可确认妊娠且为活胎。胎心音呈双音，似钟表"滴答"声，正常110~160次/分。

4. 胎体　妊娠20周，经腹壁可触及宫内胎体；妊娠24周，触诊可区分胎头、胎臀、胎背及四肢。

（二）辅助检查

超声检查可见胎儿数目、胎产式、胎先露、胎方位、胎心搏动、胎盘与宫颈内口关系、羊水量，也可测量胎头双顶径、头围、腹围和股骨长等径线，评估胎儿体重，了解胎儿生长发育状况。妊娠20~24周，对胎儿进行超声系统检查，了解有无畸形。

彩色多普勒超声可探测子宫动脉、脐动脉和胎儿动脉的血流速度和波形。

三、胎产式、胎先露、胎方位

胎儿在子宫内的姿势称为胎姿势，正常为胎头俯屈，颏部贴近胸壁，脊柱略前弯，四肢屈曲交叉于胸腹前。妊娠28周前，胎儿在子宫内活动范围大，位置不固定；妊娠32周后，胎儿与子宫壁贴近，胎儿姿势和位置相对固定。因胎儿在子宫内的姿势和位置的不同，会产生不同的胎产式、胎先露和胎方位。

（一）胎产式

胎体纵轴与母体纵轴之间的关系称胎产式。两轴平行称为纵产式；两轴垂直称为横产式；两轴交叉称为斜产式，属暂时状态，在分娩过程中多转为纵产式。

（二）胎先露

最先进入骨盆入口的胎儿部分称胎先露。纵产式有头先露和臀先露；横产式有肩先露。头先露因胎头屈伸程度不同，分为枕先露、前囟先露、额先露及面先露。臀先露因入盆部位不同，分为单臀先露、完全臀先露及不完全臀先露。偶见胎儿头先露或臀先露与胎手或胎足同时入盆，称为复合先露。

（三）胎方位

胎方位是指胎儿先露部指示点与母体骨盆的关系。枕先露以枕骨，面先露以颏骨，臀先露以骶骨，肩先露以肩胛骨为指示点。每个指示点与母体骨盆入口左、右、前、后、横的关系构成各种胎方位（图2-1）。

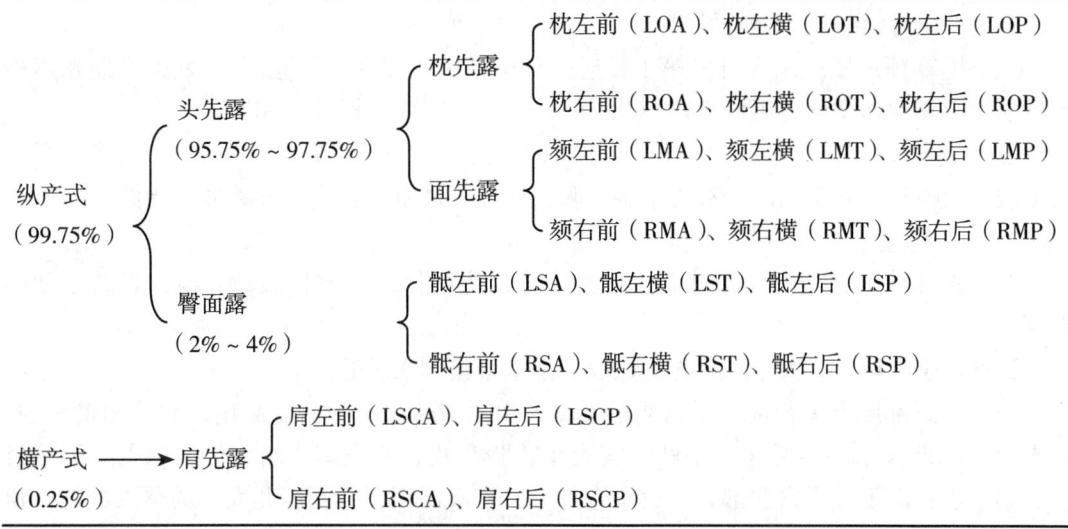

图2-1　胎产式、胎先露和胎方位的关系及种类

第四节　妊娠期管理

妊娠期管理能降低孕产妇和围生儿并发症的发生率和死亡率、减少出生缺陷。我国对围生期的定义是妊娠满28周（包括28周）至产后1周。

一、产前检查

（一）产前检查的时间及频率

目前推荐的产前检查孕周和次数是：妊娠 $6\sim13^{+6}$ 周、$14\sim19^{+6}$ 周、$20\sim24$ 周、$25\sim28$ 周、$29\sim32$ 周、$33\sim36$ 周各1次，$37\sim41$ 周间每周1次，高危妊娠者酌情增加次数。

（二）产前检查的内容

1. 健康史

（1）个人概况：筛查高危因素，包括年龄<18岁或≥35岁、胎儿可能致畸因素（接触放射线或铅、汞、苯、有机磷农药等有害物质，特殊用药）。记录文化程度、宗教信仰、婚姻状况、家庭住址等资料，了解孕妇对健康教育的接受程度和家庭支持。

（2）目前健康状态：精神、饮食、休息与睡眠、二便、日常活动、自理能力、特殊嗜好等。

（3）既往史：有无高血压、糖尿病、心脏病、肝肾疾病、传染病等，有无手术史、过敏史。

（4）月经史：月经初潮时间、周期、持续时间。

（5）家族史：家族中有无高血压、糖尿病、结核、双胎妊娠及其他与遗传相关的疾病。

（6）婚育史：既往生育史，有无难产、死胎、死产、产后出血等；本次妊娠过程有无早孕反应、阴道流血、心悸、下肢水肿、病毒感染、用药情况、胎动情况、配偶健康状态，有无遗传性疾病、不良嗜好等。

（7）推算预产期：末次月经第1日起，月份减3或加9，日期加7。妊娠早期超声检查胎儿顶臀长评估孕周也可推算预产期。

2. 全身检查　查看发育、营养、精神状态，步态、身高情况；检查心肺功能、脊柱及下肢有无畸形、乳房情况、有无水肿；测量血压、体重、身高，计算体重指数。

3. 产科检查

（1）腹部检查：孕妇排空膀胱，取仰卧位，头稍抬高，放松腹部，检查者站于孕妇右侧。

视诊：腹部形状、大小，有无妊娠纹、手术瘢痕和水肿等。

触诊：腹部肌肉紧张度、子宫肌敏感度，用手或软尺测量宫底高度，软尺测量腹围。妊娠中、晚期，用四步触诊法了解子宫大小、胎产式、胎先露、胎方位和胎先露衔接情况。第一步：两手置子宫底部，了解子宫外形、宫底高度，判断胎儿大小与孕周数是否相符，两手指腹相对轻推，判断宫底部的胎儿部分。第二步：左右手分别置于腹部左右侧，一手固定，另一手轻轻深按检查，判断胎背和肢体。第三步：右手拇指与其余4指分开，置于耻骨联合上方握住胎先露部，判断是胎头还是胎臀，左右推动了解是否衔接，若胎先露部仍浮动，表示尚未入盆；若不能推动，则已衔接。第四步：左右手分别置于胎先露部的两侧，向骨盆入口方向向下深按，再次核对胎先露部及胎先露部入盆的程度。

听诊：孕妇腹壁上靠近胎背一侧上方听诊胎心音最清楚。枕先露时，胎心在脐右（左）下方；臀先露时，胎心在脐上方右（左）侧；肩先露时，脐部下方听诊最清楚。

（2）骨盆测量：了解骨产道情况，判断孕妇能否经阴道分娩，分为骨盆内测量和骨盆外测量。

骨盆内测量：包括以下内容。①对角径：耻骨联合下缘至骶岬前缘中点的距离，正常12.5～13 cm，减去1.5～2 cm，为骨盆入口前后径长度，又称真结合径值。检查者一手示指、中指伸入阴道，用中指尖触到骶岬上缘中点，示指上缘紧贴耻骨联合下缘，用另一手示指标记示指与耻骨联合下缘的接触点，抽出阴道内的手指，测量中指尖到此标记点的距离。②坐骨棘间径：两坐骨棘间的距离，正常约10 cm，检查者一手示指、中指放入阴道内，分别触及两侧坐骨棘，估计其间的距离。③坐骨切迹宽度：坐骨棘与骶骨下部间的距离，骶棘韧带的宽度。检查者示指伸入阴道在韧带上移动，能容纳3横指（5.5～6.0 cm）为正常。④出口后矢状径：坐骨结节间径中点至骶骨尖的距离，正常8～9 cm。检查者右手示指伸入孕妇肛门向骶骨方向，拇指置于孕妇体外骶尾部，两指共同找到骶骨尖端，将骨盆出口测量器一端放在坐骨结节间径的中点，另一端放在骶骨尖端处，测量器标出的数字即为出口后矢状径值。

骨盆外测量：包括以下内容。①髂棘间径：正常23～26 cm；②髂嵴间径：正常25～28 cm；③骶耻外径：正常18～20 cm；④坐骨结节间径：两坐骨结节内侧缘的距离，又称出口横径，正常8.5～9.5 cm；⑤耻骨弓角度：检查者左、右手拇指指尖斜着对拢，放置在耻骨联合下缘，左、右两拇指平放在耻骨降支上，测量两拇指间角度，正常为90°，小于80°为异常。测量髂棘间径、髂嵴间径、骶耻外径并不能预测产时头盆不称，无需常规测量；怀疑骨盆出口狭窄时，可测量坐骨结节间径和耻骨弓角度。

（3）阴道检查：妊娠期可行阴道检查，尤其是有阴道流血和阴道分泌物异常时。分娩前行阴道检查可协助判断骨盆大小、宫颈容受和宫颈口开大程度，进行宫颈Bishop评分。

4. 辅助检查　包括血常规、血型、空腹血糖、尿常规、肝肾功能、乙型肝炎表面抗原、梅毒血清抗体检查，以及HIV筛查、重点地区地中海贫血筛查、超声检查等。

5. 心理社会评估　孕妇的心理随着妊娠的进展会发生改变，妊娠早期，重点评估孕妇对妊娠的态度、家庭及社会支持系统；妊娠中、晚期，重点评估孕妇对于分娩的认知与接受度、产后家庭与社会支持系统。对已育的孕妇，还应评估其年长子女的心理状态和对家庭结构改变的适应情况。

二、妊娠期营养和用药指导

（一）营养指导

1. 营养需求

（1）能量：妊娠早期无需额外补充能量，与妊娠前一致；妊娠4个月后至分娩，增加能量200 kcal/d。我国居民的主要能量来源是主食，孕妇以摄入200~450 g/d为宜。

（2）蛋白质：妊娠早期无需额外补充蛋白质，妊娠中期开始增加蛋白质15 g/d。蛋白质的主要来源是动物性食品，如鱼、蛋、瘦肉和奶制品等。

（3）糖类：提供能量的主要物质，占总能量50%~60%。妊娠中、晚期增加35 g/d，粗粮类为宜。

（4）脂肪：占总能量的25%~30%，不宜摄入过多。长链不饱和脂肪酸有益于胎儿大脑和视网膜的发育，可适当多吃深海鱼类、核桃等食物。

（5）维生素：是孕妇调节身体代谢、维持生理功能及胎儿生长发育的必需物质，整个妊娠期应适量增加维生素的摄入。胚胎发育早期，维生素供给不足或过量都会增加胎儿畸形的风险。

（6）无机盐与微量元素：钙、镁等无机盐，铁、锌、碘等微量元素是胎儿生长发育所必需的营养物质，早期缺乏易导致胎儿发育不良甚至畸形，整个妊娠期都应增加摄入量。

（7）膳食纤维：具有降低糖、脂肪的吸收，减缓血糖升高，预防和改善便秘的作用，妊娠期应多食富含膳食纤维的食物，如蔬菜、粗粮类。

2. 膳食计划

（1）妊娠早期：宜进清淡、易消化的饮食，少量多餐，减轻妊娠反应。保证每日至少摄入130 g糖类，首选谷类，如200 g全麦粉或180 g大米。不必过分强调平衡膳食，多食富含叶酸的食物，如动物肝、深绿色蔬菜及豆类，建议额外补充叶酸400 μg/d。戒烟、禁酒。

（2）妊娠中、晚期：妊娠中期增加优质蛋白质50 g/d，妊娠晚期再增加75 g/d。深海鱼类有益于胎儿大脑和视网膜发育，建议食用2~3次/周。妊娠中期，至少摄入250~500 g/d奶制品并补钙600 mg/d。建议妊娠期摄入碘230 μg/d，坚持选用加碘盐，富含碘的海产品如海带、紫菜等1~2次/周。常吃富含铁的食物，妊娠中期，增加铁的摄入,如 20~50 g/d 红肉,1~2 次/周动物内脏或血液。戒烟、禁酒。

(二)用药指导

多数药物可直接或间接影响胎儿,孕妇用药不当,可对自身、胎儿或新生儿产生不良影响,尤其胚胎形成的妊娠早期更应慎重。应遵循的用药原则包括:

1. 有明确的指征,避免不必要的用药。
2. 医师指导下选用有效且对胎儿相对安全的药物。
3. 单独用药,避免联合用药。
4. 选用结论比较肯定的药物,避免使用较新的、尚未肯定对胎儿是否有不良影响的药物。
5. 严格掌握剂量和用药持续时间,注意及时停药。
6. 妊娠早期若病情允许,尽量推迟到妊娠中晚期再用药。

此外,还应纠正孕妇用药即会影响胎儿健康的错误观念,在医生指导下合理用药,以免耽误病情。

三、体重管理和胎动监测

(一)体重管理

妊娠 12 周前,体重无明显变化。足月时,平均增加 12.5 kg,包括子宫及内容物、乳房、增加的血容量、组织间液,以及少量母体脂肪和蛋白贮存的重量。应重视孕妇体重管理,体重增长过多或不足都可造成不良妊娠结局,可参考美国医学研究所基于孕前不同体重指数的孕妇体重增长推荐表(表 2-3)。

表 2-3 孕妇体重增长推荐

孕前体重分类	孕前体重指数(kg/m^2)	妊娠期总增重范围(kg)
低体重	BMI<18.5	11.0~16.0
正常体重	18.5≤BMI<24.0	8.0~14.0
超重	24.0≤BMI<28.0	7.0~11.0
肥胖	BMI≥28.0	5.0~9.0

(二)胎动自我监测

胎动计数是孕妇自我监测胎儿宫内情况最简便、有效的手段。胎动在下午和夜间较为活跃,在胎儿睡眠周期消失。正常情况下,胎动每小时 3~5 次。若有胎儿宫内缺氧,可出现胎动异常,缺氧早期可出现胎动增多,缺氧严重时胎动减少。胎动的监测方法为每天同一时间,记录 10 次胎动所用时间。妊娠 28 周后,2 小时胎动次数应≥10 次。若小于 10 次,或相同时间胎动减少 50%,应就医检查。妊娠晚期,受活动空间影响,胎动略减少,更换体位后可缓解。

四、妊娠期常见症状护理

1. 恶心、呕吐 以清淡、易消化的高蛋白、高纤维素饮食为宜,如蔬菜、水果、蛋类、鱼类，避免辛辣、气味重、油腻饮食。少量多餐，避免长时间空腹。症状明显者，早期可给予维生素 B_6，每天 3 次，每次 10～20 mg，妊娠剧吐者应及时就医。

2. 尿频、尿急　向孕妇解释出现症状的原因，无感染者无需处理，若伴有发热、下腹及腰痛，应及时就医。

3. 白带增多　着透气棉质内裤，勤更换。每日清水清洗外阴，保持外阴清洁、干燥，禁行阴道灌洗。分泌物过多者，可用护垫并勤更换。若出现外阴瘙痒、灼热感，应及时就医。

4. 下肢水肿　妊娠晚期常有踝部及小腿下半部轻度水肿，休息后可消退，属正常现象。可采取休息时左侧卧位，稍垫高下肢或做足背屈曲运动，促进下肢血液回流。避免久坐久站，合理减少盐的摄入。若下肢水肿明显，不能消退者，应及时就医。

5. 下肢及外阴静脉曲张　大多于产后自然消失，避免久坐久站，休息时常抬高下肢，必要时可在医生指导下穿有压力梯度的弹力袜。外阴部有静脉曲张者，夜间可垫枕于臀下。

6. 便秘与痔疮　养成每日按时排便的习惯，多食富含纤维素的蔬菜、水果，避免辛辣饮食，增加饮水量，合理运动。必要时遵医嘱合理用药。

7. 腰背痛　穿撑足弓的软底鞋。避免弯腰和提重物，拾物时，保持上身直立，弯曲膝盖。必要时卧床休息、遵医嘱局部热敷及行药物治疗。严重者应及时就医。

8. 下肢肌肉痉挛　可能是孕妇缺钙的表现，可进食富含钙的食物，避免腿部疲劳、受凉。发生痉挛时，背屈足背或站直前倾，局部按摩或热敷。必要时遵医嘱补充钙剂 600～1500 mg/d。

9. 睡眠障碍　坚持每日进行适量的户外运动，睡前避免饮水过多和剧烈活动，避免收听、观看使人激动的音频、视频，睡前可温水泡脚、梳头，或适量饮用温牛奶。

10. 贫血　妊娠中晚期应进食富含铁的食物，如动物内脏、动物血、瘦肉等。必要时遵医嘱补充铁剂，口服补铁宜在餐后 20 分钟，温水或果汁送服，服用铁剂后排便可呈黑色，或有便秘或轻度腹泻。

11. 仰卧位低血压　妊娠晚期长时间仰卧姿势，可出现低血压，指导孕妇左侧卧位，晨起更换体位宜慢。

五、健康教育与指导

1. 异常症状　阴道流血、阴道流液、寒战发热、腹痛、头痛、视物模糊、心悸、胸闷、气促、胎动减少及妊娠 12 周后持续呕吐等均属异常症状，应及时就医。

2. 卫生指导　养成良好卫生习惯，勤沐浴、更换内衣，保持身体清洁、舒爽。着宽松、柔软、透气、冷热适宜的衣物，避免紧身衣物。保持口腔清洁，餐后用软毛刷刷牙。开窗通风，保持空气清新。

3. 休息与活动　休息时保持环境安静，左侧卧位为宜，保证每日睡眠时间至少 8 小时。妊娠期可进行适量运动，妊娠早期以腿部及腰部舒缓运动为宜；妊娠中晚期，适当背部、脊柱伸展运动及骨盆运动为宜。可从孕妇实际出发，选择合适的运动，如一般家务劳动、散步、游泳、瑜伽等，避免久坐久站、重体力劳动，避免骑马、滑雪、潜水等剧烈运动。运动应遵循循序渐进，保证安全。

4. **亲子关系的建立** 妊娠早期应乐观面对孩子的到来；妊娠中晚期可抚摸腹部，与胎儿说话，阅读文章或播放舒缓、轻松的音乐。

5. **性生活指导** 妊娠初期3个月和后3个月，避免性生活，以防流产、早产和感染。

6. **放松指导** 采用缓解压力的方法放松心情，如向家人或朋友倾诉，做感兴趣的事物，调整心态等。必要时寻求心理医生的帮助。

7. **年长子女的心理疏导** 在生育二孩或三孩时，父母容易被新生命分散注意力而对年长子女的包容度和关注度下降，引起年长子女的心理行为问题，不利于家庭的稳定和孕妇的心理健康。指导孕妇及其配偶更多关注年长子女的心理波动，营造和谐的家庭氛围，给予孩子同等关爱，并培养长子女移情能力，帮助其顺利接纳新生命。

六、分娩的准备

（一）识别先兆临产的临床表现

孕妇分娩发动前，出现即将临产的症状，称为先兆临产，其临床表现包括：

1. **不规律宫缩** 特点是宫缩持续时间<30 s且不恒定，间歇时间长且不规律；宫缩频率不一致；宫缩强度非逐渐加强；不伴随宫颈管消失及宫口扩张；常夜间明显，白天消失；可被镇静剂抑制。

2. **胎儿下降感** 多数孕妇感觉上腹部较前轻松，呼吸顺畅，但出现尿频现象。

3. **见红** 分娩发动前24~48 h，宫颈内口附近胎膜与子宫壁分离，毛细血管破裂，血液经阴道排出，因与宫颈管内黏液混合而呈淡血性，称为见红。若出血量大于月经量，应警惕前置胎盘或胎盘早剥的可能。

（二）物品准备

1. **孕妇用物** 洗漱用品、纸巾、水杯、卫生巾、内衣、内裤、换洗衣物、食物，视情况准备吸奶器等。

2. **新生儿用物** 质地柔软的衣物、包被、帽子、尿布或一次性尿不湿、清洁用品等。

（三）分娩不适的应对技巧

1. 向孕妇讲解分娩相关知识，使其正确看待分娩过程及分娩时的不适，缓解紧张、焦虑情绪。

2. 妊娠32~36周，指导并教会孕妇进行腹式呼吸。

3. 指导减轻阵痛的方法，如腹部放松、分散注意力等。

（任建华）

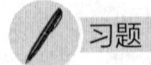 习题

（一）简答题

1. 简述胎盘的功能。
2. 简述先兆临产的临床表现。

单项选择在线答题

(二)论述题

某女,28岁,已婚,夫妻生活正常。平素月经规律,经期5~6天,月经周期约30天。现停经42天,晨起恶心、呕吐,近日明显食欲缺乏,感疲惫。自测基础体温持续升高0.3~0.5℃10余天,血常规、尿常规正常。既往身体健康,其他未见异常。

根据以上资料,请回答:

(1)该女士目前最可能的临床诊断。
(2)为明确诊断,需要进一步做的检查。
(3)该女士当前所需的饮食指导。

第三章数字资源

第三章 分娩期妇女的护理

分娩是指妊娠满 28 周及以上的胎儿及其附属物从临产开始直到由母体娩出的全过程。其中，妊娠满 28 周但未满 37 周期间的分娩称为早产；妊娠满 37 周但未满 42 周期间的分娩称为足月产；妊娠满 42 周及以后的分娩称为过期产。

分娩是一个自然的生理过程，发动机制非常复杂，目前认为分娩发动是炎症细胞因子、机械性刺激等多种因素共同作用的结果。宫颈成熟是分娩发动的必要条件，缩宫素与前列腺素是促进子宫收缩最直接的因素。

第一节 影响分娩的因素

影响分娩的因素包括产力、产道、胎儿及产妇精神心理因素。子宫收缩力是临产后最主要的产力，腹肌及膈肌收缩力是第二产程中胎儿娩出的重要辅助力量，肛提肌收缩力是协助胎儿内旋转及胎头仰伸的必需力量。骨盆平面的大小及形态、子宫下段的形成、宫口的扩张情况，以及胎儿的大小、胎位及胎儿有无发育异常等，均会直接影响胎儿能否顺利娩出。精神心理因素同样是影响分娩的重要因素。

一、产力

产力是指在分娩过程中将胎儿及其附属物从子宫内逼出的力量，包括子宫收缩力、腹肌及膈肌收缩力、肛提肌收缩力。

（一）子宫收缩力

子宫收缩力是临产后最主要的产力，自临产开始一直持续至分娩结束。正常子宫收缩有以下特点。

1. 节律性　宫缩的节律性是临产的重要标志。每次宫缩由弱渐强，并持续一段时间，随后又由强渐弱，直至消失进入间歇期。随着产程的进展，宫缩持续时间会越来越长，间歇期则逐渐缩短。

2. 对称性　正常宫缩起自两侧子宫角，以微波形式向子宫底中线聚集，左右对称，再向子宫下段扩散，约在 15 s 内可均匀协调地扩展至整个子宫。

3. 极性　宫缩的收缩力以子宫底部最强、最持久，向下逐渐减弱，其中子宫底部收缩力的强度可达子宫下段的 2 倍。

4. 缩复作用　宫缩发作时,子宫体部肌纤维缩短变宽,间歇期不能完全恢复到原来的长度,经反复收缩肌纤维越来越短,宫腔容积逐渐缩小从而迫使胎先露下降、宫颈管缩短至消失。

(二) 腹肌及膈肌收缩力

腹肌及膈肌收缩力是第二产程胎儿娩出的重要辅助力量。宫口开全后,宫缩发作时前羊水囊或胎先露部压迫骨盆底组织及直肠,反射性地引起排便动作,产妇主动屏气向下用力时腹肌及膈肌强有力收缩,使腹内压增高,加速胎儿的娩出。在第三产程促使已剥离的胎盘娩出。

(三) 肛提肌收缩力

肛提肌收缩力可以协助胎先露部在骨盆腔进行内旋转。当胎头枕部下降至耻骨弓时,肛提肌收缩力能协助胎头仰伸及娩出,同时也有助于胎盘娩出。

二、产道

产道是指胎儿娩出的通道,包括骨产道和软产道两部分。

(一) 骨产道

骨产道是产道的重要组成部分,其大小和形状与分娩关系密切。骨产道又称真骨盆,分为3个平面。

1. 骨盆入口平面　为骨盆腔上口,呈横椭圆形,前方为耻骨联合上缘,两侧为髂耻线,后方为骶岬上缘,包括以下3条径线。

(1) 入口前后径:指从耻骨联合上缘中点至骶岬前缘正中的距离,正常值约为11 cm,与胎先露衔接关系密切。

(2) 入口横径:指左、右髂耻缘间的最大距离,正常值约为13 cm。

(3) 入口斜径:包括左斜径和右斜径,左斜径为左骶髂关节至右髂耻隆突间的距离,右斜径为右骶髂关节至左髂耻隆突间的距离,正常值约为12.75 cm。

2. 中骨盆平面　为骨盆最小平面,是骨盆腔最狭窄的部分。呈纵椭圆形,前方为耻骨联合下缘,两侧为坐骨棘,后为骶骨下端,包括以下2条径线。

(1) 中骨盆前后径:耻骨联合下缘中点通过两侧坐骨棘间连线中点到骶骨下端间的距离,正常值约为11.5 cm。

(2) 中骨盆横径:两侧坐骨棘间的距离,正常值约为10 cm,其长短与胎先露内旋转关系密切。

3. 骨盆出口平面　为骨盆腔下口,由两个不在同一平面的三角形组成。前三角顶端为耻骨联合下缘,两侧为耻骨降支。后三角顶端为骶尾关节,两侧为骶结节韧带。包括以下4条径线。

(1) 出口横径:指两侧坐骨结节内侧缘的距离,正常值约为9 cm。

(2) 出口前矢状径:指耻骨联合下缘至坐骨结节连线中点的距离,正常值约为6 cm。

(3) 出口后矢状径:指骶尾关节至坐骨结节连线中点的距离,正常值约为8.5 cm。如果测得出口横径较短时则需要测量出口后矢状径,若两径线之和大于15 cm,正常的足月胎头可通过后三角区经阴道顺利分娩。

（4）出口前后径：指耻骨联合下缘到骶尾关节间的距离，正常值约为 11.5 cm。

4. 骨盆轴与骨盆倾斜度

（1）骨盆轴：连接骨盆各假想平面中点的曲线。骨盆轴上段向下向后，中段向下，下段向下向前。分娩时，胎儿沿此轴方向娩出。

（2）骨盆倾斜度：妇女站立时骨盆入口平面与地平面所呈的角度，一般为 60°。若倾斜度过大，常影响胎头的衔接与娩出。

（二）软产道

软产道同样是产道的重要组成部分，包括子宫下段、宫颈、阴道及盆底软组织。

1. 子宫下段的形成　子宫下段由未妊娠时长约 1 cm 的子宫峡部伸展形成。妊娠 12 周后逐渐伸展为宫腔的重要组成部分，随着妊娠进展逐渐拉长，至妊娠末期形成子宫下段。临产后的规律宫缩使子宫下段进一步拉长达 7～10 cm，同时在子宫的缩复作用下，子宫上段肌壁越来越厚，下段肌壁越来越薄，在上、下段交界处形成的环状隆起称生理性缩复环。

2. 宫颈的变化

（1）宫颈管消失：临产前宫颈管长 2～3 cm，初产妇较经产妇稍长。临产后的规律宫缩牵拉宫颈内口的子宫肌纤维及周围韧带，加上胎先露部的支撑使前羊水囊呈楔状，宫颈管形成漏斗状，随后宫颈管逐渐变短直至消失。初产妇与经产妇的不同之处在于，初产妇多是宫颈管先缩短、消失，而后宫口扩张；经产妇多是宫颈管缩短、消失与宫口扩张同时进行。

（2）宫口扩张：临产前，初产妇的宫颈外口仅能容纳 1 指尖，经产妇能容纳 1 指。宫缩使胎先露部衔接，前羊水不能回流，子宫下段的胎膜与蜕膜分离向宫颈管突出，形成前羊膜囊从而协助宫口扩张。宫口近开全时胎膜多自然破裂，胎先露部直接压迫宫颈，使宫口扩张明显加快。当宫口开全时，胎头顺利通过。

3. 骨盆底、阴道及会阴的变化　骨盆底的结缔组织和阴道及肌纤维于妊娠期增生肥大、血管变粗、血运丰富、组织变软、伸展性良好，在分娩过程中，会阴体能承受一定的压力，但若保护不当，容易造成会阴撕裂伤。

三、胎儿

除产力和产道外，胎儿因素也是影响分娩的重要因素，包括胎儿的大小、胎方位以及有无畸形。

（一）胎儿大小

1. 胎头颅骨　由顶骨、额骨、颞骨各 2 块及枕骨 1 块构成，颅骨间膜状缝隙称颅缝，两顶骨之间为矢状缝，顶骨与额骨之间为冠状缝，枕骨与顶骨之间为人字缝，颞骨与顶骨之间为颞缝，两额骨之间为额缝。两颅缝交界处空隙较大称为囟门，位于胎头前方的囟门呈菱形称前囟，位于胎头后方的囟门呈三角形称后囟。颅缝与囟门均有软组织覆盖，使骨板有一定的活动余地，胎头具有可塑性。在分娩过程中，颅骨轻度移位重叠使头颅变形，缩小头颅体积，有利于胎头娩出。但也存在部分胎儿颅骨较硬，胎头不易变形，可导致难产。

2. 胎头径线　胎头主要有 4 条径线。①双顶径：两顶骨隆突间的距离，足月时平均 9.3 cm，为胎头最大横径，临床上通过超声测量此径线判断胎儿大小；②枕额径：鼻根上方至枕骨隆突间的距离，足月时平均 11.3 cm，胎头以此径线衔接；③枕下前囟径：指前囟中央至枕骨隆突下方的距离，足月时平均 9.5 cm，胎头以此径通过产道；④枕颏径：指颏骨下方中央至后囟门顶部的距离，足月时平均 13.3 cm。

（二）胎方位

纵产式时，胎体纵轴与骨盆轴一致，胎儿容易通过产道。头先露时胎头先通过产道，经颅骨重叠、胎头变形、周径变小，利于胎头娩出；臀先露时，胎臀先娩出，胎臀较胎头小且软，软产道未充分扩张，胎头娩出时困难；肩先露时，胎体纵轴与骨盆轴垂直，胎儿不能通过产道，易导致难产。矢状缝和囟门是确定胎方位的重要标志，枕前位更利于完成分娩，其他胎方位会不同程度增加分娩风险。

（三）胎儿畸形

胎儿畸形是指胎儿的某一部分发育异常，如脑积水、联体双胎等，导致胎儿不容易通过产道。

四、精神心理因素

分娩虽然是女性转化为母亲角色过程中正常的生理过程，但妊娠的辛苦，以及分娩时持续而剧烈的疼痛对于产妇来说却是巨大的应激反应。分娩过程中，宫缩带来的剧烈疼痛会增加产妇的恐惧和紧张，可能会导致宫缩乏力、宫口扩张缓慢、胎头下降受阻、产程延长，甚至导致胎儿窘迫、产后出血等。所以在妊娠及分娩的过程中，医务人员及家属应对产妇做好心理护理，例如耐心讲解分娩的生理过程以消除产妇的焦虑和恐惧心理，同时教会产妇掌握分娩时必要的呼吸和躯体放松技术，可根据产妇需求实施分娩镇痛。

第二节　分娩机制

分娩机制是指胎儿先露部随骨盆各平面的不同形态，被动地进行一系列适应性转动，以其最小径线通过产道的全过程。分娩机制的动作可分为衔接、下降、俯屈、内旋转、仰伸、复位及外旋转。临床上枕先露占 95% 以上，且以枕左前位最多见，故以枕左前位为例介绍分娩机制。

1. 衔接　是指胎头双顶径进入骨盆入口平面，颅骨最低点接近或达到坐骨棘水平。胎头取半俯屈状态以枕额径进入骨盆入口，由于枕额径大于骨盆入口前后径，胎头矢状缝坐落在骨盆入口右斜径上，胎头枕骨在骨盆左前方。经产妇多在临产后胎头衔接，初产妇可在预产期前 1~2 周内胎头衔接。若初产妇已临产胎头仍未衔接，应警惕头盆不称。

2. 下降　是指胎头沿骨盆轴前进的动作，是胎儿娩出的首要条件。下降贯穿于分娩的全过程，呈间歇性，宫缩时胎头有所下降，间歇时胎头又稍有回缩。临床上将胎头下降程度作为判断产程进展的重要标志。

3. 俯屈　当胎头以枕额径下降至骨盆底时，处于半俯屈的胎头遇肛提肌阻力进一步俯屈，使下颏接近胸部以适应产道形态，利于胎头继续下降。

4. 内旋转　当胎头下降至骨盆底遇到阻力时，胎头为适应前后径长、横径短的特点，枕部向母体中线方向旋转45°达耻骨联合后方，使其矢状缝与中骨盆及骨盆出口前后径相一致。

5. 仰伸　完成内旋转后，完全俯屈的胎头下降至阴道外口时，宫缩和腹压继续迫使胎头下降，肛提肌收缩力继续将胎头向前推进，共同作用使胎头沿骨盆轴下段向下向前的方向转为向前向上，胎头枕骨下部达耻骨联合下缘时，以耻骨弓为支点，胎头逐渐仰伸由会阴前缘娩出。

6. 复位及外旋转　复位是指胎头娩出后，为使胎头与胎肩恢复正常关系，胎头枕部向母体左侧旋转45°。外旋转是指胎肩在盆腔内继续下降，前（右）肩向前向中线旋转45°，胎儿双肩径转成与骨盆出口前后径相一致的方向，而胎头枕部需要在外继续向母体左侧旋转45°，以保持胎头与胎肩的垂直关系。

7. 胎肩及胎儿娩出　胎头完成外旋转后，胎儿前（右）肩在耻骨弓下先娩出，随即后（左）肩从会阴前缘娩出。胎儿双肩娩出后，胎体及下肢随之娩出，胎儿娩出全部完成。

第三节　产程的分期及护理

一、临产

临产即意味着分娩的正式启动，其标志是规律且逐渐增强的子宫收缩，持续时间达30 s及以上，间歇时间为5～6 min，同时伴随进行性的宫颈管消失、宫颈口扩张和胎先露部下降。

二、总产程与产程分期

总产程即分娩的全过程，指产妇从开始出现规律宫缩直到胎儿及其附属物完全娩出的过程。共分为以下三个阶段。

1. 第一产程　又称宫颈扩张期，从临产开始到宫口开全。初产妇宫颈较紧，宫颈口扩张较慢；经产妇宫颈较松，宫颈口扩张较快。

2. 第二产程　又称胎儿娩出期，从宫口开全到胎儿娩出。未实施硬膜外麻醉者，初产妇不应超过3 h，经产妇不应超过2 h。

3. 第三产程　又称胎盘娩出期，从胎儿娩出后到胎盘、胎膜娩出。一般情况下需5～15 min，不应超过30 min。

三、第一产程产妇的护理

第一产程是产程的开始，在规律宫缩的作用下，宫口扩张、胎先露下降。在这段时期产妇和胎儿易发生各种异常，必须严密观察与评估，尽早识别存在的健康问题，为产妇和胎儿提供照护，确保产程进展顺利。

【护理评估】

(一) 生理评估

1. 健康史　包括评估产妇的年龄、身高、体重等一般情况；查询产前检查记录，明确预产期和孕周，了解本次妊娠的经过及有无合并症；评估既往妊娠史，包括妊娠次数和分娩次数、分娩方式及合并症史等；询问目前有无宫缩，宫缩开始的时间、强度及频率；有无阴道流血或流液，评估流血、流液的时间、量及伴随症状；同时注意评估血型、凝血功能及感染性疾病筛查的结果。二胎或多胎产妇评估其是否有剖宫产史，是否为双胎妊娠，妊娠期间有无糖尿病、高血压等，谨慎选择分娩方式。

2. 身体状况

(1) 一般状况评估：定时测量生命体征，产程中每 4~6 h 测量 1 次血压，胎膜已破的产妇须增加监测的频率，每 2 h 测量一次生命体征。同时注意评估产妇的休息与睡眠、饮食与二便情况等。

(2) 疼痛评估：根据宫缩情况动态评估产妇对疼痛的耐受程度，尊重产妇的主观感受，观察产妇面部表情。可选择数字评分法或表情评分法对产妇进行疼痛程度的评估。

(3) 胎心：正常胎心率（fetal heart rate，FHR）为 110~160 次/分，是产程中极为重要的观察指标。对正常孕妇一般采用多普勒间断听胎心。潜伏期的产妇每小时听诊 1 次，活跃期缩短时间改为每 30 min 听诊 1 次，听诊时间为 1 min。必要时也可采用电子胎儿监护仪监测胎心率变化及其与宫缩、胎动的关系。

(4) 子宫收缩：产程开始后，随即出现伴有疼痛的阵发性子宫收缩。开始时宫缩持续时间较短且弱，间歇期较长。随着产程的进展，宫缩持续时间渐长且强度增加，间歇期缩短。在第一产程末宫口近开全时，宫缩持续时间可达 1 min 及以上，间歇期仅 1~2 min。

(5) 宫口扩张及胎头下降。①宫口扩张：根据宫口扩张的速度，第一产程分为潜伏期和活跃期。潜伏期是指宫口扩张的缓慢阶段，从规律宫缩至宫口扩张<5 cm，一般初产妇不超过 20 h，经产妇不超过 14 h。活跃期是指宫口扩张的快速阶段，从宫口扩张 5 cm 至宫口开全（10 cm），扩张速度为≥0.5 cm/h。②胎头下降：通过评估胎儿颅骨最低点与坐骨棘平面的关系判断胎头下降程度。以坐骨棘平面作为判断胎头高低的标志。胎头颅骨最低点平坐骨棘平面时，以"0"表示；在坐骨棘平面上 1 cm 时，以"-1"表示；在坐骨棘平面下 1 cm 时，以"+1"表示，其余依此类推。

临床多采用产程图来描记和反映宫口扩张及胎头下降的情况，并指导产程的处理。横坐标为临产时间（h），纵坐标左侧为宫口扩张程度（cm），纵坐标右侧为胎先露下降程度（cm），画出两条伴行的宫口扩张曲线和胎头下降曲线。

(6) 胎膜破裂：随着产程的进展，羊膜腔内压力增加到一定程度，胎膜自然破裂。正常破膜多发生在第一产程末近宫口开全时，部分产妇破膜在临产前或第二产程。

(二) 心理社会评估

由于分娩疼痛增强、陌生的产房环境、对自身及胎儿的担心等，孕妇会出现紧张、焦虑甚至恐惧的情绪，可能影响宫缩和产程的进展。

【常见的护理诊断/问题】

1. 疼痛　与逐渐增强的宫缩有关。

2. 舒适度改变　与子宫收缩、膀胱充盈、胎膜破裂等有关。

3. 焦虑　与担心自己和胎儿的安全有关。

【护理措施】

（一）一般护理

确保待产环境安静、舒适，保持空气清新，温湿度适宜，必要时可提供独立待产室和分娩室，并鼓励家属陪伴，减少产妇对环境的陌生感和无助感。每4小时监测1次生命体征，若发现血压升高或体温升高，应通知产科医师进行评估和处理。

（二）心理护理

鼓励产妇主动参与分娩：理解产妇分娩过程中的焦虑及恐惧心理，承认产妇在分娩过程中的地位与作用，及时提供产程进展信息，鼓励产妇主动参与分娩，增强自然分娩的信心。部分经产妇会因以往分娩经历而对分娩产生畏惧心理，护理人员应根据不同产妇的心态对其进行心理疏导，使其保持良好心态。

（三）观察产程进展

1. 监测子宫收缩　宫缩的评估方法主要包括内监护和外监护两种。内监护由于具有侵入性，同时先决条件是已经破膜，故不建议常规实施。外监护方法包括观察法、腹部触诊法和电子监护法。最简单的方法是触诊法，即护士将手掌置于产妇腹壁感受宫缩的强弱，宫缩时宫体隆起变硬，间歇期松弛变软。以宫缩频率评估宫缩情况。当发现宫缩过频时，即宫缩频率>5次/10分，持续至少20 min，建议停止应用缩宫素，必要时可给予宫缩抑制剂。

2. 监测胎心　采用多普勒间断听诊胎心并结合电子胎心监护的方式对胎儿宫内状况进行评估。潜伏期应至少每小时听诊1次，活跃期至少每30 min听诊1次。在宫缩间歇期听诊胎心并计数1 min。对于出现异常情况的孕妇，可适当增加胎心听诊频率。

3. 观察宫颈扩张和胎头下降程度　潜伏期每4小时进行1次阴道检查，活跃期每2小时进行1次阴道检查；如孕妇出现会阴膨隆、阴道血性分泌物增多、排便感等可疑宫口快速开大的表现时，应立即行阴道检查。通过阴道检查能直接触清宫口四周边缘，评估宫颈管消失、宫口扩张情况，是否破膜、胎先露及位置。

4. 观察胎膜和羊水　破膜时羊水自阴道流出，一旦确诊破膜应立即听胎心，观察羊水性状和流出量，并记录破膜时间。破膜后，要保持外阴清洁，并嘱产妇卧床抬高臀部。若破膜超过12 h未结束分娩者，遵医嘱予抗生素预防感染。

（四）增进舒适

1. 补充能量　无特殊情况第一产程不限制饮食，根据产妇个人意愿，鼓励适量摄入清淡、易消化食物，补充充足水分，从而保证产妇体力。呕吐明显或无法进食者可常规给予静脉补液。

2. 休息与活动　临产后，指导产妇采取舒适体位，不限制其活动或体位。宫缩不强且未破膜时鼓励孕妇离床活动，有利于产程的进展。但如出现以下情况应卧床休息：①胎膜已破，胎头高浮或臀位；②合并重度先兆子痫；③异常出血；④妊娠合并心脏病。

3. 排尿与排便　鼓励产妇每 2~4 h 排尿 1 次以免膀胱充盈影响宫缩及胎先露下降。因胎先露压迫引起排尿困难者，应警惕头盆不称，必要时给予导尿。产妇有排便感时，应先检查宫口扩张程度，如厕需专人陪同，指导产妇避免长时间屏气用力排便。

4. 缓解疼痛　根据产妇的疼痛情况，鼓励采用非药物方法减轻分娩疼痛，如导乐陪伴、芳香疗法、催眠、音乐疗法、按摩、呼吸调节、会阴热敷、自由体位等。必要时根据其意愿使用椎管内镇痛或其他药物镇痛。

5. 保持清洁　临产后宫缩频繁导致出汗较多，且外阴部有较多分泌物，应协助孕妇做好生活护理，提高舒适度。破膜后应注意保持外阴清洁，必要时给予会阴擦洗，预防感染。

四、第二产程产妇的护理

第二产程是胎儿娩出期，宫缩达到最强，间隔时间最短，开始出现屏气用力，该产程的准确评估和处理对母儿结局至关重要。

【护理评估】

（一）生理评估

1. 健康史　观察产程进展以及胎心是否正常，胎膜是否破裂，并了解第一产程的情况。

2. 身体状况

（1）一般状况：密切观察生命体征，每小时测量血压，评估膀胱充盈程度等。

（2）宫缩：进入第二产程后，宫缩的频率和强度达到高峰，宫缩持续约 1 min 及以上，间歇期仅 1~2 min。

（3）胎儿下降及娩出：当胎头降至骨盆出口压迫盆底组织时，产妇会有明显的排便感，不自主地向下用力屏气，会阴逐渐膨隆和变薄，肛门括约肌松弛。随着产程的进展，宫缩时胎头露出阴道口，宫缩间歇时胎头又缩回阴道内，此过程交替进行称为胎头拨露。当胎头双顶径越过骨盆出口，宫缩间歇时胎头也不再回缩，称胎头着冠。此时会阴极度扩张，产程继续进展，胎头枕骨于耻骨弓下露出，出现仰伸动作，胎儿额、鼻、口、颏部相继娩出，接着出现胎头复位及外旋转，前肩和后肩、胎体相继娩出，后羊水随之涌出。

（二）心理社会评估

第二产程中产妇的精力和体力消耗大，注意观察产妇自主用力情况及精神心理状态，有无焦虑、急躁、恐惧等不良情绪。

【常见的护理诊断/问题】

1. 焦虑　与担心胎儿能否顺利娩出有关。
2. 知识缺乏：缺乏正确使用腹压配合宫缩的知识。
3. 有受伤的危险　与急产、产妇不配合、会阴保护及接生手法不当有关。

【护理措施】

（一）一般护理

第二产程期间助产士应时刻陪伴在旁，给予产妇足够的安慰、支持和鼓励，缓解其紧张和恐惧等不良情绪。宫缩间歇期鼓励产妇摄入流质、半流质饮食补充能量。如有尿意及时排空膀胱，必要时给予导尿，鼓励家属在产房持续陪伴。

（二）观察产程进展

第二产程宫缩强而频，宫缩会影响胎盘血流，易造成胎儿急性缺氧，应每5 min听诊胎心1次，在宫缩间歇进行胎心听诊30~60 s，胎心率<110次/分或>160次/分，指导孕妇左侧卧位或变换体位、吸氧，动态监测胎心变化；密切观察宫缩情况，发现宫缩乏力或过强，及时处理；若宫口开全后2 h仍未分娩，寻找原因，对症处理。

（三）指导产妇自主用力

宫缩时允许孕妇自主向下用力。如果自发用力30 min，会阴仍未开始变薄，应行阴道检查，评估胎先露的位置、胎方位及宫缩时先露下降程度。当孕妇用力不当、胎头下降缓慢时，要积极寻找原因，鼓励孕妇改变体位，切不可操之过急，避免滥用腹部加压。

（四）接产准备

初产妇宫口开全、经产妇宫口扩张6 cm且有规律有力的宫缩时，应做好接产准备工作。用物准备齐全，指导产妇仰卧于产床上，两腿屈曲分开，露出外阴部，用温水清洁外阴部，并用5%聚维酮碘溶液进行消毒，顺序依次是小阴唇、大阴唇、阴阜、大腿内上1/3、会阴及肛门周围。铺无菌巾于臀下。接产者按要求洗手、戴手套、穿手术衣准备接产。

（五）接产

1. 自主选择分娩体位 鼓励孕妇选择自己感觉舒适的体位分娩，如侧卧位、俯卧位、半坐卧位、站位、蹲位、坐位等，鼓励家属陪伴分娩。

2. 评估是否需要行会阴切开术 不建议常规会阴侧切，仅当会阴过紧或胎儿过大、分娩时会阴撕裂不可避免或母儿有病理情况急需结束分娩者行会阴切开术，胎头着冠时侧切可以减少出血。

3. 协助胎儿娩出 当胎头双顶径娩出后，额、鼻、口、颏顺次娩出，在宫缩间歇期完成仰伸。不要急于娩肩，协助胎头复位和外旋转，等待下次宫缩时，协助娩出前肩或后肩，顺势娩出胎儿。立即将新生儿置于母亲腹部，用提前预热的干毛巾，擦干新生儿全身羊水。

4. 预防产后出血 针对有产后出血史或易发生宫缩乏力的产妇，在胎儿前肩娩出时静脉注射缩宫素10~20 U，也可在胎儿前肩娩出后立即肌内注射缩宫素10 U，促使胎盘迅速剥离以减少出血。

5. 脐带绕颈的处理 当胎头娩出后迅速检查有无脐带绕颈，若有脐带绕颈立即检查脐带缠绕是否过紧，脐带绕颈1周且较松时，可用手将脐带顺胎肩推下或从胎头滑下。若脐带绕颈过紧或绕颈2周及以上，应用两把止血钳将其一段夹住从中剪断脐带，注意勿伤及胎儿颈部。

五、第三产程产妇的护理

第三产程是胎盘娩出期，正确处理已娩出的新生儿、确保胎盘和胎膜完整娩出、检查软产道有无损伤、预防产后出血等是该期的重点内容。

【护理评估】
(一)生理评估
1. 健康史　回顾第一、第二产程的经过及其处理。
2. 母亲身体状况
(1)一般状况:观察产妇有无面色苍白、出冷汗、寒战、烦躁不安等,询问产妇有无头晕、心悸、乏力、肛门坠胀感。定时测量血压、脉搏等生命体征。
(2)子宫收缩及阴道流血:正常情况下胎儿娩出后,产妇宫底降至平脐,宫缩暂停数分钟后会再次出现,应注意评估子宫收缩及阴道流血情况。
(3)胎盘剥离征象:①子宫底变硬呈球形,胎盘剥离后降至子宫下段,下段被动扩张,子宫体呈狭长形被推向上,宫底升高达脐上;②剥离的胎盘降至子宫下段,阴道口外露的一段脐带自行延长;③阴道少量流血;④用手掌尺侧在产妇耻骨联合上方轻压子宫下段时,宫体上升而外露的脐带不再回缩。
(4)胎盘排出方式:①胎儿面娩出式为胎盘胎儿面先排出。胎盘从中央开始剥离,而后向周围剥离,其特点是胎盘先排出,随后见少量阴道流血,这种娩出方式多见。②母体面娩出式为胎盘母体面先排出。胎盘边缘先开始剥离,血液沿剥离面流出,其特点是先有较多阴道流血,然后胎盘娩出,这种娩出方式少见。
(5)胎盘、胎膜完整性:胎盘娩出后,立即评估胎盘、胎膜是否完整,有无胎小叶或胎膜残留,胎盘周边有无断裂的血管残端,判断是否有副胎盘。
(6)会阴伤口:仔细检查软产道,注意有无宫颈裂伤、阴道裂伤及会阴裂伤。
3. 新生儿评估
(1)一般状况:测量新生儿身长、体重并记录,检查体表有无畸形、产伤等。
(2)Apgar 评分:用于判断有无新生儿窒息及窒息的严重程度。以出生后 1 min 内的心率、呼吸、肌张力、喉反射及皮肤颜色 5 项体征为依据,每项为 0~2 分,满分为 10 分(表3-1)。若评分为 8~10 分,属正常新生儿;4~7 分属轻度窒息;0~3 分属重度窒息。对缺氧严重的新生儿,应在出生后 5 min、10 min 时再次评分,直至连续两次评分均≥8 分。

表3-1　新生儿 Apgar 评分

体征	0分	1分	2分
每分钟心率	0次	<100次	≥100次
呼吸	0次/分	浅慢且不规则	佳,哭声响
肌张力	无	四肢稍屈曲	四肢屈曲,活动好
喉反射	无反射	有些动作	咳嗽,恶心
皮肤颜色	皮肤松弛	身体红,四肢青紫	全身粉红

(二)心理社会评估
评估产妇精神心理状态,评估家人对产妇的关心和照护程度。
【常见的护理诊断/问题】
1. 有亲子关系无效的危险　与疲乏、会阴切口疼痛或新生儿性别不理想有关。

2. 潜在并发症：产后出血、新生儿窒息。

【护理措施】

1. 新生儿护理

（1）清理呼吸道：不建议常规使用吸球或吸痰管清理呼吸道。若咽部及鼻腔分泌物较多，可用吸球吸引，以免发生吸入性肺炎。当确认呼吸道通畅而新生儿仍未啼哭时，可用手轻拍新生儿足底。新生儿大声啼哭后即可处理脐带。

（2）处理脐带：可采用脐带夹、气门芯、血管钳等方法处理脐带。气门芯套扎方法：将灭菌后系有粗丝线的气门芯套进血管钳，用血管钳夹闭距离根部约 0.5 cm 处的脐带，在血管钳上方 0.5 cm 处剪断脐带，牵拉丝线将气门芯套扎在脐带上，取下血管钳。严格无菌操作。建议延迟脐带结扎，即在新生儿出生至少 60 s 后，或待脐带血管搏动停止后（出生后 1~3 min）结扎脐带。

（3）擦干保暖：新生儿娩出后立即用预热的毛巾擦干，然后使新生儿处于俯卧位，头偏向一侧，盖上干毛巾，戴上小帽子，行母婴皮肤接触。

（4）新生儿检查与记录：新生儿出生后与产妇一同核对性别，进行体格检查，擦净新生儿足底胎脂，打足印及拇指印于新生儿病历上，新生儿的手腕带及脚腕带标明性别、体重、出生时间，以及母亲的姓名、床号和住院号。

2. 协助胎盘娩出　正确处理胎盘娩出可减少产后出血的风险。接产者切忌在胎盘尚未完全剥离时用手按揉、下压宫底或牵拉脐带，以免引起胎盘部分剥离而出血或拉断脐带。确认胎盘已完全剥离后，于宫缩时以左手握住宫底并按压，同时右手轻拉脐带，协助胎盘娩出。当胎盘娩出至阴道口时，用双手接住胎盘，向一个方向旋转并缓慢向外牵拉，协助胎盘和胎膜完整娩出。若在胎盘娩出过程中，发现胎膜有部分断裂，可用止血钳夹住断裂上端的胎膜，再继续向原方向旋转，直至胎膜完全娩出。胎盘和胎膜娩出后，按摩子宫刺激子宫收缩，同时密切观察并记录出血量。

3. 检查胎盘、胎膜　检查胎盘母体面胎盘小叶有无缺损，再检查胎膜是否完整、胎盘胎儿面边缘有无血管断裂，及时发现副胎盘。若有副胎盘、部分胎盘残留或大部分胎膜残留时，应在无菌操作下伸手入宫腔取出残留组织。若仅有少量胎膜残留，可给予子宫收缩剂待其自然排出。

4. 检查软产道　胎盘娩出后应仔细检查软产道有无裂伤。若有裂伤，应立即缝合处理。

5. 产后 2 小时护理

（1）一般护理：产后立即测量生命体征，每 15 min 测量 1 次呼吸、脉搏、血压，注意保暖，为产妇擦汗更衣，及时更换床单及会阴垫，提供清淡、易消化流质食物。

（2）动态评估阴道出血量并预防产后出血：每 15~30 min 观察子宫收缩情况、阴道流血情况、膀胱是否充盈等。可采用称重法、容积法或休克指数法评估产后出血量，当出血量超过 300 ml 时按照产后出血处理。

（3）促进亲子互动：保持母婴皮肤接触至少 90 min，并协助完成第一次母乳喂养，观察产妇情绪及与新生儿互动行为，帮助加深母子感情。

（郭　趣）

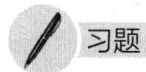 习题

单项选择在线答题

（一）简答题

1. 简述产力所含内容。
2. 简述总产程与产程分期。
3. 简述 Apgar 评分法的内容。

（二）论述题

某产妇，27 岁，G_1P_0，妊娠 38^{+6} 周，规律宫缩 4 h 入院。入院检查：胎心 135 次/分，宫缩 2~3 分/次，持续 45~50 s，宫缩强度好，宫口开大 5 cm，先露部为胎头，"S^{+1}"。

根据以上资料，请回答：

（1）目前该产妇所处的产程。

（2）该类产妇当前主要的护理措施。

第四章　产褥期妇女的护理

产褥期是指从胎盘娩出至产妇全身各器官（除乳腺外）恢复至正常未妊娠状态所需要的一段时期，一般为6周。产褥期是产妇各系统恢复的关键时期，在这个时期，产褥期妇女发生了角色的转换，既有生理变化，同时也有因新角色的转换出现的心理变化。

第一节　产褥期母体变化

一、概述

产褥期产妇全身各系统生理状况均发生了较大变化，其中生殖系统变化最明显；伴随着新生儿的出生，产妇及其家庭也经历着心理和社会的适应过程。因此，了解正常产褥期的这些变化，对做好产褥期的保健，保证母婴健康有重要意义。

二、产褥期妇女的生理变化

（一）生殖系统

1. 子宫　是产褥期变化最大的生殖器官，其主要变化是子宫复旧。子宫复旧是指妊娠子宫自胎盘娩出后逐渐恢复至未妊娠状态的过程，一般为6周。主要变化为子宫体肌纤维缩复、子宫内膜再生、子宫血管变化及子宫颈和子宫下段的复原。

（1）子宫体肌纤维缩复：子宫复旧是肌浆中蛋白质分解排出，导致细胞质减少、肌细胞缩小。随着肌纤维不断缩复，子宫体积和重量发生变化。胎盘娩出后子宫逐渐缩小，产后1周子宫缩小至妊娠12周大小，但仍可在耻骨联合上方扪及；产后10日子宫降至骨盆腔，在腹部检查摸不到子宫底；产后6周子宫恢复至未妊娠状态。

（2）子宫内膜再生：胎盘、胎膜娩出后，表层蜕膜逐渐变性、坏死、脱落，随恶露自阴道排出；接近肌层的子宫内膜基底层逐渐再生，新的功能层将子宫内膜修复。胎盘附着部位的子宫内膜修复约需至产后6周，未附着胎盘部位的子宫内膜修复大约需要3周的时间。

（3）子宫血管变化：胎盘娩出后，胎盘附着面缩小为原来的一半，因螺旋动脉和静脉窦压缩变窄，数小时后形成血栓，出血量逐渐减少直到最后停止，最终被机化吸收。

（4）子宫下段变化及子宫颈复原：产后子宫下段逐渐恢复至非妊娠时的子宫峡部。胎盘娩出后子宫颈外口呈环状如袖口。宫颈内口于产后1周关闭，宫颈管复原；子宫颈于产后4周完全恢复非妊娠时形态。初产妇子宫颈外口因分娩时子宫颈发生轻度裂伤而由产前的圆形变为产后的"一"字形横裂。

2. **阴道** 阴道壁肌张力在产褥期逐渐恢复，但不能完全恢复至未妊娠状态。阴道腔逐渐缩小，阴道黏膜皱襞在产后3周逐渐恢复。

3. **外阴** 产后2~3日外水肿逐渐消退。轻度撕裂或会阴后-侧切开缝合后，多能在产后3~4日愈合。

4. **盆底组织** 妊娠及分娩过程可造成盆底肌纤维损伤，产褥期应避免过早进行较强的体力劳动。若存在盆底肌及其筋膜发生严重的断裂造成盆底组织松弛、产褥期过早参加重体力劳动或剧烈运动、分娩次数过多且间隔时间短等因素，可导致阴道壁脱垂、子宫脱垂等。产褥期坚持做产后康复锻炼，有利于盆底肌的恢复。

（二）乳房

妊娠期孕妇体内雌激素、孕激素、胎盘催乳素升高，使乳腺发育及初乳形成。分娩后血液中雌激素、孕激素及胎盘催乳素水平急剧下降，在催乳素的作用下，乳房腺细胞开始分泌乳汁。当婴儿吸吮乳头时，来自乳头的感觉信号经传入神经纤维抵达下丘脑，使垂体催乳素成脉冲式释放，促进乳汁分泌。吸吮乳头反射性地引起神经垂体释放缩宫素，缩宫素使乳腺腺泡周围的肌上皮收缩，使乳汁从腺泡、小导管进入输乳导管和乳窦而喷出乳汁。保持不断泌乳的关键是反复吸吮及不断排空乳房。乳汁的分泌还与产妇的营养、睡眠、情绪及健康状况密切相关。

乳汁在不同的阶段可分为初乳、过渡乳和成熟乳。初乳是产后7日内分泌的乳汁，性状较稠，呈淡黄色，含较多有形物质。初乳中含蛋白质及矿物质较成熟乳多，还含有多种抗体，脂肪和乳糖含量较成熟乳少，是新生儿早期最理想的天然食物。产后7~14日分泌的乳汁为过渡乳，14日以后分泌的乳汁为成熟乳。初乳、过渡乳和成熟乳均含有大量的免疫抗体，有助于新生儿抵抗疾病的侵袭。

（三）血液及循环系统

产后72小时内产妇的血液循环量增加15%~25%，应注意预防心力衰竭的发生，循环血量于产后2~3周恢复至未妊娠状态。产褥早期血液仍然处于高凝状态，产后2~4周内纤维蛋白原、凝血酶、凝血酶原降到正常。产后1周左右血红蛋白水平回升。白细胞总数于产褥早期较高，可达$(15~30)\times 10^9/L$，一般于产后1~2周恢复至正常水平。

（四）消化系统

产妇因分娩时能量的消耗及体液流失，产后1~2日内常感口渴，喜进流质饮食或半流质饮食。妊娠期胃肠肌张力及蠕动力均减弱，胃液中盐酸分泌量减少，产后1~2周逐渐恢复。产后因缺少运动、腹肌及盆底肌松弛、肠蠕动减弱等，容易发生便秘和肠胀气。

（五）泌尿系统

妊娠期孕妇体内潴留的大量液体在产褥早期主要由肾排出，故产后1周内尿量增多。妊娠期发生的肾盂及输尿管生理性扩张，产后2~8周恢复正常。因分娩过程中膀胱受压，导致黏膜水肿、充血及肌张力降低，会阴伤口疼痛、不习惯卧床排尿、器械助产、区域阻滞麻醉、椎管内麻醉分娩镇痛等，均可导致尿潴留的发生。

（六）内分泌系统

产后雌激素、孕激素水平急剧下降，产后1周降至未妊娠时水平。胎盘催乳素于产后6小时已测不出。不哺乳产妇在产后6~10周月经复潮，产后10周左右恢复排卵；哺乳期产妇月经复潮延迟，在产后4~6个月恢复排卵。产后月经复潮较晚者，复潮前多有排卵，仍有受孕的可能。

（七）腹壁的变化

腹部皮肤受妊娠子宫增大影响，部分弹力纤维断裂，腹直肌呈不同程度分离，使产后腹壁明显松弛，其紧张度产后需6~8周恢复。妊娠期出现的下腹正中线色素沉着，在产褥期逐渐消退。初产妇腹部紫红色妊娠纹变为银白色。

三、产褥期妇女的心理调适

产褥期心理调适是指产后产妇从妊娠期和分娩期的不适、疼痛、焦虑中恢复，接纳家庭新成员及新家庭的过程。产后激素水平的改变，使产褥期产妇心理处于脆弱和不稳定状态，面临着潜意识的内在冲突、为人母的情绪调整、家庭关系改变、经济需求，以及家庭、社会支持系统等多方影响，故对于产褥期妇女的心理调适指导和支持显得尤为重要。

1. 产褥期妇女的心理变化　与分娩经历、伤口愈合、体态恢复、婴儿性别、哺乳情况和健康问题等变化有关。表现为情绪高涨、充满希望、高兴、满足感、幸福感、乐观、压抑及焦虑等。

2. 影响产褥期妇女心理变化的因素　因素很多，包括产妇的年龄、产妇对分娩的感受、产妇身体的恢复情况、是否胜任母亲角色、家庭环境和家庭成员的支持等。

（1）年龄：<18岁的产妇，由于自身在生理、心理及社会等各方面发展尚未成熟，在母亲角色的学习上会遇到很多困难，影响其心理适应。年龄>35岁的产妇，心理及社会等各方面发展比较成熟，但体力和精力下降，容易出现疲劳感，在事业和母亲角色之间的转换上也会面临更多的冲突，对心理适应有不同程度的影响。

（2）身体状况：产妇在妊娠期的身体健康状况、妊娠过程中有无并发症、是否剖宫产等都会影响产妇的身体状况，从而影响到产妇的心理适应。

（3）产妇对分娩经历的感受：与产妇所具有的分娩知识、对分娩的期望、分娩的方式及分娩过程支持源的获得有关。当产妇对分娩的期望与实际情况有差异时，则会影响其日后的自尊。

（4）社会支持：社会支持系统不但提供心理的支持，同时也提供物质基础。稳定的家庭经济状况、家人的理解与帮助、良好的社会关系等，均有助于产妇的心理适应，使其更能胜任新生儿的照顾角色。

第二节 产褥期护理

【护理评估】

(一) 生理评估

1. 身体状况

(1) 一般情况:产妇体温多数在正常范围内,部分产妇体温在产后 24 小时内可能由于过度疲劳稍升高,但一般不超过 38 ℃。产后 3~4 日因出现乳房血管、淋巴管极度充盈,乳房胀大,体温可为 37.8~39 ℃,持续 4~16 小时后降至正常。产后脉搏为 60~70 次/分;呼吸深慢,为 14~16 次/分;血压平稳。

(2) 生殖系统

子宫复旧:产后第 1 日宫底略上升至平脐,以后每日下降 1~2 cm,至产后第 10 日降入骨盆腔内。剖宫产产妇子宫复旧所需时间略长。经产妇宫缩痛较初产妇明显,尤以哺乳时更为明显。宫缩痛常在产后 1~2 日出现,持续 2~3 日自然消失。

恶露:产后随子宫蜕膜的脱落,含有血液、坏死的蜕膜等组织经阴道排出称为恶露。恶露有血腥味,但无臭味,持续 4~6 周,总量为 250~500 ml。正常恶露根据颜色、内容物及出现持续时间不同分为血性恶露、浆液性恶露及白色恶露。若子宫复旧不全、胎盘或胎膜残留或感染,可致恶露时间延长,并有臭味,提示有宫腔感染的可能。①血性恶露:产后 3 日内,红色,排出物为大量血液、坏死蜕膜及少量胎膜;②浆液性恶露:产后 4~14 日,淡红色,排出物为较多坏死蜕膜组织、宫腔渗出液、宫颈黏液、少量红细胞、白细胞和细菌;③白色恶露:产后 14 日以后,白色,排出物为大量白细胞、坏死蜕膜组织、表皮细胞及细菌。

会阴及阴道:分娩后的 3~5 天会阴裂伤或侧切口可给予拆线。若会阴部伤口疼痛加重,局部出现红肿、硬结及合并有分泌物,应考虑会阴伤口感染。

(3) 排泄

排尿:若产后 4 小时未排尿或第 1 次排尿尿量少,应再次评估膀胱的充盈情况,防止尿潴留。增大的膀胱影响子宫收缩引起子宫收缩乏力,可导致产后出血。

排便:产妇在产后 1~2 日多不排便,可能与产后卧床时间长,加之进食较少有关,但要注意产后便秘。

(4) 乳房

乳头皲裂:产妇在最初几日哺乳后容易出现乳头皲裂,轻度表现为乳头表面出现裂口,重者局部渗液、渗血,哺乳时疼痛。可能原因是妊娠期乳房护理不良、哺乳方法不当、新生儿含接乳房姿势不正确、在乳头上使用肥皂及干燥剂等。

乳房胀痛:产后 1~3 日若没有及时哺乳或排空乳房,产妇可有乳房胀痛。当产妇乳房出现局部红、肿、热、痛时,或有痛性结节,提示患有乳腺炎。

乳汁的质和量:初乳呈淡黄色,质稠,产后 3 日每次哺乳可吸出初乳 2~20 ml。过渡乳和成熟乳呈白色。

（5）褥汗：产后1周内，产妇体内潴留的液体通过皮肤排泄，在睡眠时明显，醒来满头大汗，习称"褥汗"。

（6）影响母乳的喂养因素

生理因素：①患有严重的疾病；②会阴或腹部切口疼痛；③使用某些药物；④乳房胀痛、乳头皲裂、乳头内陷及乳腺炎。

心理因素：①异常的妊娠史；②不良的分娩体验；③分娩及产后的疲劳；④失眠或睡眠不佳；⑤自尊紊乱；⑥缺乏信心；⑦焦虑；⑧压抑。

社会因素：①缺乏医护人员或丈夫及家人的关心、帮助；②工作负担重或离家工作；③婚姻问题；④为青少年母亲或单身母亲；⑤母婴分离；⑥缺乏相关知识与技能。

2. 辅助检查　必要时进行血常规、尿常规、B型超声等检查。

（二）心理社会评估

影响产褥期妇女心理变化的因素很多，如产妇的年龄、分娩次数、新生儿的性别、分娩经历及其对分娩的感受、身体恢复情况、母乳喂养情况、是否胜任母亲的角色、家庭社会的支持状况等，往往表现为焦虑、抑郁、高兴、兴奋、满足感、幸福感等，要及时、准确评估产妇的心理状态并给予恰当的护理。

【常见的护理诊断/问题】

1. 尿潴留　与产时胎先露较长时间压迫尿道、会阴疼痛及不习惯床上排尿等有关。

2. 母乳喂养无效　与母乳供给不足或喂养技能不熟有关。

【护理措施】

（一）一般护理

为产妇提供空气清新、通风良好、舒适安静的病室环境；保持床单位的清洁、整齐、干净；保证产妇足够的营养和睡眠，护理活动应不打扰产妇休息。

1. 生命体征　每日测体温、脉搏、呼吸及血压，若体温超过38 ℃，应加强观察，查找原因，并向医师汇报。

2. 饮食　产后1小时鼓励产妇进流质饮食或清淡、半流质饮食，以后可进普通饮食。哺乳产妇应多进蛋白质和汤汁食物，同时适当补充维生素和铁剂。

3. 排尿与排便

（1）排尿：鼓励产妇尽早自行排尿。若出现排尿困难，首先要解除产妇担心排尿引起疼痛的顾虑，鼓励产妇坐起排尿，必要时可协助其排尿。①用热水熏洗外阴或用温开水冲洗尿道外口周围诱导排尿；②热敷下腹部、按摩膀胱刺激膀胱肌收缩；③针刺关元、气海、三阴交、阴陵泉等穴位促其排尿；④肌内注射甲硫酸新斯的明1 mg兴奋膀胱逼尿肌促其排尿。若上述方法均无效，应给予导尿，留置尿管1~2日。

（2）排便：产后因卧床休息、食物缺乏纤维素、肠蠕动减弱、盆底肌张力降低等容易发生便秘，因此应该鼓励产妇多吃蔬菜、多喝水，尽早下床活动，预防便秘。

4. 活动　产后产妇应尽早开始适宜活动。经阴道自然分娩者产后6~12小时可下床轻微活动，按时做产后健身操。鼓励产妇适当活动，预防下肢静脉血栓形成。由于产妇产后盆底肌松弛，应避免负重劳动或蹲位活动，以防止子宫脱垂。

（二）心理护理

经历妊娠和分娩的生理和情绪的变化，对于哺育新生儿的担心、精神的疲惫及产褥期的不适等，均可造成产妇情绪不稳定，甚至在产后3~10天出现轻度抑郁。应帮助产妇减轻身体不适，并告知家人，共同给予精神关怀、鼓励、安慰，使其恢复自信。抑郁严重者，应尽早诊断及干预。

（三）缓解症状的护理

1. 产后2小时的护理　产后2小时内极易发生产后出血、产后心力衰竭、产后子痫等并发症，故产后应严密观察生命体征、子宫收缩情况及阴道出血量，注意宫底高度及膀胱是否充盈。在此期间应该在待产室观察，同时协助产妇首次哺乳。

2. 观察子宫复旧及恶露　每日在同一时间手测子宫底高度了解子宫复旧情况。测量前嘱产妇排尿、屈膝平卧、腹部放松。每日观察恶露的量、颜色和气味。红色恶露增多且持续时间延长应考虑子宫复旧不全，应及时给予子宫收缩剂；若合并感染，恶露有臭味且子宫有压痛，应遵医嘱给予广谱抗生素控制感染。

3. 会阴及会阴伤口护理

（1）会阴及会阴伤口的冲洗：用稀释的消毒液擦洗外阴，每日2~3次。排便后用水清洗会阴，保持会阴部清洁。

（2）会阴伤口的观察：会阴部有缝线者，应每日观察伤口周围有无渗血、血肿、红肿、硬结及分泌物。

（3）会阴伤口异常的护理：①会阴或会阴伤口水肿者用50%硫酸镁溶液湿热敷，产后24小时红外线照射外阴；②会阴部小血肿者，24小时后可湿热敷或远红外线灯照射，大的血肿应配合医师切开处理；③会阴伤口有硬结者可用大黄、芒硝外敷或用95%乙醇溶液湿热敷；④会阴切口疼痛剧烈或产妇有肛门坠胀感应及时报告医生，以排除阴道壁及会阴部血肿；⑤会阴部伤口缝线于产后3~5日拆线，伤口感染者，应提前拆线引流，并定时换药。

（四）乳房的护理

推荐母乳喂养，按需哺乳。母婴同室，早接触、早吸吮。重视心理护理的同时，指导正确的哺乳方法。于产后半小时内开始哺乳，刺激泌乳。乳房应经常擦洗，保持清洁、干燥。

1. 一般护理　每次哺乳前，产妇应用清水将乳头洗净，并清洗双手。哺乳前湿热敷3~5分钟，挤出少许乳汁使乳晕变软，以利新生儿含吮乳头和大部分乳晕。哺乳后挤少许乳汁涂在乳头和乳晕上，短暂暴露和干燥。

2. 平坦及凹陷乳头的护理　有些产妇的乳头凹陷，一旦受到刺激乳头呈扁平或向内回缩，婴儿很难吸吮到乳头，可指导产妇做乳头伸展和乳头牵拉。

3. 乳房胀痛的护理　可用以下方法缓解。①尽早哺乳：于产后半小时内开始哺乳，早吸吮，促进乳汁畅流。②外敷乳房：哺乳前热敷乳房促使乳腺管畅通。在两次哺乳间冷敷乳房，可减少局部充血、肿胀。③按摩乳房：哺乳前按摩乳房，方法为从乳房边缘向乳头中心按摩，可促进乳腺管畅通，减少疼痛。④佩戴乳罩：乳房肿胀时，产妇穿戴合适的具有支托性的乳罩，可减轻乳房充盈时的沉重感。⑤服用药物：可口服维生素或散结通乳的中药。

4. 乳头皲裂的护理　轻者可继续哺乳。哺乳时产妇取舒适的姿势,让乳头和大部分乳晕含吮在婴儿口中。哺乳后,挤出少许乳汁涂在乳头和乳晕上,短暂暴露使乳头干燥。疼痛严重者,可用吸乳器吸出乳汁喂给新生儿或用乳头罩间接哺乳,在破裂处涂抗生素软膏或10%复方苯甲酸酊,于下次喂奶时洗净。

5. 催乳的护理　对于乳汁分泌不足的产妇,应指导其正确的哺乳方法,按需哺乳、夜间哺乳,调节饮食,同时鼓励产妇树立信心。此外,可选用:①中药涌泉散或通乳丹加减,用猪蹄2只炖烂食用;②针刺合谷、外关、少泽、膻中等穴位。

6. 退乳的护理　产妇因疾病或其他原因不能哺乳时,应尽早退乳。最简单的方法是停止哺乳,不排空乳房,少进汤汁,但有半数产妇会感到乳房胀痛,可口服镇痛药,2~3日后疼痛减轻。

（五）母乳喂养的指导

世界卫生组织及我国均提倡母乳喂养。母乳喂养有利于母婴的健康,因此,对于能够进行母乳喂养的产妇,进行正确的喂养指导具有重要的意义。

1. 一般护理

（1）创造良好的休养环境:为产妇提供一个舒适、温暖的母婴同室环境进行休息。多关心、帮助产妇,使其精神愉快,并树立信心。

（2）休息:充足的休息对保证乳汁分泌十分重要。嘱产妇学会与婴儿同步休息,生活要有规律。

（3）营养:泌乳所需要的大量能量及新生儿生长发育需要的营养物质是通过产妇的饮食摄入来保证的,因此产妇在产褥期及哺乳期所需要的能量和营养成分较未妊娠时高。

2. 喂养方法　每次喂奶前产妇应洗净双手,用清水擦洗乳房和乳头,母亲及婴儿均取一个舒适的姿势使母婴紧密相贴。原则是按需哺乳。产后1周内,是母体泌乳的过程,哺乳次数应频繁,每1~3小时哺乳1次,开始每次吸吮时间3~5分钟,以后逐渐延长,但一般不超过15~20分钟。

3. 注意事项　①每次哺乳时都应该吸空一侧乳房后,再吸吮另一侧乳房;②每次哺乳后,应将婴儿抱起轻拍背部1~2分钟,排出胃内空气,以防吐奶;③哺乳后产妇佩戴合适棉制乳罩;④乳汁不足时,应及时补充婴儿配方奶;⑤哺乳期不少于2年。

（六）健康教育

1. 一般指导　产妇居室应清洁、通风,合理饮食保证充足的营养。注意休息,适当活动。合理安排家务及婴儿护理,注意个人卫生和会阴部清洁,保持良好的心境,适应新的家庭生活方式。

2. 出院后喂养指导　①强调母乳喂养的重要性,评估产妇母乳喂养知识和技能,对知识缺乏的产妇及时进行宣教;②保证合理的睡眠和休息,保持精神愉快并注意乳房的卫生,应注意摄取足够的水分和营养;③与婴儿暂时分离的母亲可挤出乳汁存放于冰箱内,婴儿需要时由他人喂养;④告知产妇及家属如遇到喂养问题时可选用的咨询方法(医院的热线电话、保健人员、社区支持组织的具体联系方法和人员等)。

3. 产后健身操　可促进腹壁肌、盆底肌张力的恢复,避免腹壁皮肤过度松弛,预防尿失禁、膀胱直肠膨出及子宫脱垂。根据产妇的情况，运动量由小到大、由弱到强循序渐进练习。

4. 避孕指导　产后42日之内禁止性交。根据产后检查情况，恢复正常性生活，并指导产妇选择适当的避孕措施，一般哺乳者宜选用工具避孕，不哺乳者可选用药物避孕。

5. 产后检查

（1）产后访视：由社区医疗保健人员在产妇出院后3日内、产后14日、产后28日分别做3次产后访视，通过访视可了解产妇及新生儿健康状况。内容包括：①了解产妇饮食、睡眠及心理状况；②观察子宫复旧及恶露；③检查乳房，了解哺乳情况；④观察会阴伤口或剖宫产腹部伤口情况，发现异常给予及时指导。

（2）产后健康检查：告知产妇于产后42日母婴返院进行一次全面检查，以了解产妇全身情况，特别是生殖器官的恢复情况及新生儿发育情况。产后健康检查包括全身检查和妇科检查。全身检查主要是测血压、脉搏、查血、尿常规等；妇科检查主要了解盆腔内生殖器及盆底肌修复情况。

（郭艳巍）

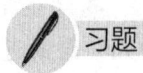
习题

简答题
1. 简述乳房胀痛的护理。
2. 简述母乳喂养的注意事项。

单项选择在线答题

第五章数字资源

第五章 高危妊娠管理

高危妊娠是指孕妇、胎儿或两者在妊娠期间危及其健康的风险高于正常妊娠。具有高危妊娠因素的孕妇称为高危孕妇。应早期识别和规范管理高危妊娠,并根据妊娠危险因素以及母儿的整体健康状况来制订相应的治疗及护理措施,以改善妊娠结局。

第一节 高危妊娠患者的评估与监测

一、概述

高危妊娠患者的管理是围生保健工作的重点,早期科学评估和监测高危孕妇并对其进行系统管理,是保障母儿健康的重要措施,能有效降低围生期妊娠合并症及并发症的发病率、母儿伤残率和死亡率。

(一) 高危妊娠范围

高危妊娠的范围相当广泛,几乎包括了所有的病理产科。

1. 孕妇个人、家庭及社会经济因素 孕妇年龄≤18岁或≥35岁;妊娠前体重过轻(BMI<18.5 kg/m^2)或超重(BMI>25 kg/m^2);身高≤145 cm;受教育时间<6年;有遗传病、慢性病等家族史;有吸烟、酗酒、吸毒等不良嗜好;未婚或独居;收入低、居住条件差等低经济状况等。

2. 疾病因素

(1) 异常孕产史:如有自然流产、异位妊娠、早产、死胎、死产、难产(包括剖宫产史)、新生儿死亡、新生儿溶血性黄疸、新生儿畸形、新生儿先天性/遗传性疾病、巨大胎儿等异常孕产史。

(2) 妊娠并发症:如本次妊娠过程中发生了妊娠期高血压疾病、前置胎盘、胎盘早剥、羊水过多或过少、胎儿生长受限、过期妊娠、母儿血型不合等并发症。

(3) 妊娠合并症:如有心脏病、糖尿病、高血压、肾病、肝炎、甲状腺功能亢进、血液病、恶性肿瘤、病毒感染(风疹、巨细胞病毒感染)、智力低下、精神障碍等合并症。

(4) 可能导致异常分娩的因素:如胎位异常、巨大胎儿、多胎妊娠、骨盆异常、软产道异常、盆腔手术史等。

此外,还有胎盘功能不全,妊娠期接触大量放射线、化学性毒物或服用过对胎儿有影响的药物等。

3. 心理因素　如孕妇焦虑、抑郁、恐惧、沮丧、悲哀等。

（二）高危儿范围

高危儿是指在胎儿期、分娩期、新生儿期受到各种高危因素的影响，已发生或可能发生危重疾病的新生儿。包括：孕龄<37周或≥42周、出生体重<2500 g或≥4000 g、小于胎龄儿或大于胎龄儿、新生儿窒息或出生后5分钟Apgar评分<7分、产时感染、高危妊娠产妇的新生儿、手术产儿、新生儿兄/姐有严重新生儿病史或胎儿死亡史等。

二、评估与监测措施

加强高危孕妇的系统管理和监护、及时了解胎儿在子宫内的安危、尽早发现高危儿并给予处理，对早期发现遗传性疾病、降低围生儿死亡率和先天性缺陷儿发生率都具有重要意义。高危妊娠监护的内容根据妊娠期不同而不同，早期妊娠监护重点在于确定妊娠高危程度，是否需要行人工流产终止妊娠；中期妊娠监护重点是通过超声检查、遗传筛查、产前诊断等确定胎儿有无遗传性疾病或畸形，从优生角度考虑是否需终止妊娠；晚期妊娠监护重点是确定胎儿宫内状况、胎盘功能、胎儿成熟度，从母儿安全角度考虑确定适合的分娩时机和方法，减少围生儿死亡率和患病率。

（一）胎儿宫内情况的监护

1. 确定胎龄　根据末次月经、早孕反应出现的时间、第一次胎动出现的时间、超声检查等确定胎龄及孕龄。

2. 监测宫高及腹围　监测孕妇的宫底高度或尺测耻上子宫长度以及腹围，协助判断胎儿大小及是否与妊娠周数相符，了解胎儿在宫内的发育情况，并将每次检查测量的宫高、腹围记录在《孕产妇保健手册》中，绘制宫高、腹围曲线，以评估其动态变化。

3. 胎动计数　根据胎动计数评估胎儿在宫内是否安全，有没有发生宫内缺氧情况。

4. 超声检查　可以确定妊娠、估计胚胎发育情况及诊断妊娠早期常见疾病（如葡萄胎、各种类型流产、异位妊娠）；确定胎先露、胎方位，估测孕龄及胎龄，了解胎儿大小（胎儿双顶径、头围、腹径、股骨长度等）、胎儿及附属物发育相关指标（胎动、羊水量、胎盘、胎儿呼吸运动、胎儿肌张力等）；监测胎儿常见异常，如胎儿生长受限、胎儿畸形；监测胎盘位置、胎盘成熟度和脐带情况；彩色多普勒超声还可监测胎儿脐动脉血流频谱中收缩期血流峰值与舒张末期血流速度比值。

5. 胎心监测

（1）胎心听诊：用胎心听诊器或多普勒胎心听诊仪听诊胎心音，判断胎心率是否正常，了解胎儿宫内安危情况。

（2）电子胎心监护：已在临床上广泛应用，其优点是不受宫缩影响，能连续观察并记录胎心率的动态变化。同时有子宫收缩描记、胎动记录，故能反映胎心率、宫缩、胎动三者间的关系。

胎心率的监测：主要评价指标见表5-1。

表 5-1 电子胎心监护的评价指标

名称	定义
胎心率基线	指任何 10 分钟内胎心率的平均水平（除外胎心加速、减速和显著变异的部分），至少观察 2 分钟以上的图形，该图形可以是不连续的（图 5-1）。①正常胎心率基线为 110~160 bpm；②胎心率基线>160 bpm 或<110 bpm，称为胎儿心动过速或胎儿心动过缓（bpm：beat per minute，每分钟心搏次数）
基线变异	指每分钟胎心率自波峰到波谷的振幅改变（图 5-1），按照振幅波动程度可分为 4 种。①变异消失：振幅波动完全消失；②微小变异：振幅波动≤5 bpm；③中等变异（正常变异）：振幅波动 6~25 bpm；④显著变异：振幅波动>25 bpm
加速	指基线胎心率突然显著增加，开始到波峰时间<30 秒（图 5-2）。从胎心率开始加速至恢复到基线胎心率水平的时间为加速时间 妊娠<32 周胎心加速标准：胎心加速≥10 bpm，持续时间>10 秒，但不超过 2 分钟 妊娠≥32 周胎心加速标准：胎心加速≥15 bpm，持续时间>15 秒，但不超过 2 分钟 延长加速：胎心加速持续 2~10 分钟。胎心加速≥10 分钟则考虑胎心率基线变化
早期减速	指伴随宫缩出现的减速，通常是缓慢地下降到最低点再恢复到基线，下降和恢复过程通常呈现出对称性。减速开始到胎心率最低点的时间≥30 秒，减速的最低点常与宫缩的峰值同时出现；一般来说，减速的开始、最低值及恢复与宫缩的起始、峰值及结束同步（图 5-3）
变异减速	指突发的显著的胎心率急速下降。减速的开始到最低点的时间<30 秒，胎心率下降≥15 bpm，持续时间≥15 秒，但<2 分钟。当变异减速伴随宫缩时，减速的起始、深度和持续时间与宫缩之间无固定规律。典型的变异减速是先有一初始加速的肩峰，紧接一快速的减速，之后快速恢复到正常基线伴有一继发性加速（双肩峰）（图 5-4）
晚期减速	指伴随宫缩出现的减速，通常是对称地、缓慢地下降到最低点再恢复到基线。减速开始到胎心率最低点的时间≥30 秒，减速的最低点通常晚于宫缩峰值；一般来说，减速的开始、最低值及恢复分别延后于宫缩的起始、峰值及结束（图 5-5）
延长减速	指明显低于基线的胎心率下降。减速程度≥15 bpm，持续时间≥2 分钟，但不超过 10 分钟。胎心率减速≥10 分钟则考虑胎心率基线变化
宫缩	正常宫缩：观察 30 分钟，10 分钟内有 5 次或者 5 次以下宫缩 宫缩过频：观察 30 分钟，10 分钟内有 5 次或者 5 次以上宫缩。当宫缩过频时应记录有无伴随胎心率变化
正弦波形	明显可见的、平滑的、类似正弦波的图形，长变异 3~5 周期/分，持续≥20 分钟，且无加速存在

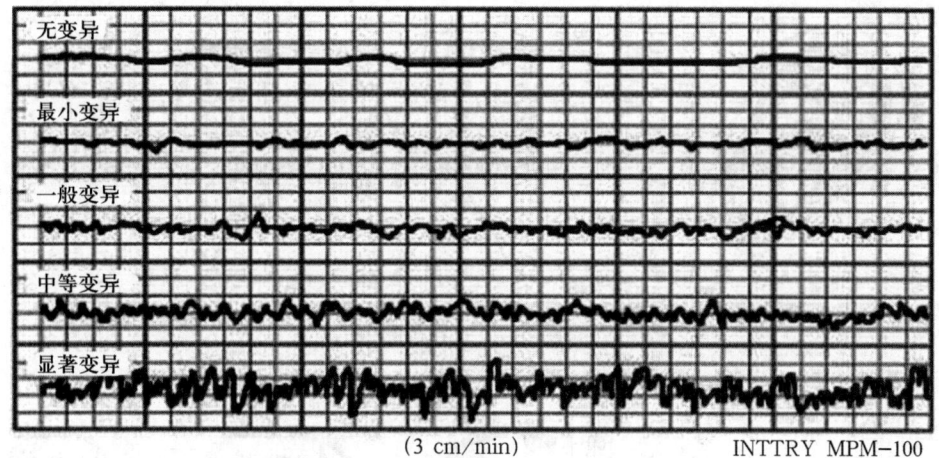

图 5-1 胎心率基线与基线变异

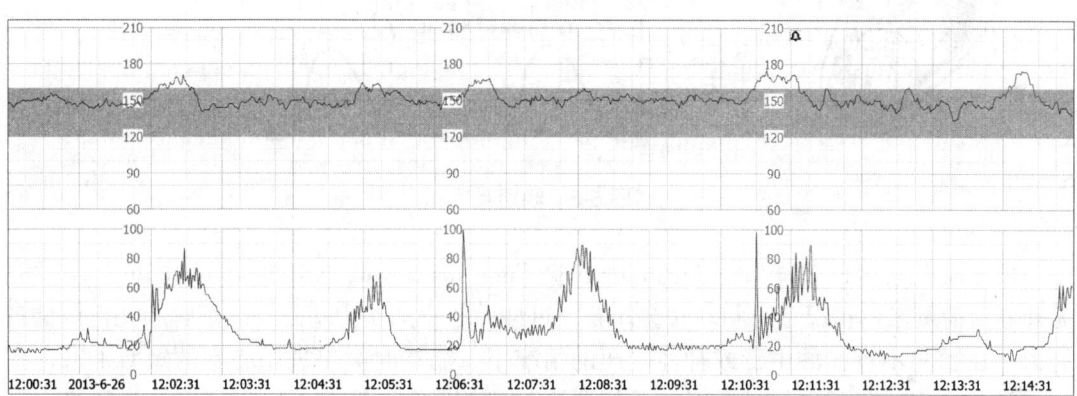

图 5-2 胎心加速

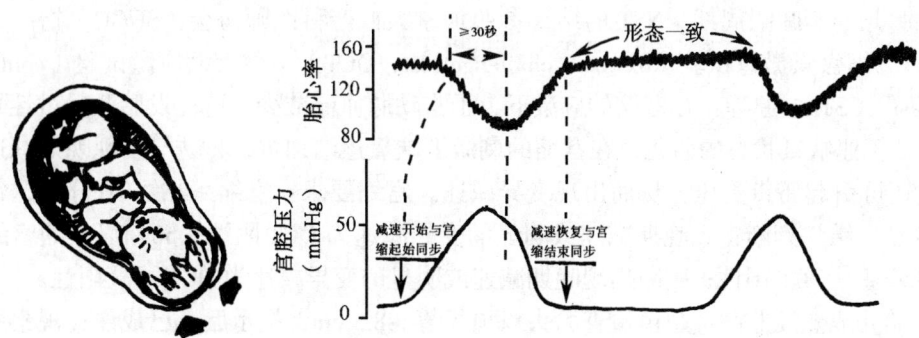

图 5-3 早期减速

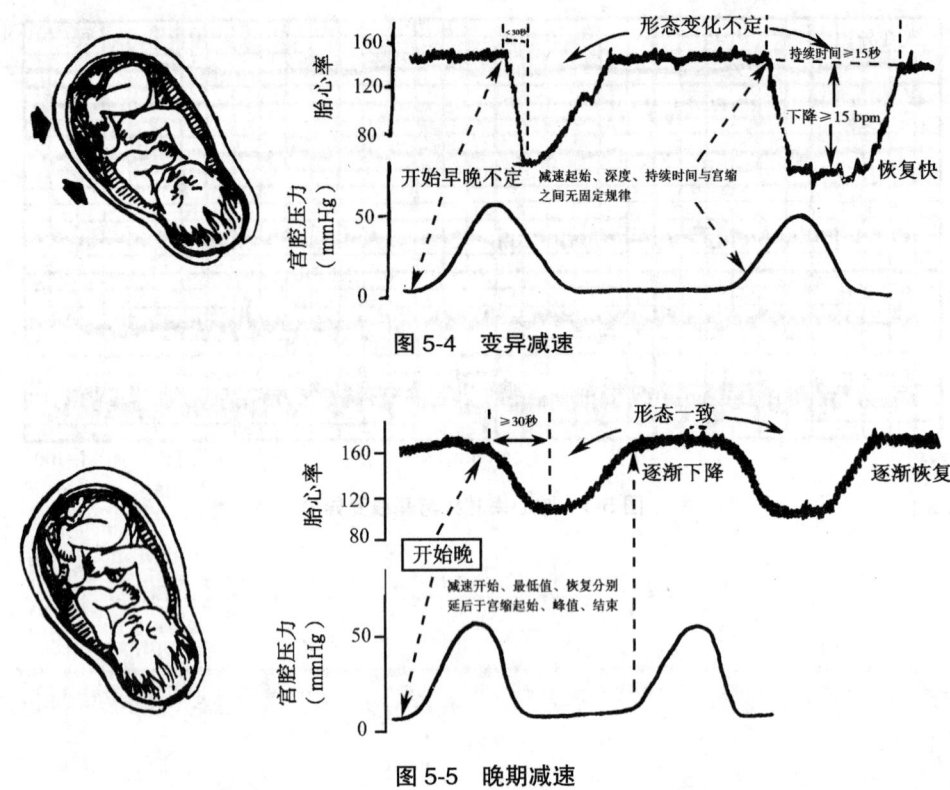

图 5-4 变异减速

图 5-5 晚期减速

预测胎儿宫内储备能力：①无应激试验（non-stress test，NST）。本试验是以无宫缩、无外界负荷刺激的情况下，胎动时会伴有一过性胎心率加快为基础，以了解胎儿宫内储备能力。在胎儿不存在酸中毒或神经受压的情况下，胎动时会出现胎心率的短暂上升，提示正常的自主神经功能。试验时，孕妇取坐位或侧卧位，腹部（胎心音区）放置涂有耦合剂的多普勒探头，在描记胎心率的同时，孕妇自觉有胎动时，手按机钮在描记胎心率的纸上做出记号，至少连续记录20分钟，如20分钟内无胎动再延长20分钟监测时间，以避免胎儿处于睡眠周期。NST的结果参照加拿大妇产科医师协会（SOGC）指南，详见表5-2。②缩宫素激惹试验（oxytocin challenge test，OCT）又称宫缩应激试验（contraction stress test，CST）。原理：在宫缩的应激下，子宫动脉血流减少，可促发胎儿一过性缺氧表现。对处于亚缺氧状态的胎儿，在宫缩的刺激下缺氧逐渐加重，将诱导出现晚期减速。宫缩刺激还可引起脐带受压，从而出现变异减速。宫缩要求：宫缩≥3次/10分钟，每次持续≥40秒。结果判断：无晚期减速或明显的变异减速为OCT阴性；50%以上的宫缩后出现晚期减速为OCT阳性；间断出现晚期减速或明显的变异减速为OCT可疑阳性。

6. 胎儿成熟度监测　超声检查胎头双顶径值>8.5 cm，提示胎儿已成熟；观察胎盘功能和胎盘成熟度，若见三级胎盘（绒毛膜板与基底板相连，形成明显胎盘小叶），提示胎儿已成熟；检测羊水中卵磷脂/鞘磷脂（L/S）比值，若该值>2，提示胎儿肺成熟。若能测出磷酸脂酰甘油（PG）>3%，提示胎儿肺成熟。也可进行能快速得出结果的羊水泡沫试验间接估计L/S。

表 5-2　NST 的结果判读及处理

参数	正常 NST（有反应型）	不典型 NST（可疑）	异常 NST（无反应型）
胎心率基线	110~160 bpm	100 bpm~<110 bpm 或 >160 bpm，<30 分钟	<100 bpm（胎儿心动过缓）；>160 bpm（胎儿心动过速），>30 分钟
基线变异	6~25 bpm；≤5 bpm，持续<40 分钟	≤5 次/分，持续 40~80 分钟	≤5 bpm，持续≥80 分钟；≥25 bpm，持续>10 分钟正弦波形
减速	无减速或偶发变异减速，持续<30 秒	变异减速，持续 30~60 分钟	变异减速，持续时间≥60 秒；晚期减速或延长减速
加速（<32 周）	40 分钟内 2 次或 2 次以上加速超过 10 bpm，持续 10 秒	40~80 分钟内 2 次以下加速超过 10 bpm，持续 10 秒	≥80 分钟 2 次加速超过 10 bpm，持续 10 秒
加速（≥32 周）	40 分钟内 2 次或 2 次以上加速超过 15 次/分，持续 15 秒	40~80 分钟内 2 次以下加速超过 15 次/分，持续 15 秒	>80 分钟 2 次以下加速超过 15 次/分，持续 15 秒
处理	继续随访或进一步评估	需要进一步评估	复查；全面评估胎儿状况；及时终止妊娠

7. 胎儿缺氧程度检查　胎儿头皮血 pH 测定正常值为 7.25~7.35，≤7.20 提示为酸中毒，7.21~7.24 为可疑酸中毒。胎儿血氧饱和度（FSO_2）测定若<30%，可诊断为胎儿窘迫，应立即采取干预措施。

8. 胎儿先天性/遗传性疾病的检查　对具有生育先天性遗传缺陷新生儿高风险的孕妇应进行遗传筛查、产前诊断等。

（二）孕产妇妊娠风险评估与管理

按照 2017 年原国家卫生计生委发布的《孕产妇妊娠风险评估与管理工作规范》（见附录 1），对孕产妇进行妊娠风险筛查和妊娠风险评估分级，并根据其分级规范提供妊娠风险管理和孕产期保健服务。

第二节　高危妊娠患者的护理

通过高危因素筛查，对筛出的高危孕妇详细询问其月经史、生育史、既往史、家族史等，尤其对生育史中曾有流产、分娩早产儿、低体重儿、巨大胎儿，既往有死产或新生儿死亡、先兆子痫或子痫史、遗传性疾病、家族性疾病或畸形史，手术产史、产伤史，有生殖道畸形或肿瘤，多年不育经治疗后妊娠者应重视。评估既往史中有无原发性高血压、心脏病、慢性肾炎、糖尿病、甲状腺疾病、肝炎、贫血、佝偻病、结核病等病史。详细了解本次妊娠早期是否用过对胎儿有害的药物或接受过放射线检查、是否有过病毒性感染等。高危孕妇应严密监测，适当增加产前检查的次数和缩短产前检查的间隔时间，并及时进行必要的辅助检查，以期制订出科学的防治策略。不宜继续妊娠者应告知并及时终止妊娠，可继续妊娠者应加强管理，确保母儿安全。

【护理评估】
(一)生理评估
1. 身体评估
(1)一般情况:孕妇年龄、身高、体态、步态、体重、血压的检查。年龄<18岁或≥35岁者妊娠分娩的危险性增大,35岁以上妇女分娩的新生儿遗传缺陷发生率明显增加;身高<145 cm者,容易发生头盆不称;体态异常者应注意有无骨盆狭窄;步态不正常者,应注意有无骨盆不对称;孕妇体重过轻或过重者,危险性增加;血压>140/90 mmHg为异常,须警惕隐匿性高血压。
(2)心脏:包括听诊心脏有无杂音及评估心功能。
(3)产科检查:测量宫底高度和腹围,判断子宫大小是否与停经周数相符,评估胎儿大小、胎位、胎心率、胎动有无异常,外阴部有无静脉曲张等。分娩时要评估有无胎膜早破等并发症,羊水量及性状有无异常,同时还应评估产程进展情况、宫缩、胎心率等是否正常。
2. 辅助检查 必要时做相应辅助检查,包括实验室检查、超声检查、电子胎儿监护、胎儿生物物理监测、胎盘功能检查、胎儿成熟度检查、胎儿头皮血 pH 测定等。
3. 处理原则
(1)病因处理:对于遗传性疾病应早期发现,及时处理,认真贯彻预防为主的原则;对于妊娠并发症(如妊娠期高血压疾病等)、妊娠合并症(如心脏病、肾病等)及其他高危妊娠的病因,应根据各自的特点进行相应的治疗。
(2)产科处理:①评估并及时处理胎儿缺氧状况,鼓励左侧卧位以改善肾循环及子宫胎盘的供血。②预防早产,指导孕妇避免剧烈运动、精神过度紧张等,预防胎膜早破。③选择适当的时间终止妊娠。对需要终止妊娠而胎儿成熟度较差者,可于终止妊娠前用地塞米松注射液 6 mg,每 12 小时一次,共用 4 次,以促进胎儿肺成熟,促进肺表面活性物质的形成和释放,防止发生新生儿呼吸窘迫综合征。④产时严密观察胎心变化,及时吸氧,如有明显胎儿窘迫的症状、体征时应及早结束分娩,并做好新生儿的抢救准备,高危儿应加强产时和产后的监护。

(二)心理社会评估
高危孕妇在妊娠早期常担心流产及胎儿畸形,在妊娠 28 周以后则担心早产,担心因医疗指征而终止妊娠及胎死宫内或死产。孕妇可因为前次妊娠的失败而对此次妊娠产生恐惧;由于需要休息而停止工作,出现烦躁不安;又为自己的健康与维持妊娠相矛盾而出现焦虑、无助感;也可因为不可避免的流产、死产、死胎、胎儿畸形等而产生低自尊、悲哀和失落等情绪反应。护士应全面评估孕妇的心理状况、应对机制和社会支持系统。

【常见的护理诊断/问题】
1. 焦虑 与缺乏高危妊娠的相关知识有关。
2. 自尊紊乱 与分娩的愿望及对孩子的期望得不到满足有关。
3. 知识缺乏:缺乏妊娠期保健、胎儿评估等有关知识。
4. 潜在并发症:胎儿窘迫。

【护理措施】
加强围生期保健,及早筛查出高危人群进行系统管理,并提供护理措施。

（一）一般护理

指导孕妇加强产前检查，根据需要增加产前检查的项目和次数。严密观察孕妇有无阴道流血、水肿、腹痛等症状和体征；胎儿生长发育及胎盘功能是否正常、是否有宫内窘迫，及时评估母儿病情并做好记录。

（二）心理护理

为孕产妇及家属提供心理支持。评估孕产妇及家属的心理状态，注意运用恰当的沟通方式和技巧为孕产妇及家属提供良好的情感支持，帮助其宣泄内心的不安、焦虑、彷徨和恐惧。收集与孕产妇情绪有关的语言和行为信息，并分析研究，以准确地把握孕产妇的心理状态，提供必要的指导和安慰。同时鼓励和指导家属的参与和支持，为孕产妇创造一个舒适、安逸的休息和治疗环境。

（三）配合治疗的护理

1. 认真执行医嘱并配合处理　针对不同情况，遵医嘱为孕产妇提供处理措施，例如：为妊娠合并糖尿病孕妇做好尿糖测定，正确留置血、尿标本，包括 24 小时尿标本等；妊娠合并心脏病孕妇须在妊娠前、妊娠早期评定心脏功能，确定能否妊娠，并重点关注妊娠 32~34 周、分娩期及产后 72 小时是否发生心力衰竭，做好配合治疗的护理；胎儿生长受限者应积极寻找病因、改善胎盘循环、加强监测和适时终止妊娠；前置胎盘患者应配合做好抑制宫缩，纠正贫血，预防感染，适时终止妊娠，并严密监测胎儿宫内状况；需要行产时人工破膜、阴道检查、剖宫产者应做好用物准备及配合工作；做好新生儿的抢救准备及配合。

2. 适时终止妊娠，做好各种准备　若继续妊娠将严重威胁母体健康或影响胎儿生存时，应考虑适时终止妊娠。终止妊娠的时间取决于疾病威胁母体的严重程度、胎盘功能和胎儿成熟度，主要根据病情、孕龄、胎动及胎心率的变化做出决定。终止妊娠的方法有阴道分娩和剖宫产两种，具体采用的方法应根据高危妊娠孕妇的病情，胎儿、胎盘功能状态，子宫颈成熟度等情况综合考虑。已进行试产者，产时须严密观察胎心率及羊水的色、量，做好电子胎心监护，如产程进展缓慢、胎儿窘迫等，应及时改用剖宫产终止妊娠，做好新生儿窒息的抢救准备。对需终止妊娠而胎儿成熟度较差者，可于终止妊娠前加速胎儿肺成熟，预防发生新生儿呼吸窘迫综合征。

（四）健康教育

指导孕妇定期参加孕妇学校学习，帮助孕妇加强自我监护，提高其自我护理的能力，告知孕妇若出现胎动异常、阴道流血/流液、头晕、心悸等异常症状时应及时就诊。

（杜　静）

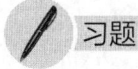

简答题

简述高危孕妇产科处理的原则。

单项选择在线答题

第六章　妊娠期并发症患者的护理

第六章数字资源

受孕与妊娠是一个极为复杂而又十分协调的生理过程。在此生理过程中，从胚胎着床至胎儿及其附属物娩出，母体和胚胎、胎儿时常会受到各种内、外因素的作用，若不利因素起主导作用，妊娠期则会出现异常，进而出现一些并发症。妊娠早期可出现自然流产、异位妊娠等，中晚期可发生妊娠期高血压疾病、早产、胎盘早剥、前置胎盘等。

第一节　自然流产

◎ 案例 6-1

女性，30岁，已婚，平素月经规律、体健，G_3P_1。以"停经50天、少量阴道流血3天伴下腹轻微隐痛"就诊。妇科检查：见少量暗红色阴道流血，宫颈口未开，子宫大小与停经周数相符，子宫前位，如妊娠50天大小。hCG（+）。B超显示宫内可见妊娠囊，双附件及其他未见异常。

根据以上资料，请回答：

1. 该孕妇最可能的临床诊断。
2. 该类孕妇主要的护理措施。

【概述】

妊娠不满 28 周、胎儿体重不足 1000 g 而终止者，称为流产（abortion）。妊娠终止于 12 周前者称为早期流产；流产发生于妊娠 12 周至不足 28 周者，称为晚期流产。流产也可分为自然流产和人工流产，本节主要阐述自然流产。自然流产在所有妊娠中的发生率为 15%～25%，其中早期流产约占 80%。

【护理评估】

（一）生理评估

1. 病因

（1）胚胎因素：染色体异常是导致早期流产最常见的原因，占 50%～60%。染色体异常包括数目异常和结构异常，数目异常中以三体最多见，其次为 X 单体，三倍体及多倍体少见；结构异常并不常见，主要有染色体的平衡易位、倒置、缺失、重叠和嵌合体等。

（2）母体因素

1）全身性疾病：妊娠期高热可刺激子宫强烈收缩而导致流产；细菌毒素或某些病毒经胎盘进入胎儿血液循环，导致胎儿死亡而发生流产；孕妇严重贫血或心力衰竭引发胎儿缺氧，也可引起流产；如母儿血型不合（如 Rh 或 ABO 血型系统等）可导致晚期流产；另外，孕妇患慢性肾炎或慢性高血压或精神创伤等也可导致流产。

2）生殖器异常：孕妇子宫发育不良、双子宫、子宫纵隔等子宫畸形、子宫肌瘤、子宫腺肌病、宫腔粘连等，均可影响胚胎着床发育而导致流产；宫颈重度裂伤、宫颈部分或全部切除术后、宫颈内口松弛等引发的胎膜早破，可导致晚期自然流产。

3）内分泌异常：黄体功能不全、甲状腺功能减退、糖尿病血糖控制不良等，均可导致流产。

4）强烈应激与不良习惯：妊娠期严重的躯体（如手术、腹部撞击等）或心理（如过度紧张、焦虑、恐惧、忧伤等精神创伤）的不良刺激均可导致流产。孕妇吸烟、酗酒、吸毒等不良生活习惯，均可刺激子宫收缩而导致流产。

5）免疫功能异常：胚胎及胎儿属于同种异体移植物，若孕妇于妊娠期间对胎儿免疫耐受降低可导致流产；母体内有抗精子抗体也常导致早期流产。

6）血栓前状态：此种情况在妊娠期可使患者子宫螺旋动脉或绒毛血管微血栓形成，甚至形成多发性胎盘梗死灶，导致子宫-胎盘循环血液灌注不良，可增加流产的风险。

（3）父亲因素：精子染色体异常可导致流产。

（4）环境因素：过多接触放射线，砷、铅、甲醛、苯等化学物质和物理因素（如高温、噪声等），均可能引起流产。

2. 病理

（1）早期流产：妊娠 8 周前，胚胎多先死亡，随后底蜕膜出血使得胚胎的绒毛与底蜕膜分离，分离的胚胎如同异物，引起子宫收缩而被排出。因妊娠早期胎盘绒毛发育不成熟，与子宫蜕膜联系尚不牢固，故妊娠 8 周以内发生的流产，妊娠物多能完整排出，且出血不多。妊娠 8～12 周时胎盘绒毛发育茂盛，与底蜕膜联系较牢固，流产时妊娠物往往不易完整排出，部分妊娠物滞留于宫腔内，影响子宫收缩，导致出血量较多，且经久不止。

（2）晚期流产：妊娠 12 周以后，胎盘已完全形成，流产时往往先有腹痛，然后排出胎儿、胎盘。偶有胎儿在宫腔内死亡过久，底蜕膜反复出血，胎儿被血块包围形成血样胎块而引起出血不止。也可因胎儿不能被及时排出而被挤压，形成纸样胎儿或钙化后形成石胎。

3. 临床表现　主要表现为停经后阴道流血和腹痛，不同流产类型表现不尽相同。

（1）先兆流产：表现为停经后先出现少量阴道流血，常为暗红色或血性白带，无妊娠物排出，有时伴有轻微下腹痛或腰背痛。妇科检查：宫颈口未开，胎膜未破，子宫大小与停经周数相符。经休息与治疗后症状消失，可继续妊娠；若阴道流血量增多或下腹痛加剧，可发展为难免流产。

（2）难免流产：指流产不可避免。在先兆流产基础上，阴道流血量增多，阵发性下腹痛加剧，或出现阴道流液（胎膜破裂）。妇科检查：宫颈口已扩张，有时可见胚胎组织或胎囊堵塞于宫颈口内，子宫大小与停经周数基本相符或略小。

（3）不全流产：难免流产继续发展，部分妊娠物排出宫腔，其余部分残留于宫腔内或嵌顿于宫颈口处，或胎儿排出后胎盘滞留宫腔或嵌顿于宫颈口，影响子宫收缩，导致大量出血，甚至发生休克。妇科检查：宫颈口已扩张，宫颈口有妊娠物堵塞及持续性血液流出，子宫小于停经周数。

（4）完全流产：指妊娠物已全部排出，阴道流血逐渐停止，腹痛逐渐消失。妇科检查：宫颈口已关闭，子宫接近非妊娠状态正常大小或略大。

此外，流产还有以下3种特殊情况。

（1）稽留流产：又称过期流产。指胚胎或胎儿已死亡滞留宫腔内未能及时自然排出。表现为早孕反应消失，有先兆流产症状或无任何症状，随着妊娠周数的增加子宫不再增大反而缩小。若已到中期妊娠，孕妇腹部不见增大，胎动消失。妇科检查：宫颈口未开，子宫较停经周数小，质地不软，未闻及胎心。

（2）复发性流产：指与同一性伴侣连续发生2次及以上的自然流产。复发性流产大多数为早期流产，少数为晚期流产。早期复发性流产常见的原因是胚胎染色体异常、免疫功能异常、黄体功能不全、甲状腺功能减退等；晚期复发性流产常见原因是子宫解剖异常、血栓前状态等。

（3）流产合并感染：流产过程中，若阴道流血时间较长，有组织残留于宫腔内或非法堕胎，有可能引起宫腔内感染，常为厌氧菌及需氧菌混合感染，严重感染可扩展至盆腔、腹腔甚至全身，并发盆腔炎、腹膜炎、败血症及感染性休克。

4. 辅助检查

（1）实验室检查：连续测定血、尿 hCG 及孕激素、胎盘催乳素等动态变化，有助于妊娠诊断和预后判断。

（2）B型超声检查：超声显像可显示宫腔内有无胎囊、胎动、胎心等，从而可诊断并鉴别流产类型，有助于正确处理。

5. 处理原则　应根据流产的不同类型进行相应的处理。完全流产一般不需特殊处理。

（1）保胎治疗：适用于先兆流产、复发性流产。

1）先兆流产孕妇需卧床休息，禁止性生活、禁灌肠等，减少各种刺激。

2）遵医嘱给予孕妇适量镇静剂、孕激素等，并随时评估孕妇的病情变化，如是否腹痛加重、阴道流血量增多等。

3）观察孕妇的情绪反应，加强心理支持，稳定孕妇情绪，增强保胎信心。向孕妇及家属讲明保胎措施的必要性，以取得孕妇及家属的理解和配合。

（2）清宫术：适用于难免流产、不全流产、稽留流产，一旦确诊，应尽早清除宫腔内容物。

1）不全流产出血多合并休克时，应在抗休克的同时行清宫术。

2）稽留流产可能并发弥散性血管内凝血（DIC）时，应在清宫术前做血常规、凝血功能检查。

3）出血较多或稽留流产合并凝血功能障碍者，清宫术前需备血。

4）一次刮宫不净者可于5~7天后再次刮宫。

（3）抗感染

1）流产合并感染者，出血少者先控制感染再行清宫。

2）出血多者抗感染的同时夹出大块的组织，减少出血，继续抗感染治疗，待感染控制后彻底清宫。

（4）对因治疗

1）如为宫颈内口松弛引起的流产，应在妊娠12~16周行宫颈内口环扎术。

2）黄体功能不全者应遵医嘱给予黄体酮治疗。

3）甲状腺功能减退者，应于妊娠前及整个妊娠期补充甲状腺素。

（二）心理社会评估

孕妇因阴道流血、腹痛、担心胎儿等主要表现为焦虑和恐惧。孕妇往往面对阴道流出物表现为不知所措、担心影响胎儿以及担心妊娠结局，也可表现为伤心、郁闷、烦躁不安等。

【常见的护理诊断/问题】

1. 有感染的危险　与阴道出血时间过长、宫腔内容物残留及宫腔手术有关。
2. 焦虑　与担心妊娠失败有关。
3. 预感性悲哀　与可能失去胎儿有关。
4. 潜在并发症：失血性休克、感染。

【护理措施】

（一）一般护理

1. 对于保胎治疗的患者嘱其卧床休息。
2. 告知孕妇禁止性生活，以减少对子宫的刺激。
3. 为其提供日常生活护理，合理饮食，加强营养，防止贫血，增强机体抵抗力。

（二）心理护理

主动关心孕妇，与其建立良好的护患关系，鼓励孕妇进行开放性沟通，表达其内心感受，宣泄不良情绪。帮助患者及家属接受现实，使其积极配合治疗，顺利度过悲伤期，为再次妊娠做好准备。

（三）缓解症状的护理

1. 先兆流产患者的护理　禁止灌肠等各种刺激。密切观察其腹痛程度、阴道流血量等病情变化。遵医嘱给予孕妇适量的镇静剂、孕激素等保胎治疗。注意观察孕妇的情绪变化，及时给予心理护理，帮助孕妇增强保胎信心，进而稳定孕妇情绪。

2. 妊娠不能继续者的护理

（1）严密监测患者体温、脉搏及血压，观察其面色、腹痛、阴道流血及与休克相关征象。

（2）采取积极措施，做好终止妊娠前的准备，协助医生完成手术过程，同时开放静脉，做好输液、输血准备。有凝血功能障碍者应纠正后再行手术。

（3）术后刮出组织及时送病检。严密观察体温、脉搏、白细胞计数及感染指标等，及早发现有无感染的征象，遵医嘱进行抗感染治疗。

（4）观察阴道流血的量、色、味等，并加强会阴部护理，保持会阴部清洁。

（5）嘱孕妇流产后1个月来院复查，确定无禁忌证后方可开始性生活。

（四）健康教育

1. 针对患者及家属因失去胎儿而出现的伤心、悲哀等情绪，护士应给予同情和理解，帮助其接受现实，顺利度过悲伤期。

2. 与孕妇及家属共同讨论此次流产的原因，讲解流产的相关知识，为再次妊娠做好准备。

3. 有复发性流产史的孕妇在下一次妊娠确诊后应卧床休息，加强营养，禁止性生活，补充维生素等，治疗时间必须超过以往发生流产的妊娠月份。

4. 流产原因明确者，应积极对因治疗。如黄体功能不全者，遵医嘱使用黄体酮治疗；宫颈内口松弛者应行预防性宫颈环扎术，如已妊娠，可于妊娠12~16周行宫颈内口环扎术。

第二节 异位妊娠

◎ 案例6-2

女性，32岁，G_4P_3，平素月经规律、体健。以"停经50天、晨起如厕后突感右下腹撕裂样疼痛"急诊入院。入院后查体：T 36.2 ℃，P 110次/分，BP 80/60 mmHg。神清、面色苍白、出冷汗。腹部检查：右下腹压痛、反跳痛、肌紧张，移动性浊音（+）。妇科检查：阴道少量流血，宫颈举痛（+），子宫稍大、软，后穹隆饱满。实验室检查：hCG（+）。后穹隆穿出不凝血5 ml。其他未见异常。

根据以上资料，请回答：

1. 该孕妇当前最可能的临床诊断。
2. 该类患者应采取的护理措施。

【概述】

受精卵在子宫体腔以外着床发育时，称为异位妊娠，习称宫外孕。是妇产科常见的急腹症，发病率为2%~3%，是早期妊娠孕妇死亡的主要原因，早期的诊断和处理可提高患者的存活率和生育保留能力。

异位妊娠以受精卵在子宫体腔外种植部位不同而分为：输卵管妊娠、卵巢妊娠、腹腔妊娠、阔韧带妊娠、宫颈妊娠。其中以输卵管妊娠最为常见，占95%左右。输卵管妊娠中，以输卵管壶腹部妊娠最多，约占78%，其次为输卵管峡部、伞部，间质部少见（图6-1）。本节主要阐述输卵管妊娠。

【护理评估】

（一）生理评估

1. 病因 任何影响受精卵正常进入宫腔的因素都有可能导致输卵管妊娠。

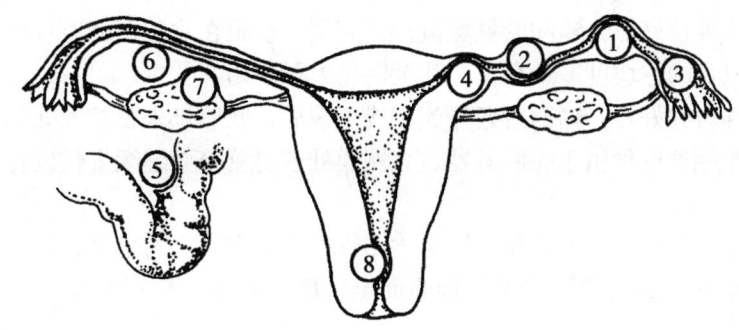

图 6-1 异位妊娠部位

①输卵管壶腹部妊娠；②输卵管峡部妊娠；③输卵管伞部妊娠；④输卵管间质部妊娠；
⑤腹腔妊娠；⑥阔韧带妊娠；⑦卵巢妊娠；⑧宫颈妊娠

（1）输卵管炎症：是引起输卵管妊娠的主要原因。输卵管炎症包括输卵管黏膜炎和输卵管周围炎，输卵管黏膜炎可使输卵管管腔黏膜粘连、管腔变窄或纤毛缺损，导致受精卵在输卵管内运行受阻；输卵管周围炎因输卵管与周围粘连、输卵管扭曲、管腔狭窄、管壁蠕动减弱等，影响受精卵运行。

（2）输卵管妊娠史或手术史：有输卵管妊娠史及其他手术史者，输卵管妊娠的发生率为10%~20%。曾因不孕接受输卵管粘连分离术、输卵管成形术者，再妊娠时易发生输卵管妊娠。

（3）输卵管发育不良或功能异常：输卵管过长、肌层发育差、黏膜纤毛缺乏均可致输卵管妊娠；另外，精神因素可致输卵管痉挛和蠕动异常，干扰受精卵输送。

（4）其他：子宫肌瘤或卵巢肿瘤压迫输卵管，使受精卵运行受阻。输卵管子宫内膜异位可增加受精卵着床于输卵管的可能。辅助生殖技术及避孕失败均可使输卵管妊娠发生率增加。

2. 病理　输卵管妊娠时，由于输卵管管腔小、管壁薄、黏膜下组织缺乏，不能适应受精卵的生长发育，因此，当输卵管妊娠发展到一定程度时，可出现以下结局。

（1）输卵管妊娠流产：多见于输卵管壶腹部妊娠，常于妊娠8~12周发生。由于输卵管妊娠时蜕膜形成不完整，发育中的胚泡向管腔突出，最终突破包膜而出血（图6-2）。

（2）输卵管妊娠破裂：多见于输卵管峡部妊娠，常于妊娠6周左右发生。囊胚生长时绒毛侵蚀管壁肌层、浆膜层，最终穿破浆膜层，形成输卵管妊娠破裂（图6-3）。输卵管肌层血管丰富，可发生短时间内大量的腹腔内出血，使患者出现休克。

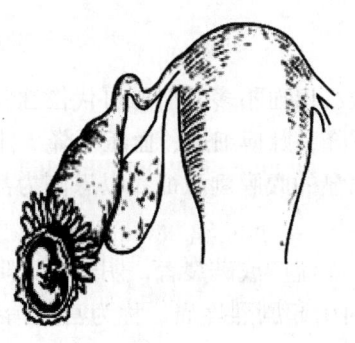 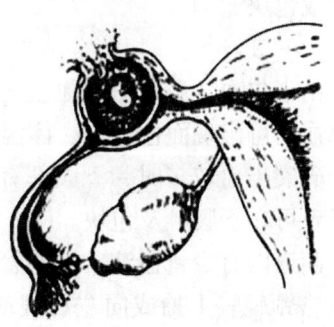

图 6-2　输卵管妊娠流产示意图　　图 6-3　输卵管妊娠破裂示意图

（3）陈旧性异位妊娠：输卵管妊娠流产或破裂，积聚在盆腔中的血块机化变硬，与周围组织黏连。机化的色块可多年存在，甚至钙化为石胎儿。

（4）继发性腹腔妊娠：输卵管妊娠流产或破裂后，胚胎排入腹腔内如仍存活，胚胎的绒毛组织附着于原处或种植于腹腔脏器、大网膜处获得营养而继续生长发育形成继发性腹腔妊娠。

（5）持续性异位妊娠：近几年，随着输卵管妊娠保守性手术增多，部分患者出现术后妊娠物清除不彻底，或残留存活滋养细胞而至术后hCG不下降或甚至上升，称为持续性异位妊娠。

输卵管妊娠和正常妊娠一样，滋养细胞产生的hCG维持黄体生长，使甾体激素分泌增加，因此月经停止来潮，子宫增大变软，但子宫增大与停经月份不相符，子宫内膜出现蜕膜反应。若胚胎死亡，滋养细胞则失去活力，蜕膜自宫壁剥离而发生阴道流血。有时蜕膜随阴道流血呈碎片排出，有时蜕膜完整剥离呈三角形的蜕膜管型排出。

3. 临床表现　输卵管妊娠的临床表现与受精卵着床部位、有无流产或破裂、出血量多少、时间长短等有关。

（1）症状：典型的症状为停经、腹痛及阴道流血，又称为异位妊娠三联征。

停经：患者大多有6~8周的停经史，有20%~30%的患者将不规则阴道流血误认为是月经而主诉无停经史。

腹痛：是输卵管妊娠患者就诊的最主要症状，约占95%。如输卵管妊娠未发生流产或破裂之前，常表现为一侧下腹部隐痛或酸胀感。当发生输卵管妊娠流产或破裂，患者常突感一侧下腹部撕裂样疼痛伴恶心、呕吐。如血液局限在病变区，表现为下腹部疼痛，血液积聚在直肠子宫陷凹，可出现肛门坠胀感；随着血液由下腹部流向全腹，出现腹膜刺激征，疼痛可由下腹部向全腹扩散；血液刺激膈肌，可出现肩胛放射性疼痛和胸部疼痛。

阴道流血：占60%~80%。胚胎死亡后，阴道常有不规则流血，色暗红，量少，一般不超过月经量。流血时常伴有蜕膜管型或蜕膜碎片排出，为剥离的子宫蜕膜。

晕厥与休克：与输卵管妊娠破裂致大出血和疼痛有关，严重程度与腹腔内出血的量和速度呈正比，但与阴道流血量不呈正比。

腹部包块：输卵管妊娠流产或破裂所形成的血肿时间过久，血液凝固与周围组织器官发生粘连后可形成包块。

（2）体征

一般情况：由于失血，患者呈贫血貌；腹腔出血不多时血压可代偿性轻度升高，如短时间内有大量出血，可出现面色苍白、体温下降、脉搏细速、血压下降等休克表现。

腹部检查：破裂出血较多时，下腹部有明显的腹膜刺激征，以患侧为甚，叩诊有移动性浊音。有些患者可在下腹触及包块。

盆腔检查：阴道内有少量血液。输卵管妊娠流产或破裂者，阴道后穹隆因有积血而饱满、有触痛。将宫颈轻轻上抬或向左右摆动时引起剧烈疼痛，称为宫颈抬举痛或摇摆痛，此为输卵管妊娠的重要体征之一。内出血增多时，检查子宫有漂浮感。

4. 辅助检查

（1）阴道后穹隆穿刺：是一种简单、可靠的检查方法，主要用于怀疑腹腔有内出血的患者。腹腔内出血易积聚于直肠子宫陷凹，即使出血不多，也能经阴道后穹隆抽出血液。如抽出暗红色不凝血提示腹腔内有出血。但穿刺阴性时也不能完全排除输卵管妊娠的可能。

（2）hCG 测定：尿 hCG 或血 hCG 测定对早期诊断异位妊娠至关重要，检测阳性有助于诊断。

（3）B 型超声检查：对诊断异位妊娠必不可少，有助于明确异位妊娠的部位、大小。异位妊娠 B 超检查可见宫旁有轮廓不清的液性或实性包块，甚至可见胚囊或胎心搏动，经阴道超声检查准确性高，是对可以异位妊娠患者首选的诊断方法，但宫腔内无妊娠物。与血 hCG 测定相结合，对异位妊娠的诊断意义更大。

（4）腹腔镜检查：已不再是异位妊娠诊断的金标准，3%~4% 的患者因妊娠囊过小漏诊，也会因输卵管扩张和颜色改变而误诊，因此目前很少将腹腔镜作为单纯检查手段，更多作为治疗。

（5）其他：血清孕酮测定对异位妊娠诊断意义不大。诊断性刮宫很少用，目的是排除宫内妊娠。

5. 处理原则 异位妊娠的处理方法有手术治疗、药物治疗和期待治疗。

（1）手术治疗：根据患者出血量的多少、是否保留生育功能以及对侧输卵管情况，分保守手术和根治手术。保守手术适用于有生育要求的年轻女性，特别是对侧输卵管已切除或有明显病变者；根治手术适用于无生育要求的输卵管妊娠，内出血并发休克的急症患者。对大量腹腔内出血伴有休克症状者，应在积极纠正休克的同时行患侧输卵管切除术。近年来，采用腹腔镜下手术治疗输卵管妊娠已经成为主要手段，可在腹腔镜直视下穿刺输卵管的妊娠囊吸出囊液或切开输卵管吸出胚胎、注入药物或行输卵管切除术。

（2）药物治疗：主要适用于早期输卵管妊娠、要求保存生育能力的年轻患者。符合下列条件可采用此法：采用化学药物治疗。①无药物治疗的禁忌证；②输卵管妊娠未发生破裂；③妊娠囊直径≤4 cm；④血 hCG<5000 IU/L；⑤无明显内出血。常用药物为甲氨蝶呤（MTX），可抑制滋养细胞增生，破坏绒毛，进而使胚胎组织坏死、脱落和吸收。

（3）期待治疗：适用于无腹痛或者有轻微腹痛患者，超声显示无明显内出血，妊娠色块直径≤ 3.0 cm 且没有心血管搏动，血清 hCG < 2000 IU/L 且呈下降趋势者。

（二）心理社会评估

由于输卵管妊娠流产或破裂，患者突发剧烈腹痛和急性出血，以及妊娠的终止，患者常表现出哭泣、害怕、自责、无助、焦虑、恐惧等激烈情绪反应，有的患者还存在自尊问题，担心因此影响以后的受孕能力。因此，应评估患者及家属的心理承受能力和情绪反应，评估家庭成员能否给患者提供有力的心理支持。

【常见的护理诊断 / 问题】

1. 急性疼痛 与输卵管妊娠破裂及血液刺激腹膜有关。
2. 有休克的危险 与腹腔内出血有关。
3. 恐惧 与担心生命安危及手术治疗有关。
4. 有感染的危险 与失血后抵抗力降低有关。

【护理措施】

（一）一般护理

1. 加强营养指导　嘱患者摄取足够的营养物质，尤其是富含铁、蛋白的食物，如动物肝、鱼肉、豆制品、黑木耳等，以促进血红蛋白的增加，纠正贫血，增强机体抵抗力。期待治疗的患者多食含粗纤维的食物，保持排便通畅，防止腹胀或便秘，避免用力排便诱发输卵管妊娠破裂。

2. 指导休息　指导患者卧床休息，避免因腹部压力增大导致输卵管妊娠破裂。卧床期间，为患者提供日常生活护理。

（二）心理护理

1. 术前　向患者及家属解释手术的必要性及手术过程，以减少患者的紧张、恐惧心理，协助患者接受手术治疗方案。

2. 术后　帮助患者接受此次妊娠失败的事实，同时向患者讲解异位妊娠的相关知识，以缓解不良情绪，提高自我保健意识。

（三）缓解症状的护理

1. 手术治疗患者的护理

（1）配合医生积极纠正休克：严重内出血并发休克者，立即协助患者取仰卧中凹位，给予氧气吸入，注意保暖。快速建立静脉通道，迅速补充血容量，做好交叉配血试验，准备输血。严密监测生命体征变化，每隔10~15分钟测量血压、脉搏、呼吸1次，观察患者的神志、意识等状况，并注意尿量的变化。

（2）做好手术前准备：在积极配合医生纠正休克的同时，在短时间内做好急诊手术前准备，如立即禁食禁饮、做皮肤准备、做药物皮试、配血、留置导尿管、术前给药等。

（3）术后病情观察：严密观察手术后患者的生命体征，观察伤口有无渗血，有无阴道流血、腹痛、发热等情况。

2. 非手术治疗患者的护理

（1）避免刺激，告知患者避免突然改变体位、用力排便等增加腹压的动作，禁止性生活、禁止灌肠，忌按压患者下腹部，减少输卵管妊娠破裂的机会，以免诱发活动性大出血。

（2）密切观察患者一般情况、生命体征、面色改变及阴道流血情况。同时重视患者主诉，如阴道流血增多、腹痛加剧、肛门坠胀、身体厥冷等，以便及时掌握疾病发展并协助医生及时处理。

（3）保持外阴部清洁，每日擦洗外阴部，指导患者勤换会阴垫，避免感染。

（4）准确留取标本并送检，监测治疗效果。

（5）遵医嘱按时给予化疗药治疗，用药期间应用B超和hCG严密监测疗效，并注意患者的病情变化及药物毒副作用。

（四）健康教育

1. 注意休息，加强营养，纠正贫血，增强机体抵抗力。

2. 注意外阴清洁，严禁性生活和盆浴1个月。

3. 预防和治疗盆腔炎症。

4. 下次妊娠时嘱患者及时就诊，以便做到早诊断、早治疗。

第三节 妊娠期高血压疾病

◎ **案例 6-3**

女性，37 岁，G_1P_0。妊娠 30 周时诊断为妊娠期高血压，自感一般情况尚好，未按医嘱复诊。现妊娠 36 周，因"头晕、眼花、恶心"就诊。入院检查：BP 170/120 mmHg，P 88 次/分，R 20 次/分。神清，尿蛋白（+++），血小板 $90×10^9$/L，胎心音 136 次/分，无宫缩，未见红及破水，其余未见异常。

根据以上资料，请回答：
1. 该孕妇当前最可能的临床诊断。
2. 该类疾病的治疗原则及其护理措施。

【概述】

妊娠期高血压疾病是妊娠与血压升高并存的一组疾病，是妊娠期特有疾病，发生率为 5%～12%。包括妊娠期高血压、先兆子痫、子痫、慢性高血压并发先兆子痫及妊娠合并慢性高血压。其中妊娠期高血压、先兆子痫、子痫以往统称为妊娠高血压综合征。多数患者表现为妊娠期出现一过性高血压、蛋白尿等症状。该病严重影响母婴健康，是孕产妇和围生儿病死率升高的主要原因。

【护理评估】

（一）生理评估

1. 病因　妊娠期高血压疾病的发病原因至今尚未阐明，依据流行病学调查发现，妊娠期高血压疾病可能与以下因素有关。

（1）易发因素：①初产妇；②年轻孕产妇（年龄≤18 岁）或高龄孕产妇（年龄≥35 岁）；③精神过度紧张或受刺激致使中枢神经系统功能紊乱者；④寒冷季节或气温变化过大；⑤营养不良，如贫血、低蛋白血症者；⑥有慢性高血压、慢性肾炎、糖尿病等病史的孕妇；⑦体形矮胖者，初产妇体重指数（BMI）>28 kg/m² 者；⑧子宫张力过高（如羊水过多、双胎妊娠、糖尿病巨大胎儿等）者；⑨孕妇家族中有高血压史（母亲或姐妹）。

（2）病因学说：病因主要有以下学说。①子宫螺旋小动脉重铸不足；②炎症免疫过度激活；③血管内皮细胞受损；④遗传因素；⑤营养缺乏；⑥胰岛素抵抗。

2. 病理　本病的基本病理生理变化是全身小血管痉挛和血管内皮损伤。小血管痉挛造成管腔狭窄，周围阻力增大，内皮细胞损伤，通透性增加，体液和蛋白质渗漏，表现为血压上升、蛋白尿、水肿和血液浓缩等。全身各组织器官因缺血、缺氧而受到不同程度损害，严重时脑、心、肝、肾及胎盘等的病理生理变化可导致抽搐、昏迷、脑水肿、脑出血、心力衰竭、肾衰竭、肺水肿、肝细胞坏死，胎盘绒毛退行性变、出血和梗死，胎盘早期剥离以及凝血功能障碍而导致 DIC 等。

3. 临床表现　妊娠期高血压疾病分类与临床表现见表 6-1。

表 6-1　妊娠期高血压疾病分类与临床表现

分类	临床表现
妊娠期高血压	妊娠 20 周后出现高血压，收缩压≥140 mmHg 和（或）舒张压 ≥90 mmHg，并于产后 12 周恢复正常；尿蛋白（−）；产后方可确诊
先兆子痫	妊娠 20 周后出现收缩压≥140 mmHg 和（或）舒张压≥90 mmHg，伴尿蛋白≥0.3 g/24 h 或随机尿蛋白（++） 或虽无蛋白尿，但合并下列任何一项者： 血小板减少（血小板<100×10^9/L） 肝功能损害（血清转氨酶水平为正常值 2 倍以上） 肾功能损害（血肌酐水平大于 1.1 mg/dl 或为正常值 2 倍以上） 肺水肿 新发生的中枢神经系统异常或视觉障碍
子痫	先兆子痫基础上孕妇抽搐不能用其他原因解释
慢性高血压并发先兆子痫	慢性高血压孕妇妊娠前无尿蛋白，妊娠 20 周后出现蛋白尿；或妊娠前蛋白尿，妊娠后尿蛋白明显增加或血压进一步升高或血小板<100×10^9/L，或出现其他肝肾功能损害、肺水肿、新发头疼或视觉障碍等严重表现
妊娠合并慢性高血压	妊娠 20 周以前收缩压≥140 mmHg 和（或）舒张压≥90 mmHg，妊娠期无明显加重；或妊娠 20 周以后首次诊断高血压持续到产后 12 周后

子痫是妊娠期高血压疾病进展最严重的时期。子痫可分为产前、产时和产后子痫，以产前子痫最常见。子痫发作的典型表现为开始眼球固定，两眼凝视，牙关紧闭，随之口角及面部肌肉痉挛，进而发展为全身及四肢强直性收缩，双手紧握，双臂屈曲，而后出现强烈抽搐，抽搐时呼吸暂停，面部青紫，抽搐 1~1.5 分钟，而后肌肉松弛，恢复呼吸，但仍处于昏迷状态，患者清醒后表现为烦躁、易激惹。抽搐期间患者神志丧失，易发生唇舌咬伤、摔伤甚至骨折等创伤，昏迷时呕吐可造成窒息或吸入性肺炎。

4. 辅助检查

（1）血液检查：包括全血细胞计数、血红蛋白含量、血细胞比容、全血黏度、血电解质及凝血功能检查。

（2）尿常规检查：根据蛋白定量确定病情严重程度；根据镜检出现管型判断肾功能受损情况。

（3）眼底检查：视网膜小动脉的痉挛程度反映全身小动脉痉挛程度，是反映本病严重程度的一项重要指标。先兆子痫孕妇视网膜小动脉痉挛，动脉与静脉的管径比可由正常的 2：3 变为 1：2，甚至 1：4 或出现视网膜水肿、渗出、出血，甚至视网膜剥离。

（4）肝肾功能检查：肝细胞功能受损可致谷丙转氨酶（alanine transaminase, ALT）、谷草转氨酶（aspartate aminotransferase, AST）升高。肾功能受损时，血清肌酐、尿素氮、尿酸升高。

（5）其他：视患者病情，可做心电图、超声心动图、胎盘功能和胎儿成熟度等检查。

5. 处理原则　治疗原则是降压、解痉、镇静等，密切监测母儿情况，适时终止妊娠是最有效的处理措施。根据病情轻重，进行个体化治疗。

（1）妊娠期高血压：加强休息，调节饮食，适当应用镇静剂，监测母儿情况，必要时住院治疗。

（2）先兆子痫：需住院治疗，积极处理，防止子痫及并发症的发生。应解痉、镇静，有指征者可遵医嘱给予降压、合理扩容及利尿。密切监测母儿情况，适时终止妊娠。

解痉药：首选硫酸镁。硫酸镁有预防子痫和控制子痫发作的作用，可适用于先兆子痫和子痫。

镇静药：此类药物可缓解患者紧张、焦虑等症状，改善睡眠。适用于硫酸镁无效或禁忌者，分娩期慎用以免抑制胎儿神经系统。常选用地西泮、冬眠合剂及苯巴比妥钠等。

降压、扩容及利尿等药物：一般不作为常规治疗药物，仅适用于症状明显者。

（3）子痫：是本病最严重的阶段，直接关系到母儿生命，应积极处理。处理原则为控制抽搐，纠正缺氧和酸中毒，在控制血压、抽搐的基础上终止妊娠。一般抽搐控制后即可考虑终止妊娠。

（二）心理社会评估

孕妇及家属由于缺乏对妊娠期高血压疾病的正确认识，轻者往往会不重视病情；重者当血压明显升高，出现自觉症状后，孕妇担心自己和胎儿的生命安危而出现紧张、恐惧心理；在接受药物治疗时，既希望得到有效的治疗又担心药物会给胎儿造成伤害。因此，评估时应了解患者对疾病的认识程度，孕妇及家属的心理状态、家庭和社会支持度等。

【常见的护理诊断/问题】

1. 组织灌注量改变　与水肿、体液过多有关。
2. 有母儿受伤的危险　与子痫发作摔伤或昏迷时坠床有关。
3. 焦虑/恐惧　与担心自身及胎儿安全有关。
4. 潜在并发症：胎盘早剥、弥散性血管内凝血、脑出血或心力衰竭、肾衰竭等。

【护理措施】

（一）一般护理

1. 休息　每日睡眠不少于10小时，以左侧卧位为宜。
2. 饮食指导　孕妇每日摄入足够的蛋白质、新鲜蔬菜，补充维生素、铁和钙剂；非全身水肿者钠盐摄入量不必严格限制，但全身水肿者应适当限制食盐摄入。
3. 加强产前检查　增加产前检查的次数，加强母儿的监测，询问孕妇是否出现头痛、视力改变、上腹不适等症状。嘱患者每日数胎动、测体重及血压，复查尿蛋白。
4. 密切观察病情变化。间断吸氧，以增加血氧含量，进而改善主要脏器及胎盘的供氧。

（二）心理护理

告知孕妇妊娠期保持心情愉快，耐心回答孕妇和家属提出的疑问，解释治疗的方法和重要性，增强其信心，使其积极配合治疗。与患者多交流沟通、了解其心理需求，尽量给予满足，解除其恐惧心理。

（三）缓解症状的护理

1. 妊娠期高血压的护理

（1）休息、镇静、饮食同一般护理。

（2）病情观察：住院患者应注意观察有无头痛、头晕、上腹不适等自觉症状，每天监测血压和体重，如患者每周体重增加＞0.5 kg，应注意病情的严重性。每两天检查尿蛋白一次。督促孕妇每天数胎动，及时发现异常。

2. 先兆子痫的护理

（1）一般护理：①卧床休息，左侧卧位。将患者安排在避光、安静的单间，各种治疗护理集中进行，避免刺激。床边备好舌钳、开口器、急救车等急救物品。②严密监测生命体征，观察患者有无头痛、头晕、恶心、呕吐、视物模糊、意识障碍等表现。③观察患者有无腹痛、阴道出血等症状，监测胎心、胎动及宫缩情况。④记录24小时尿量，查24小时尿蛋白、出凝血时间、肝肾功能等。

（2）用药护理

解痉：治疗先兆子痫及子痫。首选药物为硫酸镁，该药有控制子痫抽搐及防止再抽搐的作用。①用药方案：可采用静脉给药或肌内注射。静脉给药硫酸镁负荷剂量为4~6 g，溶于25%葡萄糖溶液20 ml缓慢静脉推注（15~20分钟）；或溶于5%葡萄糖溶液100 ml快速静脉滴注（15~20分钟），之后硫酸镁1~2 g/h静脉滴注维持。为了不影响夜间睡眠，可于睡眠前停用静滴而改为肌内注射一次，25%硫酸镁溶液20 ml+2%利多卡因溶液2 ml深部臀部肌内注射。24小时硫酸镁总量一般不超过30 g，用药时限一般不超过5日。②毒性反应：若血清镁离子浓度超过3.5 mmol/L即可发生镁离子中毒。中毒症状首先表现为膝反射减弱或消失。随着血液中镁离子浓度的增加患者可出现全身肌张力减退及呼吸抑制，严重者可出现心搏骤停。③使用硫酸镁的必备条件：膝反射必须存在；呼吸≥16次/分；尿量≥17 ml/h或≥400 ml/24 h；同时准备解毒剂10%的葡萄糖酸钙溶液。出现中毒症状时，立刻停药同时缓慢静脉注射（5~10分钟）10%的葡萄糖酸钙溶液10 ml。

镇静：首选地西泮，其有较强的镇静、抗惊厥、肌肉松弛作用，对胎儿及新生儿的影响较小。冬眠药物有助于解痉降压，控制子痫，但氯丙嗪对母儿肝有一定的损害，故现仅用于硫酸镁治疗效果不佳者。

降压：常用药物为拉贝洛尔、硝苯地平等。用药过程要根据血压监测来调节降压药的滴速。血压不可低于130/80 mmHg，以保证子宫胎盘血流灌注。注意观察有无头痛、心悸、心率加快等降压药副作用。

利尿：一般不主张用利尿药，仅在全身水肿、急性心衰、肺水肿、脑水肿等时使用。常用呋塞米、甘露醇（心衰时禁用）等利尿剂。

3. 子痫患者护理　子痫是妊娠期高血压疾病发展最严重的阶段，给母儿生命造成严重威胁，医护人员应分秒必争抢救患者。

（1）协助医生控制抽搐：患者一旦发生抽搐，应尽快控制。硫酸镁为首选药物，必要时可用镇静药。

（2）抽搐时的护理：保持呼吸道通畅，抽搐或未清醒时将患者头偏向一侧，防止呕吐物误吸；及时吸出鼻腔和口腔分泌物，抽搐发作时，防止舌咬伤、坠地外伤，必要时用舌钳将舌拉住，防止舌后坠堵塞呼吸道，放开口器或在上下齿间放置卷有纱布的压舌板，防止抽搐时咬伤舌唇；上紧床栏，以防摔伤；严密观察并记录抽搐频率、次数以及持续时间、昏迷时间。

（3）避免刺激：患者安置在单人病房，室内置深色窗帘遮光，光线要暗，所有的治疗和护理操作尽量轻柔、集中进行，避免声、光刺激诱发抽搐。

（4）严密观察病情：密切观察病情，每2小时测量并记录血压、脉搏和呼吸。留置尿管，记录24小时出入量。及时、正确地送检血常规、尿常规及各项特殊检查，及早发现脑出血、肺水肿、急性肾衰竭及DIC、胎盘早剥等并发症。

（5）终止妊娠的护理：终止妊娠是治疗妊娠期高血压疾病的最有效措施。子痫发作后往往会自然临产，应及时发现临产征兆，做好协助终止妊娠及抢救新生儿的准备。

可根据具体情况选择剖宫产或阴道分娩。终止妊娠的指征：①妊娠期高血压、先兆子痫患者可期待治疗至37周；②妊娠<24周经治疗病情不稳定者；③妊娠28～34周，如病情不稳定，经积极治疗24～48小时病情仍加重者，使用地塞米松促使胎肺成熟后终止妊娠；④妊娠>34周的孕妇，存在威胁母儿的严重并发症和危及生命者；⑤子痫孕妇抽搐控制后即可考虑终止妊娠。

4. 产时及产后护理

（1）阴道分娩者需加强各产程护理。

（2）第一产程，应严密观察产妇的血压、脉搏、子宫收缩、胎心及有无自觉症状。

（3）第二产程，应尽量缩短产程，避免产妇用力，初产妇可考虑行阴道助产术。

（4）第三产程，必须预防产后出血，可用缩宫素，禁用麦角新碱。

（5）产后仍需监测血压，重症患者产后仍有发生子痫的可能，应继续硫酸镁治疗1～2天。使用大量硫酸镁的产妇，产后易出现子宫收缩乏力，应严密观察子宫复旧情况，严防产后出血。

（四）健康教育

1. 加强产前检查，做好妊娠期保健，强调定期产前检查的重要性，注意观察孕妇血压及体重的变化，注意有无水肿及头晕、胸闷、视力改变、上腹部不适等自觉症状。

2. 指导孕妇合理饮食与休息。孕妇饮食应富含优质蛋白质、维生素、铁等，减少脂肪和过量食盐的摄入。有本病高危因素者，可从妊娠20周开始，补充钙剂1～2 g，可降低妊娠期高血压疾病发生的可能性。休息时宜取左侧卧位，每日睡眠保持8～10小时，以改善胎盘的血液供应。

3. 产后6周复诊时除常规检查外，还要复查尿蛋白，必要时做肝、肾功能及心电图检查。产后严格避孕，再次妊娠时间尽量选择在血压正常1年后，预防疾病复发。

第四节 早 产

【概述】

早产是指妊娠达到28周至不足37周间分娩者。此期娩出的新生儿称早产儿，出生体重多在1000～2499 g，且各器官发育尚不够健全，出生孕周越小，体重越轻，预后越差。国内早产发生率占正常分娩总数的5%～15%，早产可导致2/3以上的新生儿死亡。防止早产是降低围生儿死亡率的重要环节之一。

【护理评估】
（一）生理评估
1. 病因　早产可分为自发性早产和治疗性早产，最常见的类型为自发性早产。引起早产的常见原因复杂，病发机制尚不明确。常见原因有既往自发性早产史、中期妊娠流产史、孕妇年龄过多或过小、多胎妊娠、子宫畸形、妊娠合并症及并发症等。

2. 临床表现　早产的主要临床表现为子宫收缩。其过程和足月产过程相似，最初为不规则宫缩，常伴有阴道少量流血或血性分泌物，后可发展为规律子宫收缩。临床可分为先兆早产和早产临产两个阶段。

（1）先兆早产：规律或宫缩，并伴宫颈管进行性缩短，但宫颈口未扩张。

（2）早产临产：需符合下列条件。出现规律子宫收缩（20分钟≥4次，或60分钟≥8次），伴宫颈进行性改变长度；宫口扩张2 cm以上。

3. 辅助检查

（1）B超：妊娠24周前引导超声测量宫颈长度≤25 mm诊断为短宫颈，提示早产风险增大。

（2）胎心监护仪：可监测宫缩、胎心、胎盘功能及胎儿宫内情况。

（3）生化指标：主要有胎儿纤维连接蛋白、磷酸化胰岛素样生长因子结合蛋白、胎盘α微球蛋白。

4. 处理原则

（1）若胎儿存活，胎膜未破，无胎儿窘迫，无严重妊娠合并症及并发症时，通过休息和药物治疗控制宫缩，尽可能保胎至34周。

（2）若胎膜已破早产已不可避免时，则给予地塞米松促进胎儿肺成熟，预防并发症，提高早产儿存活率。大部分早产可阴道分娩，临产后慎用抑制新生儿呼吸中枢的药物，如吗啡、哌替啶；第二产程行会阴切开，预防新生儿颅内出血等。

（二）心理社会评估
当早产将成为事实时，孕妇会自责。同时，由于担心新生儿能否存活、早产带给新生儿不利影响等而产生严重的心理负担。因此，应评估孕妇及家属对早产的态度、心理承受能力和情绪反应，评估家庭成员能否给孕妇提供有力的心理支持。

【常见的护理诊断/问题】
1. 有围生儿窒息的危险　与早产儿发育不成熟、抵抗力低有关。
2. 焦虑　与担心早产儿安危有关。
3. 疼痛　与子宫收缩有关。

【护理措施】
（一）一般护理
先兆早产的孕妇，应绝对卧床休息，采取左侧卧位，给予氧气吸入。加强营养，保持心情愉悦，慎做肛查和阴道检查等，以防早产的发生。

（二）心理护理
患者可因担心新生儿能否存活，产生焦虑情绪和内疚感，应安定患者的情绪，讲解分娩过程、治疗程序，早产儿出生后将接受的治疗和护理等，以减轻焦虑情绪。使患者积极配合治疗和护理。同时争取丈夫和家人的配合，提供心理支持。对缺乏护理和照顾早产儿经验而不安者，可提供相关照护技能，以缓解焦虑。

（三）缓解症状的护理

1. 用药护理　先兆早产的治疗主要为抑制宫缩，常用抑制宫缩的药物有以下几类。

（1）钙通道阻滞剂：阻滞钙离子进入肌细胞而抑制宫缩。常用硝苯地平（口服），起始量为 20 mg，后续每次 10~20 mg，每日 3~4 次，根据宫缩情况调整。但需要注意心率和血压的变化。

（2）β 受体激动剂：作用机制为激动子宫平滑肌细胞膜 β 受体，可通过降低细胞内钙离子浓度，减弱子宫平滑肌收缩蛋白活性，进而使子宫肌肉松弛，抑制子宫收缩。常用药物有利托君。这类药物的副作用有心率增快、血压下降、恶心、头痛等，使用时注意药物的剂量和滴速。

（3）前列腺素合成酶抑制剂：能抑制前列腺素合成酶，减少前列腺素合成或抑制前列腺素释放，从而抑制宫缩。大剂量长期使用该类药物可导致胎儿肺动脉高压、肾功能受损等副作用，故此类药物仅在妊娠 32 周前短期选用。

（4）硫酸镁：用硫酸镁 4~5 g 静脉注射或快速滴注，而后 1~2 g/h 缓慢滴注 12 小时，一般用药不超过 48 小时。使用时注意药物的毒性反应。

2. 预防早产儿并发症的护理

（1）保胎过程中，应每天监测胎心、胎动，如有异常及时就诊。

（2）为促进胎肺成熟，避免发生新生儿呼吸窘迫综合征，分娩前应遵医嘱给予孕妇糖皮质激素类药物，如地塞米松等。

3. 早产分娩的护理

（1）早产不可避免者，应根据孕妇具体情况尽早决定分娩方式；如胎位异常，估计产程较长或有难产征象者可选用剖宫产，并做好术前准备。

（2）能经阴道分娩者，为了减少分娩过程中对胎头的压迫，应做好使用产钳和会阴切开术以缩短产程的准备。

（3）做好早产儿复苏和保暖准备。

（四）健康教育

1. 做好妊娠期保健指导，积极治疗尿路感染、生殖道感染，以免胎膜早破。
2. 避免诱发宫缩的活动，如性交、抚摸乳头、抬举重物等。
3. 高危孕妇应卧床休息，休息时取左侧卧位。
4. 加强妊娠期营养，保持愉快的心情。
5. 宫颈内口松弛的孕妇，应于妊娠 12~16 周行宫颈内口环扎术。

第五节 胎盘早剥

◎ 案例6-4

女性，27岁，妊娠30周。因"车祸撞击腹部、阴道少量出血、持续性腹痛"急诊入院。入院检查：BP 90/50 mmHg，P 120次/分，面色苍白，四肢湿冷，下腹部压痛明显，子宫硬如板状，宫底高度如妊娠31周，胎位触及不清。胎心音未闻及。阴道大量血性羊水。

根据以上资料，请回答：
1. 该患者最可能的临床诊断。
2. 该类患者主要的护理措施。

【概述】

妊娠20周后，正常位置的胎盘在胎儿娩出前，部分或全部从子宫壁剥离，称为胎盘早剥，发病率约为1%。是妊娠中晚期出血最常见的原因之一，也是妊娠期的严重并发症之一，起病急、进展快，如处理不及时可危及母儿生命。

【护理评估】

（一）生理评估

1. 病因　胎盘早剥的病因尚不完全清楚，可能与下列因素有关。

（1）血管病变：妊娠期高血压疾病、慢性肾炎等是导致胎盘早剥的主要原因，血管病变时，底蜕膜螺旋小动脉痉挛或硬化，引起远端毛细血管壁变性坏死甚至破裂出血，血液在底蜕膜层与胎盘之间形成胎盘后血肿，使胎盘与子宫壁剥离。此外，妊娠晚期或临产后，如孕妇长时间仰卧位，子宫压迫下腔静脉使回心血量减少，可导致血压下降，子宫静脉淤血，静脉压力升高，蜕膜静脉淤血或破裂，形成胎盘后血肿，引起胎盘剥离。

（2）宫腔内压力骤减：多见于胎膜早破、羊水过多、双胎妊娠等。胎膜早破后羊水突然流出过快、双胎妊娠分娩时第1个胎儿娩出过快，均可导致宫腔内压力骤减，子宫突然收缩，胎盘从子宫壁剥离。

（3）机械性因素：腹部受到撞击或挤压、脐带过短（<30 cm）或脐带绕颈，当胎头下降牵拉脐带可导致胎盘剥离。

2. 病理　胎盘早剥的病理变化主要是底蜕膜出血形成血肿，使胎盘从附着处剥离。按病理分两种类型（图6-4）。

（1）显性剥离：又称外出血。底蜕膜出血少，临床症状常不明显，仅在产后检查胎盘时发现母体面有凝血块及压迹而确诊。若底蜕膜继续出血，形成胎盘后血肿，胎盘剥离面随之扩大，血液冲开胎盘边缘并沿着胎膜与宫壁之间经宫颈流出。

（2）隐性剥离：又称内出血。胎盘边缘附着子宫壁，或胎膜与子宫壁未剥离，或胎头固定于骨盆入口时，血液积聚于胎盘与子宫壁之间。

当隐性剥离内出血量急剧增多时，胎盘后血液积聚于胎盘和子宫壁之间，局部压力逐渐上升，血液侵入子宫肌层，导致子宫肌纤维分离、断裂、变性。当血液渗透子宫浆膜层，子宫表面呈现紫蓝色瘀斑，称为子宫胎盘卒中，又称库弗莱尔子宫。剥离处的胎盘绒毛和蜕膜中释放大量组织凝血活酶，进入母体血液循环，激活凝血系统并影响血供，引起多器官功能障碍。随着促凝物质不断入血，激活纤维蛋白溶解系统，产生大量的纤维蛋白降解产物，引起继发性纤溶亢进，大量凝血因子消耗，最终导致凝血功能障碍。

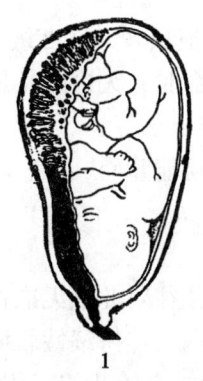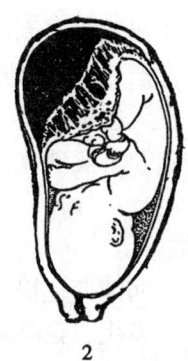

图 6-4　胎盘早剥的类型

1. 显性出血；2. 隐性出血

3. 临产表现　胎盘早剥的典型临床表现是阴道流血、腹痛，可伴有子宫张力增高和子宫压痛，尤以胎盘剥离处最明显。

目前临床推荐按照胎盘早剥的分级标准评估病情的严重程度（表 6-2）。

表 6-2　胎盘早剥的 Page 分级标准

分级	标准
0 级	无症状，胎盘母体面有小凝血块，分娩后回顾性产后诊断
1 级	阴道流血无至少量；孕妇无休克；子宫轻压痛；无胎儿窘迫
2 级	阴道流血无至中等量；子宫强直性收缩；有明显压痛；胎儿宫内窘迫；孕妇无休克
3 级	阴道流血无至大量；产妇休克；伴或不伴 DIC；胎儿死亡；子宫强直收缩呈板状

当胎儿宫内死亡时，其胎盘剥离面积往往超过 50%，近 30% 的患者会出现凝血功能障碍。

4. 辅助检查

（1）B 型超声检查：胎盘早剥时超声下多数可以见到胎盘与子宫壁之间出现边缘不清的液性低回声区即胎盘后血肿，胎盘异常增厚或胎盘边缘"圆形"裂开是确诊胎盘早剥的重要辅助方法。同时可了解胎儿宫内状况。

（2）实验室检查：全血细胞计数及凝血功能检查，可了解贫血程度、凝血功能并及早明确是否并发 DIC。

（3）电子胎儿监护：可出现胎心基线变异消失、变异减速、晚期减速、胎心过缓等。

5. 处理原则　胎盘早剥严重威胁母儿生命，母儿的预后取决于处理是否及时与恰当。治疗原则为早期识别、积极纠正休克、及时终止妊娠、防治并发症。

（1）纠正休克：建立静脉通道，迅速补充血容量，及时输血，补充凝血因子。

（2）及时终止妊娠：一经确诊为2级或3级胎盘早剥，应及时终止妊娠。根据孕妇病情轻重、胎儿宫内状况、产程进展、胎产式等决定终止妊娠的方式。

阴道分娩：适用于0~1级患者，宫口已扩张、一般情况良好、估计短时间内能结束分娩者。

剖宫产：适用于①1级胎盘早剥出现胎儿窘迫征象者；②2级、3级胎盘早剥，短时间内不能结束分娩者；③产妇病情急剧加重危及生命时，无论胎儿是否存活，均应立即实施剖宫产；④破膜后产程无进展者。

（3）并发症的处理：及早发现并积极处理凝血功能障碍、产后出血及急性肾衰竭等并发症。

（二）心理社会评估

胎盘早剥发生突然，病情变化快。孕妇及家属往往对此毫无准备，感到措手不及，会感到高度的紧张和恐惧。发生胎盘早剥时，孕妇可因突然持续性腹痛、阴道流血而感到恐惧和惊慌，一方面担心自己生命的危险，另一方面担心胎儿的安危。一旦知道胎心消失，孕妇及其家属更会出现过激和悲伤情绪。因此，应及时、全面评估孕妇及家属对疾病的反应程度、认识程度和情绪状态等。

【常见的护理诊断/问题】

1. 潜在并发症：失血性休克、DIC、急性肾衰竭。
2. 恐惧　与担心病情重、母儿危险有关。
3. 预感性悲哀　与胎儿死亡、子宫切除有关。

【护理措施】

（一）一般护理

1. 指导孕妇卧床休息，以左侧卧位为宜。
2. 吸氧，加强胎儿宫内血氧供应。
3. 进食高热量、高维生素、高蛋白、富含铁的食物。
4. 检查时动作轻柔，减少对子宫的刺激。
5. 保持会阴部清洁卫生，会阴擦洗每日2次。

（二）心理护理

主动关心孕妇，向孕妇及家属提供相关信息，解释病情，讲解胎盘早剥相关知识，说明积极配合治疗与护理的重要性，对孕妇及家人的疑虑及时给予解释，帮助他们使用科学方法与技巧缓解压力、焦虑及恐惧心理。

（三）缓解症状的护理

1. 休克患者的护理　对处于休克状态的患者，安置仰卧中凹位，吸氧，同时迅速开放静脉通道，遵医嘱补充红细胞、血小板、凝血因子等，积极补充血容量，积极纠正休克。
2. 终止妊娠患者的护理

（1）密切观察患者的心率、血压、宫缩、阴道出血情况，监测胎心，做好剖宫产手术的术前准备、术中配合及应急抢救工作，同时做好抢救新生儿的各项准备。

（2）胎儿娩出后立即给予缩宫素并按摩子宫，促进子宫收缩。

（3）预防和治疗产后出血、凝血功能障碍、肾衰竭及感染。

（4）发生母婴分离者，指导产妇维持泌乳；对胎儿死亡者，遵医嘱产后给予退乳指导。

（四）健康教育

1. 对有妊娠期高血压疾病、慢性高血压、肾病等孕妇，指导其加强产检；妊娠中晚期，鼓励孕妇适当活动，避免长时间仰卧；避免腹部外伤；人工破膜应在宫缩间歇期进行。

2. 产褥期加强营养，纠正贫血，保持会阴部清洁，预防感染；剖宫产术后需避孕2年方可再次受孕。

第六节　前置胎盘

◎ 案例 6-5

女性，28岁，G_4P_1，妊娠36周。因"无诱因、无痛性阴道反复流血"就诊。检查：出血量比月经量少。BP 120/82 mmHg，P 89次/分，R 24次/分。无宫缩，胎心率138次/分。B超提示胎盘边缘附着于宫颈口。血常规、尿常规及其他未见异常。

根据以上资料，请回答：

1. 该患者最可能的临床诊断。
2. 该类患者主要的护理措施。

【概述】

妊娠28周后，胎盘附着于子宫下段或胎盘边缘达到或覆盖宫颈内口处，位置低于胎先露部，称为前置胎盘。前置胎盘是妊娠晚期严重并发症，也是妊娠晚期出血的主要原因之一，如处理不当可危及母儿生命。国外发病率为0.3%~0.5%，国内报道为0.24%~1.57%，多见于经产妇及多产妇。

【护理评估】

（一）生理评估

1. 病因　目前尚不清楚，可能与下列因素有关。

（1）子宫内膜病变与损伤：多次流产、刮宫、多产、剖宫产、产褥感染等可以导致子宫内膜的损伤，而引起子宫内膜炎和内膜萎缩病变，使胎盘血供不足，妊娠后胎盘为了摄取足够营养，而扩大面积延伸到子宫下段，形成前置胎盘。

（2）胎盘异常：双胎、胎盘面积扩大、副胎盘、膜状胎盘等均可使胎盘延伸至子宫下段。

（3）受精卵滋养层发育迟缓：受精卵到达宫腔时因滋养层发育迟缓，尚未具备着床能力而继续下移至子宫下段，并在该处着床发育形成前置胎盘。

(4)其他高危因素:宫腔形态异常、辅助生殖技术、吸烟、吸毒等。

2. 分类　依据胎盘边缘与宫颈内口的关系,将前置胎盘分为以下4类(图6-5)。

(1)完全性前置胎盘:胎盘组织完全覆盖宫颈内口。

(2)部分性前置胎盘:胎盘组织部分覆盖宫颈内口。

(3)边缘性前置胎盘:胎盘附着于子宫下段,边缘达到宫颈内口,但未超越宫颈内口。

(4)低置胎盘:胎盘附着于子宫下段,边缘距宫颈内口<2 cm。

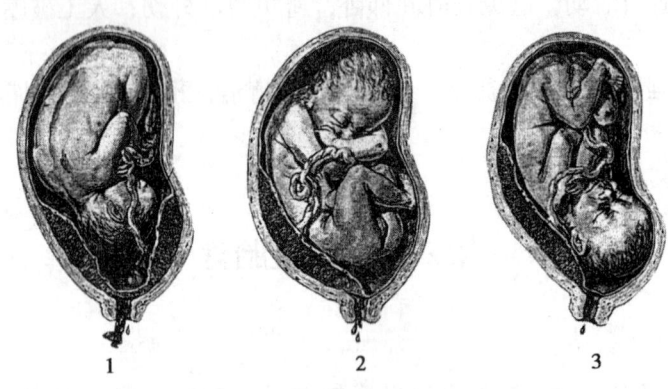

图6-5　前置胎盘的类型

1. 完全性前置胎盘;2. 部分性前置胎盘;3. 边缘性前置胎盘

3. 对母儿的影响

(1)对母体的影响

植入性胎盘:子宫下段蜕膜不良,胎盘绒毛穿透底蜕膜,侵入子宫肌层,形成植入性胎盘,使胎盘剥离不全而发生产后出血。

产后出血:剖宫产时,子宫切口无法避开附着于子宫前壁的胎盘,导致出血量明显增多。胎儿娩出后,子宫下段肌组织菲薄,收缩力差,附着于此处的胎盘不易完全剥离,一旦剥离,开放的血窦不易关闭,常引起产后出血,量多且不易控制。

产褥感染:细菌经阴道上行侵入靠近宫颈外口的胎盘剥离面,同时多数产妇因反复出血而发生贫血,机体免疫力下降,容易引起产褥感染。

(2)对胎儿的影响:反复出血或一次失血量过多,可导致胎儿窘迫,甚至缺氧死亡。早产率和新生儿死亡率增高。

4. 临床表现

(1)症状:妊娠晚期或分娩期突发无诱因、无痛性阴道反复流血是前置胎盘的典型症状。阴道流血发生的时间、出血量、发作次数与前置胎盘的类型有关。完全性前置胎盘出血发生时间早,多在妊娠28周左右,反复出血,量较多,有时一次大量阴道流血可致孕妇陷入休克。边缘性前置胎盘初次出血发生时间较晚,多在妊娠37~40周或临产后,量较少。部分性前置胎盘出血时间及出血量介于前两者之间。

(2)体征:反复多次阴道流血者可出现贫血,贫血程度与阴道流血量呈正比,大量阴道出血者可发生休克,还可致胎儿窘迫甚至死亡。腹部检查:子宫软,无压痛,子宫大小与妊娠周数相符;胎位及胎心清楚,胎先露高浮,1/3孕妇合并有胎位异常;胎盘附着于子宫前壁者,可在耻骨联合上方听到胎盘血流音。

5. 辅助检查

(1) B 型超声检查:简单、安全、可靠,是目前诊断前置胎盘的首选方法,可清楚显示子宫壁、宫颈、胎先露及胎盘的位置。阴道超声检查的准确性明显高于腹部 B 超,故怀疑胎盘位置异常者均推荐阴道超声。

(2) 产后胎盘及胎膜检查:分娩后检查胎盘,如胎盘边缘见陈旧性紫黑色血块附着,胎膜破口距胎盘边缘的距离<7 cm,则可诊断为前置胎盘。

6. 处理原则 治疗原则为抑制宫缩、纠正贫血和适时终止妊娠。

(1) 期待疗法:适用于妊娠不足 36 周,胎儿存活,胎儿一般情况良好,阴道流血量不多,一般情况良好的孕妇。目的是在保证孕妇安全的前提下,尽可能延长妊娠周数,以提高胎儿存活率。

(2) 终止妊娠:适用于前置胎盘大出血致休克或期待疗法中反复出血者;胎龄达 36 周者或胎龄未达 36 周而出现胎儿窘迫征象者,均应终止妊娠。

(二) 心理社会评估

当发生妊娠晚期阴道流血,孕妇和家属常会感到紧张、恐惧和焦虑,一方面担心孕妇的生命安危,另一方面担心胎儿的安危,显得恐慌、紧张、手足无措。因此,评估时应了解患者对疾病的认识程度、孕妇及家属的心理状态、家庭和社会支持度等。

【常见的护理诊断/问题】

1. 有组织灌注量不足的危险 与阴道反复流血导致循环血量下降有关。
2. 有感染的危险 与贫血、抵抗力下降及胎盘剥离面靠近子宫颈口有关。
3. 自理能力缺陷 与绝对卧床休息有关。

【护理措施】

(一) 一般护理

1. 保证休息 孕妇阴道出血期间减少活动,注意休息。护士提供生活护理。
2. 注意观察胎心变化,教会孕妇自数胎动;间断吸氧以增加胎儿血氧供应。
3. 避免各种刺激,以减少出血机会。医护人员进行腹部检查时动作要轻柔,禁止阴道检查及肛诊。增加粗纤维食物摄入,保持排便通畅,避免食用生冷食物引发腹泻,诱发宫缩。
4. 预防感染 保持外阴清洁,出血时勤换月经垫,会阴擦洗每日 2 次,严密观察感染征象,遵医嘱使用抗生素。
5. 纠正贫血 鼓励孕妇多进食含铁丰富的食物,如动物肝、绿叶蔬菜等,有利于纠正贫血、增加机体抵抗力、促进胎儿发育等。

(二) 心理护理

针对孕妇的心理变化,护士应给予患者和家属安慰,缓解其焦虑情绪。并将疾病情况及治疗方案及时讲解清楚,以取得理解,使其积极配合治疗。

(三) 缓解症状的护理

1. 期待疗法患者的护理

(1) 绝对卧床休息,避免各种刺激,同一般护理。

(2) 观察生命体征,严密监测血压、脉搏,尤其是大出血时,观察休克的症状及体征。了解阴道流血情况，如有病情变化，及时处理。

（3）注意观察胎心变化，同一般护理。

（4）完全性前置胎盘的孕妇应提前住院待产。

2. 终止妊娠患者的护理

（1）严密观察孕妇生命体征的变化，积极配合医生纠正休克。快速建立静脉通道，做好输液、输血及术前准备，如皮肤准备、药物过敏试验、放置尿管、术前给药等。

（2）监测胎心的变化，做好母儿监护和抢救准备工作。

（3）术后严密观察患者有无伤口渗血、阴道出血、腹痛、发热等情况。

3. 产后护理　产后注意观察子宫收缩情况，防止产后出血。加强会阴护理。观察恶露性状、气味，遵医嘱应用抗生素，预防感染。

（单伟颖）

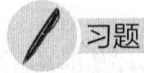习题

（一）简答题

1. 简述先兆流产的护理措施。
2. 简述子痫患者的护理措施。

（二）论述题

某女，29岁，已婚，G_1P_0，平素月经规律。主诉"因停经54天、晨起如厕突感左下腹撕裂样疼痛"急诊入院。入院后查体：体温36.0 ℃，脉搏100次/分，呼吸22次/分，血压80/60 mmHg。妇科检查见阴道内少量暗红色出血，宫颈光滑。左侧附件区扪及包块，下腹压痛、反跳痛。阴道后穹隆饱满、有触痛，后穹隆穿刺抽出不凝血。hCG（+）。心肺及其他未见异常。

根据以上资料，请回答：

（1）该患者目前最可能的临床诊断。

（2）该类患者主要的护理措施。

第七章 妊娠合并症患者的护理

第七章数字资源

妊娠合并症包括孕妇在妊娠之前就患有的某些疾病,或在本次妊娠期间发生的影响母儿健康的各种内外科疾病。妊娠、分娩与内外科疾病之间相互影响,若不能及时正确处理,可对母儿造成一定的危害。妊娠合并症有很多,本章重点介绍临床常见的妊娠合并心脏病、妊娠合并糖尿病、妊娠合并缺铁性贫血、妊娠合并病毒性肝炎以及妊娠合并甲状腺功能减退症。通过本章的学习,应能够有针对性地为妊娠合并症患者制订合理的护理计划,并提供护理措施。

第一节 妊娠合并心脏病

◎ 案例 7-1

女性,26 岁,G_1P_0。因"停经 34 周,心悸、气促 2 天",以妊娠合并心脏病收入院。既往月经规则,患有先天性心脏病,未予以治疗。妊娠期间未行规律产检。患者自述近日活动后有心悸、轻度气促等自觉症状,休息时无明显不适。检查:体温 36.8 ℃,脉搏 115 次/分,呼吸 20 次/分,血压 121/76 mmHg,心尖区可闻及舒张期杂音。产科检查:宫高 26 cm,腹围 93 cm,胎心 145 次/分,无宫缩。

根据以上资料,请回答:
1. 该类患者早期心力衰竭的表现。
2. 该类患者出现急性心力衰竭的处理。

【概述】

妊娠合并心脏病(包括妊娠前已患有的心脏病、妊娠后新发生的心脏病)是严重的妊娠合并症,在我国发病率为 0.5%~3.0%。妊娠、分娩及产褥期生理变化导致心脏负荷增加,以及血流动力学的改变可诱发心力衰竭。妊娠合并心脏病是孕产妇死亡的重要原因之一,在我国孕产妇死因顺位中高居第二位,是最常见的非直接产科死因。

随着心血管诊疗技术的提高,先天性心脏病患者可获得早期根治或部分纠正,使其可生存到生育年龄,妊娠和分娩者逐渐增加。而随着广谱抗生素的应用及人们保健意识的增强,以往发病率较高的风湿性心脏病的发生率逐渐下降。因此,妊娠合并心脏病的类型构成比也发生了改变，目前，先天性心脏病位居第一。除此之外，妊娠期高血压疾病性心脏病、围生期心肌病、各种无心血管结构异常的心律失常、瓣膜性心脏病以及心肌炎等也占有一定比例。

【护理评估】

（一）生理评估

1. 妊娠、分娩、产褥期循环系统的变化

（1）妊娠期：妊娠期间，妇女的循环系统发生一系列的适应性变化，主要表现为总血容量、心排血量逐渐增加，至妊娠32~34周达高峰。母体循环血量自妊娠6~8周开始逐渐增加，至妊娠32~34周较非妊娠时增加40%~45%，此后维持较高水平。孕妇的心排血量自妊娠10周起开始增加，妊娠中、晚期则需要增加心率以适应血容量的增多，休息时心率平均每分钟增加10~15次。妊娠晚期由于子宫增大、膈肌升高，使心脏向上、向左前移位，心脏大血管轻度扭曲，进一步加重心脏负担，增加了心力衰竭的风险。

（2）分娩期：是心脏负担最重的时期。

第一产程：每次子宫收缩有250~500 ml液体被挤入体循环，回心血量增加，使心排血量增加24%，同时有血压增高、脉压增宽及中心静脉压升高。

第二产程：除子宫收缩外，产妇屏气用力、腹肌和骨骼肌的收缩使外周循环阻力增加、肺循环压力增高，使得患有先天性心脏病的孕妇由之前血液左向右分流转为右向左分流而出现发绀。同时腹腔压力增加使内脏血液涌向心脏，导致心脏前、后负荷显著加重。

第三产程：胎儿娩出后子宫突然缩小，胎盘血液循环停止，回心血量增加。同时腹压骤降，内脏血管扩张，大量血液向内脏灌注，造成血流动力学的急剧变化而加重心脏负担。此时极易诱发心力衰竭。

（3）产褥期：产后3日内仍是心脏负担较重的时期。由于子宫收缩使子宫胎盘循环内的血液进入体循环，产妇妊娠期组织间隙内潴留的液体也开始回流至体循环。而妊娠期一系列循环系统的变化，在产褥期还不能立即恢复至非妊娠状态，加之产妇伤口和宫缩疼痛、新生儿哺乳等导致休息欠佳，均加重心脏负担，容易引起心力衰竭。

因此，妊娠32~34周、分娩期及产后最初3日内是全身血液循环变化最大、心脏负担最重的时期，有器质性心脏病的患者在此时极易发生心力衰竭。

2. 对胎儿的影响　不宜妊娠的心脏病患者一旦受孕或妊娠后心功能不良，则流产、早产、死胎、胎儿生长受限、胎儿窘迫及新生儿窒息的发生率明显增高，围生儿死亡率增加，是正常妊娠的2~3倍。某些治疗心脏病的药物对胎儿存在着潜在的毒性反应，如地高辛可通过胎盘到达胎儿体内，对胎儿产生影响。先天性心脏病患者的后代发生先天性心脏病的风险为5%~8%，妊娠期应对胎儿心脏结构进行筛查。

3. 心脏状况　注意评估孕妇的心功能。目前多采用1994年美国纽约心脏病协会提出的并行的两种心功能分级方案。第一种是根据患者所能耐受的日常体力活动状况，将心脏病患者的心功能分为4级。

心功能Ⅰ级：一般体力活动不受限制。

心功能Ⅱ级：一般体力活动轻度受限制，活动后心悸、轻度气促，休息时无自觉症状。

心功能Ⅲ级：一般体力活动明显受限制，休息时无不适，轻微日常工作即感不适、心悸、呼吸困难，或既往有心力衰竭史者。

心功能Ⅳ级：一般体力活动严重受限制，不能进行任何体力活动，休息时有心悸、呼吸困难等心力衰竭表现。

第二种是根据客观检查手段（心电图、负荷试验、X线、超声心动图等）来评估心脏病严重程度，将心脏病分为A、B、C、D共4级。

A级：无心血管病的客观依据。

B级：客观检查表明属于轻度心血管病患者。

C级：客观检查表明属于中度心血管病患者。

D级：客观检查表明属于重度心血管病患者。

其中轻、中、重的标准未做出明确规定，由医师根据临床检查进行判断，往往将患者的两种分级并列，如心功能Ⅱ级C、Ⅰ级B等。

4. 临床表现

（1）早期心力衰竭的临床表现：心力衰竭是妊娠合并心脏病的严重并发症，也是导致心脏病孕产妇死亡的主要原因。发生心力衰竭时可导致气促、乏力、心悸等不适症状，因此对心力衰竭的早期识别、早期预防尤为重要。早期心力衰竭的临床表现为：①轻微活动后即有胸闷、心悸、气促；②休息时心率每分钟超过110次，呼吸每分钟超过20次；③夜间常因胸闷而坐起呼吸，或到窗口呼吸新鲜空气；④肺底部出现少量持续性湿啰音，咳嗽后不消失。

患者出现上述表现时应考虑为早期心力衰竭，应及时处理。

（2）典型心力衰竭的临床表现

左心衰竭：以急性肺水肿的表现为主。①症状：程度不同的呼吸困难，如劳力性呼吸困难、夜间阵发性呼吸困难、端坐呼吸等；咳嗽并咳出白色或粉红色泡沫痰、乏力、疲倦、心悸、头晕、少尿、肾功能损害症状（如血尿素氮、肌酐升高）。②体征：肺部湿啰音，心脏体征（除心脏病固有体征外，尚有心脏扩大、肺动脉瓣区第二心音亢进及舒张期奔马律）。

右心衰竭：以体循环淤血的表现为主。①症状：消化道症状，表现为腹胀、食欲缺乏、上腹部胀痛、恶心、呕吐等；劳力性呼吸困难。②体征：颈静脉征，肝大，下肢水肿，心脏体征，可因右心室显著扩大而出现三尖瓣关闭不全的反流性杂音。

全心衰竭：以上临床表现同时存在。

5. 辅助检查

（1）心电图检查：常规12导联心电图，严重心律失常，如心房颤动、心房扑动等ST段及T波异常改变。

（2）24小时动态心电图：协助诊断阵发性或间歇性心律失常和隐匿性心肌缺血，提供心律失常的持续时间和频次等，为临床诊治提供依据。

（3）超声心动图：可示心肌肥厚、瓣膜运动异常、心内结构畸形。

（4）X线检查：显示有心脏显著扩大，尤其个别心室或心房扩大。

（5）胎儿电子监护：无应激试验或宫缩应激试验，预测胎儿宫内储备能力，评估胎儿健康状况。

（6）实验室检查：心肌酶学和肌钙蛋白检测提示有无心肌损伤。脑钠肽检测可作为心力衰竭筛查和判断预后的指标。

6. 处理原则　妊娠合并心脏病患者的治疗原则是规范进行妊娠期保健或干预，早期发现和防治心力衰竭。心脏病不影响受孕。确定能否妊娠，应根据患者心脏病类型、病情程度及心功能情况，评估妊娠风险而定。对不宜妊娠而妊娠者应尽早终止妊娠，在妊娠12周前行治疗性人工流产术。若已发生心力衰竭，则必须在心力衰竭控制后再终止妊娠。妊娠超过12周者可根据妊娠风险分级、心功能、医院的医疗技术水平和条件等综合判断；对可以妊娠者，加强妊娠期监护，积极预防、纠正各种影响心功能的因素。妊娠晚期提前选择好适宜的分娩方式，对有产科指征及心功能Ⅲ~Ⅳ级者，均应选择剖宫产终止妊娠。产后3日内，仍是心力衰竭发生的危险时期，须加强监测，保证产妇充分休息，积极预防心力衰竭和产后出血发生，应用广谱抗生素预防感染。

（二）心理社会评估

随着妊娠的进程，心脏负担逐渐加重，孕妇及家属的心理负担也随之加重，可能会产生恐惧心理而拒绝配合诊治。应评估孕妇及家属相关知识的知晓程度，加强沟通，了解孕妇的心理状态及母亲角色的适应度，以及有无良好的家庭及社会支持系统。

【常见的护理诊断/问题】

1. 活动无耐力　与心排血量下降有关。
2. 潜在并发症：心力衰竭、感染。
3. 自理能力缺陷　与心功能不全需卧床休息有关。
4. 知识缺乏：缺乏有关妊娠合并心脏病的自我护理保健知识。

【护理措施】

（一）非妊娠期

心脏病育龄妇女应行妊娠前咨询，明确心脏病的类型、病变程度、心功能及是否有手术矫治史等具体情况，综合判断其耐受妊娠的能力，确定能否妊娠。对不宜妊娠者，指导患者采取合理有效的避孕措施，严格避孕。对于心脏病变较轻、心功能Ⅰ~Ⅱ级、既往无心力衰竭病史，且无其他并发症者，在密切监护下可以妊娠。

但有下列情况者不宜妊娠：①心脏病变复杂或较重、心功能Ⅲ~Ⅳ级者；②既往有心力衰竭史，有肺动脉高压、右向左分流的先天性心脏病、严重心律失常、风湿热活动期、并发细菌性心内膜炎、心瓣膜严重狭窄、急性心肌炎等；③年龄在35岁以上，心脏病病程较长者。

对于有可能行心脏病矫治手术的患者，建议在妊娠前行心脏手术，术后再由心内科和产科医生共同行妊娠风险等级的评估，患者在充分了解病情及妊娠风险的情况下再决定是否妊娠。

（二）妊娠期

1. 一般护理　加强妊娠期保健，预防心力衰竭及感染。

（1）定期产前检查：规范的产前检查可早期发现或减少心力衰竭的发生。指导患者于妊娠早期开始进行产前检查，告知妊娠存在的风险和可能发生的严重并发症。妊娠风险等级低者,产前检查频次同正常妊娠。当妊娠风险等级增高时,根据病情增加产前检查次数。妊娠32周后心力衰竭的发生概率增加,应每周检查1次,以便及早发现诱发心力衰竭的潜在因素,一旦发现早期心力衰竭征象立即住院。妊娠期过程顺利者,应在36~38周提前住院待产。

(2)保证充分休息:指导孕妇合理安排工作和生活,避免过劳及情绪激动,每日至少10小时睡眠,休息时可多采取左侧卧位或半坐卧位,避免长时间仰卧位造成下腔静脉受压,影响回心血量。

(3)科学合理饮食:要限制过度加强营养而导致体重过度增加,建议根据孕妇妊娠前的BMI水平控制妊娠期的体重增长。摄入合理的高蛋白、高维生素饮食,少量多餐,多食富有膳食纤维的蔬菜和水果,以防便秘加重心脏负担。在妊娠20周以后预防性补充铁剂防止发生贫血。适当限制食盐量,每日不超过4~5g。注意出入液量平衡,监测体重及水肿情况。

(4)积极防治诱发心力衰竭的因素:积极预防和治疗各种感染,尤其是上呼吸道感染。尽量不去人员嘈杂的场所,防止交叉感染。对需要卧床休息的孕妇,应注意翻身拍背,协助排痰,并指导患者经常变换体位,防止血栓形成。注意清洁卫生,保持居室通风,纠正贫血,提高机体抵抗力。需要静脉用药时,静脉滴注可使用输液泵严格控制滴速。

(5)恰当选择终止妊娠的时机:心脏病患者妊娠风险低且心功能Ⅰ级者可以妊娠至足月。但如果出现严重心脏并发症或心功能下降则提前终止妊娠。妊娠风险较高的心功能Ⅰ级的心脏病患者在妊娠32~36周终止妊娠,但须严密监护。属妊娠禁忌的严重心脏病患者,一经确诊,须尽快终止妊娠。

(6)健康教育:指导孕妇及家属掌握妊娠合并心脏病的相关知识,帮助其识别早期心力衰竭的常见症状和体征,告知预防心力衰竭的有效措施。及时为孕妇及家属提供信息,使其了解孕妇目前的身心状况、妊娠的进展情况,以减轻孕妇及家人的焦虑和恐惧心理,增加安全感,使其顺利度过妊娠期。

2. 急性心力衰竭的紧急处理

(1)体位:患者取半坐卧位或端坐位,双腿下垂,减少回心血量。

(2)吸氧:立即给予高流量面罩吸氧,根据实验室检查结果进行氧流量调整,严重者可采用无创呼吸机。

(3)开放静脉通道,遵医嘱用药:注意观察药物的疗效及不良反应。通常选择作用和排泄较快的制剂,以防止药物在体内蓄积。

(4)产科处理:对妊娠晚期发生心力衰竭者,原则是待心力衰竭控制后再行产科处理。如为严重心力衰竭经内科各种治疗无效,在控制心力衰竭的同时,应紧急行剖宫产术娩出胎儿,以减轻心脏负担,挽救孕妇的生命。

(三)分娩期

心脏病患者应于妊娠晚期提前选择好适宜的分娩方式。对于心脏病妊娠风险低,心功能Ⅰ级,胎儿不大,胎位正常,且宫颈条件良好者,可在严密监测下经阴道试产。选择阴道分娩者,要严密监护产程进展,积极处理,加强护理。

1. 第一产程 严密观察产程进展,防止心力衰竭发生。

(1) 适宜的体位:鼓励根据产妇个人喜好及产程进展采取自由、舒适的体位,避免长时间仰卧位,以防止仰卧位低血压综合征的发生。

(2) 给予生理及心理支持:提供安静、舒适的分娩环境,专人陪伴护理,给予心理上的支持与鼓励。及时提供信息,使产妇及家属了解产程进展情况,尽量减轻紧张、焦虑的情绪,保持其情绪稳定。

(3) 心电监护:每15分钟监测血压、脉搏、呼吸、心率各1次。

(4) 严密观察产程进展情况:避免产程过长。监测胎儿宫内情况,每30分钟听胎心1次。一旦发现胎心异常、产程异常,及时通知医师,尽早进行处理。

(5) 给予分娩镇痛:根据产妇情况提供分娩镇痛。遵医嘱适当应用地西泮、盐酸哌替啶等镇静剂,以不抑制胎儿出生后呼吸为原则。连续硬膜外麻醉对于可经阴道试产的心脏病产妇有良好的镇痛作用。

(6) 随时评估孕妇的心功能状态:若出现心力衰竭,立即采取半坐卧位,给予高浓度面罩吸氧,并遵医嘱给予乙酰毛花苷 0.2~0.4 mg 加入 5% 葡萄糖注射液 20 ml 内缓慢静脉注射,必要时 4~6 小时重复给药一次。

(7) 预防感染:一切操作严格遵守无菌操作原则,临产后遵医嘱给予抗生素预防感染。

2. 第二产程 缩短第二产程,预防心力衰竭。

(1) 持续心电监护,实时监测血压、脉搏、呼吸、心率的变化。

(2) 每次宫缩过后或每5分钟听胎心1次,有条件者可连续胎心监护。

(3) 持续氧气吸入。

(4) 宫口开全后避免产妇屏气用力,必要时行会阴切开术、产钳术或胎头吸引术缩短第二产程,减少产妇体力消耗,减轻心脏负担。

(5) 做好新生儿复苏的准备工作。

(6) 胎儿娩出后,在腹部放置 1~2 kg 重的沙袋,以防腹压骤降诱发心力衰竭。

3. 第三产程 预防产后出血和感染。

(1) 及时协助胎盘娩出,仔细检查胎盘、胎膜的完整性。

(2) 产后子宫收缩乏力者,应按摩子宫,同时静脉或肌内注射缩宫素 10~20 U,预防产后出血的发生。禁用麦角新碱,以防静脉压增高而发生心力衰竭。

(3) 产后出血多者,根据患者妊娠合并心脏病的风险分级,组织多学科团队共同参与管理,建立全身保温系统、多静脉通道、加温输液通道、监测生命体征等,必要时行有创动脉压监测及右心漂浮导管监测。进行输血、输液时,使用输液泵严格控制滴速和补液量,预防心力衰竭。

(4) 产后遵医嘱给予广谱抗生素预防感染。

(5) 给予心理支持,保证产妇安静休息。

(四) 产褥期

产后出血、感染及血栓栓塞是严重的并发症,容易诱发心力衰竭,应积极预防。

1. 产后3日内,尤其是产后24小时内是发生心力衰竭的危险时期。应严密监测生命体征及心功能的变化,正确识别早期心力衰竭症状。

2. **休息** 产后保证充分休息,在心功能状态允许的情况下,鼓励产妇早期下床,适度活动,以减少血栓的形成。

3. **饮食指导** 指导产妇进食清淡饮食,少量多餐,防止便秘,必要时遵医嘱给予缓泻剂。

4. **心理护理** 为产妇及家属及时提供相关信息,告知新生儿情况,增加产妇的安全感和自信心,减轻紧张、焦虑情绪。详细评估产妇的身心状况及家庭支持系统,并与其共同制订产后康复计划,采取渐进的方式恢复其自理能力。如果心功能良好,可鼓励产妇适度参与照顾婴儿,以增加亲子互动。

5. **预防感染** 产后保持外阴部清洁、干燥,遵医嘱预防性使用抗生素5~10日。

6. **指导新生儿喂养** 心脏病妊娠风险等级低且心功能Ⅰ级的产妇可以母乳喂养,但应避免劳累;对于疾病严重的心脏病产妇,即使心功能Ⅰ级,也建议人工喂养,指导其及时回奶,教会家属人工喂养的方法。华法林可以分泌至乳汁中,长期服用者建议人工喂养。

7. **出院指导** 不宜再妊娠者应做绝育手术,如心功能良好可在产后1周手术。有心力衰竭者,待心力衰竭控制后再行绝育手术。未做绝育术者,建议采取适宜的避孕措施,严格避孕。指导产妇定期心内科复诊,积极治疗原发性心脏病。

第二节 妊娠合并糖尿病

◎ **案例7-2**

女性,39岁,G_2P_1,宫内妊娠38^+周,平素月经规则。因"阵发性腹痛3小时"入院。妊娠期规律产检。妊娠26周行75 g OGTT试验,结果显示:空腹葡萄糖5.6 mmol/L,服糖后1小时9.03 mmol/L,服糖后2小时7.48 mmol/L。诊断为妊娠期糖尿病,嘱其饮食控制。现查体:T 36℃,P 92次/分,R 19次/分,BP 110/70 mmHg,宫高35 cm,腹围103 cm。胎心好,宫缩规律,阴道检查宫口开大2 cm,头先露,棘上3 cm。测空腹血糖5.9 mmol/L。

根据以上资料,请回答:
1. 该类患者阴道分娩的护理措施。
2. 该类患者分娩的新生儿的护理措施。

【概述】

糖尿病是一组以血浆葡萄糖水平增高为特征的代谢性疾病群。妊娠合并糖尿病属于高危妊娠,严重危害着母婴的健康。妊娠合并糖尿病包括两种类型:①糖尿病合并妊娠,也称妊娠前糖尿病(pregestational diabetes mellitus,PGDM),是在妊娠前已确诊的糖尿病妇女合并妊娠,或妊娠前糖耐量异常,妊娠后发展成糖尿病;②妊娠期糖尿病(gestational diabetes mellitus，GDM），为妊娠前糖代谢正常，妊娠期才出现的糖尿病。临床上，妊娠合并糖尿病孕妇中以 GDM 多见，占 85% 以上。大多数 GDM 患者产后糖代谢异常能恢复正常，但将来发生 2 型糖尿病的机会增加。

妊娠后孕妇除自身需要能量外，还需要供应胎儿生长所需要的能量。妊娠早期，随着妊娠周数增加，胎儿对营养物质需求量也随之增加，通过胎盘从母体获取葡萄糖成为胎儿能量的主要来源，孕妇血浆中葡萄糖水平随着妊娠进程而降低，空腹血糖降低约 10%。其原因：①胎儿对葡萄糖的需求量增加；②妊娠期肾血流量及肾小球滤过率增加，但肾小管对葡萄糖的重吸收率没能相应增加，导致部分孕妇尿液中排糖量增加；③雌激素和孕激素增加母体对葡萄糖的利用，使空腹时孕妇清除葡萄糖能力较非妊娠期增强。到妊娠中、晚期，孕妇体内拮抗胰岛素样物质增加，如胎盘催乳素、雌激素、孕酮、皮质醇和胎盘胰岛素酶等使孕妇对胰岛素的敏感性随孕周增加而下降，为维持正常糖代谢水平，胰岛素需求量必须相应增加。对于胰岛素分泌受限的孕妇，妊娠期不能代偿这一生理变化而使血糖升高，出现 GDM 或使原有糖尿病加重。

【护理评估】

(一) 生理评估

1. GDM 的高危因素

(1) 孕妇因素：年龄 ≥ 35 岁、妊娠前超重或肥胖、糖耐量异常史、多囊卵巢综合征。

(2) 家族史：糖尿病家族史。

(3) 妊娠分娩史：不明原因的死胎、死产、流产史、巨大胎儿分娩史、胎儿畸形和羊水过多史、GDM 史。

(4) 本次妊娠因素：妊娠期发现胎儿大于孕周、羊水过多、反复外阴阴道假丝酵母菌病（vulvovaginal candidiasis，VVC）者。

2. 糖尿病与妊娠的相互影响

(1) 妊娠对糖尿病的影响

妊娠期：妊娠可使原有糖尿病患者的病情加重，使妊娠前无糖尿病的孕妇发生 GDM。妊娠早期由于妊娠反应、进食减少，严重者可导致饥饿性酮症酸中毒或低血糖昏迷等。

分娩期：分娩过程中，产妇体力消耗大，子宫收缩亦可消耗大量糖原，且进食减少，若不及时减少胰岛素用量，易发生低血糖。临产后产妇情绪紧张及疼痛，可引起血糖较大波动，使胰岛素的用量不易掌控。

产褥期：分娩后随着胎盘的娩出，全身内分泌系统逐渐恢复至非妊娠水平，胎盘分泌的抗胰岛素物质迅速消失，胰岛素需要量应及时减少。

(2) 糖尿病对母儿的影响：糖尿病对母儿的危害及其程度取决于血糖量、血糖控制情况、糖尿病的严重程度及有无并发症。凡病情较重或妊娠期血糖控制不良者，其母儿近、远期并发症的发生率明显增高。

对孕妇的影响：①妊娠早期自然流产发生率增加。妊娠前及妊娠早期高血糖会影响胚胎的正常发育，严重者胚胎发育停止，引起流产。其流产发生率高达 15%～30%。②易并发妊娠期高血压疾病。糖尿病患者多有小血管内皮细胞增厚及管腔狭窄，导致组织供血不足，容易并发妊娠期高血压疾病，其发生率为非糖尿病孕妇的 2～4 倍。当糖尿病伴有微血管病变尤其是合并肾病时，妊娠期高血压及先兆子痫发病率高达50%以上。③易合并感染。常由细菌或真菌引起，以尿路感染和外阴阴道假丝酵母菌感染常见。血糖控制不好的孕妇极易发生感染，感染又可加重糖尿病代谢紊乱，诱发酮症酸中毒。④羊水过多的发生率增加。其发生率较非糖尿病孕妇高10倍，可能与胎儿高血糖、高渗性利尿致胎尿排出增多有关。⑤难产发生率增高。巨大胎儿发生率增高，导致胎儿性难产、软产道损伤、手术产率增加，产程延长易发生产后出血。⑥易发生糖尿病酮症酸中毒。酮症酸中毒是糖尿病的一种严重并发症。主要原因是妊娠期复杂的代谢变化，以及高血糖和胰岛素相对或绝对不足，导致孕妇代谢紊乱进一步发展至脂肪分解加速，血清酮体急剧升高，可发展为代谢性酸中毒。⑦GDM复发率接近50%。远期患糖尿病的概率也增加，其中17%~63%将发展为2型糖尿病。远期心血管疾病发生率也增高。

对胎儿的影响：①巨大胎儿发生率高。其发生率高达25%~42%，与胎儿长期处于母体高血糖所致的高胰岛素血症环境有关。高血糖状态刺激胎儿胰岛细胞，引起胰岛素过度分泌活化氨基酸系统，促进蛋白、脂肪合成和抑制脂解作用，导致躯体过度发育而出现巨大胎儿。②胎儿生长受限发生率高。其发生率约为21%。妊娠早期高血糖有抑制胚胎发育的作用，导致胚胎发育落后。此外，糖尿病合并微血管病变者，胎盘血管常伴有异常，胎儿血液供应减少，影响胎儿发育。③易发生早产。羊水过多是引起早产的原因之一，如出现妊娠期高血压疾病、胎儿窘迫等严重并发症时，需要提前终止妊娠，其早产发生率为8.0%~12.1%。④胎儿窘迫和胎死宫内发生率增加。是妊娠中、晚期孕妇发生糖尿病酮症酸中毒所致。⑤易合并胎儿畸形。以心血管畸形和神经系统畸形最常见。严重畸形发生率是正常妊娠的7~10倍，与受孕后最初数周高血糖水平有关，是围生儿死亡的重要原因。

对新生儿的影响：①新生儿呼吸窘迫综合征发生率增加。高血糖刺激使胎儿胰岛素分泌增加，形成高胰岛素血症，后者具有拮抗糖皮质激素、促进肺泡Ⅱ型细胞表面活性物质合成及释放的作用，使胎儿肺表面活性物质减少，导致胎儿肺成熟延迟。早产、新生儿窒息等原因也可导致新生儿呼吸窘迫综合征。②易发生新生儿低血糖。妊娠期血糖控制不理想的糖尿病产妇，由于胎儿伴发高胰岛素血症，新生儿离开母体高血糖环境后，高胰岛素血症仍存在，若不及时补充糖，易发生低血糖，严重时危及新生儿生命。

3. 糖尿病的分期　根据患者糖尿病的发病年龄、病程长短，以及有无血管并发症等情况进行分期，目前通常采用White分类法，有助于评估病情的严重程度及预后。

A级：妊娠期诊断的糖尿病。

A1级：经营养管理和运动指导将血糖控制理想者，空腹血糖<5.3 mmol/L，餐后2小时血糖<6.7 mmol/L。

A2级：需要加用降糖药才能将血糖控制理想者。

B级：显性糖尿病，20岁以后发病，病程<10年。

C级：发病年龄10~19岁，或病程达10~19年。

D级：10岁前发病，或病程≥20年，或合并单纯性视网膜病。

F级：糖尿病性肾病。

R级：眼底有增生性视网膜病变或玻璃体积血。

H级：冠状动脉粥样硬化性心脏病。

T级：有肾移植史。

4. 临床表现　大多数GDM患者无明显自觉症状。有些孕妇可能会出现糖代谢紊乱症候群，有三多症状（多饮、多食、多尿），重症者症状明显。

5. 辅助检查与诊断要点

（1）PGDM的辅助检查与诊断要点：符合以下2项中任意一项者，可确诊为PGDM。

1）妊娠前已确诊为糖尿病的患者。

2）妊娠前未进行过血糖检查的孕妇，尤其存在有糖尿病的高危因素者，首次产前检查时应明确是否存在妊娠前糖尿病，若达到以下任何一项标准应诊断妊娠前糖尿病。①空腹血糖≥7.0 mmol/L。②75 g口服葡萄糖耐量试验（OGTT），服糖后2小时血糖≥11.1 mmol/L。妊娠早期不常规推荐进行该项检查。③伴有典型的高血糖或高血糖危象症状，同时任意血糖≥11.1 mmol/L。④糖化血红蛋白≥6.5%。

（2）GDM的辅助检查与诊断要点

1）建议所有孕妇在首次产前检查时进行空腹血糖（fasting plasma glucose，FPG）筛查，以除外妊娠前漏诊的糖尿病，FPG≥5.6 mmol/L可诊断为"妊娠合并空腹血糖调节受损（IFG）"。

2）葡萄糖耐量试验：是妊娠期糖尿病的确诊试验。推荐对所有尚未被诊断为PGDM或GDM的孕妇，在妊娠24~28周及28周后首次就诊时，进行75 g OGTT。

OGTT的方法：检查前3天正常饮食及体力活动，即每日进食糖类不少于150 g。检查前禁食8~10小时；检查期间静坐、禁烟；检查时先抽取空腹血糖，然后口服含75 g葡萄糖的液体300 ml，5分钟内服完，分别抽取服糖后1小时、2小时的静脉血（从开始饮用葡萄糖液体计算时间）测定血糖值。进行OGTT前一晚应避免空腹时间过长而导致的清晨反应性高血糖，从而影响诊断。

75 g OGTT的诊断标准：空腹及服糖后1小时、2小时的血糖值分别为5.1 mmol/L、10.0 mmol/L、8.5 mmol/L。任何一点血糖值达到或超过以上标准即可诊断妊娠期糖尿病。

3）孕妇具有GDM高危因素或医疗资源缺乏的地区，可于妊娠24~28周先检查空腹血糖。空腹血糖≥5.1 mmol/L，可直接诊断为GDM，不必再做75 g OGTT。

（3）并发症的检查：包括定期进行眼底检查，测定24小时尿蛋白定量、肝肾功能、尿酮体等。

（4）胎儿监测：包括胎儿超声检查，胎心电子监护（NST）、胎盘功能测定等。

6. 处理原则

（1）妊娠前患有糖尿病者于妊娠前应判断糖尿病的程度，未经治疗的D、F、R级糖尿病患者一旦妊娠后对母儿的危险较大，不宜妊娠。

（2）器质性病变较轻、血糖控制较好者，需在内分泌科医师、产科医师的密切监护指导下继续妊娠，妊娠期尽量将血糖控制在正常或接近正常范围内。同时加强妊娠期母儿监护，减少并发症发生，选择适宜的分娩方式和分娩时机，降低围生儿死亡率。

（二）心理社会评估

评估孕妇及家属相关知识的掌握程度及认知情况，评估孕妇及家属对血糖自我监测的掌握程度，评估孕妇有无焦虑、恐惧的情绪反应。评估孕妇社会及家庭支持系统情况。

【常见的护理诊断／问题】
1. 营养失调：低于或高于机体需要量　与血糖代谢紊乱有关。
2. 知识缺乏：缺乏妊娠合并糖尿病的相关知识。
3. 有感染的危险　与糖尿病患者抵抗力下降有关。
4. 有胎儿受伤的危险　与糖尿病可能引起胎儿发育异常有关
5. 潜在并发症：低血糖、酮症酸中毒等。

【护理措施】

（一）非妊娠期

为保护母婴健康与安全，减少胎儿畸形及孕妇并发症的发生，糖尿病妇女应当采取可靠的方法避孕。是否适宜妊娠以及何时妊娠，均需与内分泌医师和产科医师共同研究商定。如病情按 White 分类法已达 D、F、R、H 级，且血糖控制得不好，易造成胎儿畸形、智力低下、死胎，并可加重母体病情，因此不宜妊娠；对器质性病变较轻者，指导其先将血糖水平严格控制在正常或接近正常范围内再妊娠。医护人员要向患者讲解妊娠合并糖尿病的相关知识，为患者提供表达内心感受和期望的机会。备孕前 3 个月及妊娠早期服用小剂量叶酸，预防胎儿神经管畸形。

（二）妊娠期

受孕时和整个妊娠期糖尿病病情得到良好控制并达到满意效果，对母婴的安全至关重要，因此，妊娠合并糖尿病孕妇的产前监护及治疗应由产科医师、内分泌医师、营养师等多学科成员密切配合共同完成。

1. 加强妊娠期母儿监护

（1）孕妇监护：①妊娠前患有糖尿病者，妊娠早期需每周产前检查 1 次至第 10 周，之后每 2 周产前检查 1 次，妊娠 32 周后每周产前检查 1 次。妊娠合并糖尿病的孕妇产前检查次数应根据病情严重程度决定。②对孕妇进行糖尿病的相关检查，包括定期血糖测定，必要时进行血酮体、尿酮体等测定，每 1～2 个月测定肾功能及糖化血红蛋白含量，同时进行眼底检查，判断孕妇的安危，降低并发症的发生。血糖监测包括自我血糖监测、连续动态血糖监测和糖化血红蛋白监测。

（2）胎儿监测：①指导孕妇自数胎动，如有异常及时就诊。②加强胎盘功能测定：连续动态测定孕妇尿液雌三醇及血液中胎盘催乳素值，及时判定胎盘功能。③无应激试验（NST）：自妊娠 32 周起，每周行 1 次 NST，36 周后每周 2 次，了解胎儿宫内储备能力。④定期 B 型超声检查：注意监测胎儿双顶径、腹围、羊水量的变化和胎盘成熟度。

2. 控制血糖，减少并发症　通过个体化的饮食方案综合控制血糖，将血糖维持在正常水平，减少酮症的发生。血糖控制的情况通常用血糖值和糖化血红蛋白作为监测指标。妊娠期血糖控制的目标：PGDM 患者妊娠早期血糖控制不要过于严格，以防发生低血糖，餐前、夜间及空腹血糖值控制在 3.3～5.6 mmol/L，餐后峰值血糖 5.6～7.1 mmol/L，糖化血红蛋白＜6.0%。GDM 患者血糖控制在餐前及餐后 2 小时血糖值分别为≤5.3 mmol/L 和 6.7 mmol/L，夜间血糖不低于 3.3 mmol/L。无低血糖风险者，妊娠期糖化血红蛋白宜≤6.0%；有低血糖倾向者，糖化血红蛋白控制目标适当放宽至 7.0%。

（1）饮食控制，指导能量摄入：饮食控制是糖尿病治疗的基础。部分 GDM 患者仅需控制饮食量和种类，即能维持血糖在正常范围内。但是妊娠期饮食要求与非妊娠期糖尿病的饮食控制不同，因为妊娠期胎儿生长发育所需要的能量完全由孕妇提供，所以糖尿病孕妇的饮食控制不能过分严格，即使是肥胖的孕妇，妊娠期也不能过分限制饮食，否则容易产生饥饿性酮症。

应根据体重计算每日需要的热量，指导患者少量多餐，每日可分 5~6 餐。由于清晨体内产生的胰岛素拮抗激素浓度较高，糖尿病孕妇早餐后血糖难以控制，所以早餐量不宜过多，占全天的 10% 即可。午餐和晚餐占全天总热量的 30%，其他 30% 分别在上、下午及睡前加餐。每日总能量分配以糖类占 50%~60%，糖类应多选择血糖生成指数较低的粗粮，如荞麦面、玉米面等。蛋白质占总能量的 15%~20%，其中动物性蛋白至少占 1/3，主要选择鱼、肉、蛋、牛奶、豆类制品等食物。脂肪占总能量的 25%~30%，以不饱和脂肪酸为主。烹调油最好选用植物油；增加含铬丰富食物的摄入，如猕猴桃、苦瓜、洋葱、柚子、南瓜等。适当限制钠盐的摄入，同时增加含钙、叶酸、铁及维生素等微量元素食物的摄入。必要时请营养师给予协助制订营养配餐。建议孕妇每日能量的摄入依据妊娠前不同的体重以及妊娠期体重的增长速度来制订（表 7-1）。

表 7-1 根据妊娠前体重指数推荐的孕妇每日能量摄入量及妊娠期体重增长标准

妊娠前体重指数（kg/m²）	能量系数（kcal/kg·d）	平均能量（kcal/d）	妊娠期体重增长值（kg）	妊娠中、晚期每周体重增长值（kg）	
				均数	范围
<18.5	35~40	2000~2300	12.5~18.0	0.51	0.44~0.58
18.5~24.9	30~35	1800~2100	11.5~16.0	0.42	0.35~0.50
≥25.0	25~30	1500~1800	7.0~11.5	0.28	0.23~0.33

（2）适当运动，加强体重管理：指导孕妇适当运动，可降低血糖，提高胰岛素的敏感性，避免体重增长过快，利于糖尿病病情的控制。一般进食 30 分钟后进行运动，运动时间 30~40 分钟为宜。运动方式根据患者的具体情况选择，以有氧运动最好，如瑜伽、散步、太极拳等方式。运动量不宜过大，避免剧烈运动，运动强度以孕妇自己能够耐受为原则。运动时需要随时注意自身的症状，防止运动过程中发生低血糖表现，一旦出现不适症状须立即停止运动。先兆流产或者合并其他严重并发症者不宜采取运动疗法。通过饮食和适度运动，并根据产前 BMI 增长情况，使整个妊娠期体重增加控制在适当范围。

（3）合理用药，降低并发症发生：对通过饮食治疗不能控制的妊娠期糖尿病患者，为避免低血糖或酮症酸中毒的发生，需以胰岛素作为首选的治疗药物。胰岛素的用量应由内分泌科和产科医生共同调整，以皮下注射为主。分娩、手术或发生酮症酸中毒时，可改用静脉滴注。胰岛素用量个体差异大，一般从小剂量开始，并根据病情、妊娠期进展及血糖值加以调整，力求控制血糖于正常水平。目前普遍应用的一种方法是长效胰岛素和超短效或短效胰岛素联合使用，即三餐前注射超短效或短效胰岛素，睡前注射长效胰岛素。

3. 心理护理　采用多种方式提供交流的机会，向孕妇及家属介绍妊娠合并糖尿病的相关知识、血糖控制的重要性和药物治疗的必要性。同时给予积极的心理疏导，鼓励其说出所面临的问题及心理状态，帮助其用积极乐观的心态面对压力，促进身心健康。

4. 健康教育　目的是教会患者及其家属有关糖尿病的知识、技能，使其能主动参与和配合治疗。通过建立联系方式、收看健康教育短片、床旁宣教等多种方式，讲解妊娠期糖尿病的相关知识。指导孕妇正确使用胰岛素的方法，并配合合理的饮食及适度的运动。制订血糖控制的目标，提高血糖自我监测的能力。教会孕妇掌握低血糖的症状及紧急处理措施，告知其外出可携带糖果，避免不良后果的发生。

（三）分娩期

1. 适时终止妊娠　对于未使用胰岛素治疗而血糖控制达标的 GDM 孕妇，若无母儿并发症，可在严密监测下等到预产期；到预产期仍未临产者，考虑引产终止妊娠。PGDM 及应用胰岛素治疗的 GDM 孕妇，若为血糖控制良好且无母儿并发症者，在严密监测下，于妊娠 39 周后终止妊娠。血糖控制不满意或出现母儿并发症者，应立即收入院严密观察，并根据病情决定终止妊娠的时间。

2. 分娩方式的选择

（1）剖宫产：妊娠合并糖尿病本身不是剖宫产指征，但出现病情控制不良，或发生母儿并发症者应适当放宽剖宫产指征。若出现糖尿病伴微血管病变及其他产科指征，如胎位异常、胎盘功能不良等，或病情严重须终止妊娠时，常选择剖宫产。

（2）阴道分娩：若胎儿发育正常，宫颈条件好，可经阴道试产。

1）产程中应注意密切观察胎心、宫缩的变化和产程进展情况，避免产程延长，以免增加酮症酸中毒、胎儿缺氧和感染的风险。

2）临产后疼痛及产妇情绪紧张可致血糖升高，而产程中体力消耗大、进食少易发生低血糖，因此产时严格控制血糖水平尤为重要。由于血糖波动较大，胰岛素用量不易掌握，在产程中应严密监测血糖、尿糖和尿酮体，每 1～2 小时监测血糖 1 次，并依据血糖水平维持小剂量胰岛素静脉滴注，注意血糖控制不可过低，以防发生低血糖。

3）鼓励产妇采取自由、舒适的体位，可取左侧卧位，改善胎盘血液供应。

4）让糖尿病孕妇在分娩过程中保持身心舒适，给予心理支持以缓解紧张、焦虑的情绪。

3. 新生儿护理

（1）新生儿出生后留取脐带血或采集足跟血进行血糖监测。

（2）无论出生体重大小均按高危儿处理，仔细进行新生儿体检，并注意保暖。

（3）密切观察新生儿低血糖的表现，必要时口服或静脉滴注葡萄糖液防止发生低血糖。产后 2 小时内每半小时监测血糖 1 次，12 小时内每 2～4 小时监测血糖 1 次。

（4）密切观察新生儿有无低血钙、高胆红素血症及新生儿呼吸窘迫综合征等其他并发症的发生。

（5）接受胰岛素治疗的糖尿病产妇，哺乳不会对新生儿造成不良影响。如无禁忌证，应鼓励其母乳喂养。

（四）产褥期

1. 及时调整胰岛素用量　产后随着胎盘娩出，抗胰岛素的激素水平迅速下降，胰岛素需要量明显减少。若不能及时调整胰岛素的用量，可能会出现低血糖，严重者甚至出现低血糖昏迷或酮症酸中毒，应注意严密观察。大部分 GDM 患者在分娩后即不再需要使用胰岛素，仅有少数患者仍需继续胰岛素治疗。胰岛素用量应减至分娩前的 1/2～1/3，并根据产妇空腹血糖值及时调整胰岛素用量。

2. 预防产褥感染　糖尿病患者抵抗力下降，易合并感染，产后应注意加强腹部伤口和会阴部的护理，及早识别感染征象，并遵医嘱使用抗生素以预防感染。

3. 建立良好的亲子关系　鼓励糖尿病产妇实施母乳喂养，做到早吸吮、早接触和按需哺乳。及时提供有关新生儿的信息，为母亲创造更多的亲子互动机会，促进家庭的和谐。

4. 出院指导　向患者说明目前的健康状况，讲解治疗方案的必要性和血糖控制稳定的重要性，使患者主动参与并配合治疗。定期产科和内分泌科复查，对妊娠期糖尿病患者产后6~12周进行随访，指导其健康的生活方式、合理的饮食及适度的运动。教会患者自我监测血糖、胰岛素应用及注射方法，告知患者用药期间如出现头晕、饥饿、手抖等低血糖症状时的应对措施。指导患者注意产后个人卫生，保持伤口清洁、干燥。指导患者采取有效的避孕措施。若产后血糖恢复正常，也应每3年复查OGTT 1次，以便及早发现患者发展为2型糖尿病。

第三节　妊娠合并贫血

【概述】

贫血是妊娠期常见的合并症，妊娠期贫血的诊断标准与非妊娠妇女不同。妊娠期孕妇外周血血红蛋白<110 g/L及血细胞比容<0.33即可诊断为妊娠期贫血。妊娠期可发生各种类型贫血，其中以缺铁性贫血最常见，约占95%。妊娠期贫血的分类，可根据血红蛋白水平分为轻度贫血（100~109 g/L）、中度贫血（70~99 g/L）、重度贫血（40~69 g/L）和极重度贫血（<40 g/L）。本节主要介绍妊娠合并缺铁性贫血。

【护理评估】

（一）生理评估

1. 病因　妊娠期铁的需要量增加、孕妇体内铁的储备缺乏、食物中铁的摄入不足以及妊娠前后的疾病均可导致缺铁性贫血的发生，其中妊娠期铁的需要量增加是孕妇缺铁的主要原因。妊娠期孕妇血容量增加需铁650~750 mg，胎儿生长发育需铁250~350 mg，故妊娠期需铁总量约1000 mg，每日需铁至少4 mg。食物中铁的含量较低，每日饮食中含铁10~15 mg，正常成人铁的吸收利用率约为10%，即吸收1~1.5 mg；妊娠中晚期，机体对铁的最大吸收率虽可增至40%，但仍不能满足母儿需求，如不及时补充铁剂，容易耗尽体内的储存铁造成铁缺乏，导致缺铁性贫血。

2. 对母儿的影响

（1）对母体的影响：妊娠可以使原有的贫血症状加重，而贫血亦可增加孕妇妊娠和分娩的风险。轻度贫血对孕妇的影响不大。重度贫血时易导致贫血性心脏病、妊娠期高血压疾病性心脏病；机体抵抗力降低容易发生产褥感染；对失血的耐受性差，易发生产后出血、失血性休克等并发症。

（2）对胎儿的影响：妊娠期母体骨髓与胎儿组织是铁的主要受体组织，两者在竞争摄取母体血清铁的过程中，胎儿组织占优势。而且铁通过胎盘的转运是单向性运输，不能由胎儿向孕妇方向逆转运，因此胎儿缺铁程度不会太严重。若孕妇患重度贫血时，则会因胎盘供氧和营养不足导致胎儿生长受限、胎儿窘迫、早产、死胎或死产等。

3. 临床表现

（1）症状：轻度贫血者多无明显症状。重者可表现为头晕、头痛、乏力、易倦、心悸、食欲缺乏、气促、腹胀、腹泻等症状。

（2）体征：轻度贫血者只有皮肤、口唇黏膜和睑结膜稍苍白。重者皮肤黏膜苍白、毛发干燥、脱发、指（趾）甲脆薄无光泽，并可伴发口腔炎、舌炎等，部分孕妇出现指甲呈勺状（反甲）或脾轻度肿大。

4. 辅助检查

（1）外周血象：外周血涂片为小红细胞低色素贫血。血红蛋白<110 g/L，血细胞比容<0.33，红细胞<3.5×10^{12}/L，红细胞平均体积<80 fl，红细胞平均血红蛋白浓度<320 g/L，白细胞计数及血小板计数均在正常范围。

（2）血清铁测定：能灵敏地反映缺铁的状况，正常成年妇女血清铁 7~27 μmol/L。若孕妇血清铁<6.5 μmol/L，可诊断为缺铁性贫血。

（3）铁代谢检查：血清铁蛋白是评估铁缺乏最有效和最容易获得的指标。根据孕妇体内储存铁的水平，分为3期。①铁减少期：血清铁蛋白<20 μg/L，转铁蛋白饱和度及血红蛋白正常；②缺铁性红细胞生成期：血清铁蛋白<20 μg/L，转铁蛋白饱和度<15%，血红蛋白正常；③缺铁性贫血期：血清铁蛋白<20 μg/L，转铁蛋白饱和度<15%，血红蛋白<110 g/L。

（4）骨髓象：为红细胞系统呈轻度或中度增生活跃，尤以中、晚幼红细胞增生为主，骨髓铁染色可见细胞内、外铁均减少。

5. 处理原则　补充铁剂，纠正导致缺铁性贫血的原因。一般性治疗包括增加营养及进食富含铁剂的饮食，对胃肠功能紊乱和消化不良者给予对症治疗等。

（二）心理社会评估

评估孕妇及家人对缺铁性贫血相关知识的知晓程度；了解孕妇有无因贫血产生的紧张、焦虑情绪；评估孕妇有无因长期疲倦引起的心理异常；评估其家庭、社会支持系统的情况等。

【常见的护理诊断/问题】

1. 有受伤的危险　与贫血引起的头晕、视物模糊等症状有关。
2. 有感染的危险　与贫血导致机体免疫力低下有关。
3. 活动无耐力　与贫血引起的乏力有关。
4. 知识缺乏：缺乏缺铁性贫血的相关知识。

【护理措施】

（一）预防

妊娠前积极治疗慢性失血性疾病，如月经过多等；改变不良饮食习惯，调整饮食结构，适当增加营养，鼓励进食富含铁的食物，必要时补充铁剂，增加铁的储备。

（二）妊娠期

1. 一般护理

（1）饮食护理：指导孕妇重视从饮食中摄取所需的铁，加强营养，鼓励孕妇进食富含铁的食物，如黑木耳、动物肝、瘦肉、蛋类食品等，此类食品不但含铁丰富，而且容易被吸收。同时增加富含维生素C的蔬菜、水果的摄入，如橘子、橙子、猕猴桃等，以促进铁的吸收和利用。教育孕妇饮食品种多样化，纠正偏食、挑食等不良的饮食习惯。

（2）注意休息，适度运动：根据贫血的程度适当减轻工作及活动量。轻度贫血患者可下床活动；重度贫血患者需卧床休息，注意安全，避免因头晕、乏力而发生意外。

2. 缓解症状的护理

（1）正确补充铁剂：铁剂的补充以口服给药为主。血红蛋白>70 g/L者可口服给药，常用的口服铁剂包括硫酸亚铁、琥珀酸亚铁、多糖铁复合物等，同时服用维生素C促进铁的吸收。铁剂对胃黏膜有刺激性，常见有恶心、呕吐、胃部不适等副作用，因此应饭后或餐中服用。服用铁剂后排便呈黑色，是由于铁与肠内硫化氢作用而形成，属正常现象，应做好解释。如需使用抗酸药治疗应与铁剂交错时间服用。对于中重度缺铁性贫血、严重胃肠道反应不能口服铁剂、依从性不确定或口服铁剂无效者，用注射法补充铁剂。由于铁制剂刺激性较强，注射时应采用深部肌内注射，常用的制剂有右旋糖酐铁或蔗糖铁。

（2）加强母儿监护：常规检测血细胞分析，尤其是妊娠晚期，以便早期发现、早期治疗。积极预防妊娠期并发症，密切监测胎儿生长发育情况。

（三）分娩期

1. 输血 血红蛋白<70 g/L者建议输血。血红蛋白在70~100 g/L者，根据患者手术与否及心功能等因素，决定是否需要输血。对于接近预产期或短期内行剖宫产术者，给予少量、多次输注红细胞悬液或全血。输血时严格控制速度和输注总量，以免加重心脏负担，诱发急性左心衰竭。

2. 严密观察产程 加强母婴监护，给予低流量吸氧。严密监护产程进展情况，防止产程过长，可使用阴道助产缩短第二产程。新生儿娩出后无禁忌证时延迟断脐。

3. 积极预防产后出血 重度贫血者临产后应配血备用。胎儿前肩娩出后，遵医嘱肌内注射或静脉注射缩宫素10~20 U。如无禁忌证，胎盘娩出后可使用前列腺素类制剂，同时持续静脉滴注缩宫素20 U至少2小时，以预防产后出血。出血多时应及时输血。

4. 预防感染 产程中严格无菌操作，产时及产后给予广谱抗生素预防感染。加强孕妇口腔护理，有溃疡者遵医嘱局部用药。

5. 心理护理 加强沟通，向孕妇及家属讲解妊娠合并缺铁性贫血的相关知识，增加其安全感和自信心。并及时向孕妇及家属通报病情，减轻其紧张、焦虑的情绪，取得其积极配合。

（四）产褥期

1. 保证足够的休息，鼓励适量活动，减少产后发生血栓的风险。

2. 指导患者积极治疗原发病，纠正挑食、偏食等不良饮食习惯，合理饮食。

3. 应用广谱抗生素预防感染 腹部有伤口者，应注意保持伤口敷料干燥，伤口换药时严格无菌操作。每日用1:5000高锰酸钾溶液或聚维酮碘溶液清洗外阴，保持会阴部清洁；注意个人卫生，勤换卫生垫及衣裤。

4. 密切观察子宫收缩及阴道流血情况，必要时遵医嘱给予缩宫素促进子宫收缩，预防产后出血。

5. **指导母乳喂养** 轻度贫血者可母乳喂养。对因重度贫血不宜母乳喂养者，详细讲解其原因，并教会产妇及家属人工喂养的常识及方法。产妇回奶可采取口服生麦芽冲剂或芒硝外敷乳房等方法。

6. 加强新生儿监护，注意保暖，降低围生儿的死亡率。

7. **出院指导** 产后6周内禁止性生活。向继续接受药物治疗的患者讲明药物名称、用药目的、剂量、方法、可能出现的副作用及应对措施。告知患者产后42天返院复查，并了解复查的内容、具体时间、地点。产褥期间若出现不适或异常症状，须及时到医院就诊。提供良好的家庭支持，增加营养，避免劳累，加强亲子互动，指导正确的避孕措施。

第四节　妊娠合并病毒性肝炎

【概述】

病毒性肝炎是由多种肝炎病毒引起的以肝病变为主的传染性疾病。致病病毒分为甲型肝炎病毒（HAV）、乙型肝炎病毒（HBV）、丙型肝炎病毒（HCV）、丁型肝炎病毒（HDV）和戊型肝炎病毒（HEV）5种，其中以乙型肝炎病毒最为常见。近年来，又发现有庚型肝炎病毒和输血传播肝炎病毒，但是这两种病毒的致病性尚不明确。妊娠合并病毒性肝炎的总体发病率为0.8%~17.8%，由于妊娠妇女特殊的生理变化，可使病情加重，严重威胁着孕产妇的生命安全，是我国孕产妇死亡的主要原因之一。

【护理评估】

（一）生理评估

1. 病毒性肝炎与妊娠、分娩的相互影响

（1）妊娠、分娩对病毒性肝炎的影响：妊娠本身不增加对肝炎的易感性，但妊娠期的生理变化可使肝负担加重或使原有肝炎的病情加重、复杂化，甚至发展为重症肝炎。

①妊娠早期由于食欲缺乏等早孕反应，使母体摄入减少，体内营养物质相对不足，蛋白质缺乏，使肝抗病能力降低。②妊娠期机体基础代谢率增高，各种营养物质需要量增加，营养消耗增多，肝内糖原储备降低，使肝负担加重。③妊娠期体内雌激素水平增高，大量的雌激素需在肝内灭活，妨碍肝对脂肪的转运和胆汁的排泄，导致血脂升高。④胎儿代谢产物需在母体肝代谢解毒，从而加重肝负担。⑤妊娠期并发症、分娩期体力消耗、缺氧、出血、手术及麻醉等均可加重肝负担。

（2）病毒性肝炎对妊娠、分娩的影响

1）对孕妇的影响

妊娠期并发症及合并症增加：①妊娠早期合并急性病毒性肝炎，可使早孕反应加重；②妊娠晚期合并急性病毒性肝炎，可能因肝对醛固酮灭活能力下降，使先兆子痫发病率增加；③分娩时肝功能受损致凝血因子合成减少，导致凝血因子降低，容易发生产后出血；④若为重型肝炎，常并发弥散性血管内凝血（DIC），出现全身出血倾向，直接威胁母儿生命安全。

孕产妇死亡率高：妊娠晚期合并病毒性肝炎更容易进展为重型肝炎，以乙型肝炎和戊型肝炎多见。妊娠合并重型肝炎病死率可高达60%。

2)对胎儿及新生儿的影响:①患病率及死亡率增高。肝炎病毒可通过胎盘进入胎儿体内,妊娠合并病毒性肝炎的孕妇流产、早产、死胎、死产发生率增加,新生儿死亡率明显增加,胎儿畸形发生率约增加2倍。肝功能异常时,围生儿死亡率高达4.6%。②慢性病毒携带状态。妊娠期肝炎病毒可通过胎盘屏障垂直传播(母婴传播)感染胎儿,以乙型肝炎病毒最为常见。围生期感染的婴儿,由于其免疫功能尚未完全发育,部分将转为慢性病毒携带状态,以后易发展为肝硬化或原发性肝癌。

2. 病毒性肝炎的传播方式

(1)甲型肝炎病毒:主要经粪-口途径传播,一般不通过胎盘传播给胎儿,垂直传播的可能性极小。但分娩过程中接触母体血液、吸入羊水或受胎粪污染可使新生儿感染。

(2)乙型肝炎病毒:孕妇患有乙型肝炎极易使新生儿或婴幼儿成为慢性乙型肝炎病毒携带者。传播途径为:①垂直传播。HBV通过胎盘进入胎儿体内,引起宫内感染。②产时传播。分娩时(包括剖宫产术中),胎儿或新生儿暴露于羊水、母体的血液等其他体液中病毒可进入新生儿体内,导致新生儿感染。若产妇为乙型肝炎e抗原阳性,且是高病毒载量者,而新生儿没有进行免疫预防,则垂直传播的风险高达90%。③产后传播。产后新生儿接触母体的唾液、汗液造成感染,母乳喂养时可通过乳汁传播。

(3)丙型肝炎病毒:存在母婴间传播,孕妇感染后易导致慢性肝炎,最终发展为肝硬化和肝癌。国外报道HCV垂直传播的发生率为4%~7%。在母体血清中有较高浓度的HCV-RNA时,才会发生垂直传播。妊娠晚期感染丙型病毒性肝炎者,垂直传播发生率增加,但仍有20%~30%发生宫内感染的新生儿在出生后1年内可自然转阴。

(4)丁型肝炎病毒:是一种缺陷的嗜肝RNA病毒,需依赖乙型肝炎病毒的存在才能复制,传播途径与HBV相同。

(5)戊型肝炎病毒:为RNA病毒,传播途径及临床表现与甲型肝炎病毒类似,孕妇一旦感染HEV,病情严重,死亡率高。

(6)庚型肝炎病毒和己型(输血传播)肝炎病毒:慢性乙型、丙型肝炎患者易发生庚型肝炎病毒传播。己型肝炎病毒主要是经血传播。

3. 临床表现

(1)潜伏期:甲型肝炎的潜伏期2~7周,乙型肝炎的潜伏期6~20个月,丙型肝炎的潜伏期2~26周,丁型肝炎的潜伏期4~20周,戊型肝炎的潜伏期2~8周。

(2)症状和体征:孕妇出现不能用早孕反应或其他原因解释的消化系统症状,如乏力、食欲缺乏、恶心、厌油腻、呕吐、腹胀、肝区疼痛等;部分患者表现为皮肤巩膜黄染、尿色深黄,可触及肝肿大,并有肝区叩击痛;妊娠晚期受增大子宫影响,肝极少被触及,如能触及应考虑异常;重症肝炎患者可出现急性肾衰竭及不同程度的肝性脑病症状,如嗜睡、烦躁、神志不清,甚至昏迷。

4. 辅助检查 包括肝功能检查和病原学检查。

(1)肝功能检查:主要是谷丙转氨酶(ALT)和谷草转氨酶(AST)上升,其中ALT是反映肝细胞损伤程度最常用的敏感指标。1%肝细胞发生坏死时,血清ALT水平可升高1倍。胆红素持续上升而转氨酶下降,称为"胆酶分离",提示重型肝炎的肝细胞坏死严重,预后不良。凝血酶原时间百分活度正常值为 80%~100%，<40% 是诊断重型肝炎的重要标志之一。

（2）血清病原学检测

甲型病毒性肝炎：ALT、AST 增高，急性期患者血清中抗 HAV-IgM 阳性具有诊断意义。

乙型病毒性肝炎：检测血清中 HBV 标志物，各标志物的临床意义见表 7-2。

表 7-2　乙型肝炎血清学标志物及意义

项目	临床意义
HBsAg	HBV 感染的特异性标志，与传染性强弱有关，预测抗病毒治疗效果。见于乙型肝炎患者或无症状携带者
HBsAb	是保护性抗体，提示曾感染 HBV 或已接种疫苗，机体产生免疫力，也是评价接种疫苗效果的指标之一
HBeAg	血清中有 HBV 活动性复制，具有传染性，其滴度反映传染性强弱
HBeAb	血清中复制趋于停止，传染性减低
HBeAb-IgM	HBV 复制阶段，出现于肝炎早期
HBeAb-IgG	主要见于肝炎恢复期或慢性感染

丙型病毒性肝炎：血清中检测出单项 HCV 抗体多为既往感染，不可作为抗病毒治疗的证据。

丁型病毒性肝炎：急性期 HDV-IgM 出现阳性。慢性感染者 HDV-IgM 呈持续阳性。

戊型病毒性肝炎：由于 HEV 抗原检测困难，抗体出现较晚，疾病急性期有时难以诊断，因此需反复检测。

（3）影像学检查：主要是 B 型超声检查，必要时行磁共振成像检查，主要观察肝、脾大小，有无肝硬化、腹水、肝脂肪变性等。

（4）凝血功能及胎盘功能检查：检测凝血酶原时间、纤维蛋白原、胎盘催乳素及孕妇血雌三醇或尿雌三醇等。

5. 处理原则

（1）原则上急性期肝炎患者不宜妊娠。

（2）妊娠期：妊娠合并轻型肝炎与非妊娠期肝炎患者相同，治疗原则主要是护肝、对症、支持疗法。妊娠期重症肝炎患者，应保护肝功能，预防并治疗肝性脑病，预防 DIC 及肾衰竭。治疗期间应严密监测肝功能、凝血功能等指标。

（3）分娩期：准备好新鲜血液，宫口开全后可行阴道助产，缩短第二产程。胎肩娩出后使用缩宫素，预防产后出血。注意新生儿隔离和特殊处理。

（4）产褥期：注意休息和保肝治疗，选用对肝损害小的广谱抗生素控制感染，以防止肝炎病情恶化。

（二）心理社会评估

评估孕妇及家属对病毒性肝炎相关知识的认知程度，评估家庭、社会支持系统的情况。由于担心胎儿会被感染，孕妇可能产生焦虑、自卑等心理反应，需重点评估。

【常见的护理诊断/问题】

1. 营养失调：低于机体需要量　与肝炎致厌食、恶心、呕吐，营养摄入不足等有关。
2. 知识缺乏：缺乏有关病毒性肝炎感染途径、传播方式、自我保健及隔离等知识。
3. 预感性悲哀　与肝炎病毒感染造成的不良结局有关。
4. 潜在并发症：肝性脑病、产后出血。

【护理措施】

（一）预防

病毒性肝炎预防的方法因病毒类型而异，总的原则是重视高危人群，完善婴幼儿乙型肝炎疫苗接种，开展以切断传播途径为重点的综合性预防措施。加强围生期保健，重视妊娠期监护，加强营养，摄取高蛋白、高糖类和高维生素食物，注意个人卫生及饮食卫生。夫妇一方为肝炎患者需使用避孕套避孕，以预防病毒性肝炎的交叉感染。如已感染 HBV 的育龄妇女在妊娠前应行肝功能、血清 HBV-DNA 检测以及肝 B 型超声检查，其最佳的受孕时机是肝功能正常、血清 HBV-DNA 低水平、肝超声无特殊改变。若有使用抗病毒治疗的指征，可采用干扰素或核苷类药物治疗，应用干扰素治疗的妇女，停药后 6 个月可考虑妊娠；口服核苷类药物需要长时间治疗者，最好选用替诺福韦或替比夫定，可以延续至妊娠期使用。患急性病毒性肝炎者待肝炎痊愈后半年，最好 2 年后在医师指导下妊娠。

（二）妊娠期

1. 妊娠合并轻型肝炎者护理内容与非妊娠期肝炎患者相同，需注意以下几个方面。

（1）保证休息，避免重体力劳动：每日保证充足睡眠和适当的午休。

（2）加强营养，增强抵抗力：多食用优质蛋白、高维生素、足量糖类、低脂肪食物，注意保持排便通畅。

（3）加强妊娠期监护，防止交叉感染：定期产前检查，并进行肝功能及肝炎病毒血清病原学标志物的检测。首次检测肝功能正常者，无肝炎症状时，每 1~2 个月复查 1 次。如谷丙转氨酶水平升高但不超过 80 U/L、无胆红素升高者，需休息，间隔 1~2 周复查。如 ALT 水平升高超过 80 U/L，或胆红素升高，须请感染科或肝病科医师会诊，必要时住院治疗，严重者终止妊娠。严格执行消毒制度，检查完毕所有用物使用 2000 mg/L 含氯消毒剂浸泡。

（4）减少 HBV 垂直传播：妊娠中、晚期 HBV-DNA 载量 $>2\times10^5$ IU/ml，在与患者充分沟通、患者知情同意的原则下，可于妊娠第 28 周开始抗病毒治疗，给予替诺福韦、替比夫定等。产后 1~3 个月停药，停药后可以母乳喂养。

（5）心理护理：向孕妇及其家属讲解肝炎对母婴的影响，以及消毒隔离的重要性，积极争取患者及家属的理解和配合。帮助消除孕妇的顾虑和自卑心理，提高其自我照顾的能力，建立良好的亲子关系。

2. 妊娠合并重症肝炎者

（1）保肝治疗：主要目的是防止肝细胞坏死，促进肝细胞再生，消退黄疸。遵医嘱使用各种保肝药物。可胰高血糖素 - 胰岛素 - 葡萄糖联合应用，胰高血糖素 1~2 mg、胰岛素 6~12 U 溶于 10% 葡萄糖液 500 ml 内静脉滴注，每日 1 次，2~3 周为一疗程。

（2）防治肝性脑病：严密观察患者有无性格改变、行为异常、扑翼样震颤等肝性脑病前驱症状。如有前驱症状，可遵医嘱用降氨药，改善脑功能。严格限制蛋白质的摄入量，每日应<0.5 g/kg，增加糖类的摄入，保持排便通畅。遵医嘱口服新霉素或甲硝唑抑制肠内细菌繁殖，减少游离氨及其他毒素的形成及吸收。严禁肥皂水灌肠，必要时可选用弱酸溶液灌肠，以改变肠道内酸碱度，抑制肠道内氨的吸收。

（3）注意观察患者的反应，及早发现有无脑水肿症状：在治疗过程中要限制补液量，静脉补液每日不宜超过1500 ml。有脑水肿者适当使用甘露醇治疗，并准确记录每日出入量。

（4）积极预防DIC及肝肾综合征：对重症肝炎患者应严密监测生命体征。如需使用肝素治疗时，应注意观察有无出血倾向。产前4小时至产后12小时内不宜应用肝素，以防发生产后出血。

（三）分娩期

（1）促进产妇身心舒适：为产妇及家人提供安全、舒适的隔离分娩环境，满足其生活需要。注意使用保护性语言，避免不良刺激，必要时可提供分娩镇痛。

（2）病情观察：密切观察产妇生命体征变化，有无口鼻、皮肤黏膜出血倾向，定期行凝血功能检查。

（3）预防产后出血：于分娩前数日肌注维生素K_1，每日20~40 mg，配新鲜血液制品备用，必要时补充凝血因子。胎肩娩出后遵医嘱使用缩宫素，预防产后出血。

（4）密切观察产程进展：正确处理产程，防止垂直传播，防止并发症发生。宫口开全给予阴道助产，缩短第二产程，减少产妇体力消耗。接生时特别注意防止软产道损伤及新生儿产伤、羊水吸入等，以减少垂直传播。

（5）预防感染并严格执行消毒隔离制度：防止产道损伤及胎盘残留，使用抗生素预防感染。凡接触过肝炎产妇的医疗器械、布类物品，以及产妇的排泄物、沾有血迹的用物均须用2000 mg/L的含氯消毒液浸泡，浸泡后按医疗废物处理条例进行处理。

（6）胎儿娩出后，抽取脐带血做肝功能检查及血清病原学检查。

（7）对于重症肝炎患者，经积极治疗，待病情稳定24小时后尽快终止妊娠，分娩方式以剖宫产为宜。

（四）产褥期

1. 预防产后出血及感染　严密观察子宫收缩及阴道流血情况，加强基础护理。遵医嘱继续使用对肝损害小的广谱抗生素预防和控制感染。加强会阴部及伤口护理，识别感染征象。

2. 新生儿免疫

（1）甲型肝炎：孕妇接触甲型肝炎病毒后，应于7日内肌注丙种球蛋白2~3 ml。新生儿于出生时及出生后1周各注射1次丙种球蛋白。

（2）乙型肝炎：HBsAg阳性产妇的新生儿，应在出生后12小时内，最好在出生数分钟内肌内注射乙型肝炎免疫球蛋白100 IU，同时在不同部位接种第1针重组酵母乙型肝炎疫苗10 μg。在出生后1个月和6个月时再分别接种第2和第3针乙型肝炎疫苗。联合应用乙型肝炎免疫球蛋白和乙肝疫苗可有效提高阻断垂直传播的效果。

（3）丙型肝炎：目前尚无特异的免疫方法，减少医源性感染是预防的重要环节。抗-HCV 抗体阳性母亲分娩的婴儿，在 1 岁前注射免疫球蛋白可起到保护作用。

3. 指导喂养　甲型肝炎急性期患者禁止哺乳。HBsAg 阳性产妇的新生儿，经过主动及被动免疫后，无论产妇 HBeAg 是阳性还是阴性，均可以开始母乳喂养，无需检测乳汁中 HBV-DNA 水平。因病情严重不宜哺乳者，教会人工喂养的方法。需回奶时禁止使用雌激素等增加肝负担的药物，可口服生麦芽冲剂或芒硝外敷乳房。

4. 心理护理　促进母亲角色的转换，建立良好的亲子关系，提高其对新生儿的照护能力。

5. 出院指导　积极宣教病毒性肝炎的传播方式、传播途径及危害，加强防范意识。指导产妇继续进行保肝治疗，遵医嘱合理用药。提供生活护理，使其获得足够的休息和营养，避免过度疲劳。注意指导正确的避孕措施，以免再度妊娠，影响身体健康。

第五节　妊娠合并甲状腺疾病

【概述】

甲状腺疾病是我国育龄妇女的常见病之一。妊娠合并甲状腺疾病包括妊娠合并甲状腺功能亢进症（简称甲亢）和妊娠合并甲状腺功能减退症（简称甲减）。甲状腺功能亢进症是甲状腺腺体本身产生甲状腺激素过多，导致体内甲状腺激素过高，引起机体的神经、循环、消化等系统兴奋性增高和代谢亢进的内分泌疾病。甲状腺功能减退症是由于甲状腺激素合成和分泌减少或组织作用减弱导致的全身代谢减低的内分泌疾病，可分为临床甲减和亚临床甲减。在临床中，妊娠合并甲状腺疾病以甲减较多见，尤其是亚临床甲减。本节内容主要介绍妊娠合并甲状腺功能减退症。

【护理评估】

（一）生理评估

1. 病因　妊娠期母体下丘脑-垂体甲状腺轴发生变化，甲状腺亦随之发生一系列变化。

（1）妊娠期，在雌激素作用下，肝合成甲状腺结合球蛋白水平增加，导致甲状腺素大量结合，使游离甲状腺素减少。

（2）人绒毛膜促性腺激素具有微弱的促甲状腺素作用，可反馈抑制其分泌，使垂体促甲状腺素分泌降低。

（3）妊娠期碘相对缺乏。妊娠期孕妇碘的需求量增加，肾小管对碘的重吸收降低，而妊娠中、晚期胎儿发育需要的碘增多。这些生理改变均可能导致孕妇在妊娠期发生甲状腺功能减退症。

2. 对母儿的影响

（1）对母体的影响：妊娠合并甲减患者流产、妊娠期高血压疾病、胎盘早剥、胎儿窘迫、产后出血、心力衰竭等产科并发症的发生率明显增加。

（2）对胎儿的影响：严重甲减的孕妇经过治疗，围生儿预后良好。若未及时治疗，妊娠合并甲减患者早产、胎儿畸形、胎儿生长受限、低出生体重儿、新生儿呼吸窘迫综合征、先天性缺陷与智力发育迟缓的发生率增加。

3. 临床表现　少数患者无明显的临床症状。部分患者可表现为怕冷、易疲劳、嗜睡、活动迟缓、记忆力和注意力减退、音调低哑、腹胀、便秘、言语缓慢、表情淡漠、毛发稀疏、皮肤干燥、体温低、下肢黏液性水肿等。严重者出现心脏扩大、心肌收缩力减弱、心动过缓、心包积液、腱反射减弱或消失等症状和体征。甲状腺呈弥漫性或结节性肿大。

4. 辅助检查

（1）血清促甲状腺素（TSH）检查：是评估甲状腺功能异常最敏感和最早期的指标，也是诊断甲减的重要指标。

（2）血清游离甲状腺素 FT_3、FT_4：是否低于正常下限。妊娠期临床甲减的诊断标准是血清 TSH 高于妊娠期参考值上限（或 TSH＞4.0 mIU/L），FT_4 低于妊娠期参考值下限，结合临床症状可诊断。妊娠期亚临床甲减的诊断标准是血清 TSH 高于妊娠期参考值上限（或 TSH＞4.0 mIU/L），血清 FT_4 在正常范围内；单纯低 T_4 血症；TSH 正常，仅 FT_4 降低。

5. 处理原则　治疗原则是将血清促甲状腺素和甲状腺激素水平恢复至正常范围，降低围生期母儿的不良结局。治疗药物主要是左旋甲状腺素，根据甲状腺功能调整用药的剂量，使血清促甲状腺素值分别控制在妊娠早期 0.1～2.5 mIU/L，妊娠中期 0.2～3.0 mIU/L，妊娠晚期 0.3～3.0 mIU/L。

（二）心理社会评估

评估患者及家属对疾病的认知程度和存在的相关问题，以及对医疗和护理方面的需求；评估孕妇的心理状态；评估孕妇家庭、社会支持系统的情况。

【常见的护理诊断/问题】

1. 活动无耐力　与甲状腺素不足导致心功能减退有关。
2. 便秘　与机体代谢率降低及体力活动减少引起肠蠕动减慢有关。
3. 焦虑　与担心疾病影响胎儿健康有关。
4. 知识缺乏：缺乏甲减相关知识。

【护理措施】

（一）妊娠期

1. 一般护理

（1）保证充分休息：采取有计划的适量活动，劳逸结合，以不疲劳为度，养成良好的生活习惯。

（2）饮食指导：食用加碘盐是有效的补碘方式。开始补充碘的最佳时间是妊娠前3个月，补碘以碘化钾为宜或含有相同剂量碘化钾的复合维生素。甲减患者不宜食生冷、冰的食物，以高蛋白、高维生素、高热量为主，可选用蛋类、乳类、各种肉类、鱼类。多吃水果、蔬菜和富含碘的产品，如海带、紫菜等食物，保持排便通畅。

2. 加强孕妇及胎儿监护　妊娠期间，甲状腺功能应在妊娠28周前每4周监测1次，妊娠28～32周至少监测1次，并依据患者的甲状腺功能来调整用药剂量。注意观察身体是否出现怕冷、乏力或心悸等现象，如有不适应及时就医。妊娠28周后每天定时自数胎动，妊娠32周后每周行胎心监护1次，以了解胎儿宫内状况。

3. 用药护理　护士指导患者正确服用药物，不可自行减量或停药，同时密切关注用药后的不良反应。

（二）分娩期

1. 甲减控制良好者，除产科因素外，鼓励其经阴道分娩。临产后给予精神安慰，采取各种减轻疼痛的方法，吸氧，同时注意补充能量。

2. 严密观察产程进展情况、胎心、宫缩及生命体征变化，及时发现异常，如子宫收缩乏力、胎儿窘迫等。

3. 积极预防产后出血，备好抢救用物及药物。宫口开全后指导产妇屏气用力，必要时手术助产缩短第二产程。胎肩娩出后使用缩宫素防止产后出血。

4. 新生儿出生后检查甲状腺功能。当母亲出现甲减时，可导致胎儿甲减，影响胎儿的生长发育。大多数甲减患儿症状相对较轻，T_4和TSH的测定是目前筛查新生儿先天性甲状腺功能减退的主要方法。

（三）产褥期

1. 饮食指导　产后给予高蛋白、高维生素、低钠、低脂肪饮食。严密观察生命体征变化、宫缩以及恶露情况，积极预防产褥感染。

2. 用药指导　分娩后左旋甲状腺素应减至妊娠前剂量，于产后6周到医院复查，进行甲状腺功能水平的检测。

3. 母乳喂养　控制甲减的药物，如左甲状腺素钠可以通过乳腺到达乳汁，但乳汁中含量较少，故产后哺乳是安全的。

4. 新生儿疾病筛查　新生儿先天性甲状腺功能减退症（CH）是我国新生儿代谢性疾病必查项目之一。CH的筛查应当在新生儿出生72小时后~20天进行。采血应在充分哺乳后进行，采集新生儿足跟血检测TSH，参考值为≤10μIU/ml。

（四）心理护理

做好患者的心理调适，减轻其紧张、焦虑的情绪。指导产妇掌握甲减与母乳喂养的相关知识，取得患者及家属的积极配合，增进亲子关系的建立。

（五）出院指导

告知患者多食瘦肉、蛋类、蔬菜水果及海产品，饮食以少盐、少油为宜。日常生活中做好个人卫生，注意保暖，避免受凉。指导患者正确的用药方法，不可随意停药或改变用药剂量，定期复诊。若出现异常表现，需及时就医。新生儿的甲减治疗一般要维持2~3年。

（冀　静）

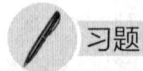习题

（一）简答题

1. 简述妊娠合并心脏病患者定期产前检查的方法。

单项选择在线答题

2. 简述妊娠期糖尿病对胎儿的影响。

3. 简述妊娠合并缺铁性贫血患者的饮食指导。

4. 简述妊娠合并病毒性肝炎产妇母乳喂养的指导。

5. 简述妊娠合并甲减患者的出院指导。

(二) 论述题

某女，26岁，平素月经规律，G_2P_0，现妊娠38周。因"3天前出现腹胀、恶心、乏力伴上腹部不适"入院。追问病史，既往曾患有乙型肝炎。查体：体温36.9 ℃，脉搏96次/分，呼吸20次/分，血压118/75 mmHg，巩膜轻度黄染。产科检查：胎心好，无宫缩，胎先露部为胎头。实验室检查：HBsAg阳性，HBeAg阳性，抗-HBc阳性，以"妊娠合并乙型肝炎"收入院。

根据以上资料，请回答：

（1）该类疾病对于孕妇的影响。

（2）该类患者分娩期的护理措施。

第八章数字资源

第八章 异常分娩患者的护理

决定分娩的因素包括产力、产道、胎儿及心理社会因素。这些因素相互影响，其中任何一个或一个以上的因素发生异常或四个因素之间相互不能协调、不适应，均可使分娩进程受阻，称为异常分娩或难产。异常分娩的诊断需要综合分析产力、产道、胎儿及心理社会因素，如产道异常可引起宫缩乏力和胎位异常，而宫缩乏力亦可引起胎位异常。部分因素如宫缩乏力及胎位异常是可以纠正而转为正常分娩的。因此，护理人员应学会早期识别，及时做出正确判断和恰当处理，以保证分娩顺利和母儿安全。

异常分娩的临床表现包括母体方面、胎儿方面及产程的异常。

1. 母体方面　产妇可表现为产程延长、烦躁不安、乏力、进食少，严重者可出现脱水、代谢性酸中毒及电解质紊乱、肠胀气或尿潴留。产科可出现子宫收缩力的异常；宫颈水肿或宫颈扩张缓慢、停滞；胎先露下降延缓或停滞，严重时可出现病理性缩复环、子宫下段压痛、先兆子宫破裂，甚至子宫破裂。

2. 胎儿方面　表现为胎头未衔接或延迟衔接、胎位异常、胎头水肿或血肿、胎儿颅骨缝过度重叠等，严重者可出现胎儿窘迫。

3. 产程的异常

（1）潜伏期延长：初产妇>20 h、经产妇>14 h 称为潜伏期延长。

（2）活跃期延长或停滞：活跃期宫颈口扩张速度<0.5 cm/h 称为活跃期延长。当破膜且宫口扩张≥5 cm 后，若宫缩正常、宫口停止扩张≥4 h，或若宫缩欠佳、宫口停止扩张≥6 h 称为活跃期停滞。

（3）第二产程异常：第二产程初产妇>3 h、经产妇>2 h（硬膜外阻滞者初产妇>4 h、经产妇>3 h），产程无进展（胎头下降、旋转无改变），称为第二产程延长。第二产程胎头下降速度初产妇<1 cm/h，经产妇<2 cm/h，称为胎头下降延缓。第二产程胎头停止在原位不下降>1 h，称为胎头下降停滞。

第一节　产力异常

◎ 案例 8-1

某女，30 岁，G_1P_0，妊娠 40 周。因"规律宫缩 5 h"入院。入院后查体：宫口开 4 cm，宫缩间歇 5～6 分/次，持续 30 秒。胎心音 140 次/分。胎膜未破。胎方位 LOA，胎先露S+2。2h后检查，宫口开6cm。4h后再次检查，宫口仍6cm，宫缩间歇7～8分/次，持续20～30秒，强度弱，胎心音145次/分。产妇感疲倦，精神较差。

根据以上资料，请回答：

1. 该产妇当前最可能的临床诊断。
2. 该类产妇应提供的护理措施。

【概述】

产力异常包括各种收缩力（子宫、腹肌及膈肌、肛提肌收缩力）异常，其中以子宫收缩力异常为主，本节重点介绍子宫收缩力异常。正常子宫收缩力贯穿于分娩全过程，具有节律性、对称性、极性和缩复作用等特点，任何原因导致这些特点的变化，均称为子宫收缩力异常，包括子宫收缩乏力及子宫收缩过强，各自又分为协调性和不协调性（图8-1）。

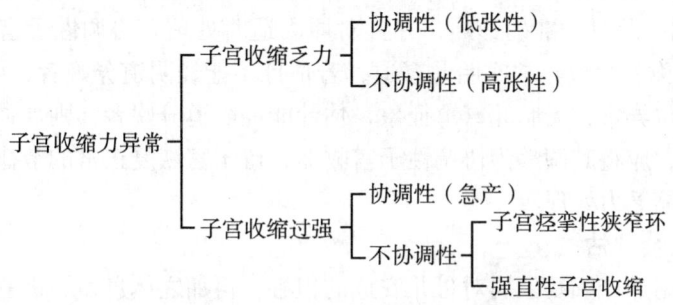

图8-1 子宫收缩力异常的分类

一、子宫收缩乏力

【护理评估】

（一）生理评估

1. 病因　产程中的产力具有可变性和不可预见性。子宫收缩乏力可发生于产程的任何阶段，与其他分娩要素相互影响、相互作用。主要原因包括如下几方面。

（1）全身因素：包括高龄、精神因素、内分泌失调、营养不足、疲劳、临产后应用大量镇静剂等。

（2）局部因素：头盆不称是导致继发性宫缩乏力的最常见原因。当骨盆异常或胎位异常时，胎先露不能紧贴子宫下段及宫颈内口，因而不能有效刺激子宫阴道神经丛引起有力的反射性子宫收缩。此外，子宫壁过度膨胀（如多胎妊娠、巨大胎儿、羊水过多）、子宫畸形、子宫肌瘤、子宫腺肌病、膀胱过度充盈等也可导致子宫收缩乏力。

2. 临床表现

（1）协调性子宫收缩乏力：又称为低张性子宫收缩乏力。临床上较多见，表现为子宫收缩具有正常的节律性、对称性和极性，但收缩力弱，宫内压力低于180 Montevideo单位、间歇期较长、持续时间短、宫缩<2次/10分。在宫缩高峰期，子宫体不隆起变硬，用手指压宫底部肌壁仍可出现凹陷。此种宫缩乏力多为继发性子宫收缩乏力，即产程开始时子宫正常，在产程进展到某一阶段（多在活跃期后期或第二产程）减弱，产程进展缓慢甚至停止。由于宫腔内张力低，对胎儿影响不大。

（2）不协调性子宫收缩乏力：又称为高张性子宫收缩乏力。多见于初产妇，子宫收缩失去正常的节律性、对称性，尤其是极性，宫缩起点来自子宫下段的一处或多处，节律不协调，高频率的子宫收缩波自各起点向周边扩散，不能产生向下的合力，致使宫缩时子宫底较子宫下段弱，宫缩间歇期子宫不能完全放松，使宫口扩张受限，胎先露不能如期下降，为无效宫缩。产妇可出现持续性腹痛、烦躁不安、体力消耗、产程延长或停滞，严重者可出现脱水、电解质紊乱、肠胀气、尿潴留，甚至引发胎儿-胎盘循环障碍，导致胎儿窘迫。此种宫缩乏力多属于原发性子宫收缩乏力，即产程开始就出现子宫收缩乏力。检查时产妇腹部拒按，胎位触不清，胎心不规律，宫口扩张缓慢或不扩张，胎先露下降延缓或停滞，产程延长。

3. 辅助检查　利用多普勒胎心听诊仪和电子胎心监护仪监测产程中胎儿情况。

4. 处理原则　及时、准确诊断，并针对原因适时处理。协调性子宫收缩乏力者，应评估有无头盆不称、胎位异常或胎儿窘迫，若估计不能经阴道分娩者，应及时行剖宫产。无头盆不称和胎位异常，无胎儿窘迫征象，估计能经阴道分娩者，则加强宫缩。不协调性子宫收缩乏力者，应将其调整为协调性子宫收缩，待子宫恢复正常的节律性和极性后再按照协调性子宫收缩乏力处理。

（二）心理社会评估

产程延长可增加产妇及家属对母儿安危的担心，再加之休息差、进食少及肠胀气等问题，产妇可出现焦虑、恐惧等心理问题。

【常见的护理诊断/问题】

1. 疲乏　与产程延长、过度消耗，进食少有关。
2. 焦虑　与担心母儿安危有关。
3. 有体液不足的危险　与产程过度消耗、摄入不足有关。

【护理措施】

（一）健康教育与预防

加强妊娠期健康教育，指导产妇呼吸分娩法。做好沟通，帮助产妇树立分娩信心。产程中加强观察和护理，指导产妇及时排空膀胱和直肠。注意休息、补充能量和水分。

（二）查找原因

发生子宫收缩乏力时，首先查看是否存在头盆不称、胎位异常、膀胱充盈、能量摄入不足等情况。发现有头盆不称、胎位异常及骨盆狭窄等，估计不能经阴道分娩者，应及时做好剖宫产术前准备。若无上述情况，应查明宫缩是否协调，根据子宫收缩乏力的类型和产程时限进行相应处理。

（三）协调性子宫收缩乏力的护理

判断无头盆不称和胎位异常，可经阴道分娩者，应加强宫缩，补充能量，观察产程进展。

1. 第一产程的护理

(1) 一般护理：①加强观察和护理，指导产妇及时排空膀胱和直肠，注意休息、补充能量和水分。开展陪伴分娩，关心和安慰临产孕妇，消除紧张和恐惧，树立分娩信心。潜伏期出现的宫缩乏力，遵医嘱给予镇静剂，如哌替啶 100 mg 或吗啡 10 mg 肌内注射。②保证营养及水、电解质平衡；鼓励产妇多进食，以易消化、高热量饮食为主，不能进食者应静脉补充营养。遵医嘱对酸中毒者按照二氧化碳结合力补充适量 5% 碳酸氢钠液，低钾者给予 10% 氯化钾液口服或缓慢静脉滴注，补充钙剂可增强子宫收缩。

(2) 缓解症状的护理：即加强子宫收缩。经过一般处理后子宫收缩力仍弱，产程无明显进展，可采取下列措施加强子宫收缩。①人工破膜：破膜前必须检查有无脐带先露，避免脐带脱垂；破膜应在宫缩间歇期进行；破膜前后应听胎心；破膜后应观察羊水量和性状，术者手指应停留在阴道内，经过 1～2 次宫缩待胎头入盆后，再将手指取出，便于查看和处理脐带脱垂。②缩宫素静脉滴注：用药时必须有医师或助产士床旁守护，密切观察宫缩、胎心率、产程进展和血压变化等。用药以最小浓度获得最佳宫缩为原则。将缩宫素 2.5 U 加入 0.9% 生理盐水 500 ml 中，从 1～2 mU/min 开始，根据宫缩强弱进行调整，调整间隔为 15～30 分钟，每次增加 1～2 mU/min 为宜，最大给药剂量不超过 20 mU/min，维持宫缩时宫腔内压力 50～60 mmHg，宫缩间隔 2～3 分钟，持续 40～60 秒。对不敏感者，可酌情增加缩宫素剂量。若 10 min 内宫缩＞5 次、宫缩持续 1 min 以上或胎心率异常，应立即停止滴注缩宫素。③针刺穴位：通常针刺合谷、三阴交、太冲、关元、中极等穴位增强宫缩效果。④刺激乳头。

(3) 剖宫产术前准备：若经上述处理，试产 2～4 h 而产程仍无进展，甚至出现胎儿宫内窘迫、产妇体力衰竭等情况时，应立即做好剖宫产术前准备。

2. 第二产程的护理 ①做好阴道助产和抢救新生儿的准备，密切观察胎心、宫缩与胎先露下降情况；②若无头盆不称，第二产程出现宫缩乏力时，应给予缩宫素静脉滴注以加强宫缩，进而促进产程进展；③胎头下降至≥S+3 水平时，可行产钳或胎头吸引器助产；④若胎头还是未衔接或出现胎儿窘迫征象时，应立即行剖宫产。

3. 第三产程的护理 胎肩娩出后，应立即将缩宫素 10～20 U 加入 25% 葡萄糖液 20 ml 内静脉推注以加强子宫收缩，预防产后出血。凡是破膜时间＞12 h、总产程＞24 h、多次行肛诊或阴道助产操作者，应遵医嘱使用抗生素预防感染。密切观察生命体征、子宫收缩和阴道流血情况，注意保暖和进食。

(四) 不协调性子宫收缩乏力的护理

指导产妇宫缩时做深呼吸、腹部按摩及放松，稳定其情绪。遵医嘱给予哌替啶 100 mg 或吗啡 10 mg 肌内注射，确保产妇休息，多数能恢复协调性子宫收缩。恢复协调性后，若子宫收缩仍较弱，则采用协调性子宫收缩乏力的处理方法。在恢复为协调性子宫收缩前，严禁使用缩宫素。若经过上述处理，不协调性宫缩未能得到纠正，或伴有胎儿窘迫征象、头盆不称等，应及时行剖宫产结束分娩。

二、子宫收缩过强

【护理评估】

（一）生理评估

1. 病因　目前尚不十分明确，可能与产妇精神过度紧张、极度疲劳、缩宫药使用不当或被粗暴实施阴道内操作等有关。

2. 临床表现

（1）协调性子宫收缩过强：是指子宫收缩的节律性、对称性和极性均正常，仅子宫收缩力过强、过频。若无产道梗阻及胎位异常，产程常进展迅速，初产妇总产程<3 h即分娩，称为急产。若存在产道梗阻或瘢痕子宫，宫缩过强可出现病理性缩复环，甚至子宫破裂。产妇疼痛难忍、痛苦面容、大声喊叫。

（2）不协调性子宫收缩过强：包括子宫痉挛性狭窄环和强直性子宫收缩。

子宫痉挛性狭窄环：是子宫局部肌肉呈痉挛性、不协调性收缩形成的环状狭窄，持续不放松。狭窄环可发生于子宫上、下段交界处或胎体某一狭窄部，以胎颈、胎腰处多见（图8-2）。此环与病理性缩复环不同，不会随宫缩上升。子宫痉挛性狭窄环常导致胎盘嵌顿，手取胎盘时在宫腔内可触及较硬而无弹性的狭窄环。产妇表现为持续性腹痛、烦躁不安、胎心音时快时慢、宫颈扩张缓慢、胎先露下降停滞。

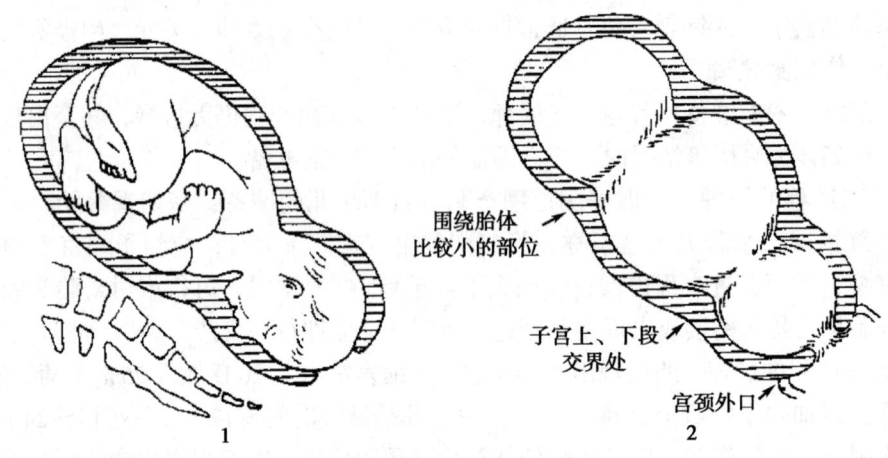

图8-2　子宫痉挛性狭窄环
1. 狭窄环围绕胎颈；2. 狭窄环容易发生的部位

强直性子宫收缩：其特点表现为子宫收缩时，子宫内口以上部分子宫肌层处于强烈痉挛性收缩状态，失去节律性，宫缩无间歇。产妇表现为烦躁不安、持续性腹痛、拒按。胎位扪不清，胎心音听不清，胎儿可在短期内死亡。若合并产道梗阻，子宫收缩过强时可能出现病理性缩复环、血尿等先兆子宫破裂征象。

3. 辅助检查　利用多普勒胎心听诊仪和电子胎心监护仪监测产程中胎儿情况。

4. 处理原则　预防为主，早期识别；发现异常时给予吸氧及宫缩抑制剂；根据产妇及胎儿情况选择恰当的终止妊娠方式；胎死宫内者尽量通过阴道助产处理死胎，减少对产妇的损害。

（二）心理社会评估

发生子宫收缩过强时，产妇持续性腹痛且疼痛难忍，产程进展很快，产妇无任何思想准备，易产生恐惧心理和极度无助感，加之对胎儿及自身安危的担忧，可出现担心、焦虑等。

【常见的护理诊断/问题】

1. 急性疼痛　与过频、过强子宫收缩有关。
2. 母儿受伤的危险　与急产造成软产道裂伤、胎儿窘迫等有关。
3. 焦虑　与担心自身及胎儿安危有关。

【护理措施】

（一）分娩前护理

预防为主，纠正高危因素。有急产史者应提前入院待产。入院后，应加强巡视，告知待产妇以卧床休息为主。待产妇主诉有便意时，应评估其宫口开大及胎先露下降情况，以免出现如厕分娩而造成新生儿伤害。

（二）分娩期护理

1. 预防子宫收缩过强　临产后慎用宫缩剂及促进宫缩的措施，包括人工破膜、灌肠等。第一产程时鼓励产妇深呼吸，为其背部按摩，嘱其不要向下屏气用力，以减缓产程进展。
2. 病情观察　密切观察产程进展及产妇状况，提前做好接产及抢救新生儿的准备。发生强直性子宫收缩时应密切观察胎儿安危。
3. 宫缩抑制剂的使用　一旦发生强直性子宫收缩，产妇吸氧的同时遵医嘱给予宫缩抑制剂，如25%硫酸镁液20 ml加入5%葡萄糖液20 ml内缓慢静脉推注，必要时使用哌替啶。
4. 产道损伤的预防和处理　出现强直性子宫收缩或子宫痉挛性狭窄环时，应停止阴道内操作及宫缩剂使用。给予吸氧，同时使用宫缩抑制剂。经处理，产妇宫缩缓解、胎心正常，可经阴道分娩。助产时注意保护会阴，遇软产道裂伤，应及时缝合。
5. 根据病情选择恰当的终止妊娠方式　若宫缩不缓解，已出现病理性缩复环而宫口未开全，胎头位置较高或出现胎儿窘迫征象者，应立即行剖宫产。若为死胎，宫口已开全，使用药物缓解宫缩，之后可行阴道助产。

（三）产后护理

加强对产妇生命体征、子宫复旧、会阴伤口、阴道流血的观察，并提供相应的健康教育和出院指导。

（四）心理护理

分娩前做好与待产妇的沟通，让其了解分娩过程，减轻焦虑与紧张。分娩期，遵医嘱进行分娩镇痛。出现子宫收缩过强时，应加强沟通和指导，取得配合，并给予心理安慰和鼓励。若分娩后新生儿发生意外，应协助产妇及其家庭度过哀伤期，提供出院指导。

第二节　产道异常

【概述】

产道异常包括骨产道异常和软产道异常，以骨产道异常多见。骨产道异常是指骨盆的大小与形态异常，主要表现为骨盆的任何一条径线或几条径线都缩短，出现头盆不称或胎位异常。骨产道异常又分为骨盆狭窄和病理性畸形两大类。骨盆狭窄是骨盆径线过短或形态异常，致使骨盆腔小于胎先露可通过的限度，阻碍胎先露下降和产程进展。狭窄骨盆可以是一条或多条径线过短，也可以是一个或多个平面狭窄，骨盆三个平面狭窄分级可以分为临界性、相对性和绝对性（表8-1）。按照骨盆径线测量分为骨盆入口平面狭窄、中骨盆狭窄及骨盆出口平面狭窄3类。软产道异常包括子宫下段、宫颈、阴道及盆底软组织异常。

表8-1 骨盆三个平面狭窄的分级

分级	入口平面狭窄 对角径	中骨盆平面狭窄 坐骨棘间径	出口平面狭窄		
			坐骨棘间径+中骨盆后矢状径	坐骨结节间径	坐骨结节间径+出口后矢状径
Ⅰ级（临界性）	11.5 cm	10.0 cm	13.5 cm	7.5 cm	15.0 cm
Ⅱ级（相对性）	10.0~11.0 cm	8.5~9.5 cm	12.0~13.0 cm	6.0~7.0 cm	12.0~14.0 cm
Ⅲ级（绝对性）	≤9.5 cm	≤8.0 cm	≤11.5 cm	≤5.5 cm	≤11.0 cm

【护理评估】

（一）生理评估

1. 病因

（1）骨产道异常：主要病因包括发育性骨盆异常和骨盆的疾病或损伤。

发育性骨盆异常：在发育过程中，受种族、遗传、营养等的影响，骨盆的形态、大小可出现变异。Shapiro将骨盆分为女型、男型、扁平型和类人猿型的4个标准形态及10个混合型。

骨盆的疾病或损伤：维生素D缺乏、骨软化症、骨盆骨折、骨盆肿瘤等会影响骨盆结构和形态，引起骨产道异常。

（2）软产道异常：大多由先天性发育异常或后天性疾病引起。

外阴异常：包括外阴水肿、外阴感染或肿瘤及外阴瘢痕。

阴道异常：阴道闭锁、阴道纵隔、阴道横隔、阴道包块等均可导致软产道异常，影响阴道分娩。肛提肌痉挛性收缩较为少见，在阴道中段可出现硬的环状缩窄，严重妨碍胎头下降。

宫颈异常：因宫颈上皮内瘤变或宫颈癌而行宫颈锥切术、前次分娩困难造成的宫颈组织损伤或感染等，可导致宫颈瘢痕挛缩，宫颈管粘连、狭窄及宫颈功能不全等影响阴道分娩。临产后胎头受压使血流障碍可引起宫颈水肿，阻碍宫口开大。由于宫颈缺乏弹性或产妇精神过度紧张，宫颈可出现痉挛性收缩状态，影响产程进展。

子宫异常：包括子宫畸形、子宫脱垂及瘢痕子宫等。

盆腔肿瘤：卵巢囊肿、盆腔肿块、子宫肌瘤等均可影响胎先露的下降。

2. 临床表现

（1）骨产道异常

1）骨盆入口平面狭窄：骨盆入口平面狭窄在扁平骨盆中较常见，以骨盆入口平面前后径狭窄为主,其形态呈横扁圆形。

a. 胎先露及胎方位异常:由于骨盆入口平面狭窄,胎头于妊娠末期或临产后难以入盆。初产妇常见腹形呈尖腹,经产妇呈悬垂腹,经检查胎头跨耻征阳性。胎头跨耻征检查方法是嘱产妇排空膀胱,取仰卧位,两腿伸直,检查者一手放在耻骨联合上方,另一手将胎头向盆腔方向推压。若胎头低于耻骨联合平面,提示胎头已衔接入盆,为胎头跨耻征阴性。若胎头与耻骨联合平面在同一平面,提示可疑头盆不称,为胎头跨耻征可疑阳性。若胎头高于耻骨联合平面,提示头盆不称,为胎头跨耻征阳性。这类产妇出现臀先露、肩先露等异常胎位的概率高于正常骨盆者。

b. 产程进展异常:临产后,因骨盆入口平面狭窄而致相对性头盆不称时,常见潜伏期及活跃期早期产程延长。相对性头盆不称者,经充分试产,胎头一旦衔接后产程进展可相对顺利。若为绝对性头盆不称,常出现子宫收缩乏力及产程停滞,甚至出现梗阻性难产。

c. 其他:骨盆外测量时,骶耻外径<18 cm,提示入口平面前后径狭窄。头盆不称或胎头高浮可造成前羊膜囊压力不均,增加胎膜早破及脐带脱垂等分娩期并发症的风险。偶有骨盆狭窄伴子宫收缩过强者,可出现腹痛拒按、排尿困难,甚至尿潴留等症状。查体时可见产妇下腹疼痛明显、耻骨联合分离及宫颈水肿,甚至可出现病理性缩复环、肉眼血尿等先兆子宫破裂征象,若未及时处理则会发生子宫破裂。若胎先露长时间嵌入骨盆入口平面,血液循环障碍,可形成泌尿生殖瘘。强大的宫缩压力还可导致胎头颅骨重叠,严重时可出现颅骨骨折及颅内出血。

2)中骨盆平面狭窄:中骨盆平面狭窄较入口平面狭窄更常见,主要见于男型骨盆及类人猿型骨盆,以坐骨棘间径及中骨盆后矢状径狭窄为主。

a. 胎方位异常:胎头能正常衔接,但胎头下降至中骨盆时,由于内旋受阻,胎头双顶径被阻于中骨盆狭窄部位以上,常出现持续性枕横位和枕后位。若产妇在第一产程过早产生排便感,应及时行阴道检查,以便及时发现并纠正此类胎方位,并充分预测头盆相称程度。

b. 产程进展异常:中骨盆狭窄引起的胎方位异常可继发子宫收缩乏力,使活跃期及第二产程延长,尤其导致第二产程延长及胎头下降延缓与停滞。

c. 其他:中骨盆平面狭窄者坐骨棘间径<10 cm,坐骨切迹宽度<2横指。当胎头受阻于中骨盆时,具可塑性的胎头会变形,颅骨重叠,胎头受压致软组织水肿、产瘤较大,严重时可发生颅内出血及胎儿宫内窘迫。若中骨盆狭窄程度严重,宫缩又较强,可发生先兆子宫破裂和子宫破裂。强行阴道助产可导致严重软产道裂伤及新生儿产伤。

3)骨盆出口平面狭窄:常与中骨盆平面狭窄并存,主要见于男型骨盆,以坐骨结节间径及骨盆出口后矢状径狭窄为主,容易继发子宫收缩乏力和第二产程停滞,胎头双顶径不能通过骨盆出口平面。骨盆外测量时,坐骨结节间径<8.0 cm,耻骨弓角度<90°且耻骨弓低者,很可能是出口横径狭窄,为漏斗骨盆,往往伴中骨盆狭窄。骨盆内测量中,坐骨结节间径与出口后矢状径之和<15 cm。

4)骨盆三个平面狭窄:骨盆外形为正常女型骨盆,但骨盆三个平面各径线比正常值小2 cm或更多,称为均小骨盆,多见于身材矮小、体型匀称的妇女。

5）畸形骨盆：骨盆失去正常形态及对称性，包括跛行及脊柱侧凹凸所致的偏斜骨盆和骨盆骨折所致的畸形骨盆。偏斜骨盆是骨盆两侧的侧斜径（一侧髂后上棘与对侧髂前上棘间径）或侧直径（同侧髂后上棘与髂前上棘间径）之差＞1 cm。骨盆外测量时，米氏菱形窝不对称，各边不等长。骨盆骨折常见于尾骨骨折使尾骨尖前翘或骶骨关节融合使骨盆出口前后径缩短。

（2）软产道异常：可造成胎位异常或胎头旋转异常，使分娩时间延长，胎膜早破发生风险增加，产妇疲劳，增加有合并症产妇助产及剖宫产概率，也会增加宫内感染的风险。软产道扩展受阻，导致宫缩异常，不利于分娩。

产道异常引起的产程延长，可导致胎儿缺氧、酸中毒、新生儿窒息、生存者后遗症较多等不良妊娠结局。

3. 辅助检查　行超声检查，观察胎先露与骨盆的关系，测量胎头双顶径、胸径、腹径、股骨长度，预测胎儿体重，判断有无子宫畸形、盆腔肿瘤等。通过阴道检查查看阴道通畅程度，是否有阴道横隔、纵隔及包块等。

4. 处理原则　明确骨产道狭窄的类型和程度，了解产力、胎方位、胎儿大小、胎心率、产程进展、破膜与否，同时结合年龄、产次、既往史等进行综合分析，决定结束分娩的方式。临产前应评估软产道情况，根据软产道异常的类型选择恰当的处理方法。

（二）心理社会评估

评估产妇和家属对产道异常的认知，了解产妇情绪以及妊娠早、中、晚期的经过，是否有病理妊娠的情况，评估产妇的心理状态及社会支持系统。

【常见的护理诊断/问题】

1. 母儿受伤的危险　与产道异常、产程延长导致的子宫破裂、新生儿窒息有关。
2. 有感染的危险　与胎膜早破、产程延长、手术操作有关。
3. 潜在并发症：子宫破裂、胎儿窘迫等。
4. 焦虑　与担心胎儿不良预后有关。

【护理措施】

（一）阴道试产的护理

当胎儿大小适宜，产力、胎心率等均正常时，可在严密监护下经阴道试产。

1. 一般护理　指导产妇多休息，保证体力。注意补充营养及水分，不能进食者静脉补充营养。及时排空膀胱，排尿困难时应及时导尿。指导产妇采用自由体位待产及分娩，改变骨盆入口平面与胎头角度，有利于胎头下降入盆。

2. 心理护理　向产妇解释阴道分娩的可能性及优点，讲解产道异常对母儿的影响，并解答产妇及其家属的疑问，使其了解产程进展情况，消除焦虑情绪。

3. 观察产程进展　观察产妇子宫收缩、胎先露下降、宫颈口扩张及胎心率变化情况。评估试产充分与否，除考虑宫缩强度外，应以宫口扩张程度为衡量标准。骨盆入口平面狭窄的试产可等到宫口扩张至 4 cm 以上。胎膜未破者可在宫口扩张≥3 cm 时行人工破膜，若破膜后宫缩较强，产程进展顺利，多数可经阴道分娩。试产中若出现子宫收缩乏力，可遵医嘱静脉滴注缩宫素。试产后胎头仍迟迟不能入盆，宫口扩张停止或出现胎儿窘迫征象，应及时行剖宫产结束分娩。

4. 协助处理　中骨盆狭窄者，若宫口已开全，胎头双顶径达坐骨棘水平或更低，可经阴道徒手旋转将枕后位或枕横位的胎头变为枕前位，待其自然分娩，或用胎头吸引、产钳等阴道助产术，并做好新生儿抢救准备。若胎头双顶径未达坐骨棘水平，或出现胎儿窘迫征象，应做好剖宫产术前准备。骨盆出口平面为骨盆最低平面，狭窄可导致其不能试产。若坐骨结节间径与后矢状径之和＞15 cm，可后移胎头，利用后三角空隙娩出；若两者之和≤15 cm，足月儿不易经阴道分娩，应做好剖宫产术前准备。会阴疾病、瘢痕等原因导致会阴延展性差，可在分娩时预防性行会阴切开。合并阴道横隔、阴道纵隔者，若在分娩中横隔、纵隔无法自行断裂，会阻碍胎先露下降，则待组织被撑薄后行人工切开。

5. 预防产后出血和感染　胎儿娩出后，仔细检查软产道损伤情况，及时有效地缝合和止血，遵医嘱使用宫缩剂、抗生素，预防产后出血和感染。保持外阴清洁，使用消毒会阴垫，二便后应冲（擦）洗外阴。胎先露长时间压迫阴道或出现血尿时，应及时留置导尿管，做好留置尿管的护理。

6. 新生儿护理　新生儿出生应严密观察其有无颅内出血或其他损伤的症状，及时与新生儿医师沟通，预防并发症的发生。

（二）剖宫产的护理

加强产程观察及胎儿监护，当发现宫缩过强并出现子宫下段压痛、病理性缩复环、产程进展缓慢，出现Ⅱ类或Ⅲ类胎心监护图形时，应做好术前准备，及时将产妇送入手术室，同时做好新生儿抢救的准备。

第三节　胎儿异常

胎儿在分娩过程中发生异常，会导致异常分娩。影响分娩的胎儿因素主要包括胎位异常及胎儿过大。

一、胎位异常

胎位异常包括头先露异常、臀先露、肩先露及复合先露，其中头先露异常最常见。胎头为先露的难产，又称为头位难产，包括持续性枕后位、持续性枕横位、胎头高直位、前不均倾位、额先露、面先露等。正常分娩中，胎头双顶径在中骨盆平面时完成内旋转，胎头以最小径线通过骨盆最窄平面经阴道分娩。临产后胎头以枕后位或枕横位衔接，经充分试产，胎头枕部仍然位于母体骨盆后方或侧方，不能转向前方，导致分娩困难者，称为持续性枕后位或持续性枕横位，发病率约5%。胎头高直位是指胎头以不屈不仰的姿势衔接，其矢状缝与骨盆入口前后径相一致的情况，发病率约为1.08%。前不均倾位是指枕横位的胎头前顶骨先入盆，发病率为0.5%~0.81%。胎头持续以额部、颜面部为先露入盆，分别称为额先露和面先露。持续性额先露仅占分娩总数的0.03%~0.1%，面先露占分娩总数的0.08%~0.27%。臀先露及肩先露均为胎位异常。臀先露是除头先露异常外最常见，且产前最容易诊断的异常胎位，占足月分娩总数的3%~4%。肩先露时，胎体纵轴与母体纵轴相垂直，胎体横卧于骨盆入口之上，占足月分娩总数的0.25%。复合先露是指胎头或胎臀伴有肢体作为先露部同时进入骨盆入口。

【护理评估】

生理评估

1. 病因

（1）持续性枕后位、枕横位：男型骨盆与类人猿型骨盆多有中骨盆狭窄，胎头内旋转受阻，易导致持续性枕后位、枕横位。扁平骨盆及均小骨盆胎头容易以枕横位衔接，俯屈不良影响内旋转，使胎头以枕横位嵌顿在中骨盆平面形成持续性枕横位。子宫收缩乏力、前置胎盘、胎儿过大或过小、胎儿发育异常等均可影响胎头俯屈及内旋转，导致持续性枕后位或枕横位。

（2）胎头高直位：分娩需要胎头衔接于骨盆入口，经过不断适应，以最小径线入盆，当胎头下降和转动中因各种原因停留于高直位时即可能导致高直位的发生。头盆不称是导致高直位最主要的原因，多见于骨盆入口平面狭窄、扁平骨盆、均小骨盆及横径狭小骨盆，尤其当胎儿过大、过小及长圆形胎头时易发生胎头高直位。胎儿姿势不正常，如头部和背部形成向后突起的弧形曲线与母体腰椎的前突弧形曲线相交叉，可导致胎头停留于高直位入盆。胎膜早破容易使胎头不能恰当地旋转，胎头矢状缝被固定在骨盆入口前后径上，形成胎头高直位。腹部松弛及腹直肌分离使胎背容易朝向母体前方，胎头高浮，当宫缩时易形成胎头高直位。

（3）前不均倾位：头盆不称可能与前不均倾位的发生有一定关系。骨盆倾斜度过大、腹部松弛、悬垂腹时，胎儿身体向前倾斜，使胎头前顶骨先入盆，胎头双顶径不能入盆，从而形成前不均倾位。胎膜早破时羊水流出，可能影响胎头旋转，导致前不均倾位。

（4）面先露和额先露：任何在胎头衔接中影响胎头俯屈的因素都可能导致面先露和额先露。头盆不称、无脑儿、胎儿甲状腺肿、颈部水囊瘤及颈部肌肉发育异常、脐带过短或脐带绕颈、前置或低置胎盘、腹壁松弛、悬垂腹、胎膜早破、子宫收缩过强等也可导致胎头俯屈不良引起面先露和额先露。

（5）肩先露、臀先露和复合先露：引起肩先露、臀先露和复合先露的原因相似，主要有骨盆狭窄、产道肿瘤、胎盘异常、腹部松弛、多胎、羊水过多、早产或低体重儿、胎儿畸形等。

2. 临床表现

（1）持续性枕后位或枕横位：临产前，扁平骨盆和男型骨盆者如果胎头以枕横位入盆，须警惕其发生持续性枕横位的可能，尤其是胎儿估计偏大时。临产后，枕后位和枕横位多表现为原发性子宫收缩乏力，产程进展缓慢或停滞。胎儿枕骨会直接压迫直肠，产妇自觉肛门坠胀及排便感，子宫颈口尚未开全时，产妇过早用力使用腹压，使产妇疲劳，宫颈前唇水肿，胎头水肿。若阴道口已见到胎头，但多次宫缩和屏气均未见胎头继续下降，应考虑持续性枕后位。

（2）胎头高直位：包括高直前位（胎头枕骨向前靠近耻骨联合者，又称枕耻位）和高直后位（胎头枕骨向后靠近骶岬者，又称枕骶位）。表现为胎头入盆困难，高直前位有可能衔接入盆而转为正常产程，但高直后位表现为胎头不入盆、不下降和胎头下降受阻。

（3）前不均倾位：前不均倾位时，因耻骨联合后面直而无凹陷，前顶骨紧紧嵌顿于耻骨联合后，使后顶骨无法越过骶岬入盆，胎头不易衔接，即使衔接也难以下降，常表现为潜伏期延长或活跃期停滞，可引起继发性子宫收缩乏力。胎头压迫盆底，可出现宫颈前唇水肿，甚至阴道、小阴唇水肿。胎头水肿是另一个重要的临床表现。

（4）面先露和额先露：在分娩过程中常表现为胎头衔接受阻，宫缩正常但产程进展缓慢，潜伏期和（或）活跃期延长，可出现继发性子宫收缩乏力。由于颜面部骨质不易变形，容易发生会阴裂伤。如为颏后位，则可能出现活跃期停滞。持续的额先露可能因为胎头受压发生胎头变形，胎儿可出现胎心异常，严重者会出现颅内出血等脑损伤。

（5）臀先露：孕妇感到胎动在下腹部，有时会感到胎儿在踢直肠、阴道和膀胱，产生疼痛，很少有孕妇在临产前有入盆的感觉。胎臀形状不规则，前羊膜囊压力不均匀，容易导致胎膜早破和早产，脐带脱垂发生率是头先露的10倍。孕妇常感觉肋下或上腹部有圆而硬的胎头，胎臀不能紧贴子宫下段及子宫颈，常导致子宫收缩乏力，产程延长，手术产机会增多。

（6）肩先露：临产后由于先露部不能紧贴子宫下段，常出现子宫收缩乏力和胎膜早破，破膜后可伴有脐带和上肢脱出。随着宫缩不断加强，可形成先兆子宫破裂，导致胎儿窘迫甚至死亡。妊娠足月者无论是死胎或活产均无法经阴道分娩，增加手术产机会。

（7）复合先露：复合先露者可出现产程进展缓慢，经阴道检查发现在胎先露旁触及胎儿肢体。

3. 辅助检查

（1）超声检查：于产前检查可估计头盆是否相称，了解胎头的位置、大小及形态，对胎位和胎儿发育异常做出判断。

（2）实验室检查：妊娠晚期抽羊水做胎儿肺成熟度检查和胎盘功能检查。

4. 处理原则　做好定期产检，结合孕妇和胎儿具体情况综合分析，以对产妇和胎儿造成最少损伤为原则，选择恰当的分娩方式。

（1）胎位异常者：妊娠30周以内不用处置，妊娠30周以上胎位仍然异常者，根据不同情况予以矫治。若矫治失败，应提前1周入院待产。持续性枕后位、持续性枕横位、胎头高直位、颏前位等头位难产者，若无骨盆异常，产力强，胎儿不大时，可阴道试产。加强宫缩同时指导其侧卧或半卧位，促进胎头衔接、下降。对臀先露、肩先露者，若妊娠30周仍异常应予以矫正，如膝胸卧位、针灸、激光照射等。临产后应根据产妇年龄、本次妊娠经过、胎产次、骨盆类型、先露类型、胎儿大小、胎儿是否存活、胎儿发育是否正常以及有无合并症等，决定正确的分娩方式。复合先露时，首先应排除头盆不称，确认无头盆不称后，让产妇向脱出肢体的对侧侧卧，肢体常可自然回缩。若复合先露的部分均已入盆，可待宫口近开全或开全后上推肢体还纳，然后宫底加压助胎头下降经阴道助产分娩；若还纳失败，阻碍胎头下降时，宜行剖宫产。

（2）胎儿发育异常者：一旦确诊胎儿畸形，应结合临床、患者意见以及生育政策规定，确定终止妊娠的时机和方式。

【常见的护理诊断/问题】

1. 焦虑　与担心难产及胎儿不良预后有关。
2. 有新生儿窒息的危险　与分娩因素异常有关。

【护理措施】

（一）加强妊娠期保健

通过产前检查及时发现并处理异常情况。臀先露者于妊娠30周前多能转为正常胎位，若30周后仍不能纠正，可指导其采取膝胸卧位，排空膀胱，松解裤带，每日2次，15分/次，连续做1周后复查。有条件时可采取激光或艾灸等方法进行治疗。

（二）心理护理

关心、鼓励待产妇，针对产妇及家属提出的问题给予回应，在执行医嘱或提供照护时，应给予充分解释，消除产妇及家属紧张情绪。鼓励产妇积极配合，以增强分娩的自信心。

（三）阴道分娩的护理

1. 一般护理　营造灯光柔和、安静、温馨、愉快的分娩环境。鼓励待产妇进食，以易消化的流质、半流质，富含营养的饮食为主，必要时遵医嘱给予补液，维持水、电解质平衡。在整个产程中，鼓励产妇采用卧、走、坐、立、跪、趴、蹲等自由体位，不必静卧在床或固定某一种姿势，以利于产程进展，纠正异常胎位。指导产妇合理用力，避免体力过度消耗。产程中注意排空膀胱，以利于胎先露下降。枕后位者，嘱其不要过早屏气用力，以防宫颈水肿、身体疲乏。

2. 密切观察产程进展及胎儿情况　观察产妇生命体征、是否破膜、产程进展（子宫收缩、宫口扩张及胎先露下降）等。严密观察胎心率、胎动、电子胎心监护。当存在胎膜早破、原发性或继发性子宫收缩乏力、产程延长、胎头不衔接或延迟衔接、宫颈扩张缓慢或停滞、胎头下降延缓或停滞等，应警惕有胎位异常的可能，及时检查和处理，必要时行剖宫产快速结束分娩。

3. 预防胎膜早破　待产过程中禁灌肠。一旦胎膜早破，立即观察胎心，按照胎膜早破护理常规进行护理。

4. 协助医生做好阴道助产及新生儿抢救的准备　当胎儿不能自行娩出时，根据情况采用胎头负压吸引、产钳术、臀牵引术等助产措施。新生儿出生后应仔细检查有无产伤，娩出的胎盘、胎膜是否完整，母体的产道是否有损伤等。遵医嘱给予宫缩剂和抗生素，预防产后出血和感染。

（四）做好剖宫产围术期护理

对明显头盆不称、胎位异常难以纠正的产妇，应做好术前准备及术后护理。

二、巨大胎儿

巨大胎儿是指任何孕周胎儿体重达到或超过4000g者。近年，营养过剩和妊娠期糖尿病等代谢性疾病呈增多趋势，巨大胎儿的发生率明显增加，其发生率国内约7%，国外约15.1%。由于胎儿期影像学检查存在一定误差，巨大胎儿需要新生儿出生后才能确诊。

【护理评估】

生理评估

1. 高危因素　孕妇肥胖、过期妊娠、经产妇、高龄产妇、有巨大胎儿分娩史、胎儿父母身材高大、妊娠合并糖尿病等是巨大胎儿的高危因素。

2. 对母儿的影响

（1）对母体的影响：巨大胎儿会增加分娩期头盆不称的发生率，导致剖宫产率升高。经阴道分娩时，肩难产的发生率与胎儿体重呈正比。子宫过度扩张容易导致子宫收缩乏力、产程延长及产后出血。胎先露长时间压迫产道，容易导致尿瘘或粪瘘。

（2）对胎儿的影响：巨大胎儿增加头盆不称和手术助产的风险，进一步可增加胎儿颅内出血、锁骨骨折、臂丛神经损伤等产伤。

3. 临床表现　孕妇表现为妊娠期体重增加迅速，常在妊娠晚期出现呼吸困难、腹部沉重及两肋部胀痛等。视诊腹部明显膨隆，宫高＞35 cm。触诊胎体大，先露部高浮，若为头先露，多数呈胎头跨耻征阳性。听诊时胎心清晰，但位置较高。

4. 辅助检查　采用超声检查测量胎儿双顶径、股骨长、腹围及头围等指标，可监测胎儿的生长发育情况。超声检查可预测胎儿体重，但往往存在误差。胎儿双顶径＞10 cm时，考虑有巨大胎儿的可能，须进一步测量胎儿肩径和胸径，若肩径和胸径大于头径，须警惕难产。

5. 处理原则　加强妊娠期胎儿监测，积极处理高危因素，根据估计的胎儿体重决定恰当的分娩方式，新生儿出生后预防低血糖。

【常见的护理诊断/问题】

1. 母亲受伤的危险　与胎儿过大导致的子宫收缩乏力、产程延长及产后出血有关。
2. 有胎儿及新生儿受伤的危险　与头盆不称继发的颅内出血、锁骨骨折、臂丛神经损伤有关。
3. 焦虑　与担心胎儿预后有关。

【护理措施】

（一）加强妊娠期保健

做好胎儿健康情况监测，对有巨大胎儿分娩史或妊娠期疑为巨大胎儿者，应监测血糖。若确诊为糖尿病，按妊娠合并糖尿病护理常规进行护理。

（二）心理护理

针对产妇及家属提出的问题给予回应，在实施各项评估和治疗时，尤其是给新生儿监测血糖和使用药物时，应给予充分解释，消除产妇及家属紧张情绪。

（三）终止妊娠

足月后根据胎盘功能及糖尿病控制情况综合评估，决定终止妊娠时机。估计胎儿体重＞4000 g且合并糖尿病者，建议剖宫产终止妊娠。估计胎儿体重＞4000 g而无糖尿病者，可阴道试产，但产程中须注意放宽剖宫产指征。产时充分评估，必要时产钳助产，同时做好处理肩难产的准备工作。

（四）预防产后出血

分娩后应行子宫收缩、宫颈及阴道检查，了解有无子宫收缩乏力、软产道损伤等，预防产后出血。

（五）新生儿处理

新生儿出生后 30 min 监测血糖，出生后尽早开奶。轻度低血糖者口服葡萄糖，严重低血糖者可静脉滴注葡萄糖。新生儿容易发生低钙血症，若发生，应补充钙剂，常用10%

葡萄糖酸钙液 1 ml/kg 加入葡萄糖液中静脉滴注。

（任建华）

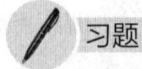 习题

单项选择在线答题

（一）简答题
1. 简述骨盆入口平面狭窄的临床表现。
2. 简述不协调性宫缩乏力患者的护理措施。

（二）论述题
某女，28 岁，已婚，G_2P_0，妊娠 38 周，平素月经规律。已规律宫缩 18 小时，宫口扩张 2 cm，胎心 145 次/分，羊水清亮。查体：体温 36.5 ℃，脉搏 87 次/分，呼吸 21 次/分，血压 115/75 mmHg；无头盆不称、骨盆狭窄等情况。但宫缩较初期间歇时间长，10~15 分/次，持续 30 s，宫缩高峰时，子宫收缩强度较弱。孕妇较疲倦。入院后进食了一碗清粥后未再进其他食物。

根据以上资料，请回答：
（1）该患者目前最可能的临床诊断。
（2）该类患者目前应给予的护理措施。

第九章 分娩期并发症患者的护理

第九章数字资源

在分娩过程中，可能会出现一些威胁母婴生命安全的并发症，如子宫破裂、羊水栓塞、产后出血等，可不同程度影响母儿健康甚至生命安全，是导致孕产妇死亡的主要原因。胎膜早破的孕妇，破水后大多可能进入产程；胎儿窘迫常发生于临产后，故胎膜早破、胎儿窘迫也在此章中一并阐述。

第一节 胎膜早破

◎ 案例9-1

某女，27岁，G_2P_0，平素月经规律，妊娠38周。因"1 h前阴道突然出现大量流液，且无法自控"急诊入院。检查：T 36.5℃，P 18次/分，BP 110/80 mmHg，胎心146次/分，无宫缩，胎头未衔接，阴道流出液pH值为7.0，阴道液涂片显微镜下见羊齿植物叶状结晶。其他未见异常。

根据以上资料，请回答：

1. 该孕妇最可能的临床诊断。
2. 该类孕妇主要的护理措施。

【概述】

胎膜早破是指在临产前胎膜发生自然破裂，是常见的分娩期并发症之一。发生在妊娠满37周后者称为足月胎膜早破；发生在妊娠不满37周者称为未足月胎膜早破。胎膜早破的妊娠结局与破膜时孕周有关，孕周越小，围生儿预后越差。

【护理评估】

（一）生理评估

1. 病因　胎膜早破往往是多因素相互作用的结果，常见的原因有以下几种。

（1）生殖道感染：是胎膜早破的主要原因。生殖道内的病原微生物，如细菌、病毒、弓形虫等上行感染，引起胎膜炎，使胎膜局部张力下降而导致胎膜早破。

（2）羊膜腔压力升高：多胎妊娠、羊水过多等致羊膜腔内压力升高容易引起胎膜早破。

（3）营养因素：孕妇缺乏维生素、锌、铜等微量元素，影响胎膜的胶原纤维和弹力纤维合成，使胎膜抗张力能力下降而导致胎膜破裂。

（4）胎膜受力不均：头盆不称、胎位异常可使胎儿先露部不能与骨盆入口衔接，前羊水囊受压不均导致破裂。

（5）宫颈内口松弛：产伤、手术机械性扩张宫颈或先天性宫颈局部组织薄弱等，使宫颈内口括约肌功能被破坏，宫颈内口松弛，前羊水囊易于楔入引起受压不均。另外，此处接近阴道，缺乏宫颈黏液保护，容易受到病原微生物感染，引起胎膜早破。

（6）机械性刺激：腹部受碰撞或妊娠后期性生活不当等均易导致胎膜早破。

2. 临床表现　孕妇突感有较多液体自阴道流出，腹压增大后液体流出量增加，部分孕妇诉少量、间断排出液体，少数孕妇仅感觉到外阴较平时湿润，无腹痛等其他产兆。足月胎膜破裂时，阴道检查触不到前羊膜囊，上推胎儿先露部时，流液量增多，液体内可混有胎脂。患者在流液后，常很快出现宫缩及宫口扩张。

胎膜早破可致脐带脱出于胎先露部的前方，甚至经宫颈进入阴道或显露于外阴部，形成脐带脱垂。脐带脱垂和脐带受压均可导致胎儿窘迫。

3. 辅助检查

（1）阴道窥器检查：见液体自宫颈流出，或阴道后穹隆有较多的积液，是诊断胎膜早破的直接证据。

（2）阴道液酸碱度检查：正常阴道液 pH 为 4.5～6.0，而羊水的 pH 为 7.0～7.5。胎膜破裂后，阴道液 pH 升高。若用 pH 试纸检查阴道流出液 pH≥6.5 时，胎膜早破的可能性极大。但要注意受血液、尿液、宫颈黏液、精液及细菌污染时可出现假阳性。

（3）阴道液涂片检查：取阴道后穹隆积液置于干净玻片上，待其干燥后镜检，显微镜下见到羊齿植物叶状结晶为羊水。

（4）超声检查：可发现羊水量较破膜前有所减少。

4. 处理原则　足月胎膜早破者，应及时入院终止妊娠。未足月胎膜早破应结合孕周、有无感染、胎儿宫内情况，尊重孕妇和家属意愿制订合理的处理方案，如所在地新生儿救治水平较差时，应及时转诊。未足月胎膜早破的期待疗法包括预防感染、促进胎肺成熟、抑制宫缩、胎儿神经系统保护等。

（二）心理社会评估

足月胎膜早破者因突感有液体流出，担心会影响胎儿，常会表现为惶恐不安。未足月胎膜早破者，不仅胎儿有窒息和早产的危险，孕妇也有宫腔感染等风险，孕妇既担心自己的健康，也担心胎儿的安危，常感到焦虑、不安，需要给予指导。

【常见的护理诊断/问题】

1. 有感染的危险　与胎膜破裂后，下生殖道内病原体上行感染造成羊膜腔内感染有关。

2. 潜在并发症：胎儿窘迫、脐带脱垂、胎盘早剥。

3. 焦虑　与担心自身和胎儿预后有关。

【护理措施】
(一)一般护理
1. 指导孕妇摄入足量的维生素、钙、锌、铜等营养素,增加粗纤维饮食,预防便秘;禁食过辣或不干净的食物,以免引起腹泻。
2. 协助孕妇的基本生活需求,指导并协助孕妇床上进行二便。
3. 保持外阴清洁,避免不必要的阴道检查。
4. 胎先露尚未衔接的孕妇应绝对卧床休息,抬高臀部,预防脐带脱垂。积极预防因卧床时间过久导致的深静脉血栓。

(二)心理护理
孕妇担心自己和胎儿的安危,会表现出焦虑不安。保证病房环境安静舒适,为孕妇提供优良的休息环境。指导家属理解和陪伴孕妇,鼓励产妇对自己和胎儿保持信心。

(三)缓解症状的护理
1. 病情观察 密切观察宫缩、胎心率、羊水量及形状的情况,定期进行超声检查、胎心监护及脐血流检查,指导孕妇监测胎动情况。密切观察有无脐带脱垂、感染等。
2. 协助治疗的护理
(1)足月胎膜早破后未临产者,在排除其他并发症的情况下,无剖宫产指征者破膜后 2~12 h 内应积极引产,破膜 12 h 后应给予抗生素预防感染。
(2)对于未足月胎膜早破者,若妊娠<24 周,以引产为宜;若妊娠在 24~27^{+6} 周,符合保胎条件时应根据孕妇和家属的意愿进行保胎或终止妊娠,要求期待治疗者,应充分告知其在期待治疗过程中的风险;妊娠在 28~33^{+6} 周若胎肺不成熟、无感染征象、无胎儿窘迫,且排除绒毛膜羊膜炎时,应行期待疗法。34~36^{+6} 周且胎肺已成熟者,可个性化处理,一般建议终止妊娠。对于孕龄<35 周的患者,遵医嘱给予地塞米松促进胎肺成熟。
3. 预防感染
(1)每日定时监测体温、血常规、C 反应蛋白等。
(2)指导孕妇注意个人卫生,使用吸水性好的消毒会阴垫,勤换会阴垫和内衣,保持外阴清洁、干燥。
(3)指导孕妇注意保暖,避免受凉感冒。每日行会阴擦洗,保持会阴部清洁。
(4)破膜超过 12 h 遵医嘱预防性使用抗生素。

(四)健康教育
1. 为孕妇和家属讲解胎膜早破的影响,分析孕妇目前的状况,使其积极配合治疗与护理。
2. 加强产前检查,妊娠期尽早治疗下生殖道感染,增加孕妇对妊娠期卫生保健的重视程度。
3. 妊娠后期禁止性交,避免负重及腹部受碰撞。同时指导孕妇注意营养均衡。
4. 宫颈功能不全者,可于妊娠 12~14 周行宫颈环扎术。

第二节 胎儿窘迫

◎ 案例 9-2

某女，27 岁，平素月经规律，现妊娠 36^{+6} 周，公司经理。因"年底业务繁忙，长期久坐办公室，1 天前自感胎动减少"就诊。产科检查：宫高 33.5 cm，腹围 100 cm，胎方位为 LOA，胎心音：100 次/分，胎膜未破。异常 NST。OGT 可见晚期减速。

根据以上资料，请回答：
1. 该孕妇最可能出现的问题。
2. 该类孕妇应给予的护理措施。

【概述】

胎儿窘迫是指胎儿在子宫内因缺氧而危及其健康和生命的综合症状。分为急性胎儿窘迫和慢性胎儿窘迫两种。

【护理评估】

（一）生理评估

1. 病因　母体血液含氧量不足、胎盘和脐带传输通道障碍、胎儿自身异常均可导致胎儿出现缺氧而出现窘迫。

（1）急性胎儿窘迫：①母体因素。不同原因引起的休克与急性感染；缩宫素使用不当引起过强宫缩；孕妇应用过量麻醉药和镇静剂引起呼吸抑制。②胎盘和脐带因素。前置胎盘或胎盘早剥引起急性失血或重度贫血；脐带绕颈、脐带打结、脐带扭转、脐带脱垂、脐带血肿等。

（2）慢性胎儿窘迫：①母体因素。妊娠合并各种严重的心、肺疾病，或伴心肺功能不全者；子宫胎盘血管硬化、狭窄、梗死，使绒毛间隙血液灌注不足，如妊娠期高血压疾病、妊娠合并慢性肾炎、糖尿病、过期妊娠等。②胎儿因素。胎儿患有严重的心血管疾病、呼吸系统疾病，胎儿畸形，母儿血型不合，胎儿宫内感染、颅内出血、颅脑损伤等。

2. 病理生理变化　胎儿窘迫的基本病理生理变化是缺血、缺氧引起的一系列变化。胎儿对缺氧有一定的代偿能力。缺氧早期或一过性缺氧，胎儿交感神经兴奋，全身血流重新分配，减少对肾、肺、消化系统等血供来保证心脑血流量，不产生严重的代偿障碍和器官损伤，可表现为胎心率加快，也可因肾血流减少而引起羊水减少。如果缺氧持续加重，胎儿迷走神经兴奋，动脉、静脉血管扩张，有效循环血量减少，主要脏器的功能受损，表现为胎心率减慢。若缺氧继续发展下去，可引起严重的脏器功能损害，如缺血缺氧性脑病，甚至胎死宫内。

3. 临床表现　急性胎儿窘迫多发生在分娩期，主要表现为产时胎心率异常、胎动异常、羊水胎粪污染。慢性胎儿窘迫常发生在妊娠晚期，主要表现为胎动减少和消失、胎心监护异常、胎儿多普勒超声血流异常。

（1）急性胎儿窘迫常见表现

1）产时胎心率异常：产时胎心率变化是急性胎儿窘迫的主要征象。应在产时定期胎心听诊和连续胎心监护。当胎心率基线缺乏变异且反复出现晚期减速或变异减速或胎心过缓（胎心率基线＜110次/分），提示胎儿严重缺氧。

2）胎动异常：缺氧初期胎动频繁，如缺氧未纠正，胎动继而减少直至消失。

3）羊水胎粪污染：羊水呈绿色、浑浊、稠厚、量少。依据程度不同可将羊水污染分为3度，Ⅰ度浅绿色，Ⅱ度黄绿色、浑浊，Ⅲ度棕黄色、稠厚。

（2）慢性胎儿窘迫常见表现

1）胎动减少或消失：胎动＜10次/2小时，变换体位后，再做2小时计数，如果仍小于10次，提示有胎儿缺氧可能。胎动减少是慢性胎儿窘迫的一个重要指标，胎动过频往往也是胎动消失的前驱症状。

2）胎儿电子监护异常：常出现异常NST；OCT/CST可见频繁变异减速或晚期减速。

3）宫高、腹围小于正常：胎儿宫内生长受限，各器官体积减小，胎儿体重低。

4）胎盘功能低下及羊水胎粪污染。

4. 辅助检查

（1）电子胎心监护：胎心率＞160次/分或＜110次/分，出现胎心晚期减速，变异减速和(或)基线缺乏变异，均表示胎儿窘迫。不能只凭一次而确定，应多次检查并改变体位为侧卧位后，再持续监护数分钟。

（2）彩色多普勒超声胎儿血流监测：包括胎儿脐动脉血流监测及胎儿大脑中动脉血流监测等。

（3）胎儿生物物理评分：≤4分提示胎儿缺氧，5~7分提示可疑胎儿缺氧，8~10分提示胎儿健康。

5. 处理原则

（1）急性胎儿窘迫：应积极寻找原因并采取一系列干预措施改善胎儿缺氧状态。宫颈尚未完全扩张，胎儿窘迫情况不严重，可予吸氧（面罩供氧），通过提高母体血氧含量，以改善胎儿血氧供应，同时嘱产妇左侧卧位，观察10分钟，若胎心率变为正常，可继续观察。宫口开全，胎先露部已达坐骨棘平面以下3 cm者，应尽快助产经阴道娩出胎儿。病情紧迫或经宫内复苏处理无效者，立即终止妊娠。

（2）慢性胎儿窘迫：应针对妊娠合并症或并发症特点及其严重程度，根据孕周、胎儿成熟度及胎儿缺氧程度综合判断，拟定处理方案。

（二）心理社会评估

孕产妇及家属因为胎儿的生命遭遇危险及担心胎儿预后而产生焦虑，对需要转为手术结束分娩产生恐惧和无助感。胎儿不幸死亡的孕产妇，心理上受到强烈的创伤，通常会经历否认、愤怒、抑郁到逐渐接受的过程。

【常见的护理诊断/问题】

1. 气体交换障碍　与子宫-胎盘的血流改变、血流中断（脐带受压）或血流速度减慢有关。

2. 焦虑　与胎儿健康受到威胁有关。
3. 预感性悲哀　与胎儿可能死亡有关。

【护理措施】

（一）一般护理

1. 改变体位，指导产妇取左侧卧位，减少子宫收缩频率，降低子宫内压力，改善子宫-胎盘循环。
2. 仔细评估母儿状况，分析发生胎儿窘迫的病因。
3. 给予吸氧，严密监测胎心变化。

（二）心理护理

向孕产妇及其家属提供信息及情感支持，对他们的疑虑给予解释，对于因胎儿窘迫而早产的夫妇，向他们提供早产儿护理的方法。对于胎儿不幸死亡的孕产妇，可为其安排一个远离其他婴儿和产妇的病房，安排家人陪伴，鼓励她们倾诉悲伤。

（三）缓解症状的护理

1. 配合治疗

（1）急性胎儿窘迫患者的护理：积极去除病因，对于缩宫素致宫缩过强者立即停用，必要时使用抑制宫缩药。对于需要阴道助产的患者，协助医师尽快娩出胎儿，并做好抢救新生儿窒息的准备。需要手术终止妊娠者，立即做好术前准备。

（2）慢性胎儿窘迫患者的护理：①积极治疗妊娠合并症和并发症；②若孕周小、估计胎儿娩出后存活可能性小，可采取保守治疗，以延长孕周，同时促胎肺成熟，争取胎儿成熟后终止妊娠；③若妊娠近足月，胎动减少，出现频繁晚期减速或重度变异减速，应做好剖宫产手术准备。

2. 病情观察　密切观察胎心、胎动及产程进展，做好新生儿复苏的准备。

（四）健康教育

1. 指导孕妇平常采取左侧卧位休息，避免长时间仰卧位和久坐，建议妊娠期进行适当的活动。
2. 教孕妇学会自数胎动，可及时发现胎儿异常。
3. 告知孕妇自觉身体不适、胎动减小时应及时就医。对治疗无效者，若已近足月，未临产，应尽早终止妊娠，可改善结局。

第三节　子宫破裂

◎ 案例9-3

某女，35岁，平素月经规律，G_6P_1，3年前曾剖宫产一健康男婴，现妊娠37^{+2}周，LOA，瘢痕子宫。因"临产、规律性下腹疼痛2 h"入院。入院时胎心正常，常规测血压时产妇突然大叫，诉腹部瞬间撕裂样剧痛，数秒后稍缓解。立即测胎心为100次/分，血压130/60 mmHg。2分钟后产妇再诉下腹疼痛，拒按，口唇发绀，呼吸急速，胎心、血压进行性下降。

根据以上资料，请回答：
1. 该孕妇最可能的临床诊断。
2. 该类孕妇应给予的主要护理措施。

【概述】
　　子宫破裂是指妊娠晚期或分娩期子宫体或子宫下段发生破裂，是产科最严重的并发症之一，直接威胁母儿生命。多发生于经产妇，特别是瘢痕子宫女性。随着辅助生殖技术受孕的双胎妊娠增多，以及生育政策调整后高龄产妇的增加，我国剖宫产率有所增加，子宫破裂的发生率有上升趋势。

【护理评估】
（一）生理评估
1. 病因
（1）子宫手术史（瘢痕子宫）：有子宫手术史者，如子宫肌瘤剔除术、剖宫产等，妊娠晚期或临产后，子宫壁原有瘢痕因子宫收缩牵拉及宫腔内压力升高而发生断裂。若存在前次手术后伴感染或伤口愈合不良、剖宫产后间隔时间过短即再次妊娠等情况，妊娠晚期或临产后发生子宫破裂的危险性更大。宫体部瘢痕常在妊娠晚期自发完全性破裂；子宫下段瘢痕破裂多发生于临产后，并且多为不完全性破裂。
（2）胎先露部下降受阻：当有骨盆狭窄、头盆不称、软产道梗阻、胎位异常、胎儿异常（如脑积水、连体儿等）时，均可使胎先露部下降受阻，子宫为克服产道阻力而强烈收缩，使子宫下段拉长变薄超过最大限度，引起子宫破裂。
（3）缩宫药使用不当：胎儿娩出前缩宫素或其他宫缩剂的使用指征、用法和用量使用不当，或者有些产妇子宫平滑肌对缩宫素过于敏感，均可引起子宫收缩过强，加之胎先露部下降受阻或子宫瘢痕，可发生子宫破裂。
（4）产科手术损伤：多发生于不适当或粗暴的阴道助产，例如，宫口未开全行产钳术、胎头吸引术、臀牵引术、臀助产术，极可能造成宫颈撕裂，严重时可波及子宫下段，发生子宫下段破裂。内转胎位术操作不慎，强行剥离植入性胎盘，行毁胎术或穿颅术时胎儿骨片损伤子宫也可造成子宫破裂。
2. 临床表现　子宫破裂大多数发生在分娩过程中，也可发生在妊娠晚期。通常情况下子宫破裂是一个渐进的过程，可分为先兆子宫破裂和子宫破裂两个阶段。症状与破裂的时间、部位、范围、内出血的量、胎儿及胎盘排出的情况，以及子宫肌肉收缩的程度有关。
（1）先兆子宫破裂：主要临床表现为病理性缩复环、下腹部疼痛、胎心率改变、排尿困难和血尿。常见于产程长、胎先露下降受阻的产妇。
　　子宫病理性缩复环形成：临产后，当胎儿下降受阻，强有力的子宫收缩使子宫下段逐渐拉长变薄，而宫体更加增厚变短，两者间形成明显的环状凹陷，称为病理性缩复环（图9-1）。随着产程进展，此凹陷可逐渐上升达脐部或脐部以上。
　　下腹部疼痛：子宫呈强直性收缩，产妇下腹部疼痛难忍，拒绝按压，烦躁不安，呼吸急促、脉搏加快,表情极其痛苦。

排尿困难、血尿:子宫下段压痛明显,膀胱受压充血,出现排尿困难、血尿。

胎心率改变:由于宫缩过频、过强,胎儿供血受阻,胎心率表现为先加快后减慢或听不清。

这种情况若不及时处理,子宫将很快在病理性缩复环处或其下方发生破裂。

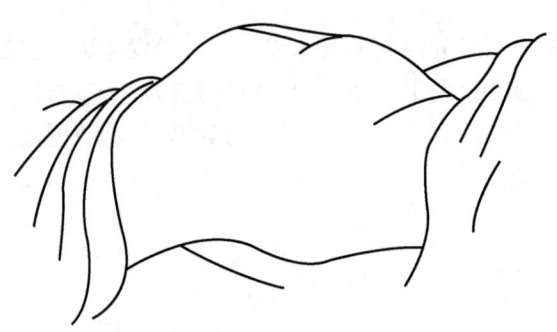

图9-1 先兆子宫破裂——病理性缩复环

(2)子宫破裂

完全性子宫破裂:子宫壁全层破裂,宫腔与腹腔相通称为完全性子宫破裂。子宫破裂常发生于瞬间,产妇突然感觉到下腹部撕裂样剧烈疼痛,之后子宫收缩骤然停止,腹部疼痛暂时缓解。随着血液、羊水流入腹腔,腹痛又呈持续性加重,产妇可出现面色苍白、出冷汗、脉搏细速、呼吸急促、血压下降等休克征象。患者全腹有压痛、反跳痛,腹壁下可清楚扪及胎体,子宫缩小位于侧边,胎心、胎动消失。阴道可能有鲜血流出,量多少不定。原来扩张的宫口较前缩小,胎先露部较前有所上升。若破口位置较低,可自阴道扪及子宫前壁裂口。

不完全性子宫破裂:子宫肌层全部或部分破裂,浆膜层尚未穿破,宫腔与腹腔未相通,胎儿及其附属物仍在宫腔内,称为不完全性子宫破裂。多见于子宫下段剖宫产瘢痕裂开。不完全性破裂时腹痛等症状和体征不明显,仅在不全破裂处有明显压痛。若不完全破裂累及子宫动脉,可导致急性大出血;若破裂发生在子宫侧壁阔韧带两叶间,可形成阔韧带内血肿,此时在宫体一侧可扪及逐渐增大且有压痛的包块,胎心多不规则。

3. 辅助检查

(1)实验室检查:血常规显示血红蛋白值下降,白细胞计数增加;尿常规检查可见有红细胞或肉眼血尿。

(2)其他:B超检查可协助发现子宫破裂的部位及胎儿与子宫的关系,仅适用于可疑子宫破裂病例。电子胎心监护结果异常可提示胎儿宫内缺氧、胎儿宫内窘迫。

4. 处理原则

(1)先兆子宫破裂:应立即采取有效措施抑制子宫收缩,如肌内注射哌替啶100 mg,尽快做好剖宫产准备,迅速结束分娩。

(2)子宫破裂:在积极抢救休克的同时,无论胎儿是否存活,均应尽快做好术前准备。手术方式应根据产妇的全身情况、破裂的部位及程度、发生破裂时间以及有无严重感染而决定，可行破口修补术、子宫次全切除术或子宫全切除术。手术前后应给予大量抗生素预防感染。子宫破裂伴休克者尽可能就地抢救，若必须转院，应在大量输血、输液、抗休克条件下，包扎腹部后再行转院。

（二）心理社会评估

评估产妇的心理情况，子宫破裂情况紧急、产妇疼痛剧烈，又感到胎儿生命受到严重威胁，产妇往往会烦躁不安、恐惧和焦虑。面对这样的急症，家属也会表现出紧张不安、不知所措。

【常见的护理诊断/问题】

1. 急性疼痛　与强直性子宫收缩、病理性缩复环或子宫破裂有关。
2. 预感性悲哀　与胎儿死亡有关。
3. 潜在并发症：出血性休克、感染。
4. 恐惧　与剧烈疼痛有关。

【护理措施】

（一）一般护理

1. 建立健全三级保健网，宣传孕妇保健知识。做好产前检查，及时诊断胎位、胎儿及产道异常。

2. 严格掌握产前宫缩剂的使用指征和方法，应用缩宫素引产时须稀释后小剂量静脉缓慢滴注，根据宫缩、产程进展和胎儿情况逐步调整滴速，避免滥用。

3. 严格掌握剖宫产及各种阴道手术指征，按规程操作，术后仔细检查宫颈和宫腔，及时发现手术损伤并予修补。

（二）心理护理

向产妇及家属解释子宫破裂的治疗计划以解除恐惧情绪，并解释本次治疗计划及对再次妊娠的影响。对胎儿已死亡的产妇，通过谈心、倾听、陪伴等帮助其度过悲伤阶段，允许其表现悲伤情绪。劝导她们接受现实，调整情绪，勇敢面对今后的生活。对于切除子宫者，更需要对其进行强有力的心理支持，提供切实可行的建议。

（三）缓解症状的护理

1. 先兆子宫破裂产妇的护理

（1）密切观察产程进展，注意胎儿心率变化，及时发现产程异常和导致难产的诱因。

（2）在待产时，若发现产妇出现宫缩过强及下腹部压痛，或腹部出现病理性缩复环，应立即报告医师并停止使用宫缩剂及一切操作，同时测量产妇的生命体征，遵医嘱给予抑制宫缩、吸氧处理，开放静脉通道，做好剖宫产的术前准备。

2. 子宫破裂产妇的护理

（1）严格执行医嘱，积极进行抗休克处理，迅速给予输液、输血，短时间内补足血容量，同时补充电解质和碱性药，纠正酸中毒。

（2）在抢救休克的同时，迅速做好术前准备。术前、术后遵医嘱给予大量广谱抗生素以防感染。

（3）注意保暖、给氧，严密观察并记录生命体征和出入量。

（四）健康教育

1. 对有剖宫产史或子宫手术史等子宫破裂高危因素的患者，在妊娠晚期超声预测子宫下段肌层厚度及连续性。
2. 行修补术的产妇，再次妊娠时应及时到产科门诊检查。
3. 出院前为产妇及其家属提供产褥期的休养计划，并给予避孕指导。

第四节 羊水栓塞

羊水栓塞是指羊水进入母体血液循环后引起肺动脉高压、低氧血症、休克、弥散性血管内凝血（DIC）、多器官功能衰竭等一系列病理改变的综合征。其发病急，病情凶险，是造成孕产妇死亡的重要原因之一。发病率为（1.9～7.7）/10万，死亡率为19%～86%。多发生于分娩过程中，也可发生在中期引产、钳刮术、羊膜腔穿刺术时。

【护理评估】

（一）生理评估

1. **病因** 羊水栓塞是由羊水中的有形物质（胎儿毳毛、角化上皮、胎脂、胎粪）经子宫颈黏膜的静脉、胎盘附着处的静脉窦进入母体血液循环引起。病因尚不清楚，目前认为与下列因素有关。

（1）羊膜腔内压力过高：临产后，特别是第二产程子宫收缩时，当羊膜腔内的压力明显高于静脉压时，羊水有可能被挤入破损的微血管，进入母体血液循环。

（2）血窦开放：分娩过程中各种原因引起的宫颈裂伤可使羊水通过破损血管进入母体血液循环，前置胎盘、胎盘早剥、胎盘边缘血窦破裂时羊水也可通过破损血管或胎盘后血窦进入母体血液循环。剖宫产及钳刮术时，胎盘附着处血窦开放，也可成为羊水进入母体的通道。

（3）胎膜破裂：大部分羊水栓塞发生于胎膜破裂后，羊水可从子宫蜕膜或宫颈管破损的小血管进入母体血液循环中。剖宫产或羊膜腔穿刺时，羊水可从手术切口或穿刺处进入母体血液循环。

因此，高龄初产、多产、子宫收缩过强、急产、胎膜早破、前置胎盘、胎盘早剥、剖宫产等可能是羊水栓塞的诱发因素。

2. **病理生理变化** 羊水栓塞可能的病理生理变化是当母胎屏障破坏时，羊水成分进入母体循环，一方面引起机械性的阻塞，另一方面母体将对胎儿抗原和羊水成分发生免疫反应，从而发生类似全身炎症反应综合征，引起肺动脉高压、严重低氧血症、DIC、多器官功能衰竭等一系列表现。

（1）过敏样反应：羊水中的有形成分作为致敏原，作用于母体引起Ⅰ型变态反应，出现过敏样反应。主要表现为咳嗽或者呻吟后突然出现血压骤降甚至消失，以及心力衰竭、肺衰竭。

（2）肺动脉高压：羊水中的有形物质形成小栓子，且其刺激肺组织产生和释放血管活性物质，使肺血管反射性痉挛，致使肺动脉高压，直接使右心负荷加重，导致急性右心扩张及充血性右心衰竭；又使左心房回心血量减少，左心排血量明显减少，引起周围血液循环衰竭，使血压下降产生一系列休克症状，产妇可因重要脏器缺血而突然死亡。

（3）弥散性血管内凝血（DIC）：妊娠时母血由于多种凝血因子及纤维蛋白原增加而呈高凝状态，羊水中的大量促凝物质可激活凝血系统，在血管内产生大量的微血栓，消耗大量凝血因子及纤维蛋白原，致使DIC发生。同时，羊水中也含有纤溶激活酶，当纤维蛋白原下降时，可激活纤溶系统，由于大量凝血物质的消耗和纤溶系统的激活，产妇血液由高凝状态转变为纤溶亢进，血液不凝固而发生产后出血及失血性休克。

（4）炎症损伤：羊水栓塞时，易感母体会发生炎性介质系统的突然激活，引起类似全身炎症反应综合征，导致严重低氧血症、呼吸和循环衰竭等一系列临床表现。

3. 临床表现　羊水栓塞的特点是起病急骤，来势凶险，临床表现复杂，大多发生在分娩过程中。70%的羊水栓塞发生在阴道分娩过程中，11%发生在经阴道分娩后，19%发生在剖宫产中或术后。典型的羊水栓塞以血压骤然下降、低氧血症和凝血功能障碍为特征，称羊水栓塞三联征。

（1）前驱症状：30%～40%的患者会出现前驱症状，表现为憋气、呛咳、心悸、胸痛、头晕、烦躁不安、恶心、呕吐等非特异性症状。识别前驱症状有利于尽早发现羊水栓塞。

（2）心力衰竭、肺衰竭和休克期：在分娩过程中，尤其是刚破膜不久，产妇突然出现烦躁不安、寒战、恶心、呕吐、呛咳、气促等前驱症状后，继而出现呼吸困难、发绀，心率加快、抽搐、昏迷、血压下降等循环衰竭和休克状态。肺部听诊可闻及湿啰音，若有肺水肿，患者可咯血性泡沫状痰。有的产妇突然惊叫一声或打一个哈欠之后血压迅速下降甚至消失，并在数分钟内死亡。

（3）凝血功能障碍：患者若能度过心力衰竭、肺衰竭和休克期，则进入凝血功能障碍阶段，DIC引起难以控制的全身广泛性出血，表现为大量阴道流血、血液不凝固、切口及针眼大量渗血、全身皮肤黏膜出血，有时还可出现消化道和泌尿道出血，出现呕血、便血、血尿等。

（4）急性肾衰竭等脏器受损：由于周围循环衰竭，肾血流量减少，出现肾微血管栓塞，肾缺血、缺氧引起肾组织损害，表现为尿少、无尿及尿毒症。一旦肾实质受损，可导致肾衰竭，后继续发展为全身器官衰竭。

以上典型临床表现有时按顺序出现，有时也可不按顺序。有些不典型羊水栓塞病例病情发展缓慢，症状隐匿。因此，当出现没有明确病因的孕产妇急性心肺功能衰竭伴以下1种或几种情况，如低血压、心律失常、呼吸短促、抽搐、急性胎儿窘迫、心搏骤停、凝血功能障碍、孕产妇出血、前驱症状等，可考虑为羊水栓塞。

4. 辅助检查　目前尚无国际统一的诊断标准和实验室诊断指标。羊水栓塞的诊断应基于临床表现及诱发因素。在母体血液中找到羊水成分不是诊断的必需依据。即使在母血中找到了羊水的有形成分，如果临床表现不支持，也不能诊断羊水栓塞。以下监测方法有助于羊水栓塞的诊断。

（1）床旁胸部X线摄片：双肺可见弥散性点片状浸润阴影，沿肺门周围呈扇形分布。

（2）床边心电图检查：提示右心扩大、心排血量下降、心肌劳损。

（3）血凝障碍检查：DIC 各项检查阳性。

5. 处理原则　确诊后应立即抢救产妇，主要原则是解除肺动脉高压，缓解低氧血症，纠正呼吸循环功能衰竭；抗过敏、抗休克；防止 DIC 和肾衰竭。

（二）心理社会评估

羊水栓塞起病急、死亡率高，因担心产妇及胎儿安危，产妇和其家属都易产生恐惧不安、焦虑紧张的表现。

【常见的护理诊断/问题】

1. 气体交换受损　与支气管痉挛有关。
2. 组织灌注量改变　与弥散性血管内凝血及失血有关。
3. 恐惧　与病情危重，产妇及胎儿生命受到威胁有关。
4. 潜在并发症：胎儿窘迫。

【护理措施】

（一）一般护理

1. 加强产前检查，注意诱发因素，如有前置胎盘、胎盘早剥等并发症时，应尽早发现、诊断并及时处理。
2. 严密观察产程进展，正确掌握宫缩剂的使用方法，避免宫缩过强。
3. 严格掌握破膜时间，人工破膜宜在宫缩的间歇期且不建议同时行剥膜术，减少子宫颈管部位小血管破损，并注意控制羊水的流出速度。
4. 剖宫产手术切开子宫时保护好子宫切口；中期引产者，羊膜穿刺次数不应超过 3 次，针头要细，而且最好在 B 超监测下进行。

（二）心理护理

如患者神志清醒，应给予鼓励，使其增强信心并相信自己的病情会得到控制。对于家属的恐惧情绪表示理解和安慰，适当的时候允许家属陪伴患者，向家属介绍患者病情的严重性，以取得配合。待患者病情稳定后共同制订康复计划，针对其具体情况提供健康教育与出院指导。

（三）缓解症状的护理

1. 协助抢救　一旦出现羊水栓塞的临床表现，应立即配合医师给予紧急处理。

（1）改善低氧血症

保持呼吸道通畅：出现呼吸困难、发绀者，立即取半坐卧位或抬高头肩部卧位，面罩给氧，必要时行气管插管正压给氧。昏迷患者可行气管插管或气管切开。保证氧气的有效供给，是改善肺泡毛细血管缺氧、预防肺水肿的关键，同时也可改善心、脑、肾等重要脏器的缺氧。

解除肺动脉高压：遵医嘱应用扩张肺血管平滑肌的药物或者解痉药缓解肺动脉高压及改善肺血流灌注，是预防右心衰竭、呼吸衰竭、末梢循环衰竭的有效措施。

防止心力衰竭：为保护心肌和预防心力衰竭，脉搏快者，在积极扩张冠状动脉的同时使用强心剂。

（2）抗过敏：抗休克在改善缺氧的同时尽早使用抗过敏药。如氢化可的松 500～1000 mg/d 静脉滴注。

(3) 纠正凝血功能障碍：早期进行凝血状态的评估，积极处理凝血功能障碍；积极处理产后出血；快速补充红细胞和凝血因子，同时可静脉输入氨甲环酸抗纤溶。不常规推荐使用肝素，因为羊水栓塞进展迅速，其DIC期高凝阶段难以把握，时机稍有偏差，会加重大出血。

(4) 器官功能支持与保护：急救成功后患者往往会发生多器官功能衰竭，因此应继续做好呼吸循环支持及确保足够的血氧饱和度，积极防治感染、维护胃肠功能等。如休克期后血压已经回升，循环血容量已补足后，仍出现少尿，可以考虑使用利尿剂，如呋塞米（速尿）、甘露醇等，若尿量仍不增加，应及早按照肾衰竭处理，积极抢救患者生命。

2. 产科处理

(1) 一旦怀疑或确诊羊水栓塞，应立即抢救，推荐多学科密切协作。

(2) 分娩前发生羊水栓塞者抢救孕妇的同时应考虑立即终止妊娠，原则上应先改善产妇呼吸循环功能，纠正凝血功能障碍，待病情稳定后立即结束分娩，阴道助产或短时间内行剖宫产。

(3) 中期妊娠钳刮术中或羊膜腔穿刺时发生羊水栓塞者应立即终止手术，进行抢救。

(4) 发生羊水栓塞时如正在滴注缩宫素应立即停止。同时严密监测患者的生命体征变化，记录出入量。

(四) 健康教育

1. 加强产前检查，重视羊水栓塞诱发因素的检测。

2. 做好产褥期保健知识的宣传，胎儿存活者，讲解新生儿护理知识与技能；出院前嘱咐其复查，告知其目的及时间。

第五节 产后出血

◎ 案例 9-4

某女，35岁，G_4P_0，3年内行人工流产3次。现宫内妊娠38周，规律宫缩16 h，娩出一女活婴，体重3950 g，胎儿娩出后15分钟内间歇流出500 ml暗红色血液，检查胎盘仍未完全剥离，立即行人工剥离胎盘术完整娩出胎盘；产后1 h产妇出现面色苍白，打哈欠，烦躁不安，四肢湿冷，血压78/50 mmHg。腹部检查：子宫轮廓不清，宫底升高，下压宫底约有400 ml血块流出。

根据以上资料，请回答：

1. 该产妇产后出血最可能的原因。
2. 该类产妇主要的护理措施。

【概述】

产后出血是指胎儿娩出后24小时内阴道分娩者失血量超过500 ml，剖宫产分娩者超过1000 ml，是分娩期的严重并发症，是产妇死亡的重要原因之一，居我国产妇死亡原因的首位。其发生率为分娩总数的5%~10%，由于测量和收集血量的主观因素较大，造成估计的失血量往往低于实际出血量，实际的发病率可能更高。产后出血的预后与失血量、失血速度及产妇体质有关。短时间内大量失血可迅速发生失血性休克，严重者危及产妇生命，休克时间过长可引起脑垂体缺血坏死，继发严重的腺垂体功能减退（希恩综合征）。

【护理评估】

（一）生理评估

1. 病因　引起产后出血的原因主要有子宫收缩乏力、胎盘因素、软产道裂伤和凝血功能障碍等。其中子宫收缩乏力是最常见原因，占产后出血总数的70%~80%。产后出血的发生可由单一因素所致，也可能多种因素并存。

（1）子宫收缩乏力：胎儿娩出后，子宫平滑肌收缩和缩复对肌束间的血管能起到有效的压迫作用。影响子宫平滑肌收缩和缩复的因素，均可引起子宫收缩乏力性产后出血。常见因素有以下几种。

全身因素：产妇精神极度紧张、焦虑，对分娩过分恐惧，尤其对阴道分娩缺乏信心；产妇合并有急性、慢性的全身性疾病，体质虚弱等。

产程因素：产程时间过长或难产，造成产妇体力过度消耗。

药物因素：临产后过多使用镇静剂、麻醉剂或子宫收缩抑制剂。

子宫因素：多胎妊娠、巨大胎儿、羊水过多等致子宫肌纤维过度伸展失去弹性；产次过多、过频造成子宫肌纤维受损；妊娠期高血压疾病或严重贫血导致子宫平滑肌水肿；子宫肌纤维本身发育不良或子宫肌壁损伤，如子宫肌瘤、子宫畸形、剖宫产手术史、子宫穿孔病史等；胎盘早剥致子宫胎盘卒中，以及前置胎盘、宫腔感染等均可引起产后出血。

（2）胎盘因素：根据胎盘剥离情况，导致产后出血的胎盘因素有以下几种。

胎盘滞留：胎儿娩出后，胎盘应在15分钟内排出体外，若30分钟仍未排出，则影响胎盘剥离面血窦的关闭，导致产后出血。常见的情况有：①膀胱充盈。充盈的膀胱阻碍胎盘下降，胎盘剥离后滞留在宫腔内，影响子宫收缩。②胎盘剥离不全在第三产程胎盘完全剥离前过早牵拉脐带或按压子宫，可影响胎盘的正常剥离，导致胎盘剥离不全而致已剥离处血窦开放出血不止。③胎盘嵌顿。产妇对缩宫素过于敏感或缩宫素使用不当，宫颈内口肌纤维出现环形收缩，使已剥离的胎盘嵌顿于宫腔内，多表现为隐性出血。

胎盘植入：指胎盘组织不同程度地侵入子宫肌层。根据胎盘绒毛侵入子宫肌层的深度可分为胎盘粘连、胎盘植入和穿透性胎盘植入三种类型。胎盘绒毛全部或部分黏附于子宫肌层表面，不能自行剥离者称为胎盘粘连。绒毛深入子宫肌层者称为胎盘植入。绒毛穿透子宫肌层到达或超过子宫浆膜面为穿透性胎盘植入。引起胎盘植入的常见原因有：①子宫内膜损伤，如多次人工流产史、宫腔感染等；②胎盘附着部位异常，如胎盘附着于内膜菲薄的子宫下段、子宫颈或子宫角部，绒毛容易侵入子宫肌壁；③存在子宫手术史，如剖宫产史、子宫肌瘤切除术；④高龄妊娠。

胎盘、胎膜残留：多为部分胎盘小叶或副胎盘残留在宫腔内，胎膜残留会影响子宫收缩而引起产后出血。

（3）软产道裂伤：常因急产、子宫收缩过强、产程进展过快等，软产道未经充分扩张；或胎儿过大、软产道组织弹性差等，在胎儿娩出时可致软产道撕裂。软产道裂伤常见会阴、阴道、宫颈裂伤,严重者裂伤可达子宫下段,甚至盆壁,形成腹膜后血肿、阔韧带内血肿而致大量出血。

(4)凝血功能障碍:包括两种情况。其一为妊娠合并凝血功能障碍性疾病,如血小板减少症、白血病、再生障碍性贫血、重症肝炎等;其二为妊娠并发症导致凝血功能障碍,如妊娠期高血压疾病、重型胎盘早剥、羊水栓塞、死胎滞留过久等。凝血功能障碍所致的产后出血常为难以控制的大量出血,特征为血液不凝。

2. 临床表现　产后出血的主要表现为阴道流血量过多,继发失血性休克和感染。

(1)阴道流血

子宫收缩乏力性出血:多有产程延长、产妇衰竭、胎盘剥离延缓等病史。出血的特点为阴道流血量多,呈间歇性、暗红色;如短期内迅速大量出血,则产妇很快进入休克状态。腹部检查:子宫软,甚至轮廓不清。

胎盘因素引起的出血:胎盘娩出前有间歇性、暗红色多量流血时,首先考虑胎盘因素所致的出血。如胎盘部分粘连或部分植入、胎盘剥离不全或剥离后滞留,常表现为胎盘娩出延迟和(或)伴有子宫收缩乏力。

软产道损伤性出血:发生在胎儿娩出后,立即持续不断流血,血色鲜红能自凝。出血量与裂伤的程度、部位以及是否伤及大血管有关。

凝血功能障碍性出血:在妊娠前或妊娠期已患有易发生出血倾向的原发性疾病,在胎盘剥离或软产道裂伤时,由于凝血功能障碍,表现为皮下、注射针孔、伤口等全身不同部位的出血,多见于子宫大量出血或少量持续不断出血,出血不凝。

(2)低血压表现:阴道流血量多时,产妇可出现面色苍白、出冷汗、心悸、头晕等低血压甚至休克的表现。

3. 辅助检查

(1)评估产后出血量、出血速度,同时注意观察阴道出血是否凝固。

容积法:临床上常用有刻度的器皿收集阴道流血,在产妇臀下置接血器皿,可简便地了解出血量。但当器皿中羊水混入时,造成测量值不准确。

称重法:把胎儿娩出后接血敷料湿重减去接血前敷料干重,用其差值除以1.05(血液比重)即为实际出血量。和容积法一样,当羊水混入时,会造成测量值不准确。

面积法:将血液浸湿的面积按 10 cm×10 cm 为 10 ml 计算。不同个体对纱布浸湿程度评估不尽相同,会导致估计的出血量不准确。

休克指数(shock index,SI)法:休克指数=脉率/收缩压(mmHg)。当 SI 小于 0.9,估计失血量小于 500 ml;当 SI 处于 0.9~1.0,估计失血量为 500~1000 ml;当 SI 处于 1.0~1.5,估计失血量为 1000~1500 ml;当 SI 处于 1.5~2.0,估计失血量为 1500~2500 ml;SI 在 2.0 以上,提示为重度休克,估计失血量达到或超过 2500 ml,此方法方便、快捷,可第一时间粗略估计出血量。

(2)实验室检查:检查产妇的血常规,出血、凝血时间,凝血酶原时间及纤维蛋白原测定等结果。

4. 处理原则　针对原因迅速止血、补充血容量、纠正休克及防治感染是产后出血的处理原则。对子宫收缩乏力性产后出血,加强宫缩是最有效的方法;对软产道损伤性产后出血，及时准确地修补、缝合裂伤可有效止血；对胎盘因素或凝血功能障碍所致的出血应迅速采取相应措施，控制出血。

（二）心理社会评估

发生产后出血时，产妇及家属会异常害怕、恐惧，担心产妇会有生命危险，尤其发生失血性休克时，家属更是惊恐不安，希望医护人员尽快救治，使产妇尽早脱离危险。休克时间过长可引发脑垂体缺血性坏死，继发垂体功能减退，而致希恩综合征，给社会及家庭带来负担。

【常见的护理诊断/问题】

1. 潜在并发症：出血性休克。
2. 恐惧　与大量失血、担心自身安危有关。
3. 有感染的危险　与失血后抵抗力降低有关。
4. 活动无耐力　与失血后贫血有关。

【护理措施】

（一）一般护理

1. 妊娠期预防

（1）做好妊娠期保健工作：及早发现孕妇是否存在高危因素，如妊娠期高血压疾病、妊娠合并血液系统疾病、妊娠合并肝病、多胎妊娠、巨大胎儿、羊水过多、子宫手术史等，及时治疗高危妊娠，必要时可终止妊娠。

（2）提供心理支持：精神因素是影响分娩的四大要素之一，为孕妇提供积极的心理和情感支持，帮助其了解分娩相关知识，树立分娩自信，可促进分娩过程，提高分娩体验。

（3）高危孕妇尤其是凶险性前置胎盘、胎盘植入者应于分娩前转诊到有输血和抢救条件的医院分娩。

2. 分娩期预防

（1）密切观察第一产程：消除产妇紧张情绪，保证充分休息，加强营养，密切观察产程进展，防止产程延长和宫缩乏力。

（2）重视第二产程的处理：指导产妇适时正确运用腹压，防止胎儿娩出过快，造成软产道损伤；掌握会阴切开术的适应证及手术时机；按分娩机制接产；胎儿前肩娩出后，立即肌内注射缩宫素 10 U。

（3）正确处理第三产程：若胎盘未娩出前有较多量阴道流血，或胎儿娩出后 30 分钟胎盘未剥离者，应行宫腔探查及人工剥离胎盘术；术中剥离有困难者，切勿强行剥离；胎盘娩出后仔细检查胎盘、胎膜是否完整，有无副胎盘、软产道撕裂或血肿形成；如有裂伤及时按解剖层次缝合；产后按摩子宫以促进宫缩；准确收集并测量产后出血量。

3. 产后预防　产后 2 小时是发生产后出血的高峰期，约 80% 的产后出血发生在这一时期。因此在胎盘娩出后在待产室或产房严密观察产妇 2 小时，注意产妇的面色、血压、脉搏、宫缩及阴道出血情况；鼓励产妇按时排空膀胱；进行早接触、早吸吮、早开奶刺激宫缩；产后 2 小时向产妇交代注意事项，医护人员定时巡视病房，及时发现异常并给予恰当处理。

（二）心理护理

积极做好产妇及家属的安慰、解释工作，避免精神紧张，主动关心产妇并提供帮助，增加其安全感。大量出血后产妇抵抗力低下，体质虚弱，生活自理有困难，医护人员应主动关心产妇，增加其安全感。教会产妇一些放松的方法，鼓励产妇说出内心的感受。另外，做好出院指导也是心理支持的一个很好途径。

（三）缓解症状的护理

1. 急救护理

（1）产妇取头低足高位，给予保暖、吸氧。密切监测生命体征、神志变化。注意皮肤、口唇、指甲的颜色，触摸四肢的温湿度，观察尿量变化，及早发现休克的早期征兆。

（2）迅速建立至少2条静脉通道，给予心电监护，遵医嘱及监护结果调整滴速，记录出入量，维持足够的有效循环血量。准确收集并测量出血量，观察其颜色、有无凝血块及嗅其气味等。遵医嘱应用血制品、止血药、宫缩剂，密切观察其疗效。积极配合医生查找出血原因，争分夺秒进行抢救工作。

2. 针对不同的原因采取相应的止血措施，纠正休克，预防感染。

（1）产后子宫收缩乏力所致产后出血可以通过按摩子宫、使用宫缩剂、宫腔内填塞纱条等方法达到止血目的。

按摩子宫：主要是刺激子宫收缩。有两种方法。①腹壁按摩宫底：用一手置于产妇腹部，触摸子宫底部，拇指在子宫前壁，其余4指在子宫后壁，均匀而有节律地按摩子宫。②腹部-阴道双手按摩：操作者一手戴无菌手套后握拳置于阴道前穹，顶住子宫前壁，一手在子宫体部按摩子宫体后壁使宫体前屈，两手相对紧压子宫均匀有节律地按摩。

使用子宫收缩剂：遵医嘱肌内注射缩宫素 10 U 或缩宫素 10～20 U 加入 500 ml 生理盐水静脉滴注。宫缩乏力产后出血者应尽早使用麦角新碱 0.2～0.4 mg 肌内注射或者静脉推注，以促进宫缩减少出血，心脏病、高血压患者禁用麦角新碱。当缩宫素及麦角新碱无效时，应尽早使用前列腺素类药物，如卡前列素氨丁三醇。

填塞宫腔：对于子宫松弛无力、按摩及缩宫素处理仍无效者，可进行宫腔填塞，包括宫腔球囊填塞和宫腔纱条填塞。球囊或纱条填塞时注意无菌操作，术后应密切观察生命体征及宫底高度和大小，动态监测血常规及凝血功能情况，警惕因填塞不紧，宫腔内继续出血而阴道不出血的止血假象。填塞后24～98小时取出，取出前先静脉滴注缩宫素，并给予抗生素预防感染。

其他方法：经上述措施仍无效者，还可采用子宫压缩缝合术、结扎盆腔血管、经导管动脉栓塞术。经积极抢救无效、危及产妇生命时，应行子宫次全切除或子宫全切除术。

（2）软产道撕裂伤造成的大出血：止血的有效措施是及时、准确地缝合修复。宫颈裂伤<1 cm且无活动性出血者，不需缝合；若有活动性出血或裂伤>1 cm，则应缝合。修补时应注意解剖层次的对合，第一针要超过裂伤顶端 0.5 cm，缝合时不能留有无效腔，避免缝线穿过直肠。若为阴道血肿所致应切开血肿，清除血块，再缝合止血。

（3）胎盘因素导致的出血：要及时将胎盘取出，并做好必要的手术准备。首先检查胎盘、胎膜完整性，胎盘已剥离尚未娩出者，可协助产妇排空膀胱，然后牵拉脐带，按压宫底协助胎盘娩出；胎盘部分剥离者，可以徒手伸入宫腔，协助胎盘剥离完全后，取出胎盘；胎盘、胎膜部分残留者，徒手不能取出时，可用大刮匙刮取残留组织；胎盘植入者，应及时做好子宫切除的准备；若为子宫狭窄环所致胎盘嵌顿，要配合麻醉待狭窄环松解后用手取出胎盘。

（4）凝血功能障碍所致出血：应针对不同病因、合并疾病种类进行治疗和护理，遵医嘱积极输红细胞、血小板、纤维蛋白原、凝血因子等，达到迅速止血的目的。

（5）失血性休克的护理：及早开放静脉通道，在止血同时补充血容量。注意为患者提供安静的环境，保持平卧、吸氧、保暖；严密观察并详细记录患者的意识状态、生命体征及出入量；观察子宫收缩情况，记录恶露的量、色、气味；按医嘱给予抗生素防治感染。经积极处理后仍无效，出血可能危及产妇生命时，应协助医师做好子宫切除术术前准备，以挽救产妇生命。

（伊焕英）

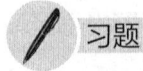

（一）简答题

1. 简述子宫收缩乏力所致产后出血的临床表现。
2. 简述羊水栓塞的预防措施。
3. 简述慢性胎儿窘迫的病因。

（二）论述题

孕妇，28岁，平素月经规律，G_3P_0，现妊娠 32^{+6} 周。因"白天办公室忙碌一天，晚上感觉腹部一阵一阵发硬，无疼痛，持续约1小时，突然感到有少量液体自阴道流出"急诊入院。入院后检查：胎位为头位，胎心 142 次/分。阴道检查：宫颈居中，宫口未开，胎膜已破，先露部未入盆，阴道流出液为无色、量少。辅助检查：阴道液 pH 约为 7.2。阴道分泌物见羊齿状结晶。该孕妇曾有过 1 次人工流产和 1 次胚胎停育史。其他未见异常。

根据以上资料，请回答：

（1）该患者目前最可能的临床诊断。
（2）该类患者相应的护理措施。

第十章 异常产褥患者的护理

第十章数字资源

第一节 产褥感染

◎ 案例 10-1

某女，30岁。于4天前因第二产程延长行产钳助娩一女婴。今日突然出现畏寒、发热等不适症状，伴有恶心、呕吐。查体：T 39.2 ℃，P 110次/分，R 21次/分，BP 100/80 mmHg，下腹部压痛、反跳痛、肌紧张阳性。恶露量多，有臭味。白细胞计数增高，红细胞沉降率加快。其他未见异常。

根据以上资料，请回答：
1. 该患者当前最可能的临床诊断。
2. 该类患者的健康教育和出院指导。

【概述】

产褥感染是指分娩和产褥期内生殖道受病原体侵袭引起的局部或全身感染，其发病率约6%。产褥感染与产后出血、妊娠合并心脏病和妊娠期高血压疾病构成孕产妇死亡的四大原因。产褥病率是指分娩24小时后的10日内，每日用口温计测量体温4次，间隔时间4小时，有2次体温达到或超过38 ℃。产褥感染与产褥病率之间既有区别又有联系。产褥病率常见的原因是产褥感染，也可能是生殖道以外的感染，如尿路感染、上呼吸道感染、急性乳腺炎、血栓性静脉炎等引起。

【护理评估】

（一）生理评估

1. 病因

（1）诱发因素：正常女性生殖道有自净作用，对外界致病因子侵入有一定的防御功能，且羊水中有抗菌物质，因此妊娠和正常分娩通常不会使产妇增加感染的机会。当机体免疫力、病原体毒力及病原体数量三者平衡失调时，才会导致感染发生。任何削弱产妇防御能力、增加病原体侵入生殖道的因素均可成为产褥感染的诱因，如妊娠期贫血、产妇身体虚弱、胎膜早破、羊膜腔感染、产前及产后出血过多、产程延长、过多的产科手术操作、慢性病等。

（2）病原体种类：正常女性生殖道内寄生有大量的微生物，包括需氧菌、厌氧菌、假丝酵母菌及衣原体和支原体，其中以厌氧菌为主，可分为致病微生物和非致病微生物两类。有些非致病微生物在一定条件下可以致病，称为机会病原体（条件病原体）。

1）需氧菌。①链球菌：是外源性产褥感染的主要致病菌，以乙型溶血性链球菌（β-溶血性链球菌）致病性最强，其能产生致热外毒素与溶酶，使病变迅速扩散引起严重感染。链球菌可以寄生在阴道内，也可以通过医务人员或产妇其他部位感染进入生殖道。②杆菌：以大肠埃希菌、克雷伯菌属、变形杆菌属多见。这些杆菌常寄生在阴道、会阴、尿道口周围，可产生内毒素，是引起菌血症和感染性休克的最常见病原菌。③葡萄球菌：主要致病菌是金黄色葡萄球菌和表皮葡萄球菌。金黄色葡萄球菌多为外源性感染，容易引起严重的伤口感染；因其能产生青霉素酶，对青霉素易产生耐药性。表皮葡萄球菌存在于阴道菌群中，引发的感染较轻。

2）厌氧菌。①革兰氏阳性球菌：消化球菌和消化链球菌存在于正常阴道中，当发生产道损伤、胎盘残留、局部组织坏死缺氧时，细菌迅速繁殖，引发感染。若合并大肠埃希菌混合感染，可出现异常恶臭味。②杆菌属：常见的厌氧性杆菌是脆弱类杆菌，多与需氧菌和厌氧性球菌混合感染，形成局部脓肿，同时产生大量脓液，伴有恶臭味；还可引起化脓性血栓性静脉炎，形成感染性血栓，血栓脱落随血液循环到全身各器官而形成脓肿。③芽孢梭菌：主要是产气荚膜梭菌，可产生外毒素，毒素溶解蛋白质而产气及溶血。轻者引起子宫内膜炎、腹膜炎、败血症等，严重者可导致溶血、黄疸、急性肾衰竭、气性坏疽等，甚至死亡。

3）支原体与衣原体：解脲支原体及人型支原体、沙眼衣原体均可在女性生殖道内寄生，其引起的感染多无明显症状，临床表现轻微。

（3）感染途径

内源性感染：机体对入侵病原体的反应与病原体的种类、数量、毒力和机体的免疫力有关。正常孕妇生殖道内寄生的微生物多数不致病。但当机体抵抗力降低和（或）病原体数量、毒力增加时，非致病微生物转化为致病微生物引起感染。内源性感染比外源性感染更重要，是由于孕妇生殖道内的病原体除可以导致产褥感染，还可通过胎盘、胎膜、羊水间接感染胎儿，引起流产、早产、胎膜早破及死胎等。

外源性感染：指外界病原体侵入生殖道所致的感染。病原体可通过医务人员的手消毒不严格或被污染的衣服、敷料、手术器械及孕妇临产前性生活等途径侵入机体。

2. 临床表现　产褥感染的三大主要症状是发热、疼痛、异常恶露。由于感染的病原体、部位、严重程度、扩散范围不同，产褥感染的临床表现也不同。轻度感染者体温逐渐上升，达38℃，持续数日；感染严重者体温可超过39℃，伴有虚弱、心率加快、头痛等全身中毒症状。

（1）急性外阴、阴道、宫颈炎：通常为分娩时会阴损伤或手术助产引起。会阴裂伤或会阴侧切伤口感染，表现为会阴部疼痛，活动受限，使产妇不能取坐位。局部伤口红肿、发硬、压痛，伤口裂开，有脓性分泌物，感染蔓延可出现低热。阴道裂伤感染表现为阴道黏膜充血、溃疡，脓性分泌物增多。感染部位较深时，可引起阴道旁结缔组织炎。宫颈裂伤感染向深部蔓延可达宫旁组织，引起盆腔结缔组织炎。

（2）子宫感染：包括急性子宫内膜炎和子宫肌炎。病原体经胎盘剥离面侵入至子宫蜕膜层，称子宫内膜炎；侵入子宫肌层称子宫肌炎，两者常伴发。子宫内膜炎表现为子宫内膜充血、坏死，恶露量多呈脓性，有臭味，出现轻微腹痛。子宫肌炎表现为下腹痛加重、子宫复旧不佳、有压痛，并伴有寒战、高热、心率加快、白细胞增多等全身感染的症状。

（3）急性盆腔结缔组织炎和急性输卵管炎：病原体沿宫旁淋巴和血行达宫旁组织引起急性盆腔结缔组织炎，同时累及输卵管时引起急性输卵管炎。表现为高热、寒战、脉搏细速、头痛等全身症状；下腹持续性疼痛，压痛、反跳痛、肌紧张及肛门明显坠胀感；子宫复旧差，宫旁一侧或两侧结缔组织增厚、压痛和（或）触及炎性包块，严重者侵及整个盆腔形成"冰冻骨盆"。

（4）急性盆腔腹膜炎及弥漫性腹膜炎：炎症继续扩散至子宫浆膜层，形成盆腔腹膜炎；继而发展成弥漫性腹膜炎。产妇出现全身中毒症状，如高热、恶心、呕吐、腹胀等，下腹部压痛、反跳痛、肌紧张明显。腹膜面分泌的炎性渗出液及纤维蛋白覆盖引起肠粘连，也可以在直肠子宫陷凹形成局限性脓肿。若脓肿波及肠管、膀胱，可出现腹泻、里急后重和排尿困难等症状。

（5）血栓性静脉炎：临床表现随静脉血栓形成的部位不同而有所不同。

盆腔内血栓性静脉炎：血栓来自胎盘剥离处，经血行播散可引起盆腔内血栓性静脉炎，常累及子宫静脉、卵巢静脉、髂内静脉、髂总静脉及阴道静脉。病变单侧居多，产后1~2周多见。表现为寒战、高热，一侧或双侧下腹痛，症状可持续数周或反复发作。

下肢血栓性静脉炎：病变多在股静脉、腘静脉及大隐静脉处，出现静脉血栓时表现为弛张热、下肢持续性疼痛，局部静脉压痛或触及硬索状物，影响下肢静脉回流，出现下肢水肿，皮肤发白，称股白肿。小腿深静脉血栓时可出现腓肠肌及足底部疼痛和压痛。

（6）脓毒血症及败血症：脱落的感染血栓进入血液循环可引起脓毒血症，并发迁徙性脓肿，如肺脓肿、肾脓肿等。当侵入血液循环的细菌大量繁殖引起败血症时，出现全身中毒症状及感染性休克表现，如持续高热、寒战、脉搏细速、血压下降、呼吸急促、多器官功能衰竭等，甚至危及生命。

3. 辅助检查

（1）实验室检查：检测血细胞分析、血清降钙素原及血清C反应蛋白等。检测结果：白细胞计数增高，尤其是中性粒细胞升高明显，红细胞沉降率加快。当血清C反应蛋白＞8 mg/L 有助于早期诊断感染。

（2）病原体：取会阴伤口分泌物、宫腔分泌物、脓肿穿刺物、后穹隆穿刺物做细菌培养和药物敏感试验，明确病原体及敏感的抗生素，必要时做血培养。

（3）影像学检查：通过超声检查、CT、磁共振成像等检测方法，对发现的炎性包块、脓肿做出定位及定性诊断。

4. 处理原则　积极控制感染并改善全身状况。一经确诊产褥感染，应给予广谱、足量、有效的抗生素，并根据感染的病原体及时调整抗生素治疗方案。

（1）支持疗法：加强营养并补充足够维生素，纠正贫血和水、电解质紊乱；贫血严重者少量、多次输注新鲜血液及血浆；高热患者可给予物理降温。

（2）胎盘、胎膜残留处理：及时清除宫腔内残留物。若患者为急性感染伴高热，应在感染彻底控制和体温正常后，再行清宫，避免因清宫引起感染扩散和子宫穿孔。

（3）应用抗生素：未确定病原体时，可根据临床表现和临床经验选用广谱高效的抗生素，待细菌培养和药物敏感试验结果回报后，根据结果调整抗生素的种类和剂量。中毒症状严重者可短期加用肾上腺皮质激素。

（4）抗凝治疗：血栓性静脉炎在应用抗生素的同时，加用肝素、尿激酶进行溶栓治疗，或者口服双香豆素、阿司匹林等其他抗凝药。

（5）切开引流、手术治疗：会阴伤口或腹部切口感染行切开引流术；盆腔脓肿可经腹或阴道后穹隆行穿刺或切开引流。严重子宫感染经积极治疗无效，炎症扩展出现不能控制的出血、败血症或脓毒血症时，及时行子宫切除术，清除感染源。

（二）心理社会评估

产妇可能因感染产生不良的情绪变化，应评估患者感受和心理状况，评估其是否存在烦躁、焦虑、抑郁等情绪表现，评估产妇的社会及家庭支持系统情况。

【常见护理诊断/问题】

1. 体温过高　与产褥感染有关。
2. 疼痛　与伤口感染有关。
3. 焦虑　与疾病及母子分离有关。
4. 体液不足　与发热消耗、摄入减少有关。

【护理措施】

（一）一般护理

1. 做好生活护理　注意保暖，提供舒适、安静、清洁的休养环境，保证患者能够充分休息。保持床单、衣物及用物清洁、干燥。协助患者采取半坐卧位或抬高床头，以利于恶露引流和使炎症局限于盆腔。下肢静脉血栓患者需要卧床休息，并抬高患肢。

2. 增加营养　提供高蛋白、高热量、高维生素、易消化饮食，增强机体抵抗力。鼓励产妇多饮水，保证足够的液体摄入，必要时可通过静脉补充液体。

3. 预防感染　分娩过程中减少不必要的阴道操作，正确掌握手术指征，严格执行无菌操作，必要时应用广谱抗生素预防感染。产妇的便器等用物应一人一物，用后消毒，防止交叉感染。

（二）心理护理

向家属及产妇详细介绍病情及治疗情况，耐心解答患者及家属的疑虑，向其讲解疾病的相关知识，缓解焦虑情绪，促进家庭支持，配合治疗，增强治疗的信心，促进康复。

（三）缓解症状的护理

1. 病情观察

（1）严密观察患者产后的生命体征，尤其体温的变化，每4小时测1次。产妇出现高热时做好症状护理，减轻其不适感。

（2）观察并记录恶露的量、颜色、性状与气味，每日定时检查子宫复旧情况及会阴伤口恢复情况。

（3）观察患者全身状况，是否有寒战、全身乏力、腹胀、腹痛等症状，准确记录出入量。

（4）观察患者有无下肢持续性疼痛、局部静脉压痛或是否触及硬索状物，下肢是否水肿，及时发现血栓性静脉炎。

2. 配合治疗的护理

（1）遵医嘱给予支持治疗，增强机体抵抗力。

（2）遵医嘱使用抗生素及抗凝药。抗生素治疗时严格遵照给药的间隔时间，给药剂量充足，维持有效的血药浓度，以达到最佳治疗效果。应用抗凝药期间要注意监测凝血功能。

（3）做好脓肿引流术、清宫术、阴道后穹隆穿刺术、子宫切除术患者的术前准备及术后护理。

（四）健康教育与出院指导

1. 加强妊娠期卫生指导　临产前 2 个月避免性生活及盆浴。加强营养，合理膳食，营养均衡，补充足量蛋白质、维生素、钙等，增强体质。

2. 及时治疗各种生殖道炎症，避免胎膜早破、滞产、产道损伤、产后出血等产褥感染的诱发因素，严格无菌操作。

3. 产后注意个人卫生　每日用 1：5000 高锰酸钾溶液冲洗会阴 2 次，便后及时清洗，产后 7 日内禁止坐浴。保持会阴部清洁、干燥，及时更换会阴垫。产褥期禁止性生活，不宜盆浴，可采用淋浴。

4. 教会产妇及家属识别产褥感染的征象，如发热、腹部或会阴伤口红肿、疼痛、异常恶露等，产后 42 天需返院复查。

第二节　晚期产后出血

【概述】

分娩 24 小时后，在产褥期内发生的子宫大量出血，称为晚期产后出血。多发生在产后 1～2 周，亦有迟至产后 2 个月余者。阴道流血多为少量或中等量，持续或间断；也可表现为急骤大量流血，同时有血凝块排出。产妇可伴感染症状，也可因失血过多导致贫血、晕厥甚至失血性休克。

【护理评估】

（一）生理评估

1. 病因

（1）胎盘、胎膜残留：是阴道分娩后发生晚期产后出血的最常见原因。残留在宫腔内的胎盘组织发生变性、坏死、机化，形成胎盘息肉，当坏死组织脱落时，暴露基底部血管而引起大量出血。

（2）蜕膜残留：正常蜕膜多在产后 1 周脱落，并随恶露排出。若蜕膜因剥离不全而长时间残留，可影响子宫复旧，继发子宫内膜炎症，引起晚期产后出血。

（3）子宫胎盘附着面复旧不全：胎盘、胎膜娩出后，遗留在宫腔内的表层蜕膜逐渐变性、坏死、脱落，随恶露自阴道排出；接近肌层的子宫内膜基底层逐渐再生出新的功能层,将子宫内膜修复。胎盘附着部位的子宫内膜修复约需至产后6周,其余部位的子宫内膜修复大约需要3周的时间。若胎盘附着面感染或复旧不全,可引起血栓脱落,血窦重新开放,导致子宫出血。

(4)感染:以子宫内膜炎多见。感染导致胎盘附着面复旧不佳和子宫收缩欠佳,血窦关闭不全引起子宫出血。

(5)剖宫产术后子宫切口愈合不良:多见于子宫下段剖宫产横切口两侧端。主要原因是止血不良,切口选择过低或过高、缝合技术不当、切口感染等。

(6)其他原因:产后子宫滋养细胞肿瘤、子宫黏膜下肌瘤等亦可引起晚期产后出血。

2. 临床表现

(1)胎盘、胎膜残留出血:多发生在产后10日左右。表现为产后血性恶露多,持续时间长,子宫复旧差,宫口松弛,有时可见残留组织物。

(2)蜕膜残留出血:其临床表现与胎盘残留所致的出血不易鉴别。宫腔刮出物行病理检查时可见有坏死蜕膜,混以纤维素、玻璃样变的蜕膜细胞和红细胞,但不见绒毛。

(3)胎盘附着面复旧不全出血:常于产后2周左右发生阴道流血。表现为反复多次阴道流血或急性大量阴道流血,子宫大而软,宫口松弛,阴道及宫口可见血凝块。

(4)合并感染:表现为腹痛和发热等感染征象,伴有子宫底压痛,恶露增多,恶臭味。

(5)剖宫产术后出血:多在术后2~3周。表现为急性大量出血,也可反复出血,可因失血过多引发休克。

3. 辅助检查

(1)血常规、尿常规:了解贫血及感染情况。血红蛋白降低提示患者贫血,白细胞升高提示有感染。

(2)B型超声检查:了解宫腔内有无残留的胎盘、胎膜,子宫伤口愈合情况以及子宫的大小。

(3)病原体和药物敏感试验:涂取宫腔分泌物培养,体温≥38.5℃时抽取血培养。

(4)血hCG测定:有助于排除胎盘残留及绒毛膜癌。

(5)病理检查:宫腔刮出物均应送病理检查。

4. 处理原则

(1)通过血hCG、B型超声检查,明确有无胎盘、胎膜、蜕膜残留。若疑有残留者行清宫术,操作时动作轻柔,以防发生子宫穿孔。

(2)应用缩宫素促进子宫收缩,选用有效的广谱抗生素控制感染,使用止血药减少出血。

(3)怀疑剖宫产术后子宫切口裂开者,若少量阴道出血者可住院观察,给予抗生素及支持疗法。阴道出血量多者,行剖腹探查或腹腔镜检查,必要时行子宫次全切除术或子宫全切除术。

(4)因子宫肿瘤引起的阴道出血,应根据肿瘤部位、性质给予相应处理。

(二)心理社会评估

由于产妇大量出血,容易产生紧张、焦虑、恐惧等心理。应评估产妇的心理压力，鼓励产妇述说自身感受，并给予相应的心理指导。评估产妇社会及家庭支持系统的情况。

【常见的护理诊断/问题】

1. 组织灌流量改变　与晚期产后出血有关。
2. 有感染的危险　与出血造成抵抗力降低，胎盘、胎膜残留有关。
3. 潜在并发症：出血性休克。

【护理措施】

（一）一般护理

1. 密切观察子宫收缩及复旧情况，阴道出血的量、颜色、气味和性状，以及出血速度、伤口愈合情况等。严密监测患者的体温、脉搏、血压等生命体征，并注意其神志、意识、尿量等变化。

2. 指导产妇保持外阴清洁、干燥，正确、及时地更换护理垫，每日外阴冲洗2次。做好生活护理，满足产妇的基本需求。

3. 产后应仔细检查胎盘、胎膜，注意是否完整。若怀疑胎盘、胎膜残留者观察阴道有无排出物，同时在保证静脉输液通畅、做好备血及输血的条件下行清宫术。术中严密监测患者的一般情况及出血量，刮出物留取标本送病理检查。术后观察子宫收缩情况，判断有无感染征象。剖宫产术后患者行清宫术应慎重。

（二）心理护理

产妇由于出血时间长或者急性大量出血，容易产生不良的心理反应。应向产妇及家属说明目前患者的病情，并向其讲解相关知识，安慰、关心和鼓励产妇，多给予情感上的支持，取得患者的积极配合，消除其不良情绪，保持良好的心理状态。

（三）大量出血或反复出血患者的护理

1. 迅速建立两条及以上静脉通道，保障液路通畅，必要时配血，做好输血准备。

2. 保持平卧、吸氧，注意保暖。密切监测生命体征和神志的变化。留置尿管，并保持尿管通畅，注意观察尿量及颜色。做好各种护理记录，特别是血压、脉搏的变化和准确记录出入量。

3. 严密观察子宫收缩情况，有无压痛、出血量及颜色、有无血凝块等。并遵医嘱应用止血药、宫缩剂及抗生素。

4. 配合医生查找出血原因，给予对症治疗。

5. 大量出血、反复出血者可导致贫血，应遵医嘱定期监测患者的血红蛋白，积极纠正贫血，增强机体抵抗力。

（四）健康指导

保持室内空气流通，注意休息，适量活动。指导患者加强营养，提供高热量、高蛋白、高维生素、易消化的饮食，以纠正贫血。教会患者正确的会阴护理及乳房护理方法。禁止性生活至产后6周，指导患者采用适宜的避孕措施，避孕6个月。出院后遵医嘱按时到院复查。

第三节 产后抑郁症

【概述】

随着对产后抑郁症认知的不断加深,人们认为产后抑郁症并不是一种独立的疾病,而是发生于产后这一段时间的抑郁症,因此也有学者将其称为产褥期抑郁症或产后抑郁障碍。目前,产后抑郁症这一概念被应用广泛,故本书仍沿用产后抑郁症。

产后抑郁症(postpartum depression,PPD)是指产妇在分娩后出现的抑郁症状,是产褥期精神综合征中最常见的一种类型。我国产妇产后抑郁症的患病率平均为14.7%。主要表现为产褥期持续和严重的情绪低落,以及一系列的症状,如失眠、悲观等。产后抑郁症不仅影响产妇的生活质量、人际关系和亲子行为等,还能影响婴幼儿的认知能力、行为发育和情感的发展,给家庭和社会造成很大的负担。

【护理评估】

(一)生理评估

1. 病因 产后抑郁症的发病原因尚不清楚。造成产后抑郁的因素很多,其中社会心理因素被认为是主要因素。

(1)产科因素:流产、妊娠期和分娩期合并症及并发症、难产、阴道助产、剖宫产等,加剧产妇的紧张、焦虑和恐惧的心理,导致内分泌功能状态不稳定,增加产后抑郁症发生的风险。

(2)全身疾病:合并有内科疾病的产妇,如甲状腺功能减退症、糖尿病、妊娠期高血压等,可因巨大的精神压力而诱发产后抑郁症。

(3)神经内分泌因素:产后胎盘分泌的人绒毛膜促性腺激素、胎盘催乳素、雌激素、孕激素等急剧下降,各种神经递质及神经功能活动异常,均可能是产后抑郁症的诱发因素。

(4)社会心理因素

产妇的个性特征:脆弱敏感、情绪不稳定、高度焦虑、社交能力不良、强迫、内向性格的产妇,产后抑郁症发病率较高。对母亲角色产生冲突和适应不良者,也容易发生产后抑郁症。

不良的生活事件:妊娠期及产后的不良生活事件,如家庭不和、失业、经济拮据、新生儿性别不满意、婴儿健康状况不佳等,是导致产后抑郁症发生的重要因素。

社会支持缺乏:丈夫、父母及亲友的支持是最有力的社会支持。当社会支持缺乏,如婚姻满意度低、缺乏亲友支持、家庭矛盾多、单亲家庭的产妇,其产后抑郁症发病率明显增高。

(5)遗传因素:产后抑郁症具有明显的遗传倾向。有精神病家族史,特别是有家族抑郁症病史的产妇患产后抑郁症的风险较高。

2. 对母儿的影响

(1)对母体的影响:产后抑郁症患者大脑皮质处于抑制状态,神经垂体分泌缩宫素减少，引起子宫收缩乏力导致产后出血。产妇过度抑郁时，去甲肾上腺素分泌减少，使宫缩进一步减弱，可加重产后出血。产后抑郁症患者缺乏热情与自信，表现为人际关系协调障碍、睡眠障碍、性欲减退等，严重影响产妇的日常生活、夫妻感情、社交活动和工作。抑郁症状严重的患者甚至出现自杀、自残倾向。

（2）对新生儿的影响：与正常产妇比较，抑郁症患者分泌乳汁的时间迟、量少，加之产妇情绪低落、不愿意或者拒绝哺乳，影响母乳喂养的实施、婴儿的喂养以及其生长发育。

3. 临床表现　产后抑郁症多在产后2周内出现症状，产后4~6周症状明显，病程可持续3~6个月。

（1）情绪改变：心情压抑、沮丧，情绪淡漠，甚至焦虑，恐惧，易怒暴躁，夜间加重。有时可表现为孤独、伤心，或时常哭泣、流泪。

（2）自我评价降低：注意力无法集中，对事物缺乏兴趣，自卑自责，自暴自弃、对身边的人充满敌意，与家人、丈夫、亲友之间的关系不协调。

（3）创造性思维受损，主动性降低：思维和反应迟钝，无法忍受挫折，负向思维。

（4）对生活缺乏信心：觉得生活毫无意义，出现食欲缺乏、厌食、头晕、易疲劳、性欲减退，还常有早醒或失眠等睡眠障碍，严重者甚至绝望，有自我伤害或伤害婴儿的倾向，有时陷入错乱或昏睡状态。

4. 辅助检查　产后问卷调查对早期发现和诊断产后抑郁症有很大帮助。

（1）爱丁堡产后抑郁量表（Edinburgh postnatal depression scale，EPDS）：是目前最常用的筛查工具。该量表最初用于筛查产后妇女，但临床发现也适用于产前抑郁症的筛查，在评定产后抑郁中具有较高的灵敏度和特异度。具体评定如下。

评定时间：评定的时间范围是在过去7日。

评分标准：包括10个条目的内容，分别涉及心境、乐趣、自责、焦虑、恐惧、失眠、应对能力、悲伤、哭泣和自伤等。每个条目根据症状严重程度按0~3分进行4级评分。

分值：得分范围为0~30分。对筛查阳性的分值还存在一定的争议，有学者认为总分≥12分，也有学者认为总分≥13分，其患产后抑郁症的可能性大，须转入精神科进一步确诊。总之总分越高，抑郁程度越重。

（2）汉密尔顿抑郁量表（Hamilton depressed scale，HAMD）：是临床上评定抑郁状态时应用较为普遍的量表。具体评定如下。

评估方法：①适用于具有抑郁症状的成年患者；②需用时15~20分钟。

评估结果：总分是能较好地反映病情严重程度的指标，与病情呈正比。其中HAMD条目总分<8分：正常；总分在8~20分：可能有抑郁症；总分在20~35分：肯定有抑郁症；总分>35分：严重抑郁症。

（3）产后抑郁筛查量表（postpartum depression screening scale，PDSS）：包括7个因素，每个因素由5个条目组成，共35个条目。按照同意到不同意的强烈程度进行5级评分，评分范围35~175分。总分≥60分作为筛查产后抑郁患者的临界值。

（4）产后抑郁症的诊断标准：产后抑郁症尚无统一的诊断标准。目前采用美国精神病学会《精神疾病的诊断与统计手册》中制订的标准，具体内容详见表10-1。

表 10-1 产褥期抑郁症的诊断标准

1. 在产后 2 周内出现下列 5 条或 5 条以上的症状，必须具备（1）（2）两条
   （1）情绪抑郁
   （2）对全部或多数活动明显缺乏兴趣或愉悦
   （3）体重显著下降或增加
   （4）失眠或睡眠过度
   （5）精神运动性兴奋或阻滞
   （6）疲劳或乏力
   （7）遇事均感毫无意义或有自罪感
   （8）思维能力减退或注意力不集中
   （9）反复出现想死亡的想法
2. 症状不符合其他精神疾病的标准
3. 症状妨碍工作、学习及社会活动的功能
4. 症状不是由物质或一般药物直接引起
5. 在产后 4 周内发病

5. 处理原则　产后是女性的特殊时期，该阶段的抗抑郁治疗原则是既要考虑母体能得到最好的照顾，又保证婴儿不受到损伤。

（1）心理治疗：是产后抑郁症的重要治疗方法。根据产妇的个性特征、心理状况、发病原因给予心理支持及社会干预，解除致病的心理因素。指导产妇对其情绪和生活进行自我调节，尽可能调整好家庭关系，并指导其养成良好的睡眠习惯。

（2）药物治疗：适用于中重度抑郁症及心理治疗无效患者。一旦需要药物治疗，患者应在专科医生指导下，根据以往疗效及患者特点个性化选择药物，从小剂量开始，缓慢加量。首选 5-羟色胺再吸收抑制剂，常用药物有盐酸帕罗西汀、盐酸舍曲林。还可选用三环类抗抑郁药，如阿米替林。

（二）心理社会评估

随着我国生育政策的调整，高龄经产妇数量逐渐增加，其妊娠合并症及并发症，如瘢痕子宫、凶险性前置胎盘、妊娠合并糖尿病等的发生率也随之增高。加之对分娩的恐惧、对胎儿性别及健康状况的期望值等均是引起产后抑郁症的高危因素。因此，应详细评估产妇对其之前分娩的感受及对新生儿的接受程度，评估家庭成员之间、母婴之间的互动以及交流情况。评估产妇的个性体征、情绪反应及心理状况、家庭环境、社会支持系统等。

【常见的护理诊断／问题】

1. 家庭运作过程失常　与产妇无法承担母亲角色有关。
2. 个人应对无效　与缺乏育儿经验、缺乏社会支持有关。
3. 有伤害自己或婴儿的危险　与产后心理障碍有关。

【护理措施】

（一）预防

早期识别、早期干预是预防产后抑郁症发生的重要措施；产后抑郁症的发生受社会心

理因素及妊娠、分娩等因素的影响，因此加强对孕产妇的精神关怀，利用孕妇学校、网络等多种渠道普及妊娠、分娩的相关知识，减轻孕产妇对妊娠、分娩的恐惧心理；在妊娠、分娩过程中给予产妇更多的关心与照护；产后为产妇提供生理及心理支持，并进行育儿指导，使其胜任母亲的角色，对预防产后抑郁症的发生非常重要；利用心理量表对产妇进行产后抑郁症的早期筛查。

（二）一般护理

提供温暖、舒适的休养环境，入睡前可喝热牛奶等帮助产妇入睡，保证其良好的休息和足够睡眠。指导合理饮食，保证其营养摄入。产后最初几日协助产妇完成日常生活，鼓励其白天从事多次短暂的轻体力活动，促进其自我护理的能力。同时鼓励并协助产妇哺乳，掌握哺乳技能，使其有良好的哺乳能力。

（三）心理护理

对产后抑郁症的患者侧重于心理疏导。通过心理疏导，减少不良的精神刺激和压力，使产妇感到被支持、尊重、理解，增强其信心，加强自我控制能力和人际交流能力，激发内在动力去应对自身问题。护士要关爱产妇，鼓励产妇宣泄，诉说内心感受，耐心倾听，并给予适当的心理帮助。充分调动家庭支持系统，提供育儿指导，鼓励丈夫及家庭成员多陪伴、参与照顾产妇及婴儿的日常生活。

（四）药物治疗的护理

遵医嘱指导产妇正确服用抗抑郁药，尽量选择不进入乳汁的抗抑郁药。对接受药物治疗的患者应耐心解释药物的作用，解除产妇服用药物的心理压力，并注意观察药物疗效及不良反应。

（五）促进产妇适应母亲角色

帮助产妇适应母亲角色的转换，实施母婴同室，指导产妇多与婴儿交流，并鼓励产妇多参与照顾婴儿，在母婴互动中培养产妇独立照顾婴儿的自信心。

（六）防止暴力行为发生，维护母婴安全

应密切观察产妇的行为和情绪变化，避免各种刺激因素，防止产妇出现自伤或伤害婴儿的行为。将可能发生的风险告知家属，做好安全保护，合理地安排产妇生活和居住环境。产后抑郁症产妇的睡眠障碍主要表现为早醒，而自杀、自伤等意外事件大多发生在这段时间，应特别引起注意。

（七）出院指导

产妇出院后，应按时进行家庭访视，评估产妇抑郁症状的变化，提供积极的心理咨询和疏导。产后抑郁症发作持续3~6个月。患者预后良好，约70%患者1年内治愈，仍有约30%女性在产后1年内保持抑郁状态，再次妊娠复发率为20%~40%，其下一代的认知能力可能有影响。

（冀　静）

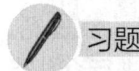 习题

简答题

1. 简述产褥感染中子宫感染患者的临床表现。
2. 简述晚期产后出血的健康教育内容。
3. 简述产后抑郁症的预防。

第十一章 妇科手术患者的护理

第十一章数字资源

手术既是治疗的过程,也是创伤的过程。在妇产科工作中,手术治疗占有相当重要的地位,充分做好术前准备和术后护理,是手术顺利进行、患者术后如期康复的有力保证。妇科手术通常包括腹部手术、会阴部手术及内窥镜手术。

第一节 妇科腹部手术

◎ 案例 11-1

某女,45 岁,因患子宫内膜癌行开腹全子宫切除术 + 双附件切除术。现术后 1 天,未排气,有轻微腹胀,可忍受。

根据以上资料,请回答:

1. 该类患者术后腹胀常见的原因。
2. 该类患者预防腹胀的措施。

妇科腹部手术按照急缓程度,可分为择期手术、限期手术和急诊手术。按手术术式或目的,可分为剖腹探查术、子宫全/次全切除术、附件切除术、盆腔淋巴清扫术等。

一、术前护理

【护理评估】

1. 健康史 采集个人的家族史、月经史、生育史、手术史、既往史、服用药物史、药物过敏史。了解所患疾病的临床表现,现存问题。如果处于月经期需暂缓手术。

2. 辅助检查

(1)妇科检查:阴道检查、肛诊。

(2)常规检查:监测体温、脉搏、呼吸、血压,根据医嘱进行相应检查,例如 X 线胸片、B 型超声、心电图、血型、Rh 因子,肝、肾功能,凝血功能,血常规、尿常规等。

3. 心理社会评估 患者会因妇科手术及隐私部位的暴露等,担忧手术影响生育功能、女性第二性征、夫妻生活、夫妻关系以及隐私部位暴露等,往往表现为焦虑、羞涩、无助。会因缺乏手术相关知识而没有安全感等,在护理过程中需要仔细评估。

【常见的护理诊断/问题】

1. 焦虑　与害怕丧失器官及女性性征有关。

2. 知识缺乏：缺乏自身疾病和手术相关的知识。

【护理措施】

（一）术前健康教育

根据患者病情及手术方式，给予针对性的指导。对于术后可能需要卧床数天的患者，要指导床上使用便器，教会患者深呼吸、咳痰、翻身、四肢活动的技巧，以预防术后并发症的发生。

（二）心理护理

当确定患者手术日期及手术方式后，护士应深入了解患者的病情及情绪状况，进行有针对性的术前宣教。

（三）术前1日护理

1. 皮肤护理　主要目的是保证手术范围内皮肤清洁。术前可协助患者进行沐浴，有助于降低手术部位感染的发生率。现在还没有明确证据证明对手术部位进行剃毛可以降低感染的发生率。一般妇科腹部手术备皮范围为：上自剑突下，下至两侧大腿上1/3处及外阴部，两侧至腋中线。

2. 肠道准备　由于妇科手术部位位于盆腔，与肠道毗邻，因此在一些手术前，需要做好肠道准备，防止术中由于肠管充盈或膨胀而影响手术视野或致误伤，也可以防止术中麻醉引起肛门括约肌松弛，导致患者排便而污染手术台。肠道准备可分为机械性肠道准备和饮食管理，也可能根据手术要求和个体情况给予肠道抑菌剂。机械性肠道准备包括口服导泻液和灌肠；饮食管理包括无渣饮食、流质饮食和术前禁食、禁饮。

3. 阴道准备　对于手术范围较大的手术，如子宫全切除术、广泛性子宫切除术、卵巢肿瘤细胞减灭术等，为防止有害微生物经阴道侵入手术部位，术前须清洁和消毒阴道和宫颈。可于术前1日行阴道冲洗。

4. 其他　遵医嘱做好药物敏感试验、交叉配血、完善各项检查等工作。对于严重焦虑的患者，为保证其有充足睡眠，遵医嘱使用短效镇静药。

（四）手术日护理

1. 手术日晨，核对患者生命体征，询问患者自我感受。对于生育期女性，要特别询问是否有月经来潮，如有突发情况，须及时告知医生，必要时重新协商确定手术时间。

2. 手术前常规留置导尿管，并保持引流通畅，以避免术中伤及膀胱、术后发生尿潴留等并发症。为了减少患者的不适感，缩短留置导尿管的时间，近年来逐渐采用实施麻醉后再放置导尿管的方案。

3. 患者应取下义齿、发卡、手表等物品，交给家属妥善保管。手术室人员接患者时，应核对姓名、住院号、床号、手术名称、手术带药等，无误后接走患者。

4. 根据患者手术种类及麻醉方式，铺好麻醉床，准备好术后监护用具及急救用物，等待患者术后返回病房。

二、术后护理

【护理评估】

患者回到病房后,护士应详尽了解术中情况,包括麻醉类型、手术范围、用药情况、出血情况、有无特殊护理注意事项等。要评估患者的意识状态、呼吸情况、生命体征、皮肤情况、阴道流血情况等;要检查留置的各种引流管路、输液通道、伤口敷料等情况。

【常见的护理诊断/问题】

1. 疼痛　与手术伤口有关。
2. 潜在并发症:出血、感染、静脉血栓等。

【护理措施】

（一）体位

按手术及麻醉方式决定患者术后的体位。全身麻醉的患者在尚未清醒前应去枕仰卧,头侧向一旁,以免呕吐物、分泌物呛入气管,引起吸入性肺炎或窒息。硬膜外麻醉者术后可垫软枕仰卧,观察4~6小时,生命体征平稳后可取半坐卧位,促进舒适。蛛网膜下腔麻醉（又称腰麻）者,去枕仰卧4~6小时,以防止脑脊液经穿刺孔流出,导致颅内压降低而引起头痛。

（二）生命体征的观察

患者返回病室后应及时监测一次血压、脉搏、呼吸,并做好记录,必要时给予心电监护。通常每15~30分钟监测一次血压、脉搏、呼吸,直至平稳后改为4小时一次,持续24小时,病情稳定后可改为每日4次。

（三）排尿的观察及护理

由于解剖位置的关系,妇科手术中输尿管、膀胱易受到牵拉、推压,且在分离粘连时极易损伤输尿管,因此术后观察尿量及尿液的性状非常重要。术后患者每小时尿量应在50 ml以上。若每小时尿量<30 ml,伴血压下降、脉搏细数,患者烦躁不安,或诉说腰背疼痛、肛门处下坠感等,应考虑有腹腔内出血,须及时告知医师。

（四）术后镇痛

患者在麻醉作用消失后,会感到伤口疼痛,通常24小时内最为明显。疼痛可影响各器官的功能,有效镇痛不仅可以减轻患者的痛苦,而且为各种生理功能的恢复创造了条件。要鼓励患者主动表达疼痛感受,根据实际情况综合选择多种方法持续性动态评估患者疼痛情况,根据患者个人需求指导实施个体化镇痛方案。

（五）导管护理

术后部分患者需要留置导尿管,或腹腔、盆腔留置引流管,须注意管路的观察与维护。

1. 引流管护理　应注意引流管的妥善固定,避免受压、打折、弯曲。留置阴道引流管的患者应采取半坐卧位,留置腹腔引流管的患者应采取患侧卧位,以利于引流液的排出。注意观察引流液的颜色、量、性状等,准确记录24 h引流量,并每日与医生一同评估引流管保留的必要性。

2. 导尿管护理　若术后有留置导尿管,须妥善固定,避免受压、打折、弯曲,防止逆行感染。保持引流装置密闭、通畅和完整,及时倾倒集尿袋。留置导尿管期间,推荐每日清洁导尿管表面，鼓励患者多饮水，防止发生尿路感染。拔除导尿管后，护理人员应嘱患者尽早排尿，注意患者第一次排尿的时间和量，以观察膀胱功能恢复情况，必要时可在第一次排尿后做残余尿液检查，以判断膀胱功能并给予相应处理。

（六）会阴部护理

子宫全切除术后患者阴道残端有伤口，应注意观察阴道分泌物的性质、量、颜色，以便判断阴道残端伤口的愈合情况。由于受阴道残端缝线反应的影响，术后有少许浆液性阴道分泌物属正常现象。可使用清洁棉球进行会阴护理，建议每日2次。会阴护理不仅使患者清洁、舒适，而且可防止微生物在导尿管周围的积聚，防止感染。

（七）活动指导

术后早期活动对于患者康复有非常重要的意义，可以减少呼吸系统并发症、促进胃肠道功能恢复预防腹胀、减少肌萎缩、降低静脉血栓的风险，能够缩短住院时间。应鼓励患者术后24 h内尽早下床活动。

（八）并发症的观察与护理

1. 出血　护理人员应注意观察患者有无出血，如腹部伤口有无渗血、阴道流血情况，对有引流的患者应观察引流液的量、色及性质有无异常等，如有异常要及时通知医生，同时结合患者其他情况进行判断。如患者出现口唇苍白、烦躁不安、出冷汗等症状，且血压下降、脉搏快而弱，应警惕发生内出血或休克。

2. 腹胀　术后腹胀常见的原因包括：术中肠管受到激惹，使肠蠕动减弱；患者术后呻吟、抽泣，咽入大量气体等。一般术后48小时可恢复正常肠蠕动，一经排气，腹胀即可缓解。如术后48小时后仍未缓解，要排除炎症或疾病原因导致的麻痹性肠梗阻、机械性肠梗阻。预防腹胀的方法包括：劝慰患者不要呻吟、抽泣及张嘴呼吸，尽量减少过多气体进入消化道；鼓励患者术后早期活动，以促进肠蠕动的恢复，同时防止盆、腹腔粘连和下肢血栓的发生；指导患者在尚未排气之前不要食用豆制品、奶制品、甜食等容易产气的食物，以免增加肠道内积气。如需要刺激肠蠕动以缓解腹胀，可在充分评估的前提下，根据患者情况采取相应的措施，包括生理盐水低位灌肠、"1、2、3"灌肠、热敷下腹部、体位/肛管排气、针刺足三里、皮下或肌内注射新斯的明等。

3. 尿潴留　是盆腔手术后常见的并发症之一，也是发生尿路感染的重要原因之一。导致尿潴留的原因包括：患者不习惯卧床排尿、术后留置导尿管的机械性刺激或因使用麻醉性镇痛剂减低了膀胱膨胀感。为帮助患者建立排尿反射，预防尿潴留，可以采取以下措施：术后鼓励患者定期坐起排尿、增加液体摄入量、听流水声等，必要时导尿。对于术后留置导尿管的患者，在留置导尿管期间，应保持外阴局部清洁，防止发生尿路感染。拔除尿管后嘱患者适量饮水，尽早排尿，观察膀胱功能恢复情况、有无泌尿系统刺激症状，必要时重置导尿管。

4. 尿路感染　术后留置导尿管者、老年患者、长期卧床者以及过去有尿路感染史的患者都容易发生尿路感染。预防尿路感染的发生，需要嘱患者多饮水，并保持会阴部清洁。若术后出现尿频、尿痛并有高热等症状者，应遵医嘱做尿培养，确定是否有尿路感染，并给予相应处理。

5. 切口血肿、感染、裂开　术后应密切观察切口有无渗血、渗液，发现异常及时联系医师。切口出血多，或压痛明显、肿胀、检查有波动感，应考虑为切口血肿。血肿极易感染，常为伤口感染的重要原因。遇到异常情况，护士应及时报告医师，协助处理。少数患者，尤其年老体弱或过度肥胖者，可出现切口裂开等严重并发症。患者自觉切口部位轻度疼痛，有渗液从切口流出。更严重者腹部敷料下可见大网膜、肠管脱出。护士在通知医师的同时应立即用无菌手术纱布覆盖包扎，并送手术室处理。

6. 下肢深静脉血栓　静脉血流缓慢、血液呈高凝状态、血管内皮损伤是下肢深静脉血栓形成的三大重要因素。血栓脱落，随血流运行，可引起栓塞，若发生肺栓塞，可危及生命。护理人员应密切观察患者下肢皮肤情况，并提供相应的措施预防静脉血栓的发生。对于术前长期禁食、清洁灌肠、年老体弱排泄多者，应及时补充水分及电解质，防止体液丢失过多，导致血液浓缩；患者术后要注意保暖，防止冷刺激引起静脉痉挛造成血液淤积；术后尽早活动双下肢，患者未恢复知觉前，以被动运动为主，知觉恢复后，鼓励自主运动，早下床；对于高危患者，例如高龄、肥胖、高血压或糖尿病及其他心血管疾病、既往有血栓史、盆腔恶性肿瘤手术时间长、口服避孕药及雌激素、应用止血药等患者，术后住院期间应穿弹力袜，或使用间歇性充气压缩泵，或遵医嘱应用低分子肝素。如发现有皮肤温度降低、颜色发生变化等异常情况，怀疑已有静脉血栓形成，则需要避免活动患肢，以免发生栓子脱落，造成严重后果，此时须及时告知医师。

（九）出院指导

出院前须为患者提供详尽的出院计划，为保证健康教育效果，宜列出具体项目清单，包括饮食、活动、复查等注意事项，并告知如果出现异常情况应如何应对。

以子宫切除术后患者出院计划为例，可包括以下内容。

1. 注意休息　术后 2 个月内避免提举重物，避免剧烈运动，避免劳累、受凉，并逐渐加强腹部肌肉的力量。因盆腔组织的愈合需要良好的血液循环，应避免会影响盆腔血运的活动，如跳舞、久站等。

2. 适当加强营养　建议补充优质蛋白质，可以吃些鱼、肉、豆制品、蛋、奶等食物，有助于术后身体恢复。

3. 避免性生活及阴道冲洗　未经医师同意，避免阴道冲洗和性生活，否则会影响阴道伤口愈合并引起感染。

4. 定期复查，不适随诊　术后需要定期进行复查，若术中伤口较大或术后伤口愈合不佳、出血量多等，需随诊，及时发现情况，进行干预。

5. 其他　建议保持心情舒畅，避免压力过大，避免熬夜等，术后密切观察自身情况，有异常及时就诊，避免影响术后身体恢复。

第二节　妇科会阴部手术

会阴部手术是指女性外生殖器部位的手术，在妇科应用比较广泛，因会阴部的解剖特点及手术涉及女性身体隐私部位，所以与腹部手术相比有其特殊性。

会阴部手术种类较多，有外阴癌根治术、外阴切除术、局部病灶切除术、前庭大腺切开引流术、处女膜切开术、宫颈手术、陈旧性会阴裂伤修补术、阴道成形术、阴道前后壁修补术、尿瘘修补术、子宫黏膜下肌瘤摘除术、阴式子宫切除术等。

一、术前护理

【护理评估】

1. 健康史　采集患者的家族史、月经史、生育史、手术史、既往史、服用药物史、药物过敏史。了解所患疾病的临床表现，现存问题。了解全身重要脏器的功能，正确评估患者对手术的耐受力，并关注各项检查结果。

2. 辅助检查

（1）妇科检查：阴道检查、肛诊。

（2）常规检查：监测体温、脉搏、呼吸、血压，根据医嘱进行相应检查，例如胸部 X 线片、B 型超声、心电图、血型、Rh 因子、肝、肾功能、凝血功能、血常规、尿常规等。

3. 心理社会评估　会阴部手术由于涉及的部位较为隐私，患者可能会担忧手术会损伤身体的完整性、手术切口的瘢痕可能影响将来的性生活等，在护理过程中需要仔细评估。

【常见的护理诊断/问题】

1. 焦虑　与害怕丧失器官、手术后疼痛及对未来的茫然有关。
2. 知识缺乏：缺乏疾病及手术相关知识。

【护理措施】

1. 心理护理　手术前护理人员要主动与患者沟通交流，了解患者的心理状况，特别是对手术有关问题的看法及手术效果、预后等知识的了解程度；为患者讲解手术前后的注意事项、手术麻醉选择及手术方式；帮助患者消除紧张心理，树立战胜疾病的信心，以良好的心态接受手术。

2. 皮肤准备　术前每日清洗外阴。如需要备皮，备皮范围为上至耻骨联合上 10 cm，下至会阴及肛门周围，两侧达两股内侧上 1/3。备皮时间距离手术时间越近越好。

3. 肠道准备　由于阴道与肛门在解剖位置上较近，术后排便易污染手术视野，因此术前需要遵医嘱做好肠道准备。对于可能涉及到肠道的手术，一般从手术前 3 天开始，首先从饮食上进行调整，术前 3 日少渣饮食，术前 1 日禁食；同时，每日进行洗肠液灌肠或口服导泻剂；术前日晚及术日晨进行清洁灌肠。若手术不涉及肠道，可仅于术前 1 日给予洗肠液灌肠。

4. 阴道准备　由于正常情况下阴道不是无菌环境，为了预防术后感染，应在术前 3 日开始阴道准备。一般常用 0.2% 的聚维酮碘溶液进行阴道冲洗或擦洗，每日 2 次。术日晨行阴道消毒。阴道冲洗/擦洗或阴道消毒时，须注意阴道后穹隆部位。

5. 膀胱准备　患者去手术室前不置导尿管。嘱患者排空膀胱，根据手术需要，在术中或术后进行留置导尿管。

6. 健康教育　由于会阴部血管神经丰富、组织松软，前有尿道、后有肛门，患者术后容易出现疼痛、出血、感染等相关问题；又因手术部位涉及身体隐私处，患者常感焦虑、害羞。因此术前须做好相应的健康指导，使患者能够理解所患疾病情况、手术注意事项，以积极心态接受手术，并能做好配合工作。

二、术后护理

会阴部手术术后患者与腹部手术术后患者相似，也会出现相应的并发症，需要密切关注。本部分重点介绍会阴部手术术后护理的相关要点及护理措施。

（一）体位与活动

应根据不同手术采取相应的体位。例如，处女膜闭锁及有子宫的先天性无阴道患者，术后应采取半坐卧位，有利于经血的流出；因外阴癌而行外阴根治术的患者则应采取仰卧位，双腿外展屈膝，膝下垫软枕，减少腹股沟及外阴部的张力，以利于伤口的愈合；行阴道前后壁修补或盆底修补术后的患者应以仰卧位为宜，禁止半坐卧位，以降低外阴、阴道张力，促进伤口的愈合。

（二）切口护理

外阴阴道肌肉组织少、张力大，切口不易愈合，要注意观察会阴切口的情况，包括局部皮肤的颜色、温度、湿度，有无皮肤或皮下组织坏死；注意有无渗血、红、肿、热、痛等炎性反应；注意阴道分泌物的量、性质、颜色及有无异味。嘱患者注意外阴部的清洁与干燥，每天冲洗外阴2次，每次排便后也同样冲洗外阴，以保持阴道伤口清洁，利于伤口愈合，同时也可观察阴道出血的情况。

（三）导尿管的护理

某些会阴部手术后保留导尿管时间较长，可根据手术范围及病情留置 2~14 d，需要特别注意留置导尿管期间的护理。

1. 注意保持导尿管的通畅　避免导尿管及引流管扭曲，引流袋始终低于膀胱水平，避免接触地面，使用个人专用的收集容器及时清空集尿袋中的尿液。特别是尿瘘修补术的患者，要注意观察尿色、尿量，若发现导尿管不通，须及时查找原因并予以处理。

2. 更换导尿管及引流袋　不推荐固定更换的时间间隔，应依据临床指征进行更换，例如在发生感染、梗阻或密闭的引流装置开放的情况下及时更换。若导尿管不慎脱出或留置导尿装置的无菌性和密闭性被破坏时，应立即更换导尿管。

3. 保持清洁　推荐在每天洗澡时清洁导尿管表面或使用清水/生理盐水清洁导尿管表面，保持每天的卫生以预防尿路感染，注意不要把导尿管浸入水中。不推荐使用消毒剂清洁尿道周边区域。

4. 健康教育　鼓励患者多饮水达到内冲洗的目的，并协助更换卧位；患者离床活动时，导尿管及集尿袋应妥善安置；搬运时夹闭引流管，防止尿液逆流，注意要及时打开，以保持引流通畅。

5. 拔除导尿管　应每天评估留置导尿管的必要性，不需要时尽早拔除，尽可能缩短留置导尿管的时间。拔除导尿管后，应嘱患者尽早排尿。若有排尿困难，应给予诱导、热敷等措施帮助排尿，必要时重新留置导尿管。

（四）肠道护理

为防止粪便对伤口的污染及排便时对伤口的牵拉，应控制首次排便的时间。涉及肠道的手术应在患者排气后抑制肠蠕动，按医嘱给予药物，常用药物为阿片酊 5 ml，加水至

100 ml 口服，每日 3 次，每次 10 ml。于术后第 5 d 给予缓泻剂，使粪便软化，避免排便困难。

（五）避免增加腹压

向患者讲解腹部压力增加会影响伤口的愈合，应避免增加腹压的动作，如长期下蹲、用力排便、咳嗽等。

（六）减轻疼痛

会阴部神经末梢丰富，对疼痛特别敏感。护士应针对患者的个体差异，采取不同的方法缓解疼痛，如更换体位减轻伤口的张力、分散患者的注意力、勿过多打扰患者、遵医嘱及时给予足量镇痛药、应用自控镇痛泵等，同时注意观察和评估用药后的镇痛效果。

（七）出院指导

会阴部手术患者伤口局部愈合较慢，嘱患者回家后应保持外阴部的清洁；一般应休息 3 个月；禁止性生活及盆浴；避免重体力劳动及增加腹压，逐渐增加活动量。出院后 1 个月到门诊检查术后恢复情况，于术后 3 个月再次到门诊复查，经医生检查确定伤口完全愈合后方可恢复性生活。若有病情变化，应及时就诊。

第三节　妇科经内镜手术

内镜是用冷光源探视镜头，可经人体自然孔道或人造孔道进入人体管、腔或组织内部，可利用内镜在直视下对管腔或体腔内组织、器官进行检查或手术。一般而言，通过屏幕检查诊断疾病的称为诊断内镜；在体外操纵经穿刺进入盆腔、腹腔的手术器械，直视屏幕对疾病进行手术治疗的称为手术内镜。妇产科常用的内镜检查包括胎儿镜、阴道镜、宫腔镜和腹腔镜，本节主要介绍宫腔镜和腹腔镜手术的术前及术后护理。

一、宫腔镜手术患者的护理

宫腔镜是一种纤维光源的内镜。宫腔镜检查时，首先是应用膨宫介质扩张宫腔，然后通过插入宫腔的光导玻璃纤维窥镜直视观察子宫颈管、子宫颈内口、子宫腔及输卵管开口的生理与病理变化，以便针对病变组织直观准确取材并送病理检查，有必要的情况下，也可以同时直接进行手术治疗。

（一）适应证及禁忌证

1. 宫腔镜检查的适应证

（1）异常子宫出血。

（2）可疑宫腔粘连及畸形。

（3）可疑妊娠物残留。

（4）影像学检查提示宫腔内占位病变。

（5）原因不明的不孕或反复流产。

（6）宫内节育器异常。

（7）宫腔内异物。

（8）宫腔镜术后相关评估。

2. 宫腔镜手术的适应证

（1）子宫内膜息肉。

（2）子宫黏膜下肌瘤及部分影响宫腔形态的肌壁间肌瘤。

（3）宫腔粘连。

（4）纵隔子宫。

（5）子宫内膜切除。

（6）宫腔内异物取出，如嵌顿节育器及流产残留物等。

（7）宫腔镜引导下输卵管插管通液、注药及绝育术。

3. 禁忌证

（1）绝对禁忌证：急、亚急性生殖道感染；心力衰竭和肝、肾衰竭急性期及其他不能耐受手术者。

（2）相对禁忌证：体温>37.5 ℃；子宫颈瘢痕，不能充分扩张；近期（3个月内）有子宫穿孔史或子宫手术史；浸润性子宫颈癌、生殖道结核未经系统抗结核治疗。

（二）并发症及处理

1. 出血　引起子宫出血的高危因素包括子宫穿孔、动静脉瘘、子宫颈妊娠、剖宫产瘢痕部位妊娠、凝血功能障碍等。当术中切割病灶过深，达到黏膜下5~6 mm的子宫肌壁血管层易导致出血。出血的处理方案应依据出血量、出血部位、范围和手术种类确定，如使用缩宫素、米索前列醇等宫缩剂，留置球囊压迫宫腔、子宫动脉栓塞等。

2. 子宫穿孔　引起子宫穿孔的高危因素包括子宫颈狭窄、子宫颈手术史、子宫过度屈曲、宫腔过小、扩张宫颈的力量过强、哺乳期子宫等。一旦发生子宫穿孔，应立即查找穿孔部位，确定邻近脏器有无损伤，再决定下一步处理方案。如患者生命体征平稳，穿孔范围小，无活动性出血及脏器损伤时，可使用缩宫素及抗生素保守观察治疗；如穿孔范围大，可能伤及血管或有脏器损伤时，应立即手术处理。

3. 过度水化综合征　大量吸收灌流介质引起体液超负荷和（或）稀释性低钠血症所致，如诊治不及时，可能迅速出现急性肺水肿、脑水肿、心力衰竭、呼吸衰竭，甚至死亡。相应的处理措施包括吸氧、纠正电解质紊乱和水中毒（利尿、限制入液量、治疗低钠血症）、处理急性左心衰竭、防治肺水肿和脑水肿。

4. 其他　如栓塞、感染、宫腔和（或）子宫颈管粘连等。

（三）护理要点

1. 诊疗前护理

（1）术前准备：做好健康宣教，告知其检查时间及注意事项。检查时间一般在月经干净后1周内为宜，此时子宫内膜处于增殖期早期，内膜较薄且不易出血，黏液分泌少，宫腔病变易见。宫腔镜检查无需麻醉或仅需行子宫颈局部麻醉，宫腔镜手术多采用硬膜外麻醉或静脉麻醉，若行宫腔镜手术，术前需禁食6~8小时。

（2）认真核对：阅读病历，检查患者术前各项实验室检查是否完善，包括全身检查、妇科检查、子宫颈脱落细胞及阴道分泌物检查等。术前需认真核实患者是否有禁忌证，如发现问题及时与医生联系。

2. 诊疗后护理

（1）术后要了解患者手术中情况，如麻醉方式、手术范围、术中出血、意外情况等，以及术后有无特殊护理要求及注意事项。

（2）术后根据麻醉方式选择合适的体位，适当休息，以免发生意外。

（3）因手术范围未涉及腹腔，对肠道影响小，患者术后6小时即可进半流食，如米粥、面条、鸡蛋羹等。

（4）术后阴道流血：宫腔镜电切术后1~2个月内可能有少量阴道流血或淡黄色液体，这是术后宫腔内创面结痂和结痂脱落的正常过程，无需紧张。但是，若术后出现大量流血，超过正常月经量，需及时就诊。

（5）术后注意清洁卫生，以防发生感染。

二、腹腔镜手术患者的护理

腹腔镜是内镜的一种。腹腔镜手术指在密闭的盆腔、腹腔内进行检查或治疗的内镜手术操作。通过注入CO_2气体使盆腔、腹腔形成操作空间，经脐部切开置入穿刺器，将接有冷光源照明的腹腔镜置入腹腔，连接摄像系统，将盆腔、腹腔内脏器显示于监视屏幕上。通过屏幕检查诊断疾病称为诊断腹腔镜；在体外操纵经穿刺进入盆腔、腹腔的手术器械，直视屏幕对疾病进行手术治疗称为手术腹腔镜。绝大多数疾病在腹腔镜探查后随即进行手术治疗，很少有诊断腹腔镜单独使用。

腹腔镜手术具备以下优点：①妇科腹腔镜手术创伤小、术中出血少、患者痛苦少，能达到与传统腹部手术效果一样，甚至更好。②在治疗疾病的同时，又能保留脏器的功能。③恢复时间快、住院时间短：一般妇科腹腔镜术后当天可以离床活动，术后1周可以从事轻微的体力活动，术后2周可返回工作岗位，基本恢复术前的身体状况。

（一）适应证和禁忌证

1. 适应证

（1）急腹症（如异位妊娠、卵巢囊肿破裂、卵巢囊肿蒂扭转等）。

（2）盆腔包块。

（3）子宫内膜异位症。

（4）确定不明原因急性、慢性腹痛和盆腔痛的原因。

（5）不孕症。

（6）计划生育并发症（如寻找和取出异位宫内节育器、子宫穿孔等）。

（7）有手术指征的各种妇科良性疾病。

（8）子宫内膜癌分期手术和早期子宫颈癌根治术。

2. 禁忌证

（1）绝对禁忌证：严重的心脑血管疾病及肺功能不全，严重的凝血功能障碍，绞窄性肠梗阻，大的腹壁疝或膈疝，腹腔内大出血。

（2）相对禁忌证：盆腔肿块过大，妊娠>16周，腹腔内广泛粘连，晚期或广泛转移的妇科恶性肿瘤。

（二）常见并发症

1. 出血性损伤

（1）血管损伤：如穿刺器所致的腹主动脉、下腔静脉损伤；淋巴结切除过程中引起的下腔静脉、髂静脉损伤；第2或第3穿刺部位穿刺过程中发生的腹壁血管损伤等。大血管损伤可危及患者生命，一旦发生，应立即镜下或开腹止血，修补血管。

（2）术野出血：是腹腔镜手术中最常见的并发症，特别是在子宫切除或重度子宫内膜异位症手术中容易发生。

2. 脏器损伤　主要是与内生殖器邻近的脏器损伤，如膀胱、输尿管及肠管损伤，多为周围组织粘连导致解剖结构异常、电器械使用不当或手术操作不熟练所致。发现损伤应及时修补，以免发生并发症。

3. 与气腹相关的并发症　包括皮下气肿、气胸等。皮下气肿一般无需特殊处理，多可自行吸收。气胸较少见，术中一旦发生，应立即停止充气，穿刺套管停在原处排出胸腔内气体，症状严重者须行腹腔闭式引流。部分患者术后出现上腹部不适及肩痛，是CO_2对膈肌刺激所致，术后数日内可自然消失。

4. 其他　如切口疝、腹壁穿刺部位种植子宫内膜异位症或卵巢癌、术后感染等。

（三）护理要点

1. 术前护理

（1）做好心理护理，解除患者紧张、恐惧心理。向患者讲述腹腔镜手术的优点、手术过程、时间、麻醉方式，使患者了解腹腔镜是微创手术，消除其恐惧心理，并使之于最佳状态接受手术。

（2）认真阅读病历，检查患者术前各项实验室检查是否完善、正常，如发现问题及时与医生联系。

（3）术前阴道、肠道准备同一般妇科腹部手术。

（4）皮肤准备要特别注意脐孔的清洁。

（5）患者进手术室后，护理人员应准备好术后返回的床单位及护理用具，如铺麻醉床，准备血压计、听诊器、吸氧装置等。

（6）在手术时需要帮助患者采用头低臀高并倾斜15°~25°的体位，使肠管滑向上腹部，以暴露盆腔术野。

2. 术后护理

（1）术后应了解患者手术中情况，如手术范围、术中出血、意外情况等，以及术后有无特殊护理要求及注意事项。

（2）术后早期活动，促进气体排出。术后常规吸氧3小时，术后6小时可床上翻身及活动四肢，以增加肠蠕动；术后次日晨鼓励患者下床活动，以促肠道蠕动，尽早排气，或指导患者顺时针按摩腹部以利于气体排出。

（3）密切监测患者生命体征变化，注意有无内出血及伤口渗血。子宫全切除术后患者应注意阴道引流液的量及颜色，同时结合患者其他情况判断患者出血情况。如患者出现口唇苍白、烦躁不安、出冷汗等症状，且伴有血压下降、脉搏快而弱，应警惕发生内出血或休克。

（4）术后不适的护理：向患者讲述腹胀原因，告知患者是微创手术，可通过自身代谢和吸氧加速 CO_2 的排出，腹胀会逐渐缓解或消失；患者可出现皮下气肿，一般无需特殊处理，多可自行吸收；部分患者术后出现上腹部不适及肩痛，是 CO_2 对膈肌刺激所致，术后数日内可自然消失。

（朱 秀）

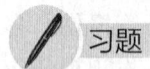

简答题
1. 简述会阴部手术患者备皮范围。
2. 简述妇科腹部手术患者发生尿潴留的常见原因及预防措施。

单项选择在线答题

第十二章 妇科化疗、放疗患者的护理

第十二章数字资源

◎ 案例 12-1

某女，37 岁，确诊为绒毛膜癌，医生已为其确定化疗方案：5-氟尿嘧啶（5-FU）28 mg/(kg·d)＋放线菌素 D（KSM）6 μg/(kg·d)，静脉滴注，连用 8 日为一个疗程。第 2 个疗程用药 5 天时，患者自诉脱发明显，颊黏膜处出现溃疡且进食时疼痛。

根据以上资料，请回答：
1. 患者目前出现的化疗毒副反应。
2. 该类毒副反应采取的护理措施。

第一节 化 疗

【概述】

化学药物治疗简称化疗，是治疗恶性肿瘤的一种主要方法，广泛应用于各种妇科恶性肿瘤。妊娠滋养细胞肿瘤是所有肿瘤中对化疗最为敏感的一种，绒毛膜癌虽然恶性程度极高、发生转移早而广泛，但随着化疗的发展，预后已得到极大的改善。其他妇科恶性肿瘤应用化疗也可起到提高 5 年生存率、改善临床症状和控制病情的作用。化疗药物在杀伤肿瘤细胞的同时，对机体增殖旺盛的正常细胞也具有一定毒性，因此护理人员应熟练掌握化疗的基本知识，了解各种化疗药物的给药方法、毒副作用，随时发现患者化疗中出现的问题并及时采取有效措施，取得最佳的疗效，同时将副作用降至最低。

【化疗药物作用机制】

化疗药物的主要作用机制有：①影响脱氧核糖核酸（DNA）的合成；②直接干扰核糖核酸（RNA）的复制；③干扰转录、抑制信使核糖核酸（mRNA）的合成；④阻止纺锤丝的形成；⑤阻止蛋白质的合成。

【常用化疗药物种类】

1. 烷化剂　细胞周期非特异性药物，如环磷酰胺（CTX）、邻脂苯芥（抗瘤新芥）、硝卡芥（消瘤芥）。
2. 抗代谢药　能影响核酸生物代谢，导致肿瘤死亡，属细胞周期特异性药物，常用的有甲氨蝶呤（MTX）及 5-氟尿嘧啶（5-FU）。

3. 抗肿瘤抗生素　是由微生物产生的具有抗肿瘤活性的化学物质，属细胞周期非特异性药物，常用的有放线菌素 D（更生霉素，KSM）、博来霉素等。

4. 抗肿瘤植物药　此类药物有长春碱（VLB）及长春新碱（VCR）、紫杉醇等，属细胞周期特异性药物。

5. 铂类化合物　属细胞周期非特异性药物，妇科肿瘤化疗中常用的有顺铂和卡铂。

【常见的化疗毒副反应】

1. 骨髓抑制　是化疗药物最常见、最严重的不良反应。主要表现为外周血白细胞和血小板减少，也可因血红蛋白下降而出现贫血。多数化疗药物骨髓抑制反应发生在化疗第 1 周以后，以第 1 周末至第 2 周末为最低点，持续 2~4 周逐渐恢复，以白细胞下降为主。化疗后骨髓抑制的分度目前普遍采用 WHO 抗癌药急性及亚急性毒性反应分度标准：白细胞在（3.0~3.9）×10^9/L 为 I 度；白细胞在（2.0~2.9）×10^9/L 为 II 度；白细胞在（1.0~1.9）×10^9/L 为 III 度；白细胞<1.0×10^9/L 为 IV 度。

2. 消化道反应　化疗引起的消化道反应主要包括食欲缺乏、恶心、呕吐、口腔溃疡、腹痛、腹泻等。

（1）食欲缺乏、恶心、呕吐：最常见的消化道反应。多数在用药后 2~3 天出现，停药后逐步好转，一般不影响继续用药。呕吐严重者可引起水、电解质平衡失调和代谢性碱中毒，出现低钾、低钠或低钙血症，患者可出现倦怠、精神淡漠、腹胀或四肢无力等症状，同时恶心、呕吐也会给患者带来心理压力，使患者对以后的治疗产生焦虑和恐惧心理。

（2）消化道溃疡：以口腔溃疡多见。多发生在用药后 7~8 天，一般停药 1 周逐渐愈合。患者先出现唇舌麻木，口腔黏膜发红，舌苔减少，2~3 天后溃疡出现。溃疡可发生在颊黏膜、舌边、舌根、上下唇，严重时可累及咽喉及食管。常用化疗药物中以 KSM、MTX、硝卡芥发生溃疡较多。口腔溃疡除疼痛影响进食外，如正值白细胞下降时，易引起全身感染而发生败血症，导致不良后果。

（3）腹痛、腹泻：常见的化疗药物如 5-FU 可造成肠道黏膜的损伤，部分化疗患者会出现腹痛、腹泻，严重时发生假膜性肠炎，应及早采取措施。

3. 肝、肾功能损伤　MTX、5-FU 等药物可致肝损害，表现为用药后血转氨酶升高、黄疸，严重者可引起肝硬化，肝功能损伤在停药后多能自然恢复，但时间较长。部分化疗药物如 MTX、顺铂大剂量应用时可致肾功能损伤，患者可出现血尿、蛋白尿等表现。

4. 神经系统损伤　常用的妇科抗恶性肿瘤药，如 VCR、铂类和紫杉醇等对外周神经系统有毒性作用，表现为指、趾端麻木或刺痛，感觉丧失和功能障碍等。5-FU 大剂量使用可发生小脑共济失调。

5. 皮肤损伤及脱发　MTX、5-FU 等药物可引起皮疹甚至剥脱性皮炎，一般于停药后逐渐消失。因毛囊上皮生长迅速，对化疗比较敏感，故化疗后易引起毛发脱落，最常见于应用 KSM 者，1 个疗程即可全脱，但停药后均可生长。

【护理评估】

（一）生理评估

1. 健康史　询问患者肿瘤的病程、已采取的治疗方法及效果，尤其是既往的化疗方案、效果、毒副反应及缓解方法。询问患者造血、肝、消化系统及肾的相关疾病史，了解疾病的治疗经过及病程。收集患者既往用药史及药物过敏史。询问患者的日常生活规律（饮食形态及进食情况、嗜好、睡眠形态、排泄状态及自理程度）。明确患者目前病情状况及本次化疗方案。

2. 身体状况　评估患者一般情况（意识状态、发育、营养、面容与表情），测量体温、脉搏、呼吸、血压、体重。观察皮肤有无出血点、破溃、皮疹、色素沉着，口腔黏膜有无溃疡，淋巴结有无异常，四肢活动是否正常，原发肿瘤的体征有无改善。应重点评估患者本次化疗可能出现的毒副反应及临床表现，例如：恶心、呕吐、骨髓抑制等表现，以便为护理活动提供依据。

3. 辅助检查　检查血常规、尿常规、肝功能、肾功能、心电图等，若化疗前有异常，则暂缓治疗。开展肿瘤特异性检查、B超、CT等检查了解化疗的治疗效果。

（二）心理社会评估

了解患者面对即将进行的化疗的心理状态和情绪反应，对相关知识的理解情况及家庭、社会支持系统对患者的帮扶情况。患者通常会对疾病的预后及化疗效果产生焦虑及悲观情绪，还可因长期的治疗产生经济困难而显得闷闷不乐或烦躁，会表现出对化疗不良反应的恐惧，尤其是具有化疗经历者更明显。

【常见的护理诊断/问题】

1. 营养失调：低于机体需要量　与化疗所致的消化道反应有关。
2. 体像紊乱　与化疗所致脱发有关。
3. 有感染的危险　与化疗引起的白细胞减少有关。

【护理措施】

（一）一般护理

化疗前护士要主动接近患者，提供相关信息，给予正确的指导，取得患者的配合。在化疗过程中，护士应随时了解患者需求，给予及时的生活起居帮助和指导。

（二）心理护理

安排患者及家属与同病种且治疗效果满意的患者相互交流，用成功案例增强其治疗信心。随时了解患者的心理变化，认真倾听其诉说恐惧、不适及疼痛，给予及时的针对性帮助和指导，同时要取得家属的配合，使患者顺利度过化疗期。

（三）用药护理

1. 正确使用化疗药物

（1）准确计算药物剂量：化疗药物用药剂量多数是按体重计算的，因此应准确测量体重，根据体重来正确计算和调整药量。一般在每个疗程的用药前及用药中各测1次体重，宜选择在清晨、空腹、排空二便后测量，计算时应酌情减去衣服重量。

（2）正确配置药物：①遵医嘱，严格三查七对；②正确溶解和稀释药物，做到现配现用，配好的药物常温下放置时间一般不超过1 h；③联合用药时应根据药物的性质排出先后顺序；④放线菌素D（KSM）、顺铂等需要避光的药物，使用时要用避光罩或黑布包好。

（3）选择正确的给药途径：化疗药物的给药途径有静脉给药、肌内注射、口服、腔内注射、动脉插管给药、瘤内注射及鞘内注射，静脉给药最常见。静脉给药时应做到：

①遵循长期补液保护血管的原则,有计划、合理地使用血管,减少反复穿刺造成血管损伤;②用药前先注入少量生理盐水,确认针头在静脉中后再注入化疗药物;③随时观察药物有无外渗,一旦怀疑或发现药物外渗应重新穿刺,遇到局部刺激较强的药物,如氮芥、长春新碱、放线菌素 D 等外渗,须立即停止滴入并给予局部冷敷,同时用生理盐水或普鲁卡因行局部封闭,以后可用金黄散外敷,防止局部组织坏死,减轻疼痛和肿胀;④化疗结束前用生理盐水冲管,以降低穿刺部位拔针后的药物残留浓度,起到保护血管的作用;⑤若患者经济条件允许,可使用经外周静脉置入中心静脉导管及输液港等给药,减少反复穿刺、保护静脉。

(4)准确调节用药速度:护士应熟练掌握各种化疗药物的输入速度,准确调节用药速度。化疗过程中应加强巡视,保证化疗药物正确、匀速输入患者体内,有条件的可使用输液泵。

(5)做好自身防护:配药时护士应戴好口罩、帽子、手套、防护服,有条件的病房可应用生物安全柜配制化疗药。护士给患者注射药物时须戴好手套,防止药物不慎漏出接触手部皮肤。配药及注射药物结束后应立即洗手。

2. 化疗药物毒副反应的护理

(1)骨髓抑制:化疗期间需定期测量体温并检查有无炎症反应,如咽痛、咳嗽、口腔溃疡、皮肤破溃、尿频、尿急、尿痛等症状,观察是否有牙龈出血、鼻出血、皮下淤血或阴道活动性出血等倾向,同时定期监测血常规并根据结果判断患者是否存在骨髓抑制。白细胞或中性粒细胞计数处于Ⅰ度骨髓抑制一般可不予以处理,但需要复测血常规;出现Ⅱ度和Ⅲ度骨髓抑制需进行治疗,应遵医嘱皮下注射粒细胞集落刺激因子;发生Ⅳ度骨髓抑制者除给予升白细胞治疗外,还需使用抗生素预防感染,同时给予保护性隔离,尽量谢绝探视。血小板计数<50×10^9/L 时可引起皮肤或黏膜出血,应减少活动、增加卧床休息时间,可遵医嘱输入血小板浓缩液。

(2)消化道反应

食欲缺乏、恶心、呕吐:询问患者是否存在食欲缺乏、恶心、呕吐等不适。鼓励患者选择平时喜爱的食物、少量多餐,多食清淡、易消化、高热量、高蛋白、富含维生素的饮食,少吃甜食和油腻食物,同时给患者营造良好的进食环境以增进食欲;合理安排用药时间,如避免在化疗前后 2 h 内进餐、在化疗前后给予镇吐药以减轻化疗所致恶心、呕吐;还可采用指压按摩、音乐疗法、渐进性肌肉放松训练、催眠疗法等心理行为干预技术帮助患者缓解恶心、呕吐症状;患者有恶心、呕吐时,应及时协助清理呕吐物;化疗期间注意记录呕吐量,呕吐严重时应及时补充液体,以防电解质紊乱。

消化道溃疡:嘱患者保持口腔清洁,预防口腔炎症。定期观察,及时判断患者是否发生了口腔溃疡。若发现口腔黏膜充血疼痛,可局部喷射西瓜霜等粉剂。若有溃疡,可做溃疡面分泌物培养,根据药敏试验结果选用抗生素和维生素 B_{12} 液混合涂于溃疡面促进愈合;使用软毛牙刷刷牙或用清洁水漱口,进食前后用消毒溶液漱口;给予温凉的流质饮食或软食,避免刺激性食物;如因口腔溃疡疼痛难以进食,可在进食前 15 min 给予丁卡因溶液涂敷溃疡面,进食后漱口并用甲紫、锡类散或冰硼散等局部涂抹。鼓励患者进食促进咽部活动,减少咽部溃疡引起的充血、水肿、结痂。

腹痛、腹泻：严密观察患者是否出现腹痛、腹泻，评估排便量及性质，当腹泻次数多或疑似假膜性小肠结肠炎（伪膜性肠炎）时应及时通知医生，留取粪便标本做细菌培养，并遵医嘱给予广谱抗生素控制感染。腹泻严重者应注意其一般情况，严格记录出入量，防止水、电解质失衡。腹泻期间应指导患者食用少渣、低油饮食，减轻症状。

（3）肝、肾功能损伤：询问患者是否有上腹部疼痛不适，观察患者皮肤黏膜有无黄染，定期检查肝功能，异常时可遵医嘱使用药物。某些化疗药物具有肾毒性，每个疗程前需检查肾功能，化疗前、后应充分水化以维持足够的尿量。

（4）神经系统损伤：降低化疗药物使用剂量、使用外周神经毒性低的化疗药物、终止化疗药物的使用是目前治疗周围神经病变的主要方法，使用钙剂和维生素B_{12}可能也有一定预防作用。存在周围神经病变时，由于患者神经敏感性降低，应指导其穿合适的鞋子，警惕潜在的手足损伤。

（5）皮肤损伤及脱发：脱发的问题使许多患者对化疗产生畏惧，特别是年轻女性对自身形象的改变更难以接受，心理压力很大，对治疗不利。护士应了解患者的情绪反应，向其讲解化疗引起脱发的原因，强调脱发是暂时性的、治疗结束后头发会重新再生长，帮助其正确面对自身形象的改变；可协助患者选择假发、围巾、帽子等饰物以增进自尊，同时与家属沟通，取得家属配合。

（四）健康教育

讲解化疗相关知识，如所用化疗药物的种类、给药时间、剂量、浓度、滴速、可能出现的毒副反应及应对措施等。指导患者做好化疗期间的自我护理，如个人清洁卫生、饮食选择等，避免或减轻因化疗药物的毒副作用可能带来的身体不适。

第二节 放 疗

【概述】

放射治疗简称放疗，是一种利用放射线治疗肿瘤的方法。居里夫妇于1898年发现镭，1990年镭就开始被应用于子宫颈癌的治疗并取得了肯定效果。此后放疗取得了长足进步，目前仍然是妇科恶性肿瘤的重要治疗方法之一。

【放疗的作用机制】

放射线通过细胞时可直接作用于DNA、染色体、酶，引起细胞不可逆的损伤，使细胞死亡或丧失增殖能力。放射线也可使组织产生不正常的氧化过程，破坏细胞的主要生理功能。因此，放射线的作用主要在于使体内蛋白质合成受阻，酶系统受干扰，造成细胞功能障碍，导致其死亡。放射线在抑制和破坏肿瘤细胞的同时，也会对正常组织产生不良影响。

【护理评估】

（一）生理评估

1. 健康史　收集患者既往病史，明确有无造血、心血管、消化、泌尿、生殖等系统疾病史，了解疾病的治疗经过以及病程。确定患者的肿瘤分期、部位，是否已行手术或化疗。了解患者有无其他肿瘤和手术史等。

2. 身体状况　妇科检查了解患者阴道分泌物的性状，是否有炎症，是否通畅。注意检查患者浅表淋巴结有无转移。

3. 辅助检查　行血常规、尿常规、肝功能、肾功能、心电图、胸部 X 片等检查，了解患者有无放疗禁忌证，是否出现了放疗的不良反应。

（二）心理社会评估

了解患者面对即将到来的放疗的心理状态和情绪反应，对相关知识的理解情况及家庭、社会支持系统对患者的帮扶情况。患者常因为缺乏有关放疗过程、效果、不良反应等的知识而容易产生焦虑、紧张、恐惧等心理反应。

【常见的护理诊断/问题】

1. 有皮肤完整性受损的危险　与放疗所致的皮肤反应有关。
2. 营养失调：低于机体需要量　与放疗所致急性肠炎有关。
3. 排尿异常　与放疗所致膀胱炎有关。

【护理措施】

（一）一般护理

放疗室应宽敞、明亮，保持整洁、安静，室内温、湿度适宜。护理工作应轻柔、熟练，开门、关门要轻，尽量减少噪声以利于患者休息和睡眠。鼓励患者进食自己喜爱的食物，以高蛋白、高热量、多维生素、易消化饮食为主，避免过冷、过热、粗糙以及刺激性强的食物，戒烟酒、辛辣、腌制品，以少量多餐为原则，保证足够的营养摄入，增强机体的抵抗力。

（二）心理护理

护士应掌握患者的思想动态，做好解释工作，鼓励患者坚定信心、积极配合治疗。向患者及家属介绍放疗有关知识、可能出现的不良反应及注意事项，尤其应让患者明确通过积极的治疗和护理可以在一定程度上防止或减轻不良反应和并发症。放疗期间经常与患者及家属交谈，了解其心理感受、要求和建议，确保各种问题能及时解决。

（三）腔内放疗的护理

腔内放疗是指将放射源置于人体自然腔道（如食管、阴道等）进行治疗的方法。现多采取后装治疗的方式，即先把不带放射源的容器置入治疗部位并与传送管道接通，工作人员在保护良好的控制室内远距离操作，将放射源送入容器，治疗结束后放射源自动返回。在妇科，腔内放疗主要用于控制子宫颈癌的原发灶。子宫颈癌行腔内放疗前需做好局部准备，包括：用 1：5000 高锰酸钾溶液或甲硝唑溶液等进行外阴、阴道冲洗，冲洗要充分、彻底，减少盆腔感染的机会，预防阴道粘连；保持膀胱、直肠空虚状态，避免发生放射性损伤。腔内置入放射源期间，患者需绝对卧床。放疗后护理内容包括：①观察患者排尿情况，排尿困难超过 4 h 者需给予导尿；②观察阴道有无出血、渗血，若发现患者面色苍白、大量出血，应立即给予卧床，行阴道填塞止血，必要时使用止血剂、输液、输血；③坚持每日阴道冲洗 1 次，清除坏死脱落的肿瘤组织，控制炎症，防止发生粘连，提高放疗的敏感性；④观察体温及腹痛情况，预防盆腔炎的发生。

（四）体外放疗的护理

体外照射期间，应嘱患者保持皮肤红色定位线清晰可见；穿全棉、柔软、宽大透气的内衣,避免粗糙衣物摩擦;保持放疗区皮肤清洁、干燥,照射野可用温水和柔软毛巾轻轻蘸洗,禁用肥皂擦洗或热水浸浴,禁贴胶布或胶膏,禁用乙醇等刺激性消毒剂;护士要随时观察患者皮肤颜色及完整度,重视患者的主诉,如干燥、瘙痒或疼痛,告诉患者皮肤瘙痒时切忌抓挠,可用手轻拍或涂鱼肝油(维生素AD)软膏以减轻干燥和痒感。

（五）放疗不良反应及并发症的护理

1. 全身反应　如乏力、全身不适、困倦、食欲缺乏、头晕、头痛、恶心、呕吐等,多出现在放疗开始时,一般随着放疗的进展可自行缓解或消失。对于全身反应可给予维生素、促消化类药物进行对症处理,恶心、呕吐严重者可给予解痉、止吐药,注意水、电解质平衡和营养补充。少数患者反应严重,可减少放疗剂量或暂停放疗。

2. 皮肤反应　放疗后可出现皮肤反应,多在照射后8~10天出现,分为干性反应(干性皮炎)及湿性反应(湿性皮炎)。干性反应表现为皮肤瘙痒、脱屑、色素沉着、毛囊扩张等,以腹股沟、外阴部较明显。湿性反应在早期可出现红斑,继之出现皮肤水肿,水疱、潮湿,有渗出,皮肤表面可糜烂,数月或数年后,照射部位组织可纤维化,出现毛细血管扩张或淋巴引流障碍,使局部皮肤增生变厚。干性反应一般不需要特殊处理,照射期间注意保持皮肤干燥,局部瘙痒可对症处理;皮肤出现湿性反应者可暂停放疗,破溃皮肤应完全暴露,保持清洁、干燥,局部可涂抹鱼肝油软膏。

3. 骨髓抑制　放疗开始后,血象即可改变。首先是白细胞下降,但降至3.0×10^9/L以下者不多,血小板下降出现较晚,红细胞最不敏感。放疗期间,应嘱患者注意个人卫生,必要时进行保护性隔离,避免交叉感染;防止外伤引起皮下或脏器出血。如白细胞低于3.0×10^9/L、血小板低于75×10^9/L、血红蛋白低于70 g/L可考虑暂停照射,同时遵医嘱给予重组人粒细胞集落刺激因子、重组人血小板生成素注射液等,必要时少量输血。

4. 宫腔积液　腔内放疗可使子宫颈管组织充血、水肿、渗出,子宫颈管粘连、狭窄、萎缩,会导致宫腔积液,在此基础上还可能并发感染出现积脓。宫腔积液时,检查可见子宫增大、变软,B超检查有助于确诊。为防止宫腔积液,放疗后应保持子宫颈管通畅,必要时予宫腔引流或低压宫腔灌洗。如患者出现腹痛、发热,宫腔液体为脓性,白细胞计数升高时,可诊断为宫腔积脓,应根据细菌培养及药敏试验结果选择抗生素治疗。宫腔积脓者不宜继续进行腔内放疗。

5. 子宫穿孔　放射治疗中,子宫可充血、水肿,此时进行宫腔内操作可致子宫穿孔。发现子宫穿孔应立即停止宫腔操作及腔内放疗,密切观察患者的症状、体征,嘱其取半坐卧位,遵医嘱给予抗生素预防感染。

6. 放射性膀胱炎　轻度常表现为一过性血尿;中度为持续性或反复血尿,伴有尿频、尿急、尿痛等尿路感染症状;重度会出现膀胱阴道瘘。轻度放射性膀胱炎一般无需特殊处理,中度以上者应积极处理,给予消炎止血、留置导尿、膀胱灌注等,膀胱阴道瘘者可行手术治疗。

7. 放射性直肠炎　便血是患者的主要症状,常合并下坠感、排便次数增多、腹痛、黏液便、便秘、里急后重和肛门疼痛等,严重者可出现直肠狭窄、直肠阴道瘘、肛门失禁等。轻度放射性直肠炎可不予特殊处理,但应避免劳累、忌辛辣食物、保持排便通畅;较严重者应积极给予止血、止泻、消炎、灌肠等对症治疗，注意休息，给予少渣饮食；直肠阴道瘘者可行瘘修补术或肠造瘘术。护士应注意观察患者粪便性质并及时送检，提醒患者注意饮食，严禁粗纤维食物，减少对直肠的刺激与损伤。

（六）健康教育

向患者介绍放射治疗的目的、作用、可能出现的不良反应，治疗中的注意事项和治疗后可能出现的并发症，使患者对自己的放疗计划有一个完整的概念，树立信心，做好各种配合。

（康 健）

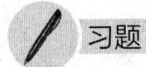

简答题
1. 简述常见的化疗毒副反应。
2. 简述子宫颈癌患者腔内放疗后的护理措施。

第十三章 妇科炎症患者的护理

第十三章数字资源

妇科炎症是指来自外阴、阴道、宫颈、子宫、输卵管、卵巢、盆腔腹膜和盆腔结缔组织的炎症。炎症可局限于一个部位或多个部位同时受累。临床表现多样,轻者无症状,重者可引起败血症甚至感染性休克、死亡。妇科炎症不仅危害患者,妊娠期还可危害胎儿及新生儿。

第一节 概 述

◎ 案例 13-1

某女,已婚,30岁。因"阴道分泌物增多,外阴奇痒2天"就诊。妇科检查:阴道黏膜红肿,阴道口及后穹隆处有多量豆渣样分泌物,小阴唇内侧及阴道黏膜附有白色块状物,擦除后露出红肿黏膜面。辅助检查:阴道分泌物检查发现有假菌丝。

根据以上资料,请回答:
1. 该患者最可能的临床诊断。
2. 该类患者主要的护理措施。

【女性生殖系统的自然防御功能】

女性生殖器的解剖、生理、生化和免疫学特点使其具有比较完善的自然防御功能,以抵御感染的发生。

1. 外阴 皮肤为鳞状上皮;两侧大阴唇自然合拢,遮掩阴道口和尿道口,防止外界微生物污染。

2. 阴道 自然状态下,阴道口闭合,阴道前、后壁紧贴,可减少外界微生物的侵入。经产妇阴道松弛,防御功能较差。生理情况下,阴道上皮在卵巢分泌的雌激素影响下增生变厚,增加抵抗病原体侵入的能力;同时,上皮细胞中含有丰富糖原,在阴道乳杆菌的作用下分解为乳酸维持阴道正常的酸性环境(pH 在 3.8~4.4),使其他病原体的生长受到抑制,称为阴道自净作用。此外,阴道分泌物可维持巨噬细胞活性,防止细菌侵入阴道黏膜。

3. 子宫颈 内口紧闭,宫颈管黏膜分泌大量黏液,形成胶冻状黏液栓,成为上生殖道感染的机械屏障；宫颈管黏液栓内含乳铁蛋白、溶菌酶等，可抑制病原体侵入子宫内膜。

4. 子宫内膜　育龄妇女子宫内膜周期性剥脱，是消除宫腔感染的有利条件。此外，子宫内膜分泌液也含有乳铁蛋白、溶菌酶，可清除少量进入宫腔的病原体。

5. 输卵管　黏膜上皮细胞的纤毛向子宫腔方向摆动以及输卵管的蠕动，均有利于阻止病原体的侵入。输卵管分泌液与子宫内膜分泌液一样，含有乳铁蛋白、溶菌酶，清除偶尔进入输卵管的病原体。

6. 生殖道的免疫系统　生殖道黏膜聚集有不同数量的淋巴组织及散在的淋巴细胞，包括T细胞、B细胞。此外，中性粒细胞、巨噬细胞、补体以及一些细胞因子，均在局部有重要的免疫功能，发挥抗感染作用。

若女性生殖系统以上防御功能下降或遭到破坏，阴道内源性菌群发生变化或外源性致病菌侵入，则可发生生殖系统炎症。外阴阴道与尿道和肛门邻近，易受污染；外阴与阴道又是性交、分娩及宫腔操作的必经之道，容易受到损伤及外界病原体的感染。此外，妇女在特殊生理时期，如月经期、妊娠期、分娩期和产褥期，防御功能受到破坏，机体免疫功能下降，病原体容易侵入生殖道而形成炎症。

【病原体】

1. 细菌　大多为化脓菌，如葡萄球菌、链球菌、大肠埃希菌、厌氧菌、变形杆菌、淋病奈瑟菌、结核分枝杆菌等。

2. 原虫　以阴道毛滴虫最为多见，其次为阿米巴原虫。

3. 真菌　以假丝酵母菌为主。

4. 病毒　以疱疹病毒、人乳头瘤病毒为多见。

5. 螺旋体　多见梅毒螺旋体（苍白密螺旋体）。

6. 衣原体　常见为沙眼衣原体，感染症状不明显，但常导致输卵管黏膜结构及功能的严重破坏，并引起盆腔广泛粘连。

7. 支原体　是正常阴道菌群的一种，包括人型支原体、生殖支原体以及解脲支原体，在一定条件下可引起生殖道炎症。

【感染途径】

1. 沿生殖道黏膜上行蔓延　病原体侵入外阴、阴道后，或阴道内的菌群沿阴道黏膜经宫颈、子宫内膜、输卵管黏膜至卵巢及腹腔，是非妊娠期、非产褥期盆腔炎性疾病的主要感染途径。淋病奈瑟菌、沙眼衣原体及葡萄球菌等沿此途径扩散。

2. 经血液循环蔓延　病原体先侵入人体的其他系统，再经过血液循环感染生殖器，此途径为结核菌感染的主要途径。

3. 经淋巴系统蔓延　细菌经外阴、阴道、宫颈及宫体创伤处的淋巴管侵入盆腔结缔组织及内生殖器其他部分，是产褥感染、流产后感染及放置宫内节育器后感染的主要传播途径，多见于链球菌、大肠埃希菌、厌氧菌感染。

4. 直接蔓延　腹腔其他脏器感染后直接蔓延到内生殖器，如阑尾炎可引起右侧输卵管炎。

【炎症的发展与转归】

1. 痊愈　患者抵抗力强、病原体致病力弱或治疗及时、抗生素使用恰当，病原体完全被消灭，炎症很快被控制，炎性渗出物完全被吸收，患者痊愈。一般情况下，痊愈后组织结构、功能都可以恢复正常，不留痕迹。但如果坏死组织、炎性渗出物机化形成瘢痕或粘连，则组织结构和功能不能完全恢复，只是炎症消失。

2. 转为慢性　炎症治疗不彻底、不及时或病原体对抗生素不敏感，身体防御功能和病原体的作用处于相持状态，炎症长期持续存在。机体抵抗力强时，炎症可以被控制并逐渐好转，一旦机体抵抗力降低，慢性炎症可急性发作。

3. 扩散与蔓延　患者抵抗力低下而病原体数量多及致病力强时，炎症可经淋巴和血行扩散或蔓延到邻近器官。严重时可形成败血症，危及生命。由于抗生素的快速发展，此种情况已不多见。

【护理评估】

（一）生理评估

1. 临床表现

（1）阴道分泌物异常：女性阴道内常有少量分泌物，主要是由阴道黏膜渗出物、宫颈管及子宫内膜腺体分泌物等混合而成，又称白带。白带的形成与雌激素的作用有关。正常白带呈白色稀糊状或蛋清样，黏稠，无腥臭味，量少，称为生理性白带。若生殖道出现炎症，特别是阴道炎和宫颈炎时，白带量显著增多，有臭味，且性状亦有改变，称为病理性白带。

（2）外阴不适：外阴受到异常阴道分泌物刺激，常出现瘙痒、灼热或疼痛。外阴瘙痒常为阵发性发作，也可为持续性，通常夜间加重。瘙痒程度因不同疾病和不同个体而有明显差异。因长期搔抓，外阴可见抓痕、血痂或继发毛囊炎；由于外阴皮肤完整性受损，患者常感到局部灼热或疼痛。

（3）下腹不适：患者下腹不适的临床表现依据炎症侵及的部位、范围及程度不同而不同。常表现为下腹痛，通常分为急性下腹痛与慢性下腹痛两种。急性下腹痛起病急剧，疼痛剧烈，常伴有恶心、呕吐、出汗及发热等症状，盆腔炎性疾病、子宫内膜炎或输卵管卵巢脓肿患者常有急性下腹痛伴发热；慢性下腹痛起病缓慢，多为隐痛或钝痛，病程长，慢性输卵管炎常有非周期性慢性下腹痛，盆腔炎性疾病常有月经期慢性下腹痛。

（4）不孕：阴道及宫颈管炎症不利于精子穿过；输卵管炎症所致管腔狭窄或子宫内膜炎症，可妨碍受精卵到达宫腔及着床。

2. 辅助检查

（1）阴道分泌物检查：①pH 测定。采用精密 pH 试纸测定阴道上 1/3 处分泌物的 pH。滴虫阴道炎和细菌性阴道病 pH 升高，均>4.5，而外阴阴道假丝酵母菌病的 pH 则多在 4.0～4.7，通常 pH<4.5。②病原菌检查。取阴道分泌物分别放于滴有生理盐水及 10% 氢氧化钾溶液的两张湿片上，进行显微镜检查。生理盐水湿片用于检查滴虫、线索细胞，10% 氢氧化钾溶液湿片用于假丝酵母菌的检查及胺臭味试验。阴道分泌物中若找到滴虫或假丝酵母菌，可确诊滴虫阴道炎、外阴阴道假丝酵母菌病；若找到线索细胞或胺臭味试验阳性，结合分泌物的性状及 pH，可明确细菌性阴道病的诊断。生理盐水湿片法是检测滴虫的最简便方法，敏感性为 60%～70%。③白细胞检查。滴虫阴道炎、淋病奈瑟菌及衣原体感染引起的宫颈管黏膜炎白细胞增加，而细菌性阴道病以及外阴阴道假丝酵母菌病时白细胞不增加。

（2）宫颈分泌物检查：主要检测病原体，包括淋病奈瑟菌和衣原体。检测淋病奈瑟菌常用的方法有分泌物涂片革兰氏染色、淋病奈瑟菌培养、核酸扩增试验。检测沙眼衣原体常用的方法有衣原体培养、酶联免疫吸附试验、核酸检测。

（3）宫颈刮片或分段诊刮术：对有血性白带者，应与子宫恶性肿瘤相鉴别，需常规做宫颈刮片，必要时行分段诊刮术。

（4）阴道镜检查：有助于发现宫颈微小病变，并可取可疑部位活组织做病理检查。

（5）聚合酶链反应（PCR）：方法简便、快速、灵敏度高、特异性强，可检测、确诊人乳头瘤病毒、淋病奈瑟菌等感染。

（6）局部组织活检：活体组织检查可明确诊断。

（7）腹腔镜：能直接观察到子宫、输卵管浆膜面，并可取腹腔液行细菌培养，或在病变处取活组织检查。此项检查应避免损伤肠道。

（8）B型超声：以了解子宫、附件及盆腔情况。

3. 处理原则

（1）加强预防：注意个人卫生，经常更换内裤，穿纯棉内裤，保持外阴清洁、干燥。增加营养，增强体质，提高机体抵抗力。避免私自滥用抗生素。

（2）控制炎症：一旦发生生殖系统炎症，应及时就医并遵医嘱治疗。针对病原体选用敏感的抗生素进行治疗，要求及时、足量、规范、有效地使用。可口服全身用药，也可局部药物治疗，或热敷、坐浴、冲洗或熏洗，以改善症状。

（3）病因治疗：积极寻找病因，针对病因进行治疗。

（4）物理或手术治疗：物理治疗有微波、短波、超短波、激光、冷冻、离子透入（可加入各种药物）等治疗，促进局部血液循环，改善组织营养状态，提高新陈代谢，以利炎症吸收和消退。手术治疗可根据情况选择经阴道、经腹部手术或腹腔镜手术，手术以彻底治愈为原则，避免遗留病灶而再复发。

（5）中药治疗：根据具体情况，可选用清热解毒、清热利湿或活血化瘀的中药。

（二）心理社会评估

患者常出现害羞、焦虑、恐惧等心理，常因担心遭人耻笑等原因未及时就诊，或自行寻找非正规医疗机构处理。

【常见的护理诊断/问题】

1. 组织完整性受损　与炎性分泌物刺激引起局部瘙痒、搔抓等有关。
2. 舒适的改变　与炎症引起的瘙痒、疼痛等不适有关。
3. 知识缺乏：缺乏疾病防护、护理知识。
4. 焦虑　与治疗效果不佳有关。

【护理措施】

（一）一般护理

嘱患者多休息，避免劳累，急性炎症期应卧床休息。指导患者增加营养，进食高热量、高蛋白、高维生素饮食。发热时多饮水。

（二）心理护理

由于炎症部位为患者隐私处，患者往往有害羞心理，不愿及时就医，护理人员应耐心向其进行解释，告知及时就医的重要性，并鼓励坚持治疗和随访。对待慢性患者要及时了解其心理问题，尊重患者，耐心倾听其诉说，主动向患者解释各种诊疗的目的、作用、方法、不良反应和注意事项，与患者及家属共同讨论治疗、护理方案，减轻患者的恐惧和焦虑，争取家属的理解和支持。

（三）缓解症状的护理

1. 缓解症状，促进舒适　指导患者定时更换消毒会阴垫，便后冲洗及会阴擦洗时遵循由前向后、从尿道口到阴道口，最后达肛门的原则，以保持会阴部清洁。炎症急性期，患者宜采取半坐卧位，以利于盆腔分泌物积聚于子宫直肠陷凹，使炎症局限或便于引流。为发热患者做好物理降温并及时为其更换衣服、床单。疼痛症状明显者，按照医嘱给予镇痛剂。若患者局部奇痒难忍，酌情给予止痒药膏，并嘱患者避免搔抓。

2. 执行医嘱，配合治疗　评估患者对诊疗方案的了解程度及执行能力后，帮助患者接受妇科诊疗时的体位、方法及各种治疗措施，护士应尽可能陪伴患者并为其提供有助于保护隐私的环境，解除患者不安、恐惧的情绪。执行医嘱时应尽量使用通俗易懂的语言与患者及家属沟通，认真回答其问题，准确执行医嘱。及时、正确收集各种送检标本，协助医师完成诊疗过程。

3. 病情观察，做好记录　巡视病房过程中，认真对待患者的主诉，注意观察生命体征、阴道分泌物的量和性状、用药反应等情况，详细记录，若有异常情况，及时与医师取得联系。

（四）健康教育

1. 卫生宣教　指导妇女穿棉质内裤，以减少局部刺激。告知治疗期间勿去公共浴池、游泳池，浴盆、浴巾等用具应消毒，并禁止性生活。注意经期、妊娠期、分娩期和产褥期的卫生。

2. 普查普治　积极开展普查普治，指导妇女定期进行妇科检查，及早发现异常，并积极治疗。

3. 指导用药　对需局部用药治疗者，要耐心教会患者会阴清洁、自己用药的方法及注意事项，请患者独立操作至确定其完全理解并掌握为止。此外，向患者讲解有关药物的作用、不良反应，使患者明确不同剂型药物的用药途径，以保证疗程和疗效。

4. 传授知识　向患者及家属讲解常见生殖系统炎症的病因、诱发因素、预防措施，并与患者及家人共同讨论适用于个人、家庭的防治措施，并鼓励其使用。

5. 信息告知　向患者及家属告知相关诊断检查可能出现的不适，如腹腔镜检查术后出现上腹部不适及肩痛，是 CO_2 对膈肌刺激所致，术后数日内可自然消失。

第二节　外阴部炎症

一、非特异性外阴炎

非特异性外阴炎是由物理、化学因素而非病原体所致的外阴皮肤或黏膜的炎症。

【病因】

外阴暴露在外，与尿道、肛门、阴道邻近，首先若不注意皮肤清洁，月经血、产后恶露、阴道分泌物、尿液、粪便等刺激均可引起外阴不同程度的炎症。其次，糖尿病患者的糖尿刺激、粪瘘患者的粪便刺激、尿瘘患者尿液长期浸渍等会引发炎症。此外，穿紧身化纤内裤、月经垫通透性差、外阴局部潮湿等均可引起外阴部炎症。

【临床表现】

外阴皮肤黏膜瘙痒、疼痛、红肿、灼热感，于性交、活动、排尿、排便时加重。检查见外阴局部充血、肿胀、糜烂，常有抓痕，严重者形成溃疡或湿疹。慢性炎症者，可见外阴局部皮肤增厚、粗糙、皲裂等，甚至出现苔藓样变。

【处理原则】

保持局部清洁、干燥，积极进行局部治疗和病因治疗。局部治疗可用0.1%聚维酮碘液或1∶5000高锰酸钾液坐浴，坐浴后涂抗生素软膏或中药药膏，也可用中药水煎熏洗外阴部。病因治疗：若发现糖尿病则积极治疗糖尿病；若有尿瘘、粪瘘，应及时行修补术。

【护理措施】

1. 治疗指导 非特异性外阴炎患者的局部治疗可用0.1%聚维酮碘液或1∶5000高锰酸钾液坐浴，每日2次，每次15～30分钟，5～10次为一个疗程。护士应教会患者坐浴的方法，包括浴液的配制、温度、坐浴的时间及注意事项。注意提醒患者浴液浓度不宜过浓，以免灼伤皮肤。坐浴时要使会阴部浸没于溶液中，月经期停止坐浴。坐浴后，局部涂抗生素软膏或中药药膏。也可用中药水煎熏洗外阴部，每日1～2次。急性期患者还可选用微波或红外线进行局部物理治疗。

2. 健康教育 指导患者注意保持外阴的清洁、干燥，穿纯棉内裤并经常更换，做好经期、妊娠期、分娩期及产褥期卫生。治疗期间勿饮酒，少食辛辣食物。外阴部严禁搔抓，勿用刺激性药物或肥皂擦洗。外阴溃破者要预防继发感染，使用柔软无菌会阴垫，减少摩擦和感染的机会。

二、前庭大腺炎

病原体侵入前庭大腺引起的炎症，称为前庭大腺炎。前庭大腺位于两侧大阴唇后1/3深部，其直径为0.5～1.0 cm，腺管长1.5～2.0 cm，腺管开口于处女膜与小阴唇之间。外阴部受污染时，易发生炎症。育龄妇女多见，幼女及绝经后期妇女少见。

【病因】

主要病原体为葡萄球菌、链球菌、大肠埃希菌、肠球菌等，随着性传播疾病发病率的增加，淋病奈瑟菌及沙眼衣原体已成为常见病原体。急性炎症发作时，病原体首先侵犯腺管，导致前庭大腺导管炎，前庭大腺腺管开口往往因肿胀或渗出物凝聚而阻塞，脓液不能外流、积存而形成脓肿，称为前庭大腺脓肿。急性炎症消退后腺管堵塞，分泌物不能排出，脓液逐渐转为清液而形成囊肿。

【临床表现】

炎症多发生于一侧。初起时局部肿胀、疼痛、灼烧感，行走不便，有时致二便困难。

部分患者出现发热等全身症状。检查见局部皮肤红肿、发热、压痛明显，患侧前庭大腺开口处有时可见白色脓点。当脓肿形成时，疼痛加剧，脓肿直径可达 3~6 cm，局部可触及波动感。当脓肿内压力增大时，表面皮肤发红、变薄，脓肿可自行破溃，若破孔大，可自行引流，炎症较快消退而痊愈；若破孔小，引流不畅，则炎症持续不消退，并可反复急性发作。发热患者可有腹股沟淋巴结不同程度增大。

前庭大腺囊肿多由小逐渐增大，囊肿多为单侧，也可为双侧。若囊肿小且无感染，患者可无自觉症状，往往于妇科检查时被发现；若囊肿大，可有外阴坠胀感或性交不适。检查见囊肿多呈椭圆形，大小不等，位于外阴部后下方，可向大阴唇外侧突起。

【处理原则】

根据病原体选择敏感的抗生素控制急性炎症；脓肿/囊肿形成后可切开引流并行造口术。造口术方法简单、损伤小，术后还能保留腺体功能。还可采用 CO_2 激光或微波行囊肿造口术。

【护理措施】

1. 急性期患者应卧床休息，保持局部清洁；由前庭大腺开口处取分泌物进行细菌培养和药敏试验，按医嘱给予抗生素及镇痛剂。也可口服清热解毒中药，或选用蒲公英、紫花地丁、金银花、连翘等局部热敷或坐浴。

2. 脓肿或囊肿切开术后，局部放置引流条引流，引流条需每日更换。外阴用消毒液常规擦洗，伤口愈合后，可改用坐浴。

第三节 阴 道 炎

一、滴虫阴道炎

滴虫阴道炎是由阴道毛滴虫引起的阴道炎，是常见的性传播疾病。

【病因】

滴虫呈梨形，体积为多核白细胞的 2~3 倍，其顶端有 4 根鞭毛，体侧有波动膜，后端尖并有轴柱凸出，无色透明如水滴。鞭毛随波动膜的波动而活动。滴虫适宜在温度 25~40 ℃、pH 为 5.2~6.6 的潮湿环境中生长，当 pH<5.0 时其生长受到抑制。滴虫能在 3~5 ℃生存 21 日，在 46 ℃生存 20~60 分钟，在半干燥环境中生存约 10 小时；在普通肥皂水中也能生存 45~120 分钟。月经前、后阴道 pH 发生变化，接近中性，故隐藏在腺体及阴道皱襞中的滴虫于月经前、后得以繁殖，引起炎症的发作。另外，妊娠期、产后阴道环境也发生改变，适于滴虫生长繁殖。滴虫能消耗或吞噬阴道上皮细胞内的糖原，也可吞噬乳杆菌，阻碍乳酸生成，使阴道 pH 升高而有利于繁殖。滴虫阴道炎患者的阴道 pH 在 5.0~6.5，多数>6.0。滴虫不仅寄生于阴道，还常侵入尿道或尿道旁腺，甚至膀胱、肾盂，以及男性的包皮皱褶、尿道或前列腺中。滴虫能消耗氧，使阴道成为厌氧环境，利于厌氧菌繁殖，约 60% 患者合并有细菌性阴道病。

【传播方式】

1. 经性交直接传播　是主要的传播方式。由于男性感染滴虫后常无症状，易成为感染源。

2. 间接传播　经公共浴池、浴盆、浴巾、游泳池、坐式便器、衣物等间接传播，还可通过污染的器械及敷料传播。

【临床表现】

潜伏期4~28日，25%~50%的患者感染初期无症状，主要症状是阴道分泌物增多及外阴瘙痒，间或有灼热、疼痛、性交痛等。典型分泌物是稀薄脓性、黄绿色、泡沫状伴有臭味。分泌物呈脓性是因分泌物中含有白细胞，若合并其他感染则呈黄绿色；泡沫状、有臭味是因滴虫无氧酵解糖类，产生腐臭气体。瘙痒部位主要为阴道口及外阴。若合并尿道口感染，可有尿频、尿痛，有时可见血尿。阴道毛滴虫能吞噬精子，影响精子在阴道内存活，可致不孕。

妇科检查可见患者阴道黏膜充血，严重者有散在出血斑点，甚至宫颈有出血斑点，形成"草莓样"宫颈，后穹隆有多量白带，呈泡沫状灰黄色、黄白色稀薄液体或黄绿色脓性分泌物。少数患者阴道内有滴虫存在而无炎症反应，阴道黏膜无异常，称为带虫者。

【处理原则】

全身用药，主要治疗药物是甲硝唑或替硝唑。初次治疗可选择甲硝唑2 g，单次口服；或替硝唑2 g，单次口服；或甲硝唑400 mg，每日2次，连服7日。口服药物的治愈率达90%~95%。

【护理措施】

1. 指导患者自我护理　注意个人卫生，保持外阴部的清洁、干燥。勤换内裤，内裤、坐浴及洗涤用物应煮沸消毒5~10分钟以消灭病原体，避免交叉和重复感染的机会。尽量避免搔抓外阴部以免皮肤破损。治疗期间禁止性生活。

2. 指导患者配合检查和治疗　告知患者取分泌物前24~48小时避免性交、阴道灌洗或局部用药。分泌物取出后应及时送检并注意保暖，否则滴虫活动力减弱，造成辨认困难。甲硝唑口服后偶见胃肠道反应，如食欲缺乏、恶心、呕吐。此外，偶见头痛、皮疹、白细胞减少等，一旦发现应报告医师并停药。由于药物可抑制乙醇在体内氧化而产生有毒的中间代谢产物，因此，甲硝唑用药期间及停药24小时内、替硝唑用药期间及停药72小时内禁止饮酒。甲硝唑能通过乳汁排泄，用药期间及用药后12~24小时内不宜哺乳；替硝唑服药后3日内不宜哺乳。

3. 要求性伴侣同时治疗　滴虫阴道炎主要由性行为传播，性伴侣应同时进行治疗，并告知患者及性伙伴治愈前应避免无保护性行为。

4. 随访及治疗失败者的处理　对症状持续存在或症状复发的患者进行随访及病原体检测。滴虫阴道炎患者再感染率高，患有滴虫性阴道炎的性活跃女性应在最初感染3个月内追踪、复查。对初次治疗失败且排除再次感染者，按医嘱增加甲硝唑疗程及剂量仍有效。可重复应用甲硝唑400 mg，每日2次，连服7日；若再次治疗仍失败，给予甲硝唑2 g，每日1次，连服5日或替硝唑2 g，每日1次，连服5日，同时进行耐药性监测。

5. 告知妊娠期治疗的注意事项　妊娠期滴虫阴道炎可致胎膜早破、早产及低出生体重儿，治疗可采用甲硝唑 400 mg，每日 2 次，连服 7 日。有症状的滴虫阴道炎孕妇经治疗可以减轻症状，减少传播，防止新生儿呼吸道和生殖道感染。甲硝唑虽可通过胎盘，但未发现妊娠期应用甲硝唑会增加胎儿畸形或机体细胞突变的风险，而替硝唑在妊娠期应用的安全性尚未确定，应避免使用。

二、外阴阴道假丝酵母菌病

外阴阴道假丝酵母菌病（vulvovaginal candidiasis，VVC）是由假丝酵母菌引起的外阴阴道炎症，曾称为念珠菌性阴道炎，发生率高。国外资料显示，约 75% 妇女一生中至少患过 1 次外阴阴道假丝酵母菌病，其中 40%~45% 妇女经历过 2 次或以上的发病。

【病因】

80%~90% 的病原体为白假丝酵母菌，10%~20% 由非白假丝酵母菌，如光滑假丝酵母菌、近平滑假丝酵母菌、热带假丝酵母菌等引起。酸性环境适宜假丝酵母菌生长，假丝酵母菌感染的患者阴道 pH 多在 4.0~4.7，通常<4.5。假丝酵母菌对热的抵抗力不强，加热至 60 ℃后 1 小时即可死亡，但对于干燥、日光、紫外线及化学制剂等抵抗力较强。

白假丝酵母菌是有酵母相和菌丝相的双相菌。酵母相为芽生孢子，在无症状寄居和传播中起作用；菌丝相为芽生孢子伸长成假菌丝，侵袭组织能力强。白假丝酵母菌为条件致病菌，10%~20% 非妊娠妇女及 30%~40% 孕妇阴道中有此菌寄生，但数量极少，且呈酵母相，并不引起症状，只有在全身及阴道局部免疫能力下降、假丝酵母菌大量繁殖并转变为菌丝相才出现症状。常见发病诱因有长期应用广谱抗生素、妊娠、糖尿病、大量应用免疫抑制剂以及接受大剂量雌激素治疗等，胃肠道假丝酵母菌感染者粪便污染阴道、穿紧身化纤内裤和肥胖使会阴局部的温度及湿度增加，也是发病的影响因素。

【传播方式】

1. 内源性感染 为主要传播途径，假丝酵母菌作为机会致病菌，除寄生于阴道外，还可寄生于人的口腔、肠道，当局部环境条件适合时易发病，这 3 个部位的假丝酵母菌可互相传染。

2. 性交传染 部分患者可通过性交直接传染。

3. 间接传染 少数患者是通过接触感染的衣物而间接传染。

【临床表现】

主要表现为外阴阴道瘙痒、阴道分泌物增多。外阴阴道瘙痒症状明显，持续时间长，严重者坐立不安，以夜晚更加明显。部分患者有外阴部灼痛、性交痛以及尿痛。尿痛是排尿时尿液刺激水肿的外阴及前庭导致疼痛。阴道分泌物的特征是白色稠厚呈凝乳或豆腐渣样。妇科检查可见外阴红斑、水肿，常伴有皮肤抓痕，严重者可见皮肤皲裂、表皮脱落。阴道黏膜红肿，小阴唇内侧及阴道黏膜附有白色块状物，擦除后露出红肿黏膜面，急性期还可见到糜烂及浅表溃疡。

外阴阴道假丝酵母菌病分为单纯性 VVC 和复杂性 VVC（表 13-1）。10%~20% 的妇女表现为复杂性 VVC。一年内有症状并经真菌学证实的 VVC 发作 4 次或以上，称为复发性外阴阴道假丝酵母菌病（RVVC），发生率约为 5%。VVC 的临床表现按 VVC 评分标准划分，评分≥7 分为重度 VVC，而<7 分为轻、中度 VVC（表 13-2）。

表 13-1　VVC 临床分类

	单纯性 VVC	复杂性 VVC
发生频率	散发或非经常发作	复发性
临床表现	轻到中度	重度
真菌种类	白假丝酵母菌	非白假丝酵母菌
宿主情况	免疫功能正常	免疫功能低下、应用免疫抑制剂、未控制的糖尿病、妊娠

表 13-2　VVC 临床评分标准

评分项目	0分	1分	2分	3分
瘙痒	无	偶有发作，可被忽略	能引起重视	持续发作，坐立不安
疼痛	无	轻	中	重
阴道黏膜充血、水肿	无	轻	中	重
外阴抓痕、皲裂、糜烂	无	—	—	有
分泌物量	正常	较正常多	量多，无溢出	量多，有溢出

【处理原则】

消除诱因，包括积极治疗糖尿病，及时停用广谱抗生素、雌激素及皮质类固醇激素。根据患者具体情况选择局部或全身应用抗真菌药。单纯性 VVC 主要以局部短疗程抗唑类真菌药为主。复杂性 RVVC 患者可采用强化治疗及巩固治疗。严重 VVC 者，在单纯性 VVC 治疗基础上增加一个疗程，外阴局部也可应用低浓度糖皮质激素软膏或唑类霜剂。

【护理措施】

1. 指导患者自我护理　与患者讨论发病的因素及治疗原则，使其积极配合治疗；培养患者健康的卫生习惯，保持局部清洁；避免交叉感染，勤换内裤，用过的内裤、盆及毛巾均用开水烫洗。

2. 指导患者配合检查　在阴道分泌物中找到假丝酵母菌的芽生孢子或假菌丝即可确诊 VVC。可用湿片法或革兰氏染色检查分泌物中的芽生孢子和假菌丝。湿片法多采用 10% 氢氧化钾溶液，可溶解其他细胞成分，提高假丝酵母菌检出率。对于有症状而多次湿片法检查结果阴性或难治性 VVC 患者，可采用培养法同时进行药敏试验。

3. 用药护理　向患者说明用药的目的与方法，取得配合，遵医嘱完成正规疗程。指导患者正确用药。需要阴道用药的患者应洗手后戴手套，用示指将药沿阴道后壁推进达阴道深部，为保证药物局部作用时间，宜在晚上睡前放置。为提高用药效果，可用 2%～4% 碳酸氢钠液坐浴或阴道冲洗后用药。对 RVVC 患者，治疗期间应定期复查监测疗效及药物副作用，一旦发现副作用，立即停药。妊娠期合并感染者以局部治疗为主，以小剂量、长疗程为佳，禁止口服唑类抗真菌药。

（1）单纯性 VVC：主要以局部短疗程抗真菌药为主，唑类药物的疗效高于制霉菌素。可选用下列药物之一放于阴道深部：①咪康唑栓剂，每晚 1 粒（200 mg），连用 7 日；或每晚 1 粒（400 mg），连用 3 日；或 1 粒（1200 mg），单次用药。②克霉唑栓剂，每晚 1

粒（150 mg），塞入阴道深部，连用 7 日；或 1 粒（500 mg），单次用药。③制霉菌素栓剂，每晚 1 粒（10万 U），连用 10~14 日。复杂性 VVC 患者局部用药可采用强化治疗；严重 VVC 者，外阴局部可应用低浓度糖皮质激素软膏或唑类霜剂。

不能耐受局部用药的 VVC 者、未婚妇女及不愿采用局部用药者，可选用口服药物。常用药物是氟康唑 150 mg，顿服。严重 VVC 者，若选择口服氟康唑 150 mg，则 72 小时后加服 1 次。

（2）RVVC：治疗分为强化治疗及巩固治疗。根据真菌培养和药物敏感试验选择药物。在强化治疗达到真菌培养阴性后，给予巩固治疗至半年。强化治疗方案即在单纯性 VVC 治疗的基础上延长多 1~2 个疗程的治疗时间。巩固治疗方案目前国内外尚无成熟方案，可口服氟康唑 150 mg，每周 1 次，连续 6 个月。也可根据复发规律，每月给予一个疗程局部用药，连续 6 个月。

4. 性伴侣治疗　无需对性伴侣进行常规治疗。约 15% 男性与女性患者接触后患有龟头炎，对有症状男性应进行假丝酵母菌检查及治疗，预防女性重复感染。

5. 随访　在治疗结束后 7~14 日，建议追踪复查。若症状持续存在或治疗后复发者，可做真菌培养同时行药敏试验。对 RVVC 患者，在巩固治疗的第 3 个月和 6 个月时，建议进行真菌培养。

三、萎缩性阴道炎

萎缩性阴道炎（老年性阴道炎）指因雌激素水平降低、局部抵抗力下降而引起的，以需氧菌感染为主的阴道炎症。常见于自然绝经或人工绝经后妇女，也可见于产后闭经或药物假绝经治疗的妇女。

【病因】

绝经后妇女卵巢功能衰退，雌激素水平降低，阴道壁萎缩，黏膜变薄，上皮细胞内糖原含量减少，阴道内 pH 增高（多为 5.0~7.0），嗜酸性的乳杆菌不再为优势菌，局部抵抗力降低，其他致病菌过度繁殖或外源性致病菌容易入侵而引起炎症。

【临床表现】

主要症状为外阴灼热不适、瘙痒及阴道分泌物增多。阴道分泌物稀薄，呈淡黄色，感染严重者呈血样脓性白带。由于阴道黏膜萎缩，可伴有性交痛。妇科检查可见阴道呈萎缩性改变，上皮皱襞消失、萎缩、菲薄。阴道黏膜充血，常伴有散在小出血点或点状出血斑，有时见浅表溃疡。溃疡面可与对侧粘连，严重时造成阴道狭窄甚至闭锁，若炎症分泌物引流不畅，可形成阴道积脓或宫腔积脓。

【处理原则】

治疗原则为补充雌激素增强阴道抵抗力，使用抗生素抑制细菌生长。

【护理措施】

1. 指导患者自我护理　嘱患者注意保持会阴部清洁，勤换内裤，出现症状应及时到医院就诊。

2. 指导患者配合阴道分泌物检查　萎缩性阴道炎患者阴道分泌物镜检见大量白细胞而未见滴虫、假丝酵母菌等致病菌。

3. 用药护理　向患者讲解用药的目的、方法与注意事项，使之配合治疗过程。补充雌激素主要针对病因治疗，以增强阴道抵抗力。雌激素制剂可局部给药，也可全身用药。局部给药可用雌三醇软膏局部涂抹，每日1～2次，连用14日为1个疗程；或选用兼有广谱抗菌作用及局部雌激素样作用的制剂，如氯喹那多-普罗雌烯阴道片。全身用药可口服替勃龙，2.5 mg，每日1次。也可选用其他雌孕激素制剂连续联合用药。

阴道局部应用抗生素，如诺氟沙星100 mg，放入阴道深部，每日1次，7～10日为1个疗程。也可选用中药，如保妇康栓等。对于阴道局部干涩明显者，可应用润滑剂。通常在阴道冲洗后进行阴道局部用药。患者可采用1%乳酸液或0.5%醋酸液冲洗阴道，1次/日，以增加阴道酸度，抑制细菌生长繁殖。患者用药有困难者，指导其家属协助用药或由医务人员帮助使用。

四、细菌性阴道病

细菌性阴道病是阴道内正常菌群失调所致的以带有鱼腥臭味的稀薄阴道分泌物增多为主要表现的混合感染。

【病因】

正常阴道微生物群中以乳杆菌为优势菌。若产生H_2O_2的乳杆菌减少，阴道pH升高，阴道微生态失衡，其他微生物如加德纳菌或厌氧菌如动弯杆菌、普雷沃菌、紫单胞菌、类杆菌、消化链球菌等大量繁殖，以及人型支原体感染，均可导致细菌性阴道病。促使阴道菌群发生变化的原因可能与频繁性交、多个性伴侣或阴道灌洗等有关。

【临床表现】

多发生在性活跃期妇女，10%～40%患者无临床症状。有症状者表现为阴道分泌物增多，伴有鱼腥臭味，性交后加重，可出现轻度外阴瘙痒或烧灼感。检查可见阴道分泌物呈灰白色，均匀一致，稀薄，常黏附于阴道壁，但黏度很低，容易将分泌物从阴道壁拭去，阴道黏膜无充血的炎症表现。

细菌性阴道病还可引起子宫内膜炎、盆腔炎、子宫切除术后阴道断端感染，妊娠期细菌性阴道病可导致绒毛膜炎、胎膜早破、早产。

【处理原则】

有症状者均需治疗，无症状者除早产高风险孕妇外，一般不需治疗。治疗选用抗厌氧菌药物，主要有甲硝唑、替硝唑和克林霉素。其中，甲硝唑可抑制厌氧菌成长而不影响乳杆菌生长，是较为理想的治疗药物。

【护理措施】

1. 指导患者自我护理　注意个人卫生，保持外阴部清洁、干燥，尽量避免搔抓外阴部致皮肤破损。勤换内裤，出现症状应及时诊断并治疗。

2. 指导患者配合阴道分泌物检查　细菌性阴道病可通过线索细胞阳性或胺试验阳性协助诊断。线索细胞检查是取少许阴道分泌物放在玻片上，加1滴0.9%氯化钠溶液混合，于高倍显微镜下寻找线索细胞。胺试验是取少许阴道分泌物放在玻片上，加1～2滴10%氢氧化钾溶液，产生烂鱼肉样腥臭气味为阳性，系因胺遇碱释放氨所致。

3. 用药护理　向患者说明药物治疗的目的、方法，指导患者正确用药。全身用药首选甲硝唑 400 mg，口服，每日 2 次，共 7 日。其次为替硝唑 2 g，口服，每日 1 次，连服 3 日；或替硝唑 1 g，口服，每日 1 次，连服 5 日；或克林霉素 300 mg，每日 2 次，连服 7 日。阴道局部用药，如甲硝唑栓剂 200 mg，每晚 1 次，连用 7 日；或 2% 克林霉素软膏阴道涂抹，每次 5 g，每晚 1 次，连用 7 日。有症状的细菌性阴道病孕妇接受治疗，用药为甲硝唑或克林霉素，剂量及用药时间同非妊娠妇女。哺乳期以局部用药为宜。准备进行宫腔手术操作或子宫切除的患者即使无症状也需要接受治疗。

4. 随访指导　治疗后无症状者不需常规随访。妊娠合并细菌性阴道病者需要随访治疗效果。细菌性阴道病复发较常见，对症状持续或症状重复出现者，应告知患者复诊，接受治疗，复发者可选用与初次治疗不同的抗厌氧菌药，也可试用阴道乳杆菌制剂恢复及重建阴道的微生态平衡。

第四节　子宫颈炎症

子宫颈炎症是妇科常见的疾病之一，包括宫颈阴道部炎症及宫颈管黏膜炎症。临床上多见的是急性子宫颈管黏膜炎，若急性子宫颈管黏膜炎未经及时诊治或病原体持续存在，可导致慢性子宫颈炎。

一、急性子宫颈炎

急性子宫颈炎又称急性宫颈炎，以宫颈管黏膜柱状上皮感染为主，局部充血、水肿，上皮变性、坏死，黏膜、黏膜下组织、腺体周围见大量中性粒细胞浸润，腺腔中可有脓性分泌物。

【病因】

正常情况下，宫颈具有多种防御功能，是阻止病原菌进入上生殖道的重要防线。但因宫颈容易受性交、分娩、流产或手术操作的损伤；同时，宫颈管单层柱状上皮抗感染能力较差，容易发生感染。因宫颈阴道部鳞状上皮与阴道鳞状上皮相延续，阴道炎症可引起宫颈阴道部炎症。急性子宫颈炎可由多种病原体引起，也可由物理因素、化学因素刺激或机械性子宫颈损伤、子宫颈异物伴发感染所致。

急性子宫颈炎的病原体包括性传播疾病病原体和内源性病原体。性传播疾病病原体，如沙眼衣原体、淋病奈瑟菌，主要见于性传播疾病的高危人群。沙眼衣原体及淋病奈瑟菌可感染子宫颈管柱状上皮，沿黏膜面扩散引起浅层感染，病变以子宫颈管明显。除子宫颈管柱状上皮外，淋病奈瑟菌还常侵袭尿道移行上皮、尿道旁腺及前庭大腺。内源性病原体主要包括需氧菌和厌氧菌，部分子宫颈炎的病原体是引起细菌性阴道病的病原体。也有部分患者的病原体不清楚。

【临床表现】

大部分患者无症状，有症状者主要表现为阴道分泌物增多，呈黏液脓性，阴道分泌物刺激可引起外阴瘙痒及灼热感。此外，可出现经间期出血、性交后出血等症状。若合并尿路感染，可出现尿急、尿频、尿痛等症状。妇科检查可见宫颈充血、水肿、黏膜外翻，有黏液脓性分泌物附着，甚至从宫颈管流出，子宫颈管黏膜质脆，容易诱发出血。若为淋病奈瑟菌感染，因尿道旁腺、前庭大腺受累，可见尿道口、阴道口黏膜充血、水肿以及大量脓性分泌物。

【处理原则】

主要为抗生素药物治疗。对有性传播疾病高危因素的患者，即使未获得病原体检测结果，也可立即给予经验性抗生素治疗；有病原体检测结果者，则选择针对病原体的抗生素。

【护理措施】

1. 一般护理　加强会阴部护理，保持外阴清洁、干燥，减少局部摩擦。

2. 指导患者配合白细胞检测和病原体检测　急性宫颈炎患者子宫颈管分泌物或阴道分泌物白细胞增多，子宫颈炎确诊后还需进一步做沙眼衣原体和淋病奈瑟菌的检测，以及检测有无细菌性阴道病及滴虫性阴道炎。

3. 用药指导　指导患者遵医嘱及时、足量、规范应用抗生素。

（1）对于有性传播疾病高危因素的患者（年龄<25岁，有多个性伴侣或新性伴侣，并且为无保护性性交或性伴侣患性传播疾病），未获得病原体检测结果前，针对沙眼衣原体，可给予阿奇霉素 1 g，单次口服；或多西环素 100 mg，每日 2 次，连服 7 日。

（2）对于获得病原体者，选择针对病原体的抗生素。①单纯急性淋病奈瑟菌性子宫颈炎患者：常用药物有第三代头孢菌素，如头孢曲松钠 250 mg，单次肌内注射；或头孢噻肟钠 500 mg，肌内注射。对不能接受头孢菌素者，可选择氨基糖苷类抗生素中，大观霉素 4 g，单次肌内注射。②沙眼衣原体感染所致子宫颈炎患者：治疗药物主要有四环素类，如多西环素 100 mg，每日 2 次，连服 7 日；大环内酯类，如阿奇霉素 1 g，单次顿服。③由于淋病奈瑟菌感染常伴有衣原体感染，因此，淋菌性子宫颈炎治疗时除选用抗淋病奈瑟菌药外，同时应用抗衣原体感染药。④合并细菌性阴道病的患者，应同时治疗细菌性阴道病，否则将导致子宫颈炎持续存在。

4. 性伴侣的处理　告知病原体为沙眼衣原体及淋病奈瑟菌的子宫颈炎患者，其性伴侣应进行相应的检查及治疗。

5. 症状持续存在者的随访　治疗后症状持续存在者应严密随诊。对持续性宫颈炎症者，协同医生对其进行全面评估，分析原因，调整治疗方案。包括了解有无再次感染性传播疾病，性伴侣是否已进行治疗，阴道菌群失调是否持续存在等。

二、慢性子宫颈炎

慢性子宫颈炎又称慢性宫颈炎，指子宫颈间质内有大量淋巴细胞、浆细胞等慢性炎细胞浸润，可伴有子宫颈腺上皮及间质的增生和鳞状上皮化生。慢性子宫颈炎症可由急性子宫颈炎症迁延而来，也可为病原体持续感染所致，病原体与急性子宫颈炎相似。

【病理】

1. 慢性子宫颈管黏膜炎　宫颈管黏膜皱襞较多，柱状上皮抵抗力弱，感染后容易形成持续性子宫颈黏膜炎，表现为子宫颈管黏液及脓性分泌物，反复发作。

2. 子宫颈息肉　宫颈管黏膜增生形成的局部突起病灶，称为宫颈息肉。息肉可为一个或多个不等，色红，呈舌形，质软而脆，可有蒂，蒂宽窄不一，根部可附在子宫颈外口，也可在子宫颈管内。光镜下见息肉表面被覆高柱状上皮，间质水肿、血管丰富以及慢性炎性细胞浸润。子宫颈息肉极少恶变，但切除的子宫颈息肉应送病理组织学检查，以与子宫的恶性肿瘤鉴别。

3. 子宫颈肥大　宫颈比正常大。慢性炎症的长期刺激可导致子宫颈腺体及间质增生。此外，子宫颈深部的腺囊肿也可使子宫颈呈不同程度肥大，质地变硬。

【临床表现】

慢性子宫颈炎多无症状，少数患者可有阴道分泌物增多，呈淡黄色或脓性，偶有分泌物刺激引起外阴瘙痒或不适，或有性交后出血，月经间期出血。妇科检查可见子宫颈呈糜烂样改变，或有黄色分泌物覆盖子宫颈口或从子宫颈口流出，也可表现为子宫颈息肉或子宫颈肥大。

子宫颈糜烂样改变是一个临床征象，可由生理性原因引起，即子宫颈的生理性柱状上皮异位，多见于青春期、生育年龄妇女雌激素分泌旺盛者、口服避孕药或妊娠期。由于雌激素的作用，鳞柱交界部外移，子宫颈局部呈糜烂样改变。也可为病理性改变，除慢性子宫颈炎外，子宫颈上皮内瘤变，甚至早期子宫颈癌也可呈现子宫颈糜烂性改变。因此，对于子宫颈糜烂样改变者需进行子宫颈细胞学检查和（或）HPV检测，必要时行阴道镜及活组织检查，以除外子宫颈上皮内瘤变或子宫颈癌。

【处理原则】

首先筛查除外子宫颈上皮内瘤变和子宫颈癌，然后针对不同病变采取不同的治疗方法。对宫颈糜烂样改变者，若为无症状的生理性柱状上皮异位，则无需处理。对宫颈糜烂样改变、有接触性出血且反复药物治疗无效者，可给予局部物理治疗，包括激光、冷冻、微波等方法治疗，也可给予中药保妇康栓治疗或其作为物理治疗前、后的辅助治疗。子宫颈息肉可行息肉摘除术，子宫颈肥大一般无需治疗。

【护理措施】

1. 一般护理　加强会阴部护理，保持外阴清洁、干燥，减少局部摩擦。

2. 物理治疗注意事项　临床常用的物理治疗方法有激光治疗、冷冻治疗、红外线凝结疗法及微波疗法等。其原理都是将宫颈糜烂面的单层柱状上皮破坏，结痂脱落后新的鳞状上皮覆盖创面，为期3~4周，病变较深者，需6~8周，宫颈恢复光滑外观。接受物理治疗的患者应注意：①治疗前应常规行宫颈癌筛查；②有急性生殖器炎症者列为禁忌；③治疗时间选择在月经干净后3~7日内进行；④物理治疗后应每日清洗外阴2次，保持外阴清洁，在创面尚未愈合期间（4~8周）禁盆浴、性交和阴道冲洗；⑤患者治疗后均有阴道分泌物增多，在宫颈创面痂皮脱落前，阴道有大量黄水流出，在术后1~2周脱痂时可有少量血水或少许流血，若出血量多，须急诊处理，局部用止血粉或压迫止血，必要时加用抗生素；⑥一般于两次月经干净后3~7日复查，了解创面愈合情况，同时注意观察有无宫颈管狭窄，未痊愈者可择期再作第二次治疗。

3. 预防措施　①积极治疗急性宫颈炎；②定期做妇科检查，发现急性宫颈炎症者及时治疗并达到痊愈；③提高助产技术，避免分娩时或器械损伤宫颈；④产后发现宫颈裂伤应及时正确缝合。

第五节 盆腔炎性疾病

盆腔炎性疾病是指女性上生殖道的一组感染性疾病，主要包括子宫内膜炎、输卵管炎、输卵管卵巢脓肿、盆腔腹膜炎。炎症可局限于一个部位，也可同时累及几个部位，以输卵管炎及输卵管卵巢炎最常见。盆腔炎性疾病多发生在性活跃期、有月经的妇女，初潮前、绝经后或无性生活者很少发生盆腔炎性疾病，若发生盆腔炎性疾病，也往往是由邻近器官炎症扩散所致。若盆腔炎性疾病未能得到及时、彻底治疗，可导致不孕、输卵管妊娠、慢性盆腔痛、炎症反复发作等，从而影响妇女的生殖健康，且增加家庭与社会的经济负担。

【护理评估】

（一）生理评估

1. 病因　女性生殖系统有较完整的自然防御功能，但当机体免疫力下降、内分泌发生变化及病原体侵入时，可导致炎症的发生。年轻妇女、不良性行为、下生殖道感染、宫腔内操作、不注意性卫生保健、邻近器官炎症等是发生盆腔炎性疾病的高危因素。年轻妇女容易发生盆腔炎性疾病可能与频繁性活动、宫颈柱状上皮生理性异位、宫颈黏液机械防御功能较差有关。此外，不注意性卫生保健，如使用不洁的月经垫、经期性交或不恰当阴道冲洗者均可引起病原体侵入而导致炎症。

引起盆腔炎性疾病的病原体有：①内源性病原体，来自寄居于阴道内的菌群，包括需氧菌（金黄色葡萄球菌、溶血性链球菌等）和厌氧菌（脆弱类杆菌、消化球菌等）。需氧菌或厌氧菌均可以单独引起感染，但以混合感染多见。②外源性病原体，主要是性传播疾病的病原体，如淋病奈瑟菌、沙眼衣原体、支原体等。外源性和内源性病原体可单独存在，但通常为混合感染，可能是外源性的衣原体或淋病奈瑟菌感染造成输卵管损伤后，容易继发内源性的需氧菌或厌氧菌感染。

病原体可经生殖道黏膜上行蔓延，如刮宫术、输卵管通液术、子宫输卵管造影术、宫腔镜检查等，由于手术消毒不严格或手术所致生殖道黏膜损伤等，可导致下生殖道内源性菌群的病原体上行感染。病原体也可经外阴、阴道、宫颈及宫体创伤处的淋巴管经淋巴系统蔓延；或病原体（结核）先侵入人体的其他系统再经血液循环传播，或腹腔内其他脏器感染后直接蔓延到内生殖器，如阑尾炎、腹膜炎等蔓延至盆腔，导致炎症发作，病原体以大肠埃希菌为主。

盆腔炎性疾病所致的盆腔广泛粘连、输卵管损伤、输卵管防御能力下降，容易造成再次感染，导致急性发作。

2. 病理

（1）急性子宫内膜炎及子宫肌炎：子宫内膜充血、水肿，有炎性渗出物，严重者内膜坏死、脱落形成溃疡。镜下见大量白细胞浸润，炎症向深部侵入形成子宫肌炎。

（2）急性输卵管炎、输卵管积脓、输卵管卵巢脓肿：急性输卵管炎因病原体传播途径不同而有不同的病变特点。①炎症经子宫内膜向上蔓延者，首先引起输卵管黏膜炎，严重者引起输卵管黏膜粘连，导致输卵管管腔及伞端闭锁，若有脓液积聚于管腔内，则形成输卵管积脓。淋病奈瑟菌及大肠埃希菌、类杆菌及普雷沃菌除直接引起输卵管上皮损伤外，其细胞壁脂多糖等内毒素引起输卵管纤毛大量脱落，导致输卵管运输功能减退、丧失。衣原体感染后引起交叉免疫反应可损伤输卵管，导致严重输卵管黏膜结构及功能破坏，并引起盆腔广泛粘连。②病原菌经过宫颈的淋巴扩散，首先侵及浆膜层发生输卵管周围炎，然后累及肌层，而输卵管黏膜层可不受累或受累极轻，病变以输卵管间质炎为主，其管腔常可因肌壁增厚受压变窄，但仍能保持通畅。轻者输卵管仅有轻度充血、肿胀，略增粗，严重者输卵管明显增粗、弯曲，与周围组织粘连。卵巢很少单独发炎，白膜是良好的防御屏障，卵巢常与发炎的输卵管伞端粘连而发生卵巢周围炎，称为输卵管卵巢炎，又称附件炎。炎症可通过卵巢排卵的破孔侵入卵巢实质形成卵巢脓肿，脓肿壁与输卵管积脓粘连并穿通，形成输卵管卵巢脓肿。输卵管卵巢脓肿多位于子宫后方或阔韧带后叶及肠管间粘连处，可破入直肠或阴道，若破入腹腔则引起弥漫性腹膜炎。

（3）急性盆腔腹膜炎：盆腔内器官发生严重感染时往往蔓延到盆腔腹膜，发炎的腹膜充血、水肿，并有少量含纤维素的渗出液，形成盆腔脏器粘连。当有大量脓性渗出液积聚于粘连的间隙内，可形成散在小脓肿，多见积聚于直肠子宫陷凹处形成盆腔脓肿。脓肿前面为子宫，后方为直肠，顶部为粘连的肠管及大网膜，脓肿可破入直肠而使症状突然减轻，也可破入腹腔引起弥漫性腹膜炎。

（4）急性盆腔结缔组织炎：病原体经淋巴管进入盆腔结缔组织而引起结缔组织充血、水肿及中性粒细胞浸润，以宫旁结缔组织炎最常见。若形成盆腔腹膜外脓肿，可自发破入直肠或阴道。

（5）败血症及脓毒血症：当病原体毒性强、数量多、患者抵抗力降低时常发生败血症。发生盆腔炎性疾病后，若患者身体其他部位发现多处炎症病灶或脓肿，应考虑有脓毒血症存在，但需要经血培养证实。

（6）肝周围炎：是指无肝实质损害的肝包膜炎症，淋病奈瑟菌及衣原体感染均可引起。由于肝包膜水肿，吸气时患者的右上腹疼痛。肝包膜上有脓性或纤维渗出物，早期在肝包膜与前腹壁腹膜之间形成松软粘连，晚期形成琴弦样粘连。5%~10%输卵管炎患者可出现肝周围炎，临床表现为继下腹痛后出现右上腹痛，或下腹疼痛与右上腹疼痛同时出现。

（7）盆腔炎性疾病后遗症：是指盆腔炎性疾病未得到及时、彻底、正确的治疗，可能会发生的一系列后遗症。主要病理改变为组织破坏、广泛粘连、增生及瘢痕形成，导致输卵管增粗、输卵管阻塞、输卵管卵巢肿块、输卵管积水或输卵管卵巢囊肿，盆腔结缔组织炎的遗留改变表现为主韧带、骶韧带增生、变厚，若病变广泛，可使子宫固定。

3. 临床表现

（1）盆腔炎性疾病：因炎症轻重及范围大小不同，症状与体征表现也不尽相同。轻者无症状或症状轻微，常见症状为下腹痛、阴道分泌物增多。腹痛为持续性，活动或性交后加重。重者可有寒战、高热、头痛、食欲缺乏等。月经期发病者可出现经量增多、经期延长。腹膜炎者出现消化系统症状，如恶心、呕吐、腹胀、腹泻等。若有脓肿形成，可有下腹包块及局部压迫刺激症状。包块位于子宫前方可出现排尿困难、尿频等膀胱刺激症状，若引起膀胱肌炎还可有尿痛等；包块位于子宫后方可有直肠压迫或刺激症状，如腹泻、里急后重感和排便困难；若包块在腹膜外，可破溃入直肠或阴道，流出脓性液体。患者若有输卵管炎的症状及体征并同时伴有右上腹疼痛，应怀疑有肝周围炎。

患者体征差异较大，轻者检查无明显异常发现，或妇科检查仅发现宫颈举痛或宫体压痛或附件区压痛等。重者患者呈急性病容，体温升高，心率加快，下腹部有压痛、反跳痛及肌紧张，叩诊鼓音明显，肠鸣音减弱或消失。盆腔检查：阴道充血，可见大量脓性臭味分泌物从宫颈口流出；穹隆有明显触痛，宫颈充血、水肿，举痛明显；宫体增大，有压痛，活动受限；子宫两侧压痛明显。若为单纯输卵管炎，可触及增粗的输卵管，压痛明显；若为输卵管积脓或输卵管卵巢脓肿，可触及包块且压痛明显，活动受限或粘连固定；宫旁结缔组织炎时可扪及宫旁一侧或两侧片状增厚，或两侧宫骶韧带高度水肿、增粗，压痛明显；若有盆腔脓肿形成且位置较低时，可在子宫直肠窝处触及包块且有波动感。三合诊常能协助进一步了解盆腔情况。

（2）盆腔炎性疾病后遗症：患者有时出现低热、乏力等，临床多表现为不孕、异位妊娠、慢性盆腔痛或盆腔炎性疾病反复发作等症状。根据病变涉及部位，妇科检查可呈现不同特点：通常发现子宫大小正常或稍大、常呈后位、活动受限或粘连固定、触痛；宫旁组织增厚，骶韧带增粗，触痛；或在附件区可触及条索状物、囊性或质韧包块、活动受限，有触痛。如果子宫被固定或封闭于周围瘢痕化组织中，则呈"冰冻骨盆"状态。

4. 诊断标准　2021年美国疾病预防与控制中心（CDC）推荐的盆腔炎性疾病的诊断标准（表13-3），旨在提高对盆腔炎性疾病的认识，对可疑患者做进一步评价，及时治疗，减少后遗症的发生。

表13-3　盆腔炎性疾病的诊断标准（美国CDC诊断标准，2021年）

最低标准
宫颈举痛或子宫压痛或附件区压痛
附加标准
体温超过38.3℃（口温计）
宫颈异常黏液脓性分泌物或宫颈脆性增加
阴道分泌物湿片出现大量白细胞
红细胞沉降率升高
血C反应蛋白升高
实验室检查证实的宫颈淋病奈瑟菌或衣原体阳性
特异标准
子宫内膜活检组织学证实子宫内膜炎
阴道超声或磁共振检查显示输卵管增粗，输卵管积液，伴或不伴有盆腔积液、输卵管卵巢肿块，或腹腔镜检查发现盆腔炎性疾病征象

最低诊断标准提示，在性活跃的年轻女性或者具有性传播疾病的高危人群，若出现下腹痛，并可排除其他引起下腹痛的原因，妇科检查符合最低诊断标准，即可给予经验性抗生素治疗。

附加标准可增加最低诊断标准的特异性，支持盆腔炎性疾病的诊断。多数盆腔炎性疾病患者有宫颈黏液脓性分泌物，或阴道分泌物 0.9% 氯化钠溶液湿片中见到大量白细胞，若宫颈分泌物正常并且阴道分泌物镜下见不到白细胞，盆腔炎性疾病的诊断须慎重，应考虑其他引起腹痛的疾病。阴道分泌物湿片可检测到合并阴道感染（细菌性阴道病及滴虫阴道炎）。

特异标准基本可诊断盆腔炎性疾病，但由于除 B 型超声检查外，均为有创检查或费用较高，特异标准仅适用于一些有选择的病例。若腹腔镜下未发现输卵管炎症，则需要子宫内膜活检，因为一些盆腔炎性疾病患者可能仅有子宫内膜炎的体征。

5. 处理原则　主要为及时、足量及个体化的抗生素治疗，必要时手术治疗。抗生素应用原则是经验性、广谱、及时及个体化；给药途径的选择依据药物及疾病的严重程度。对于盆腔炎性疾病后遗症者，多采用综合性治疗方案控制炎症，缓解症状，增加受孕机会，包括中西药治疗、物理治疗、手术治疗等，同时注意增强机体抵抗力。

（二）心理社会评估

盆腔炎性疾病患者由于对该病了解不够，特别是涉及到女性生殖系统疾病都比较羞涩，常表现为焦虑、羞涩。也会因难以启齿而延误病情，导致急性炎症转为慢性，加之长期不适或痛苦，表现为对疾病治疗失去信心。同时，还要注意评估家人对患者的支持及该类疾病认识程度。

【常见的护理诊断／问题】

1. 知识缺乏：缺乏该疾病的相关知识。
2. 舒适的改变　与炎症所致疼痛、分泌物增多有关。
3. 发热　与炎症导致发热有关。
4. 焦虑　与担心治疗效果不佳有关。

【护理措施】

（一）一般护理

做好患者经期、妊娠期及产褥期的卫生宣教；指导性生活卫生，减少性传播疾病，经期禁止性交；对淋病及沙眼衣原体感染的高危妇女进行筛查和治疗，可减少盆腔炎性疾病发生率；若有盆腔炎性疾病者，需及时接受正规治疗，防止发生盆腔炎性疾病后遗症。

（二）心理护理

关心患者的疾苦，耐心倾听患者的诉说，提供患者表达不适的机会，尽可能满足患者的需求，解除患者思想顾虑，增强对治疗的信心。与患者及其家属共同探讨适合于个人的治疗方案，取得患者家人的理解和帮助，减轻患者的心理压力。

（三）缓解症状的护理

1. 对症护理　病情严重者或经门诊治疗无效者应住院治疗，并提供相应的护理：①卧床休息，给予半坐卧位，有利于脓液积聚于子宫直肠陷凹，使炎症局限；②给予高热量、高蛋白、高维生素饮食，并遵医嘱纠正电解质紊乱和酸碱失衡；③高热时采用物理降温，若有腹胀，应遵医嘱行胃肠减压；④减少不必要的盆腔检查，以避免炎症扩散。

2. 用药护理　通常根据病原体的特点及时选择高效的抗生素，诊断 48 小时内及时用药将明显降低盆腔炎性疾病后遗症的发生。应配合医生选择给药途径：①若患者一般状况好，症状轻，能耐受口服抗生素，并有随访条件，可给予口服或肌内注射抗生素。常用药物有头孢曲松钠、氧氟沙星等。②若患者一般状况差，病情重，不能耐受口服抗生素，或门诊治疗无效者，可给予静脉给药。

告知患者及时、足量抗生素治疗的重要性在于清除病原体，改善症状及体征，减少后遗症。经恰当的抗生素积极治疗，绝大多数盆腔炎性疾病患者能彻底治愈，使其建立信心，主动配合。护士应经常巡视病房，保证药液有效浓度，并观察患者的用药反应。对于药物治疗无效、脓肿持续存在或脓肿破裂，需要手术切除病灶者，根据患者情况选择经腹手术或腹腔镜手术。需要手术治疗者，为其提供相应的护理措施。

（四）盆腔炎性疾病后遗症的预防和治疗

为预防盆腔炎性疾病后遗症的发生，应该注意：①严格掌握手术指征，严格遵循无菌操作规程，为患者提供高质量的围术期护理；②及时诊断并积极正确治疗盆腔炎性疾病；③注意性生活卫生，减少性传播疾病。

对于被确诊为盆腔炎性疾病后遗症的患者，要使其了解中西医结合的综合性治疗方案可缓解症状，以减轻患者的焦虑情绪。盆腔炎性疾病后遗症的综合治疗包括以下几种。①物理疗法：能促进盆腔局部血液循环，改善组织营养状态，提高新陈代谢，有利于炎症吸收和消退，常用方法的有激光、短波、超短波、微波、离子透入等；②中药治疗：结合患者特点，通过清热利湿、活血化瘀或温经散寒、行气活血，达到治疗目的；③西药治疗：针对病原菌选择有效抗生素控制炎症，还可采用透明质酸酶等使炎症吸收；④不孕妇女可选择辅助生育技术达到受孕目的。

（五）指导随访

对于接受抗生素治疗的患者，应在72小时内随诊，以确定疗效，包括评估有无临床情况的改善，如体温下降，腹部压痛、反跳痛减轻，宫颈举痛、子宫压痛、附件区压痛减轻。若此期间症状无改善，则需进一步检查，重新进行评估，必要时行腹腔镜或手术探查。对沙眼衣原体及淋病奈瑟菌感染者，可在治疗后4~6周以及3~6个月复查病原体。

（吴丽萍）

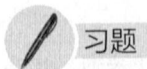 习题

（一）简答题

1. 简述阴道的防御功能。
2. 简述妇科炎症的处理原则。
3. 简述急性宫颈炎的临床表现。

（二）论述题

某女，28岁，已婚，G_2P_1。因"阴道分泌物增多、外阴瘙痒1天"门诊就诊。查体：体温36.1℃，脉搏80次/分，呼吸18次/分，血压90/60 mmHg。妇科检查：外阴黏膜充血，白带多，呈灰黄色、稀薄泡沫状。

单项选择在线答题

根据以上资料，请回答：
（1）该患者最可能的临床诊断。
（2）对明确诊断最有价值的辅助检查方法。
（3）该类患者的主要护理措施。

第十四章　妊娠滋养细胞疾病患者的护理

妊娠滋养细胞疾病是一组来源于胎盘滋养细胞的增生性疾病。根据组织学特征可分为：①妊娠滋养细胞肿瘤，包括绒毛膜癌（简称绒癌）、胎盘部位滋养细胞肿瘤及上皮样滋养细胞肿瘤；②葡萄胎妊娠，包括完全性葡萄胎、部分性葡萄胎和侵蚀性葡萄胎；③非肿瘤病变，包括超常胎盘部位反应和胎盘部位结节；④异常（非葡萄胎）绒毛病变。

虽然侵蚀性葡萄胎在组织学分类中属于交界性或不确定行为肿瘤，但其临床表现、诊断及处理原则与绒癌有相似性，临床上仍将其与绒癌一起合称为妊娠滋养细胞肿瘤。妊娠滋养细胞肿瘤根据病变是否局限在子宫，分为无转移性滋养细胞肿瘤和转移性滋养细胞肿瘤。滋养细胞疾病绝大部分继发于妊娠，极少数来源于卵巢或睾丸生殖细胞，称为非妊娠性绒毛膜癌，不属于本章讨论范围。本章主要讨论妊娠性滋养细胞疾病。

第一节　葡萄胎

◎ 案例 14-1

某女，45岁，G_4P_2，平素月经规律。因"停经50天，有不规则阴道流血，血液中带有水泡样组织，量多少不定，时出时停，反复发作，逐渐增多，伴下腹疼痛"而入院。入院查体：子宫较正常较大、软，hCG（＋）。B超显示：子宫如妊娠2个月大小，宫腔内无妊娠囊，宫腔内充满不均质密集状回声，呈"落雪状"，血常规、尿常规正常。

根据以上资料，请回答：
1. 该患者最可能的临床诊断。
2. 该患者主要的护理措施。

【概述】

葡萄胎是一种滋养细胞的良性病变，主要是因为妊娠后胎盘绒毛滋养细胞增生、间质水肿，形成大小不一的水泡，水泡间借蒂相连成串，形如葡萄而得名，也称水泡状胎块。可发生于任何年龄的生育期妇女，属于良性疾病，但部分可发展成妊娠滋养细胞肿瘤。葡萄胎可分为完全性葡萄胎和部分性葡萄胎两类，多数为完全性葡萄胎。

【护理评估】
(一)生理评估
1. 病因
(1)完全性葡萄胎：发生完全性葡萄胎的相关因素包括地域、年龄、营养状况、社会经济因素等多种因素，还包括既往葡萄胎史、流产和不孕等因素。
(2)部分性葡萄胎：发病率远低于完全性葡萄胎，迄今为止对部分性葡萄胎的高危因素了解得比较少，可能相关的因素有口服避孕药和不规则月经等。此外，葡萄胎的发生还可能与遗传基因有关。

2. 病理
(1)完全性葡萄胎：大体检查水泡状物如串串葡萄，大小不一，直径自数毫米至数厘米不等，其间有纤细的纤维素相连，常混有血块及蜕膜碎片。水泡状物占满整个宫腔，胎儿及其附属物缺如。镜下见：①可确认的胚胎或胎儿组织缺失；②绒毛水肿；③弥漫性滋养细胞增生；④种植部位滋养细胞呈弥漫和显著的异型性。
(2)部分性葡萄胎：仅部分绒毛呈水泡状，合并胚胎或胎儿组织，胎儿多已死亡，且常伴发育迟缓或多发性畸形，合并足月儿极少。镜下见：①有胚胎或胎儿组织存在；②局限性滋养细胞增生；③绒毛大小及其水肿程度明显不一；④绒毛呈显著的扇贝样轮廓、间质内可见滋养细胞包涵体；⑤种植部位滋养细胞呈局限和轻度的异型性。

3. 临床表现
(1)完全性葡萄胎：由于诊断技术的进步，葡萄胎患者常在早期妊娠时即已得到诊治，所以症状典型者已越来越少见。完全性葡萄胎的典型症状如下。

停经后阴道流血：为最常见的症状。一般在停经 8~12 周开始不规则阴道流血，量多少不定。若葡萄胎组织从蜕膜剥离，母体大血管破裂，可造成大出血和休克，甚至死亡。葡萄胎组织有时可自行排出，但排出前和排出时常伴有大量流血。反复阴道流血，时间长而未及时治疗，可继发贫血和感染。

子宫异常增大变软：葡萄胎迅速增长及宫腔内积血导致子宫大于停经月份，质地变软，并伴 hCG 水平异常升高。但部分患者的子宫可与停经月份相符或小于停经月份，可能与水泡退行性变、停止发展有关。

妊娠呕吐：常发生于子宫异常增大和 hCG 水平异常升高者，出现时间一般较正常妊娠早，症状严重且持续时间长。若呕吐严重且未及时纠正，可导致水、电解质平衡紊乱。

先兆子痫征象：多发生于子宫异常增大者，可在妊娠 24 周前出现高血压、蛋白尿和水肿，但子痫罕见。若早期妊娠发生先兆子痫，要考虑葡萄胎的可能。

甲状腺功能亢进：约 7% 患者出现甲状腺功能亢进，表现为心动过速、皮肤潮湿和震颤，血清游离 T_3、T_4 水平升高，但突眼少见。

腹痛：葡萄胎增长迅速和子宫过度快速扩张所致，表现为阵发性下腹痛，一般不剧烈，能忍受，常发生于阴道流血之前。若发生卵巢黄素化囊肿扭转或破裂，可出现急腹痛。

卵巢黄素化囊肿：大量 hCG 刺激卵巢卵泡内膜细胞发生黄素化而造成，常为双侧，但也可单侧，大小不等，最小仅在光镜下可见，最大可在直径 20 cm 以上。囊肿表面光滑，活动度好，切面为多房，囊壁薄，囊液清亮或呈琥珀色。光镜下见囊壁为内衬2～3层黄素化卵泡膜细胞。黄素化囊肿一般无症状。由于子宫异常增大，葡萄胎在排空前一般较难通过妇科检查发现，多由超声检查做出诊断。黄素化囊肿常在葡萄胎清宫后2～4个月自行消退。

（2）部分性葡萄胎：也常表现为停经后阴道流血，有时与不全流产或过期流产过程相似。其他症状较少，程度也比完全性葡萄胎轻。

4. 辅助检查

（1）超声检查：是常用的辅助检查，最好采用经阴道彩色多普勒超声。完全性葡萄胎的典型超声图像为子宫大于相应孕周，无妊娠囊或胎心搏动，宫腔内充满不均质密集状或短条状回声，呈"落雪状"，水泡较大时则呈"蜂窝状"。常可测到双侧或一侧卵巢囊肿。部分性葡萄胎可在胎盘部位出现由局灶性水泡状胎块引起的超声图像改变，有时还可见胎儿或羊膜腔，胎儿通常畸形。

（2）人绒毛膜促性腺激素（hCG）测定：血清hCG测定是诊断葡萄胎的另一项重要辅助检查。患者的血、尿hCG处于高值范围且持续不降或超出正常妊娠水平。正常妊娠时滋养细胞在孕卵着床后数日便开始分泌hCG。随孕周增加，血清hCG滴度逐渐升高，停经8～10周达高峰，持续1～2周后逐渐下降。但发生葡萄胎时，血清hCG滴度常明显高于正常孕周的相应值，而且在停经8～10周以后继续持续上升。但也有少数葡萄胎，尤其部分性葡萄胎因绒毛退行性变，hCG升高不明显。

（3）DNA倍体分析：流式细胞计数是最常用的倍体分析方法。完全性葡萄胎的染色体核型为二倍体，部分性葡萄胎为三倍体。

（4）印迹基因检测：部分性葡萄胎拥有双亲染色体，所以表达父源印迹、母源印迹基因，而完全性葡萄胎无母源染色体，故不表达该类基因，所以免疫组化染色可区别完全性和部分性葡萄胎。

（5）其他检查：如X线胸片、血细胞和血小板计数、肝肾功能等。

5. 处理原则

（1）清宫：葡萄胎一经确诊应及时清除子宫腔内容物。一般选用吸刮术。通常一次刮宫即可刮净葡萄胎组织，如有持续子宫出血或超声提示有妊娠物残留时，需第二次刮宫。

（2）卵巢黄素化囊肿的处理：卵巢黄素化囊肿在葡萄胎清宫后会自行消退，一般不需处理。

（3）预防性化疗：不常规推荐。预防性化疗仅适用于有高危因素和随访困难的完全性葡萄胎患者，但也非常规。

（4）子宫切除术：极少使用。除非患者合并其他需要切除子宫的指征。当子宫小于妊娠14周大小时可直接切除子宫。手术后仍需定期随访。

（二）心理社会评估

患者往往有停经后反复不规则阴道流血症状，出血多又未得到适当的处理者可有贫血和感染的症状，急性大出血可出现休克。故一旦确诊，患者及家属可能会担心安全问题、是否需进一步治疗及此次妊娠对今后生育的影响，并表现出对清宫术的恐惧。对妊娠滋养细胞疾病知识的缺乏及预后的不确定性会增加患者的焦虑情绪。

【常见的护理诊断／问题】
1. 焦虑　与担心清宫术及预后有关。
2. 知识缺乏：缺乏疾病治疗及随访的相关知识。
3. 有感染的危险　与长期阴道流血、贫血造成免疫力下降有关。

【护理措施】

(一)一般护理

严密观察病情。观察和评估腹痛及阴道流血情况，流血过多时，密切观察血压、脉搏、呼吸等生命体征。观察每次阴道排出物，一旦发现有水泡状组织要送病理检查，并保留消毒会阴垫，以评估出血量及流出物的性质。

(二)心理护理

评估患者对疾病的心理承受能力，鼓励患者表达不能得到良好妊娠结局的悲伤，并表述其对疾病、治疗手段的认识，以确定其主要的心理问题。向患者及家属讲解有关葡萄胎的疾病知识，说明尽快行清宫术的必要性，让患者以较平静的心理接受手术。

(三)术前准备及术中、术后护理

1. 术前准备　清宫前首先完善全身检查，注意有无先兆子痫、甲状腺功能亢进、休克或贫血表现，出现时应遵医嘱对症处理，稳定病情；术前嘱患者排空膀胱；由于清宫时出血多，子宫大而软，容易穿孔，故清宫术应在手术室进行；建立有效静脉通道，备血，准备好缩宫素、抢救药品及物品，以防大出血造成的休克。

2. 术中护理　在输液、备血的前提下，充分扩张宫颈管；为防止葡萄胎组织堵塞管道，选用大号吸引管；术中严密观察血压、脉搏、呼吸，有无休克征象，注意观察有无羊水栓塞的表现，如呼吸困难、咳嗽等；待大部分葡萄胎组织吸出、子宫明显缩小后，改用刮匙轻柔刮出；为减少出血和预防子宫穿孔，推荐在充分扩张宫颈管及开始吸宫后使用缩宫素，应用缩宫素一般不增加发生滋养细胞转移和肺栓塞的风险。

3. 术后护理　术后注意观察阴道流血及腹痛情况。由于组织学检查是葡萄胎的最终诊断依据，每次刮宫的刮出物，必须送组织学检查，并宜选择靠近宫壁的葡萄状组织送检，以提高阳性检出率。对合并先兆子痫者做好相应的治疗配合及护理。

(四)健康教育

让患者和家属了解并坚持正规的治疗和随访是治疗葡萄胎的基础，知晓监测 hCG 的意义；饮食中缺乏维生素 A 及其前体胡萝卜素和动物脂肪者发生葡萄胎的概率明显增高，因此指导患者摄取高蛋白、富含维生素 A、易消化饮食；适当活动。保证充足的睡眠时间和质量，以改善机体的免疫功能；保持外阴清洁，维持室内空气清新，每次刮宫术后禁止性生活及盆浴 1 个月以防感染。

(五)随访指导

葡萄胎清宫术后必须定期随访，以便尽早发现滋养细胞肿瘤并给予处理。随访内容包括：①定期测定 hCG。葡萄胎清宫术后每周测定 1 次，连续测 3 次直至阴性，以后每个月 1 次共 6 个月，然后再每 2 个月 1 次共 6 个月，自第一次阴性后共计 1 年。②询问病史。应注意月经是否规则、有无阴道异常流血，有无咳嗽、咯血及其他转移灶症状；③妇科检查。必要时做盆腔 B 型超声、胸部 X 线摄片或 CT 检查等。

（六）避孕指导

葡萄胎患者随访期间应可靠避孕。避孕方法可选用避孕套或口服避孕药，一般不选用宫内节育器，以免发生子宫穿孔或混淆子宫出血的原因。

第二节 妊娠滋养细胞肿瘤

◎ **案例14-2**

某女，42岁，葡萄胎清宫术后4个月。因"不规则少量阴道流血20天，暗红色。咳嗽伴少量咯血5天"就诊。妇科检查：子宫增大如妊娠2月大小，前壁突出，质软无压痛，双侧卵巢囊性增大，阴道右侧壁见一直径约1 cm紫蓝色结节。胸部X线片示：左上肺见圆形棉絮状阴影，直径2 cm。辅助检查：血清hCG 27 5000 U/L。取阴道壁紫蓝色结节做病理检查，结果显示成片滋养细胞浸润及坏死出现，未见绒毛结构。

根据以上资料，请回答：
1. 该患者最可能的临床诊断。
2. 该类患者主要的护理措施。

【概述】

妊娠滋养细胞肿瘤是滋养细胞的恶性病变，组织学分类上包括侵蚀性葡萄胎、绒毛膜癌、胎盘部位滋养细胞肿瘤和上皮样滋养细胞肿瘤。其中，侵蚀性葡萄胎和绒癌在临床较为常见，其临床表现、诊断和处理等方面基本相同。本节主要讨论侵蚀性葡萄胎和绒毛膜癌。

妊娠滋养细胞肿瘤60%继发于葡萄胎，30%继发于流产，10%继发于足月妊娠或异位妊娠。其中，侵蚀性葡萄胎全部继发于葡萄胎妊娠，大多数发生在葡萄胎清宫术后6个月内；绒毛膜癌可继发于葡萄胎妊娠，也可继发于流产、足月妊娠、异位妊娠。侵蚀性葡萄胎恶性程度低，预后较好。绒毛膜癌恶性程度极高，早期就可通过血运转移至全身，破坏组织或器官，在化疗药物问世以前患者死亡率高达90%。如今，随着诊断技术的进展及化学治疗的发展，绒毛膜癌患者的预后已经得到极大的改善。

【护理评估】

（一）生理评估

1. 病因

（1）侵蚀性葡萄胎：继发于葡萄胎妊娠，年龄>40岁、有流产与不孕史、子宫异常增大、既往有葡萄胎病史均为该病的高危因素。

（2）绒毛膜癌：发病原因尚不明确，发病率低，缺乏病因研究及权威结论，但年龄<20岁及>40岁的妇女易患本病，绒癌的发生可能与口服避孕药、饮食结构等有关。

2. 病理

（1）侵蚀性葡萄胎：大体检查子宫肌层内可见大小不等的水泡状组织，宫腔内可没有原发病灶。当侵蚀病灶接近子宫浆膜层时，子宫表面可见紫蓝色结节，侵蚀较深时可穿透子宫浆膜层侵入阔韧带。镜下可见水泡状组织侵入子宫肌层，有绒毛结构及滋养细胞增生和异型性。绒毛结构也可退化，仅见绒毛阴影。

（2）绒毛膜癌：大体检查可见肿瘤位于子宫肌层内，可突入宫腔或穿破浆膜，单个或多个，大小不等，无固定形态，与周围组织分界清，质地软而脆，剖视可见癌组织呈暗红色，常伴出血、坏死及感染。镜下可见肿瘤细胞由滋养细胞构成，呈现高度增生、明显异型，且不形成绒毛或水泡状结构，并广泛侵入子宫肌层而造成出血、坏死。肿瘤不含间质和自身血管，瘤细胞靠侵蚀母体血管获取营养。

3. 临床表现

（1）无转移性妊娠滋养细胞肿瘤：多数继发于葡萄胎后。

不规则阴道流血：是最常见的症状，主要表现为葡萄胎清除后、流产或足月产后出现不规则阴道流血，量多少不定，也可表现为一段时间的正常月经后再停经，然后又出现阴道流血。长期流血者可致继发贫血和感染。

子宫复旧不全或不均匀增大：葡萄胎排空后4～6周子宫未恢复正常大小，质软，也可因子宫肌层内病灶部位和大小的影响表现为子宫不均匀性增大。

卵巢黄素化囊肿：由于hCG持续作用，在葡萄胎排空、流产或足月产后，卵巢黄素化囊肿可持续存在。

腹痛：一般无腹痛，若肿瘤组织穿破子宫，可引起急性腹痛和腹腔内出血症状。黄素化囊肿发生扭转或破裂时也可出现急性腹痛。

假孕症状：由于肿瘤分泌hCG及雌激素、孕激素的作用，表现为乳房增大，乳头、乳晕着色，甚至有初乳样分泌，外阴、阴道、宫颈着色，生殖道质地变软。

（2）转移性妊娠滋养细胞肿瘤：多见于非葡萄胎妊娠后或经组织学证实的绒毛膜癌，主要经血行播散，转移发生较早而且广泛。最常见的转移部位是肺，其次是阴道、盆腔、肝、脑等。由于滋养细胞的生长特点之一是破坏血管，所以各转移部位症状的共同特点是局部出血。

肺转移：常见症状为咳嗽、血痰或反复咯血、胸痛及呼吸困难。常急性发作，少数情况下，可因肺动脉滋养细胞瘤栓堵塞造成急性肺梗死、肺动脉高压和急性肺衰竭。

阴道转移：转移灶常位于阴道前壁，局部出现紫蓝色结节，破溃后引起不规则阴道流血，甚至大出血。

肝转移：预后不良，多同时伴有肺转移，表现为上腹部或肝区疼痛，若病灶穿破肝包膜可出现腹腔内出血，导致死亡。

脑转移：预后凶险，为主要死亡原因。按病情进展可分为三期。①瘤栓期：表现为一过性脑缺血症状，如暂时性失语、失明、突然跌倒等；②脑瘤期：瘤组织增生侵入脑组织形成脑瘤，表现为头痛、喷射性呕吐、偏瘫、抽搐直至昏迷；③脑疝期：瘤组织增大及周围组织出血水肿，表现为颅内压增高，脑疝形成，压迫生命中枢而死亡。

其他转移：包括脾、肾、膀胱、消化道、骨等，症状视转移部位而异。

（3）临床分期：采用国际妇产科联盟（FIGO）妇科肿瘤委员会制订的临床分期，该分期包含了解剖学分期和预后评分系统两个部分（表14-1、表14-2）。其中，预后评分≤6

分者为低危，≥7分者为高危。预后评分是妊娠滋养细胞肿瘤治疗方案制订和预后评估的重要依据，而解剖学分期有助于明确肿瘤进展和各医疗单位之间比较治疗效果。

表 14-1　滋养细胞肿瘤解剖学分期（FIGO，2000 年）

分期	病变范围
Ⅰ期	病变局限于子宫
Ⅱ期	病变扩散，但局限于生殖器官（附件、阴道、阔韧带）
Ⅲ期	病变转移至肺，有或无生殖系统病变
Ⅳ期	所有其他转移

表 14-2　改良 FIGO 预后评分系统（FIGO，2000 年）

评分	0	1	2	4
年龄（岁）	<40	≥40	—	—
前次妊娠	葡萄胎	流产	足月产	—
距前次妊娠时间（月）	<4	4~<7	7~<13	≥13
治疗前血 hCG（IU/ml）	$<10^3$	$10^3~<10^4$	$10^4~<10^5$	$≥10^5$
最大肿瘤大小（包括子宫）	—	3~<5 cm	≥5 cm	—
转移部位	肺	脾、肾	肠道	肝、脑
转移病灶数目	—	1~4	5~8	>8
先前失败化疗	—	—	单药	两种或两种以上联合化疗

4. 辅助检查

（1）血清 hCG 测定：hCG 水平异常是妊娠滋养细胞肿的主要诊断依据。对于葡萄胎后滋养细胞肿瘤，凡符合下列标准中的任何一项且排除妊娠物残留或再次妊娠即可诊断为妊娠滋养细胞肿瘤：hCG 测定 4 次呈高水平平台状态（±10%），并持续 3 周或更长时间；hCG 测定 3 次升高（>10%），并至少持续 2 周或更长时间；hCG 水平持续异常达 6 个月或更长。非葡萄胎妊娠后滋养细胞肿瘤的诊断标准：足月产、流产和异位妊娠后出现异常阴道流血，或腹腔、肺、脑等部位出血，或出现肺部症状、神经系统症状等，应及时行 hCG 监测，对 hCG 异常者，结合临床表现并除外妊娠物残留或再次妊娠后，可诊断为妊娠滋养细胞肿瘤。

（2）胸部 X 线摄片：是诊断肺转移的重要检查方法。肺转移的最初 X 线征象为肺纹理增粗，以后发展为片状或小结节阴影，典型表现为棉球状或团块状阴影。转移灶以右侧肺及中下部多见。

（3）组织学检查：在子宫肌层内或子宫外转移灶组织中若见到绒毛或退化的绒毛阴影则诊断为侵蚀性葡萄胎；若仅见成片滋养细胞浸润及坏死出血，未见绒毛结构则诊断为绒癌。若原发灶和转移灶诊断不一致，只要在任一组织切片中见有绒毛结构，均可诊断为侵蚀性葡萄胎。

（4）超声检查：是诊断子宫原发病灶最常用的方法。子宫可正常大小或不同程度增大，肌层内可见高回声团块，边界清但无包膜；或肌层内有回声不均区域或团块，边界不清且无包膜；也可表现为整个子宫呈弥漫性增高回声，内部伴不规则低回声或无回声。彩色多普勒超声主要显示丰富的血流信号和低阻力型血流频谱。

（5）CT和磁共振：CT主要用于发现肺部较小病灶和肝、脑部位转移灶。磁共振主要用于脑和盆腔病灶诊断。

（6）妇科检查：子宫大于正常、质软，发生阴道转移时，局部可见紫蓝色结节，有时可触及黄素囊肿。

（7）其他检查：如血细胞和血小板计数、肝肾功能等。

5. 处理原则　治疗原则是以化疗为主，手术和放疗为辅的综合治疗。

（1）化疗：常用一线化疗药物有甲氨蝶呤、氟尿嘧啶、放线菌素D、环磷酰胺、长春新碱、依托泊苷等。化疗方案的选择原则是低危患者选择单一药物，高危患者选择联合化疗。

（2）手术：对控制大出血等各种并发症、切除耐药病灶、减少肿瘤负荷和缩短化疗疗程有一定的作用，用于化疗的辅助治疗。主要术式有子宫切除术和肺叶切除术等。

（3）放疗：应用较少，主要用于肝、脑转移和肺部耐药病灶的治疗。

（4）耐药复发病例的治疗：几乎全部无转移和低危转移患者均能治愈，但尚有20%左右的高危转移病例出现耐药和复发，并最终死亡。

（二）心理社会评估

由于不规则阴道流血，患者会有不适感、恐惧感，若出现转移症状，患者和家属会担心疾病的预后，害怕化疗药物的毒副作用，对治疗和生活失去信心。有些患者会感到悲哀、情绪低落、不能接受现实，因为需要多次化疗而发生经济困难，表现出焦虑不安。若需要手术，已有生育者因为要切除子宫而担心女性特征的改变；未曾生育者则因为生育无望而产生绝望，希望得到丈夫及家人的理解、帮助。

【常见的护理诊断/问题】

1. 自我认同角色紊乱　与较长时间住院和接受化疗有关。
2. 潜在并发症：肺转移、阴道转移、脑转移。

【护理措施】

（一）一般护理

密切观察阴道流血情况，记录出血量，出血多时应密切观察患者的血压、脉搏、呼吸等生命体征，并配合医师实施抢救工作，及时做好手术准备。动态观察并记录血hCG的变化情况，识别转移灶症状，发现异常立即通知医师并配合处理。

（二）心理护理

评估患者及家属对疾病的心理反应，让患者宣泄痛苦及失落感；对住院者做好环境、病友及医护人员的介绍，减轻患者的陌生感；向患者提供有关化学药物治疗及其护理的信息，以减少恐惧及无助感；帮助患者分析可利用的支持系统，纠正消极的应对方式；详细解释患者所担心的各种疑虑，减轻患者的心理压力，帮助患者和家属树立战胜疾病的信心。

(三)缓解症状的护理

1. 阴道转移患者的护理　禁止做不必要的检查和阴道窥器检查,尽量卧床休息;保持外阴清洁,必要时遵医嘱使用抗生素预防感染;严密观察阴道有无破溃大量流血、生命体征及休克等,配血备用,准备好各种抢救器械和物品;若发生破溃大出血,应立即通知医师并配合抢救,用长纱条填塞阴道压迫止血,填塞的纱条必须于 24~48 小时内如数取出,取出时必须做好输液、输血及抢救的准备,若出血未止,可用无菌纱条重新填塞,并记录取出和再次填入纱条数量,给予输血、输液。

2. 肺转移患者的护理　卧床休息,有呼吸困难者给予半坐卧位并吸氧。按医嘱给予镇静剂及化疗药物。大量咯血时有窒息、休克甚至死亡的危险,应立即让患者取头低患侧卧位并保持呼吸道的通畅,轻击背部,排出积血。同时迅速通知医师,配合医师进行止血抗休克治疗。

3. 脑转移的护理　嘱患者尽量卧床休息,起床时应有人陪伴,以防瘤栓期的一过性症状发生时造成意外损伤。观察颅内压增高的症状,记录出入量,观察有无电解质紊乱的症状,一旦发现异常情况立即通知医师并配合处理。按医嘱给予静脉补液,给予止血剂、脱水剂、吸氧、化疗等,严格控制补液总量和补液速度,防止颅内压升高。采取必要的护理措施预防跌倒、咬伤、吸入性肺炎、角膜炎、压疮等发生。做好 hCG 测定、腰穿等项目的检查配合。昏迷、偏瘫者按相应的护理常规实施护理,提供舒适环境,预防并发症的发生。

(四)化疗患者护理

化疗患者的护理主要内容有用药护理、病情观察、药物毒副反应的护理、化疗患者的健康教育等,具体内容见第十二章第一节。

(五)健康教育

鼓励患者进食,向其推荐高蛋白、高维生素、易消化的饮食,以增强机体的抵抗力。注意休息,避免劳累,出现转移灶症状时应卧床休息,待病情缓解后再适当活动。注意外阴清洁,防止感染,节制性生活,做好避孕指导。出院后严密随访,警惕复发。第一次随访在出院后 3 个月,然后每 6 个月 1 次至 3 年,此后每年 1 次至 5 年。随访内容同葡萄胎。随访期间须严格避孕,应于化疗停止 ≥12 个月方可妊娠。

(郭　趣)

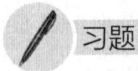

习题

(一)简答题

1. 简述完全性葡萄胎的临床表现。
2. 简述葡萄胎清宫术后的随访内容。
3. 简述侵蚀性葡萄胎阴道转移患者的护理要点。

(二)论述题

某女,40 岁,G_3P_1,平素月经规律。因"停经 50 天,近 1 周有不规则阴道流血,血中

带有水泡样组织"而入院。查体：子宫较正常较大、软，子宫底位于脐耻之间，hCG（+）阳性。B超显示：子宫如妊娠2个半月大小，宫腔内无妊娠囊，充满不均质密集状回声，呈"落雪状"。血常规、尿常规正常。

根据以上资料，请回答：

（1）该患者最可能的临床诊断。

（2）该患者主要的护理措施。

第十五章数字资源

第十五章 妇科肿瘤患者的护理

女性生殖器官是功能活跃的器官，因此也是肿瘤的好发部位，尤其是子宫和卵巢的肿瘤更为常见，多发生于 40～60 岁的女性群体。子宫肿瘤有良性和恶性之分，最常见的良性肿瘤为子宫肌瘤，恶性肿瘤包括子宫颈癌、子宫内膜癌等。卵巢肿瘤也分为良性肿瘤和恶性肿瘤，由于卵巢位于盆腔深部，卵巢恶性肿瘤早期病变不易发现，晚期病例也缺乏有效的治疗手段，因此卵巢恶性肿瘤死亡率居妇科恶性肿瘤首位，已成为严重威胁妇女生命和健康的主要肿瘤。本章内容包括子宫肌瘤、子宫颈癌、子宫内膜癌和卵巢肿瘤。

第一节 子宫肌瘤

◎ 案例 15-1

某女，43 岁，G_4P_2，平素月经规律。因"月经周期缩短、经期延长、经量增多 2 年，自感头晕、乏力 7 天"就诊。患者 4 年前体检发现子宫增大，未予治疗，2 年前开始出现经期延长、经量增多，7 天前开始感头晕、乏力。查体：T 36.8 ℃，P 92 次／分，R 20 次／分，BP 110/70 mmHg。贫血貌。妇科检查：外阴（－）；阴道（－）；宫颈光滑；宫体增大，如妊娠 12 周大小，表面凹凸不平，质硬；双附件（－）。血常规：Hb 76 g/L，RBC 4.5×10^{12}/L，WBC 6.5×10^9/L，PLT 190×10^9/L。

根据以上资料，请回答：
1. 该患者最可能的临床诊断。
2. 该类患者与医疗相配合的护理措施。

【概述】

子宫肌瘤是妇科最常见的良性肿瘤，由子宫平滑肌及结缔组织增生形成，多见于 30～50 岁妇女，20 岁以下少见。据统计，30 岁以上的妇女子宫肌瘤的发病率约为 20%。子宫肌瘤的临床症状与肌瘤的部位、大小、生长速度、有无继发性病理改变有关，多数患者因无明显症状而未就诊，故临床报道的发病率比实际发病率低。

【护理评估】
（一）生理评估
1. 病因　确切的发病因素尚不清楚，因肌瘤好发于生育年龄，青春期前少见，绝经后萎缩或消失，提示其发生和生长可能与女性激素有关。雌激素能使子宫肌细胞增生肥大，肌层变厚，子宫增大。孕激素也可以刺激子宫肌瘤细胞核分裂，促进肌瘤生长。此外，由于卵巢功能、激素代谢均受高级神经中枢的调节控制，故认为神经中枢活动对肌瘤的发病也可能起一定作用。

2. 病理
（1）大体检查（巨检）：肌瘤为实质性的球形结节，表面光滑，单个或多个，大小不一。肌瘤周围有被压缩的肌纤维束和结缔组织构成的假包膜覆盖，手术中易分离剥除。一般肌瘤切面呈漩涡状结构，白色，质硬。
（2）镜检：可见肌瘤由梭形平滑肌细胞和不等量纤维组织构成。肌细胞大小均匀，核染色较深。
（3）肌瘤变性：由于肌瘤的血供来自肿瘤的假包膜，当肿瘤生长快时血运不足，会发生中心性缺血，造成一系列变性，即肌瘤失去原有的典型结构。肿瘤生长越快、越大，缺血会越严重，可引起急性或慢性退行性变，常见的变性有玻璃样变、囊性变、红色变、肉瘤变及钙化。

3. 分类
（1）按肌瘤生长部位分类：分为宫体肌瘤（90%）和宫颈肌瘤（10%）。
（2）按肌瘤与子宫肌壁的关系分类（图15-1）

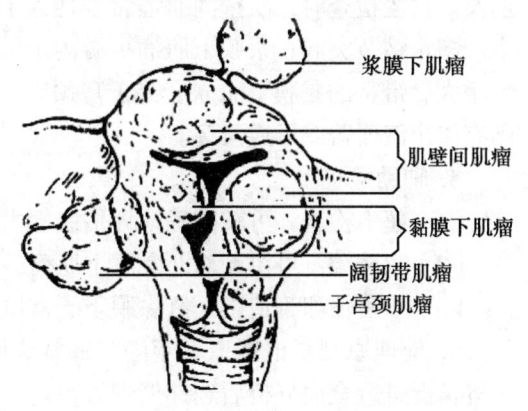

图15-1　子宫肌瘤分类

肌壁间肌瘤：最常见，占60%~70%。肌瘤位于子宫肌壁间，周围均为肌层包绕。

浆膜下肌瘤：约占20%。肌瘤向子宫浆膜面生长，并突出于子宫表面，由浆膜层覆盖，若瘤体继续向浆膜面生长，基底部形成细蒂与子宫相连时为带蒂的浆膜下肌瘤，营养由蒂部血管供应。若发生蒂扭转断裂，肌瘤脱落则形成游离性肌瘤。若向阔韧带两叶腹膜间伸展，则形成阔韧带肌瘤。

黏膜下肌瘤：占10%~15%。肌瘤向宫腔方向突出，表面由子宫黏膜层覆盖，带蒂的黏膜下肌瘤，可经宫颈口脱出至阴道。

子宫肌瘤常为多发性，若不同类型的子宫肌瘤同时发生或肌瘤数超过2个，称多发性子宫肌瘤。

4. 临床表现
（1）症状：子宫肌瘤的临床症状取决于肌瘤的部位、大小、生长速度、是否发生变性等因素，其中，与肌瘤生长部位关系更为密切。

月经改变：是子宫肌瘤最常见的症状。大的肌壁间肌瘤常致使月经周期缩短，经期延长，经量增多，不规则阴道流血等。黏膜下肌瘤也常表现为月经量过多，随肌瘤逐渐增大，也会出现经期延长，而肌瘤一旦发生坏死、溃疡、感染时，则有持续性或不规则阴道流血或脓血性排液等。

下腹包块：患者于下腹正中可扪及肿物，尤其是膀胱充盈将子宫推向上方时更容易扪及。巨大的黏膜下肌瘤可脱出于阴道外，患者可因外阴脱出肿物就医。

白带增多：肌壁间肌瘤使宫腔内膜面积增大、腺体分泌增多、盆腔充血等，可致白带增多；脱出于阴道内的黏膜下肌瘤表面极易感染、坏死，产生大量脓血性排液，或有腐肉样组织排出，伴臭味。

腹痛、腰酸、下腹坠胀：当肌瘤压迫盆腔器官、神经、血管时，可使盆腔淤血，出现腰酸、下腹坠胀，往往在月经期加重。当浆膜下肌瘤发生蒂扭转时，可引起急性腹痛；肌瘤红色变时常出现剧烈腹痛，并伴发热、恶心。

压迫症状：肌瘤增大时可压迫邻近器官，出现相应器官受压的各种症状。

不孕或流产：子宫肌瘤可压迫输卵管使之扭曲或致宫腔变形，影响精子运行、妨碍受精卵着床，造成不孕或流产。

贫血：长期月经量过多时可引起不同程度的贫血，出现乏力、心悸等症状。

（2）体征：与肌瘤大小、数目、位置以及有无变性有关，体积较大的肌瘤可于下腹部扪及。盆腔检查时，肌壁间肌瘤常表现为子宫增大、活动、质硬、外形不规则，表面有单个或多个结节突起；浆膜下肌瘤可游离于子宫外且活动度大；黏膜下肌瘤常表现为子宫均匀增大，带蒂的黏膜下肌瘤会突于宫颈口或阴道内，呈红色，表面光滑，伴有感染时表面则有渗出液覆盖或形成溃疡。

5. 辅助检查

（1）超声检查：可较准确地评估肌瘤大小、位置及数目。

（2）宫腔镜：可协助诊断黏膜下肌瘤。

（3）子宫输卵管造影：有黏膜下子宫肌瘤时可自 X 线摄片上发现充盈缺陷。

6. 处理原则　根据患者年龄、症状、肌瘤大小、数目、生长部位及对生育功能的要求等情况进行全面分析后选择处理方案。

（1）保守治疗

随访观察：肌瘤小，症状不明显，或已近绝经期的妇女，可每 3~6 个月定期随访复查。

药物治疗：子宫小于 2 个月妊娠大小，症状不明显或较轻者，尤其近绝经期或全身情况不能手术者，在排除子宫内膜癌的情况下，可采用药物对症治疗。①促性腺激素释放激素类似物：采用大剂量连续或长期非脉冲式给药，可抑制垂体功能并降低雌激素水平，以缓解症状并抑制肌瘤生长使其萎缩。由于用药后可产生绝经综合征、骨质疏松等副作用，故此药长期使用受限。②其他药物：米非司酮可作为术前或提前绝经使用，但因其拮抗孕激素的作用，长期使用易导致子宫内膜长期受雌激素刺激，增加子宫内膜增生风险，故也不宜长期使用。

（2）手术治疗：手术可经腹、经阴道或采用宫腔镜、腹腔镜进行。手术的适应证包括：月经过多致继发性贫血，药物治疗无效；严重腹痛、性交痛或慢性腹痛、有肌瘤蒂扭转引起的腹痛；体积大或引起膀胱、直肠等压迫症状；能确定肌瘤是不孕或反复流产的唯一原因者；疑有肉瘤变。手术方式如下。

肌瘤切除术：适用于年轻又希望生育的患者，术前排除子宫及宫颈的癌前病变后可考虑经腹或经腹腔镜切除肌瘤，保留子宫。突出于子宫颈口或阴道内的黏膜下肌瘤可经阴道或宫腔镜切除。

子宫切除术：可行子宫全切除术或子宫次全切除术，适用于不要求保留生育功能，或疑有恶变者。

（二）心理社会评估

子宫肌瘤患者症状轻微或体积小时，往往易被忽视，当肌瘤增长迅速、临床出现典型的月经改变，甚至出现继发性贫血的全身性症状时，患者会焦虑、恐惧，担心肌瘤恶变，尤其是担心手术后对生活方式的改变。注意评估患者对疾病心理反应的程度，对治疗方案是否存在应对无效，了解其家庭成员的顾虑，丈夫的支持效应等情况。

【常见的护理诊断/问题】

1. 知识缺乏：缺乏子宫肌瘤相关知识。
2. 个人应对无效　与选择子宫肌瘤治疗方案的无助感有关。
3. 营养失调：低于机体需要量　与长期出血导致贫血有关。

【护理措施】

（一）一般护理

为患者提供安静、舒适的休息环境，保持充足的睡眠；加强营养，给予高热量、高蛋白、高维生素、富含铁的饮食；定期监测患者的血红蛋白、血清蛋白、血浆运铁蛋白量及淋巴细胞数，以观察治疗效果；经常头昏、贫血较重者，在出血期间应严密观察并记录其生命体征变化情况，注意收集会阴垫，评估出血量，发现感染征象及时报告医生。嘱患者卧床休息，保证睡眠，避免过度劳累和剧烈运动，降低体能消耗。

（二）心理护理

帮助患者对疾病有正确认识，使患者确信子宫肌瘤属于良性肿瘤，恶变率极低，消除其不必要的顾虑，增强康复信心。为患者提供信息，增强信心，详细评估患者所具备的子宫肌瘤相关知识及错误概念，通过连续性护理活动与患者建立良好的护患关系，讲解有关疾病知识，纠正错误认识。帮助患者分析住院期间及出院后可被利用的资源及支持系统，减轻无助感。

（三）缓解症状的护理

对出血多需住院的患者，协助医生完成血常规及凝血功能检查、查验血型、交叉配血等，指导患者使用消毒会阴垫保持外阴清洁、干燥，遵医嘱给予止血药和子宫收缩剂，及时纠正贫血，必要时输血、补液、抗感染或刮宫止血，若效果不明显尽早配合手术治疗。巨大子宫肌瘤者常出现局部压迫症状，如排尿不畅时应予以导尿；便秘者可用缓泻剂缓解不适症状。

（四）配合医疗的护理

1. 对于接受保守治疗的患者应明确随访的时间、目的及联系方式等，使患者主动配合接受随访。
2. 向接受药物治疗的患者解释清楚所服药物的名称、剂量、方法、可能出现的不良反应及应对措施。如使用雄激素治疗时，要严格控制剂量，以防男性化。采用抗雌激素制剂时易出现潮热、急躁、阴道干燥等绝经综合征的症状。

3. 子宫肌瘤合并妊娠者应定期进行产前检查，多能自然分娩，但要预防产后出血。妊娠期及产褥期易发生红色变性，通常采用保守治疗，缓解症状。若子宫肌瘤阻碍胎儿下降，应做好剖宫产术前及术后护理。

4. 需要进行手术治疗者，遵照腹部或阴道手术的护理常规，并给予术后性生活、自我保健、日常生活工作恢复等健康指导。嘱患者出院后1个月返门诊复查，了解患者术后康复情况，出现不适或异常症状，及时就诊。

（五）健康教育

保守治疗的患者需定期随访，护士要告知患者随访的目的、意义和随访时间。应3~6个月定期复查，期间监测肌瘤生长状况、了解患者症状的变化。对应用激素治疗的患者，护士要向患者讲解用药的相关知识，使患者了解药物的治疗作用、使用剂量、服用时间、服用方法、副作用及应对措施。

第二节　子宫颈癌

◎ 案例15-2

某女，55岁，G_5P_2，平素月经规律。因"接触性出血近1年、加重1个月"来院就诊。患者1年前开始于性生活后出现阴道流血，色鲜红，量少，呈点滴状，可自行消失，无不规则阴道流血及排液，无下腹痛。1个月前性生活后阴道流血量增加，约为月经量的一半，可自行消失。查体：T 36.5℃，P 80次/分，R 18次/分，BP 110/75 mmHg。妇科检查：外阴（-）；阴道（-）；宫颈肥大，表面增生呈菜花样，宫颈碘试验有不着色处；宫体、双附件及其他未见异常。

根据以上资料，请回答：

1. 该患者最可能的临床诊断。
2. 该类患者术前、术后的护理措施。

【概述】

子宫颈癌是最常见的妇科恶性肿瘤，严重威胁妇女的生命。近年来，宫颈细胞学筛查的普遍应用使子宫颈癌和癌前病变得以早期发现和治疗，因此子宫颈癌的发病率和死亡率已有明显下降。

【护理评估】

（一）生理评估

1. 病因　子宫颈癌的发病与多种因素有关。高危型人乳头瘤病毒（human papilloma virus，HPV）的持续感染是子宫颈癌的主要致病因素。此外，据调查发现性生活过早、多个性伴侣、早育、多产，与有阴茎癌、前列腺癌或前妻曾患子宫颈癌的高危男子有性接触的妇女，患子宫颈癌的风险性会明显增高。

2. 病理　子宫颈癌的病变多发生在宫颈外口的原始鳞-柱交接部与新鳞-柱交接部（生理性鳞-柱交接部）间所形成的移行带区。在移行带区形成过程中，成熟的化生鳞状上皮对致癌物的刺激相对不敏感，但未成熟的化生鳞状上皮代谢活跃，在一些物质（HPV、精子、精液组蛋白等）的刺激下，可发生细胞分化不良、排列紊乱、细胞核异常、有丝分裂增加，形成宫颈鳞状上皮内病变（squamous intraepithelial lesion, SIL），其中包括低级别鳞状上皮内病变（low-grade squamous intraepithelial lesion, LSIL）及高级别鳞状上皮内病变（high-grade squamous intraepithelial lesion, HSIL），大部分LSIL会自行消退，而HSIL为癌前病变，具癌变潜能。

（1）大体检查：SIL、镜下早期浸润癌及极早期宫颈浸润癌，肉眼观察外观可正常，或类似一般宫颈炎症病变。随着病程的发展，主要表现为以下4种类型（图15-2）。

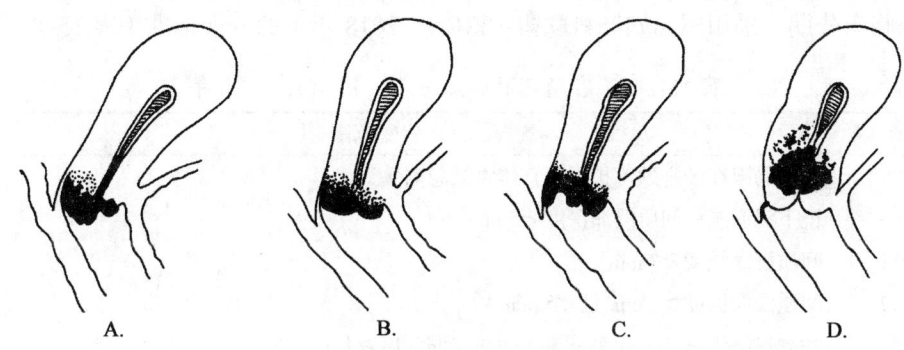

图 15-2　子宫颈癌类型
A. 外生型；B. 内生型；C. 溃疡型；D. 颈管型

外生型：又称菜花型，此型最常见。癌组织向外生长，最初呈息肉样或乳头状隆起，继而发展为向阴道内突出的菜花样赘生物，质脆易出血。

内生型：又称浸润型，癌组织向宫颈深部组织浸润，宫颈肥大、质硬，表面光滑或仅有表浅溃疡，整个宫颈段膨大如桶状。

溃疡型：不论外生型或内生型病变进一步发展，癌组织坏死脱落，可形成凹陷性溃疡。严重者宫颈为空洞所替代，形如火山口。

颈管型：癌灶发生在子宫颈外口内，隐蔽于宫颈管，侵入宫颈及子宫下段供血层，并转移到盆壁的淋巴结。不同于内生型，该型是由特殊的浸润性生长扩散到宫颈管。

（2）显微镜检：按组织发生学划分，子宫颈癌主要有鳞癌、腺癌两大类，前者占75%～80%，后者占20%～25%，还有极少部分的腺鳞癌。鳞癌与腺癌在外观上无明显差异，两者均可发生在宫颈阴道部或宫颈管内。

微小浸润性鳞状细胞癌：指在HSIL基础上镜检发现小滴状、锯齿状癌细胞团突破基底膜，浸润间质。

浸润性鳞状细胞癌：癌组织浸润范围超出微小浸润癌，多呈网状或团块状浸润间质。

普通型宫颈腺癌：为最常见的宫颈腺癌类型，来源于子宫颈管柱状黏液细胞。镜下见腺体结构复杂、呈筛状和乳头状，腺上皮细胞增生呈复层，核异型性明显，多见核分裂象。该亚型绝大部分呈高 - 中分化。

黏液性腺癌：亦来源于子宫颈管柱状黏液细胞，肿瘤细胞内可见明显黏液。分为胃型、肠型、印戒细胞样和非特指型。其中，高分化的胃型腺癌，虽然分化非常好，但是在所有的宫颈腺癌中预后最差。

3. 转移途径　以直接蔓延和淋巴转移为主，血行转移极少见。

（1）直接蔓延：是最常见的转移途径。癌组织直接侵犯邻近组织，向下波及阴道、向上累及宫腔、向两侧可扩散至子宫颈旁及阴道旁组织，甚至延伸至骨盆壁；向前、后蔓延，可侵犯膀胱或直肠，甚至造成生殖道瘘。

（2）淋巴转移：发生率与临床期别直接相关，最先累及子宫旁、闭孔、髂内、髂外、髂总、骶前淋巴结；继而累及腹股沟深浅淋巴结、腹主动脉旁淋巴结。

（3）血行转移：多发生在晚期，可转移到肺、肝或脊柱等。

4. 临床分期　采用国际妇产科联盟（FIGO，2018年）的分期标准（表15-1）。

表15-1　子宫颈癌的临床分期（FIGO，2018年）

分期	病变范围
Ⅰ期	肿瘤局限在子宫颈（扩展至宫体将被忽略）
ⅠA	镜下浸润癌，间质浸润深度<5 mm
ⅠA1	间质浸润深度<3 mm
ⅠA2	间质浸润深度≥3 mm 且<5 mm
ⅠB	肿瘤局限于宫颈，或镜下最大间质浸润深度≥ⅠA
ⅠB1	间质浸润深度≥5 mm，或肿瘤最大径线<2 cm
ⅠB2	肿瘤最大径线≥2 cm，且<4 cm
ⅠB3	肿瘤最大径线≥4 cm
Ⅱ期	肿瘤超出子宫，但未达骨盆壁或未达阴道下 1/3
ⅡA	肿瘤侵犯阴道上 2/3，无明显宫旁浸润
ⅡA1	肿瘤最大径线<4 cm
ⅡA2	肿瘤最大径线≥4 cm
ⅡB	有明显宫旁浸润，但未达骨盆壁
Ⅲ期	肿瘤已扩展至骨盆壁，和（或）肿瘤累及阴道下 1/3，和（或）肿瘤引起的肾盂积水或肾无功能，和（或）累及盆腔淋巴结，和（或）主动脉旁淋巴结
ⅢA	肿瘤累及阴道下 1/3，但未扩展到骨盆壁
ⅢB	肿瘤扩展到骨盆壁，和（或）有肾盂积水或肾无功能
ⅢC	累及盆腔淋巴结和（或）主动脉淋巴结（注明影像学或病理学证据），不论肿瘤大小和扩散程度
ⅢC1	仅累及盆腔淋巴结
ⅢC2	主动脉旁淋巴结转移
Ⅳ期	肿瘤超出了真骨盆范围，和（或）侵犯膀胱或直肠黏膜
ⅣA	肿瘤侵犯邻近的盆腔器官
ⅣB	远处转移

5. 临床表现

（1）症状：早期患者常无症状，也无明显体征，与慢性宫颈炎患者无明显区别。

阴道流血：早期表现为性交后或妇科检查后有少量出血，称为接触性出血。以后可有月经间期或绝经后少量不规则出血，早期出血量少，晚期病灶大则出血量较多，一旦侵蚀较大血管可能引起致命性大出血。年轻患者也可表现为经期延长，周期缩短，经量增多等；老年患者常诉绝经后不规则阴道流血，子宫颈癌合并妊娠者常因阴道流血而就医。

阴道排液：多发生在阴道流血之后，白色或血性，稀薄如水样或米泔样，有腥臭味。晚期因癌组织坏死继发感染时，则出现大量脓性或米汤样恶臭白带。

疼痛：为晚期症状，当病变累及盆壁、闭孔神经、腰骶神经、坐骨神经时，患者可出现严重持续性腰骶部或坐骨神经痛。癌症晚期患者，表现为全身衰竭等恶病质状态。

（2）体征：早期无明显体征，随着宫颈浸润癌的生长发展，根据不同类型，宫颈局部表现不同。外生型可见宫颈表面有呈息肉状或乳头状突起的赘生物向外生长，继而向阴道突起，形成菜花状赘生物。合并感染时，表面有灰白色渗出物，触之易出血；内生型则表现为宫颈肥大、质硬、宫颈管膨大如桶状，宫颈表面光滑或有表浅溃疡；晚期患者因癌组织坏死脱落，宫颈表面形成凹陷性溃疡，或被空洞替代，并有坏死组织，有恶臭；癌灶浸润阴道壁时，局部见有赘生物，有时浸润达盆壁，形成冰冻骨盆。

6. 辅助检查

（1）子宫颈细胞学检查：是早期子宫颈癌筛查的基本方法，细胞学检查特异性高，但敏感性较低。该检查的报告形式主要推荐应用 TBS 分类，该系统较好地结合了细胞学、病理学和临床处理方案。

（2）HPV 检测：敏感性较高，特异性较低。可与细胞学检查联合应用于子宫颈癌筛查。

（3）阴道镜检查：如果宫颈细胞学检查结果为意义未明的不典型鳞状细胞伴 HPV 检测阳性，或细胞学检查发现为 LSIL 及以上病变，或 HPV 检测 16/18 型阳性者，或将碘液涂抹宫颈及阴道穹隆部，阴道镜下观察有不着色情况建议做阴道镜检查。

（4）宫颈活组织检查：是确诊子宫颈癌前期病变和子宫颈癌的可靠方法。选择宫颈鳞-柱交接部 3、6、9、12 点处取 4 点活体组织送病理检查，或在阴道镜发现的碘试验可疑区取活检以提高子宫颈癌检出率。

7. 处理原则　根据临床分期、患者年龄、生育要求、全身情况、医疗技术水平及设备条件等综合考虑制订适当的个体化治疗方案，采用以手术和放疗为主、化疗为辅的综合治疗方案。

（1）物理治疗：为 HSIL 且阴道镜检查充分者可采用冷冻或激光等消融治疗。

（2）宫颈锥切术：当宫颈细胞学检查多次异常，而宫颈活检为阴性，或活检为原位癌，但不能完全排除浸润癌时，均应该做宫颈锥切术，并将切除组织进行连续病理切片检查。

（3）手术治疗：适用于ⅠA 期~ⅡA 期患者，或经子宫颈锥切确诊、年龄较大、无生育要求、合并有其他妇科疾病手术指征的 HSIL，多选用子宫全切除术、子宫根治术加盆腔淋巴结清扫，可根据情况选择是否保留卵巢。

（4）放射治疗：适用于各期患者。放射治疗分为腔内及体外照射两种，早期以腔内照射为主，体外照射为辅。晚期则以体外照射为主，腔内照射为辅。腔内照射用于控制局部癌灶，体外照射用于治疗盆腔淋巴结及宫旁组织等处的病灶。

（5）手术加放射治疗：用于癌灶较大、先进行放疗使病灶局限后再行手术治疗，或手术后疑有淋巴或宫旁组织转移者，放疗作为手术的补充治疗。

（6）化学药物治疗：适用于晚期或复发转移的子宫颈癌患者，近年也有采用化疗作为手术或放疗的辅助治疗。常用的化疗药物中以顺铂疗效较好，通常主张采用联合化疗方案。

（二）心理社会评估

评估患者的心理压力和社会支持系统情况。子宫颈癌患者都会产生恐惧感，害怕疼痛、被抛弃和死亡等。确定诊断后，与其他恶性肿瘤患者一样会经历否认、愤怒、妥协、忧郁、接受等心理反应阶段。

【常见的护理诊断/问题】

1. 恐惧　与确诊子宫颈癌有关。
2. 疼痛　与晚期病变浸润或广泛性子宫切除术后创伤有关。
3. 排尿障碍　与子宫颈癌根治术后影响膀胱正常张力有关。
4. 自我形象紊乱　与阴道流出恶臭液体及较长时间留置导尿管有关。

【护理措施】

（一）一般护理

鼓励患者摄入足够的营养，评估患者对摄入足够营养的认知水平、目前的营养状况及摄入营养物的习惯。协助患者及家属合理计划食谱，以满足患者需要，维持体重以免继续下降。指导患者维持个人卫生，为患者提供安全、隐蔽的环境，协助患者勤擦身、更衣，保持床单位清洁，注意室内空气流通，促进舒适。指导患者勤换会阴垫。

（二）心理护理

与患者多沟通，评估患者目前的身心状况和对治疗方案的反应，告诉患者子宫颈癌发生、发展的过程及预后，并强调早发现、早治疗的好处，告知其肿瘤并不可怕，许多患者通过治疗是可以痊愈的。向患者讲解较长时间留置导尿管的重要性，待膀胱功能恢复后尽早拔除导尿管，消除留置导尿管导致的不良心理反应。同时，指导患者缓解心理应激的相关措施，如积极的应对方法，包括向朋友、家属倾诉内心的感受，寻求别人的支持和帮助等。

（三）配合医疗的护理

1. 手术前后的护理

（1）术前准备：认真落实术前各项护理工作，通过知识宣教使患者了解各项操作的目的、时间、可能的感受等，以取得其合作。患者有活动性出血时，遵医嘱用消毒纱条填塞止血，认真交班，按时取出或更换。针对患者术前阴道排液症状，遵医嘱术前每天阴道冲洗2次，因子宫颈癌组织很脆易引起阴道大出血，所以术前做阴道准备时，动作应轻柔，避免损伤。肠道按清洁灌肠准备。手术前3天选用消毒剂消毒宫颈及阴道。

（2）术后护理：子宫颈癌根治术手术范围广，创面大，术后反应也较大。术后护士应15~30分钟为患者观察1次体温、脉搏、呼吸、血压和液体出入量并记录，平稳后改为4

小时观察一次。注意保持导尿管、引流管的通畅。认真观察引流液的性状、颜色和量,引流管术后 48~72 小时拔除,术后 7~14 天拔除导尿管,拔管后注意观察自行排尿情况,必要时需检测残余尿量。协助卧床患者进行肢体活动,预防并发症发生。

2. 子宫颈癌合并妊娠者的护理 因妊娠期盆腔血流及淋巴液流速丰富,可促进癌肿增长及转移,分娩时容易发生癌组织扩散,并导致出血和感染。子宫颈癌合并妊娠者应由多学科专家根据子宫颈癌期别及妊娠月份共同参与制订治疗方案,并经患者和家属充分讨论后确定。一般不推荐经阴道分娩。对于不要求维持妊娠者可立即终止妊娠,其他与非妊娠期子宫颈癌处理相同。对于要求维持妊娠者,处于妊娠 20 周之前经病理确诊的ⅠA1 期患者可以延迟子宫颈癌的治疗,妊娠 20 周之前确诊为ⅠA2 期及以上的患者应终止妊娠并立即接受治疗,妊娠已 28 周者可严密随访,32~34 周行剖宫产后,再治疗子宫颈癌。

3. 需要进行放化疗的患者可以参照妇科放疗、化疗患者的常规护理(详见第十二章)。

(四)健康教育

1. 提供预防保健知识 子宫颈癌是一种可以预防的肿瘤。一级预防措施为 HPV 疫苗接种;二级预防措施为通过进行定期、规范的子宫颈癌筛查早期发现 HSIL;三级预防的措施为通过及时治疗 HSIL 以阻断宫颈浸润癌的发生。因此,应积极宣传与子宫颈癌发病有关的高危因素,强调子宫颈癌三级预防措施的重要性。

2. 出院指导 护士与患者及家属商讨制订出院后的康复计划,以保证出院计划的可行性。嘱患者术后避免重体力劳动,性生活恢复时间需依据术后复查结果而定。护士还应协助患者调整自我,重新评价自我能力,保持乐观的生活态度,有淋巴转移者需接受放疗,以提高 5 年生存率。

3. 随访指导 子宫颈癌患者出院后 1 个月进行首次随访,治疗后 2 年内应每 3~6 个月复查 1 次,3~5 年内每 6 个月复查 1 次,第 6 年开始每年复查 1 次。随访内容包括盆腔检查、阴道脱落细胞学检查、X 线胸片、血常规等,同时告知患者出现症状及时就诊。

第三节 子宫内膜癌

◎ 案例 15-3

某女,60 岁,G_3P_2,平素月经规律,既往体健。因"绝经 3 年后不规则阴道流血 6 个月、加重 3 个月"就诊。查体:T 36.8 ℃,P 80 次/分,R 16 次/分,BP 135/90 mmHg。妇科检查:外阴老年型;阴道内少许血迹,未触及结节肿块;宫颈光滑;宫体前位,稍大,质软,活动度好,无压痛;双附件稍增厚,无触痛;三合诊未触及宫旁组织。于当地医院行诊刮术,病理结果提示:子宫内膜重度复杂不典型增生。

根据以上资料,请回答:

1. 该患者最可能的临床诊断。
2. 该类患者的健康教育。

【概述】

子宫内膜癌是发生于子宫体内膜层的一组上皮性恶性肿瘤，以腺癌最常见，又称子宫体癌，是女性生殖器三大恶性肿瘤（子宫颈癌、子宫内膜癌和卵巢癌）之一。多见于老年妇女，平均发病年龄60岁。子宫内膜腺癌是一种生长缓慢，发生转移也较晚的恶性肿瘤。医学知识普及诊疗技术进步使子宫内膜癌能够早期发现、早诊断、早治疗，多数患者确诊时属于早期，故预后较好，但如果蔓延至子宫颈、子宫肌层或子宫体外，其预后极差。随着妇女寿命的延长，子宫内膜癌在世界范围内的发病率有上升趋势。

【护理评估】

（一）生理评估

1. 病因　子宫内膜癌的确切病因仍不清楚。目前认为子宫内膜癌可能有两种发病类型，一种是雌激素依赖型，其发生可能是在缺乏孕激素对抗而长期接受雌激素刺激的情况下，可发生子宫内膜增生症，甚至癌变。临床上常见于无排卵性异常子宫出血、多囊卵巢综合征、分泌激素的卵巢肿瘤、长期服用雌激素的绝经后妇女，以及长期服用他莫昔芬的妇女，这种类型占子宫内膜癌的大多数，肿瘤分化较好，预后好，患者较年轻，常伴有肥胖、高血压、糖尿病、不孕及绝经延迟等。另一种是非雌激素依赖型，发病与雌激素无明显关系，多见于老年体瘦妇女，肿瘤恶性度高，分化差，预后不良。

2. 病理

（1）大体检查病变：多发生于子宫底部的内膜，以双侧子宫角附近为多见，其次为子宫后壁，就病变的形态和范围而言有以下两种。

弥散型：子宫内膜大部或全部被癌组织侵犯，病灶呈不规则菜花样物突出于宫腔。癌组织呈灰白色或淡黄色，表面有出血、坏死，有时形成溃疡，病变虽广泛累及内膜，但较少浸润肌层。晚期可侵犯肌壁全层并扩展至宫颈管，一旦癌灶阻塞宫颈管，可导致宫腔积脓。

局灶型：癌灶局限于宫腔的某部分，多见于子宫底或子宫角部，呈息肉或小菜花状。极早期病变很小，诊断性刮宫可将癌灶刮净，局灶型癌灶易侵犯肌层，晚期可扩散至整个宫腔。

（2）镜检

内膜样腺癌：占80%~90%，镜下见内膜腺体异常增生，上皮复层，并形成筛孔状结构。分化差的腺癌则腺体少，腺结构消失，成为实性癌块。按腺癌分化程度分为3级：Ⅰ级为高度分化腺癌，Ⅱ级为中分化腺癌，Ⅲ级为低度分化腺癌。分级越高，恶性程度越高。

浆液性癌：占1%~9%，恶性程度很高，易有深肌层浸润和腹腔、淋巴及远处转移，预后差。

黏液性癌：约占5%，大多腺体结构分化良好，预后较好。

透明细胞癌：占比不足5%，癌细胞细胞质丰富、透亮，核呈异型性，或有靴钉状细胞组成。恶性程度较高，易早期转移。

癌肉瘤：较少见，常见于绝经后妇女，恶性程度高，肿瘤体积可以很大，并侵犯子宫肌层，伴出血坏死。

3. 转移途径　子宫内膜癌的早期病变局限于子宫内膜，肿瘤生长缓慢，病变局限于子宫腔内的时间较长，也有极少数发展较快。主要转移途径有3种。

（1）直接蔓延：癌灶初期沿子宫内膜蔓延生长，向上可沿子宫角蔓延至输卵管，向下可累及宫颈管及阴道。若癌瘤向肌壁浸润，可穿透子宫肌壁，累及子宫浆膜层，广泛种植于盆腔腹膜、直肠子宫陷凹及大网膜。

（2）淋巴转移：是子宫内膜癌的主要转移途径。当癌肿累及宫颈、深肌层或癌组织分化不良时，易发生淋巴转移。转移途径与癌肿生长部位有关，按癌灶部位可分别转移至腹股沟浅、深淋巴结，髂淋巴结及腹主淋巴结，有的可达卵巢，也可通过淋巴逆流至阴道及尿道周围淋巴结。

（3）血行转移：偶有经血行转移到肺、肝、骨等处。

4. 临床分期　子宫内膜癌的分期，现多采用国际妇产科联盟（FIGO，2018年）修订的手术 - 病理分期（表15-2）。

表15-2　子宫内膜癌手术 - 病理分期（FIGO，2018）

分期	病变范围
Ⅰ期	肿瘤局限于子宫体
ⅠA	无肌层浸润或浸润深度<1/2肌层
ⅠB	浸润深度≥1/2肌层
Ⅱ期	肿瘤侵犯宫颈间质，但无子宫外蔓延
Ⅲ期	肿瘤局部和（或）区域扩散
ⅢA	累及子宫浆膜层和（或）附件
ⅢB	阴道和（或）宫旁受累
ⅢC	累及盆腔淋巴结和（或）腹主动脉淋巴结转移
ⅢC1	仅累及盆腔淋巴结
ⅢC2	累及腹主动脉淋巴结伴（或不伴）盆腔淋巴结受累
Ⅳ期	肿瘤侵及膀胱和（或）直肠黏膜，和（或）远处转移
ⅣA	肿瘤侵及膀胱和（或）直肠黏膜
ⅣB	远处转移，包括腹腔内转移和（或）腹股沟淋巴结转移

5. 临床表现

（1）症状

阴道流血：绝经后不规则阴道流血为最常见的症状，量一般不多。患者表现为绝经后持续性或间歇性流血；尚未绝经者常主诉经量增多，经期延长，或经间期出血。

阴道排液：少数患者诉阴道排液增多，早期多为浆液性或血性排液，晚期合并感染则有脓性或脓血性排液，有恶臭。

疼痛：晚期癌瘤浸润周围组织，或压迫神经时可引起下腹及腰背部疼痛，并向下肢及足部放射。当癌灶侵犯宫颈、堵塞宫颈管致宫腔积脓时，可出现下腹胀痛及痉挛性疼痛。

全身症状：晚期患者常伴全身症状，如贫血、消瘦、恶病质、发热及全身衰竭等。

（2）体征：早期患者无明显异常，随病情发展，妇科检查发现子宫增大，质稍软；晚期偶见癌组织自宫颈口脱出,质脆,触之易出血;合并宫腔积脓者,子宫明显增大,极软;癌灶向周围浸润,子宫固定,在宫旁或盆腔内可扪及不规则结节样物。

6. 辅助检查

(1)诊断性刮宫:是诊断子宫内膜癌最常用且最有价值的方法。常行分段诊刮,即先环刮宫颈管后探宫腔,再行宫腔搔刮内膜,标本分瓶做好标记,送病理检查,病理检查结果是确诊子宫内膜癌、位置及后期制订治疗方案的依据。

(2)超声检查:典型的子宫内膜癌声像图表现为子宫增大或大于绝经年龄子宫,宫腔内见实质不均的回声区,形态不规则,宫腔线消失。

(3)宫腔镜检查:可直接观察子宫内膜病灶的生长情况,并在直视下取可疑病灶组织送病理检查。

(4)细胞学检查:采用特制的宫腔吸管及宫腔刷放入宫腔,吸取分泌物做细胞学检查,供筛选检查用。

(5)其他:血清标志物检查、计算机断层扫描术(CT)、磁共振(MRI)、淋巴造影检查等。

7. 处理原则 根据病情及患者具体情况选择手术、放射治疗或药物治疗,可单用或综合应用。

(1)手术治疗:为首选方案,尤其是早期病例。根据病情选择手术方式及手术范围。

(2)手术加放射治疗:适用于已有转移或可疑淋巴结转移者,可于术前或术后加用放射治疗,提高疗效。术前放射的目的在于给肿瘤以致死量,减少肿瘤范围或体积,使手术顺利进行。针对腹水癌细胞阳性、细胞分化差者进行放射治疗可以提高治疗效果。

(3)放射治疗:适用于老年患者,或有严重合并症不能耐受手术及晚期患者不宜手术的病例。分为近距离照射和体外照射两种。目前子宫内膜癌单纯放疗5年生存率已达50%~70%。

(4)药物治疗

孕激素:适用于晚期或癌症复发者,不能手术切除或年轻、早期、要求保留生育功能者,选用大剂量孕激素,也可获得一定效果。

化学药物:晚期不能手术或治疗后复发者可考虑使用化疗,可单独使用一种药物,也可几种药物联合应用。化疗途径有静脉给药、腹腔给药和动脉介入化疗。

(二)心理社会评估

患者主要存在焦虑、恐惧和绝望心理,对各种检查的不熟悉、对检查结果的担忧,对检查中不适感的恐惧以及对肿瘤诊断的心理反应。

【常见的护理诊断/问题】

1. 知识缺乏:缺乏术前、术后锻炼及活动方面的知识。
2. 焦虑 与住院、需接受的诊治手段有关。
3. 有皮肤完整性受损的危险 与卧床、外照射对皮肤损伤有关。

【护理措施】

(一)一般护理

为患者提供安静、舒适的睡眠环境,减少夜间不必要的治疗程序。鼓励患者多进高蛋白、高热量、高维生素、微量元素全面的饮食，必要时静脉补充营养，提高机体抵抗力。指导患者多卧床休息，排液多时，可取半坐卧位，注意保持外阴清洁、干燥，预防感染。

（二）心理护理

评估患者对疾病及有关诊治过程的认知程度，鼓励患者及其家属讨论有关疾病及治疗的疑虑，并予以耐心解答。针对个案需求及学习能力，采用有效形式向患者介绍住院环境、诊断性检查、治疗过程，以及可能出现的不适，以求得主动配合。使患者确信子宫内膜癌的病程发展缓慢，是女性生殖器官恶性肿瘤中预后较好的一种，缓解其焦虑程度，增强治疗信心。同时引导患者之间相互关心，经常沟通，鼓励家人多陪伴，增加亲情关爱，减轻紧张和焦虑的心理状态。

（三）配合治疗的护理

1. **手术前后的护理** 认真做好术前准备，协助患者完成术后各项护理活动。

（1）术前对患者进行全面评估，同时为患者提供针对性的指导。

（2）术后给予高蛋白、富含维生素、易消化饮食。卧床期间应协助患者翻身，加强皮肤护理，为防止下肢静脉血栓形成，要多做下肢活动。咳嗽有痰者协助排痰，并鼓励患者早期离床活动，避免并发症发生。

（3）子宫内膜癌手术时间较长，范围广，手术切口会给患者带来很大疼痛，此时护士可采用沟通、触摸、安慰，分散其注意力，增强对疼痛的耐受性。必要时适当应用镇痛剂，以缓解痛苦，保证休息。

（4）术后注意保持导尿管通畅。

2. **协助患者配合治疗**

（1）对术前或术后接受放射治疗的患者，要讲解放疗的目的、作用、方法、副反应及应对措施。接受腔内放疗者，放疗前需要灌肠、留置导尿管，目的在于使直肠、膀胱空虚，避免放射性损伤。腔内置入放射源期间，指导患者绝对卧床，学会在床上活动的方法，避免发生长期卧床的并发症，取出放射源后，渐进性增加活动量，逐渐完成生活自理。

（2）对采用孕激素治疗的患者，此类药应用剂量大、时间长，需12周或以上才能评价疗效，患者需要耐心配合。常用的药物有甲羟孕酮、己酸羟孕酮（己酸孕酮）等。告知患者在治疗期间出现的水钠滞留、药物性肝炎等副反应停药后会缓解，不必紧张。采用抗雌激素制剂，如他莫西芬（TMX）治疗时，患者可能出现类似绝经综合征的症状，如潮热、急躁等，或轻度的白细胞、血小板计数下降，恶心、呕吐、闭经及不规则阴道流血等药物副反应。

（四）健康教育

1. **普及防癌知识** 大力宣传定期进行防癌检查的重要性，建议30岁以上妇女每年接受一次妇科体检，注意子宫内膜癌的高危因素和人群。严格掌握雌激素的用药指征，加强用药期间的监护、随访措施。督促围绝经期、月经紊乱及绝经后出现不规则阴道流血者进行必要检查，以排除子宫内膜癌的可能，并接受正规治疗。

2. **出院及随访指导** 完成治疗后应定期随访，及时发现异常情况，确定处理方案；同时指导恢复性生活的时间及体力活动的程度。随访时间：术后2～3年内每3个月1次，

3年后每6个月1次。5年后每12个月1次。随访内容包括详细询问病史、盆腔检查、阴道细胞学检查、胸部X线摄片、腹盆腔超声、血清CA125检测等，必要时进行CT、磁共振检查。

第四节 卵巢肿瘤

◎ **案例15-4**

某女，58岁，G_5P_2，平素月经规律，既往体健，已绝经3年。因"腹胀、腹痛2个月、加重1周，伴排便困难、尿频"就诊。查体：T 36.8 ℃，P 78次/分，R 18次/分，BP 120/85 mmHg。妇科检查：子宫右后方可触及一约10 cm大小包块，质硬，活动性欠佳，腹部略膨隆。体重较前减轻5 kg。

根据以上资料，请回答：
1. 该患者最可能的临床诊断。
2. 该类患者手术前后的护理措施。

【概述】

卵巢肿瘤是女性生殖器常见肿瘤之一，可发生于任何年龄。卵巢虽小，但组织类型复杂，卵巢肿瘤可以有各种不同的性质和形态：单一型或混合型、一侧或双侧、囊性或实质性、良性或恶性。由于缺乏早期诊断手段，卵巢恶性肿瘤死亡率居妇科恶性肿瘤首位，已成为严重威胁妇女生命和健康的主要肿瘤。

【护理评估】

（一）生理评估

1. 病因 卵巢肿瘤的发病可能与遗传、内分泌、环境等高危因素有关，20%~25%卵巢恶性肿瘤患者有家族史。

2. 组织学分类 根据WHO制订的女性生殖器官肿瘤组织学分类（2014版），卵巢肿瘤分为14大类（表15-3）。

表15-3 卵巢肿瘤组织学分类（WHO，2014年，部分内容）

一、上皮性肿瘤
　　（1）浆液性肿瘤
　　（2）黏液性肿瘤
　　（3）子宫内膜样肿瘤
　　（4）透明细胞瘤
　　（5）移行细胞肿瘤（Brenner瘤）
　　（6）浆黏液性肿瘤
　　（7）未分化癌

续表

二、性索-间质肿瘤

（1）单纯间质肿瘤：纤维瘤、泡膜瘤

（2）单纯性索肿瘤：颗粒细胞瘤

（3）混合性性索-间质瘤

（4）类固醇细胞瘤

三、生殖细胞肿瘤

（1）无性细胞瘤

（2）卵黄囊瘤

（3）胚胎癌

（4）非妊娠性绒毛膜癌

（5）成熟畸胎瘤

（6）未成熟畸胎瘤

（7）混合性生殖细胞瘤

四、转移性肿瘤

3. 常见的卵巢肿瘤及病理

（1）卵巢上皮性肿瘤：为最常见的卵巢肿瘤，占原发性肿瘤的50%~70%，占恶性肿瘤的85%~90%。多见于中老年妇女。分为良性肿瘤、交界性肿瘤和恶性肿瘤。

浆液性囊腺瘤：约占所有卵巢良性肿瘤的25%，主要发生于生育年龄。其囊肿大小不一，囊内充满淡黄色清凉液体，壁薄，表面光滑，球形，多为单侧，可分为单纯浆液性及乳头状两种。

浆液性囊腺癌：最常见的卵巢恶性肿瘤，占卵巢上皮性癌的75%。多为双侧，体积较大，半实质性。呈灰白色，结节状或分叶状，切面为多房，腔内充满乳头，质脆，出血、坏死。细胞异型明显，并向间质浸润。

交界性浆液性肿瘤：中等大小，多为双侧，囊内乳头状生长较少。细胞核轻度异型，核分裂象少，无间质浸润，预后好。

黏液性囊腺瘤：占卵巢良性肿瘤的20%，多发于生育年龄。多为单侧，体积较大，表面光滑，灰白色。切面为多房，囊腔内充满胶冻样黏液。癌细胞种植在腹膜上继续生长并分泌黏液，在腹膜表面生长，称为腹膜黏液瘤。

黏液性囊腺癌：原发性囊腺癌占卵巢癌的3%~4%。多为单侧，瘤体较大，囊壁可见乳头或实质区，囊液浑浊或为血性。

交界性黏液性肿瘤：体积较大，多为单侧，表面光滑，常为多房。囊壁增厚，囊内由实质区和乳头状形成，乳头细小，质软。细胞轻度异型，核大、深染，有少许核分裂象，无间质浸润。

（2）卵巢生殖细胞肿瘤：为来源于原始生殖细胞的一组肿瘤，好发于年轻妇女和幼女，青春期前患者占 60%～90%。生殖细胞肿瘤中仅成熟畸胎瘤为良性，其他类型均属恶性。

畸胎瘤：由多胚层组织组成。肿瘤组织多数成熟，少数未成熟，肿瘤的良、恶性及恶性程度取决于组织分化程度，而不决定于肿瘤的质地。①成熟畸胎瘤又称皮样囊肿，属良性肿瘤，占卵巢肿瘤的 10%～20%，占生殖细胞肿瘤的 85%～97%。多为单侧，中等大小，壁光滑、质韧，多为单房，囊内充满油脂和毛发，有时可见牙齿或骨质。偶见向单一胚层分化，形成高度特异性畸胎瘤。成熟囊性畸胎瘤恶变率为 2%～4%，多见于绝经后妇女。②未成熟畸胎瘤属于恶性肿瘤。多见于年轻患者，年龄 11～19 岁。复发及转移率高。

无性细胞瘤：亦称生殖细胞癌，是青春期及生育期女性最常见的恶性生殖细胞瘤。多发生于右侧。中等大小，表面光滑或呈分叶状。镜下见圆形或多角形大细胞，核大，细胞质丰富，瘤细胞呈片状或条索状排列，间质常有淋巴细胞浸润，对放疗敏感。

卵黄囊瘤：也称为内胚窦瘤，较罕见，好发于儿童及青少年，恶性程度高。多为单侧，体积较大，易破裂。镜下见疏松网状和内胚窦样结构，瘤细胞扁平、立方、柱状或多角形，可产生甲胎蛋白（AFP），故检测患者血清 AFP 水平是指导临床诊断和治疗效果的重要指标。

（3）卵巢性索间质肿瘤：来源于原始性腺中的性索及间质组织，占卵巢肿瘤的 5%～8%。此类肿瘤常具有内分泌功能，故又称为卵巢功能性肿瘤。

颗粒细胞瘤：由卵巢性索向上皮分化而成，是最常见的功能性肿瘤，肿瘤能分泌雌激素，高发于 45～55 岁，属低度恶性肿瘤。肿瘤多为单侧，表面光滑，实性或部分囊性。镜下见瘤细胞呈小多边形，偶呈圆形或圆柱形，细胞质嗜酸或中性，细胞膜界限不清，核圆，核膜清楚。预后较好，5 年生存率在 80% 以上。

卵泡膜细胞瘤：属良性肿瘤，常与颗粒细胞瘤同时存在，多为单侧，切面为实性，灰白色。镜下见瘤细胞短梭形，胞浆富含脂质，细胞交错排列呈漩涡状。常合并子宫内膜增生甚至子宫内膜癌。恶性较少见，预后较卵巢上皮性癌好。

纤维瘤：为较常见的卵巢良性肿瘤，多见于中年妇女。肿瘤多为单侧，中等大小，表面光滑或结节状，切面灰白色，实性坚硬。镜下见瘤细胞梭形，呈编织状排列。纤维瘤伴有腹水或胸腔积液，称为梅格斯综合征，手术切除肿瘤后，胸腔积液、腹水自行消失。

（4）卵巢转移性肿瘤：体内任何部位的原发性癌均可能转移到卵巢。库肯勃瘤是一种特殊的卵巢转移性腺癌，原发部位在胃肠道，肿瘤为双侧性，中等大小，多保持卵巢原状或呈肾形。镜下可见典型印戒细胞，能产生黏液。恶性程度高，预后极差。

4. 卵巢恶性肿瘤的转移途径　主要通过直接蔓延及腹腔种植方式转移。癌细胞可直接侵犯包膜，累及邻近器官，并广泛种植于腹膜及大网膜表面。由于卵巢有丰富的淋巴引流，瘤栓脱落后可随其邻近淋巴管扩散到髂区及腹主动脉旁淋巴结。因此，淋巴转移也是重要的转移途径。血行转移者少见，晚期可转移到肝及肺。

5. 卵巢恶性肿瘤的分期　采用国际妇产科联盟（FIGO）的手术-病理分期（表 15-4）。

表 15-4　卵巢恶性肿瘤的手术 - 病理分期（FIGO，2014 年）

分期	病变范围
Ⅰ期	肿瘤局限于卵巢
ⅠA	肿瘤局限于单侧卵巢，包膜完整，表面无肿瘤，腹水或腹腔冲洗液中未找到癌细胞
ⅠB	肿瘤局限于双侧卵巢，包膜完整，表面无肿瘤，腹水或腹腔冲洗液中未找到癌细胞
ⅠC	肿瘤局限于单侧或双侧卵巢并伴有如下任何一项：
ⅠC1	手术导致肿瘤破裂
ⅠC2	手术前包膜已破裂或卵巢表面有肿瘤
ⅠC3	腹水或腹腔冲洗液中找到癌细胞
Ⅱ期	肿瘤累及单侧或双侧卵巢，伴有盆腔内扩散（在骨盆入口平面以下）
ⅡA	肿瘤蔓延和种植到子宫和（或）输卵管
ⅡB	肿瘤蔓延至其他盆腔组织
Ⅲ期	肿瘤累及单侧或双侧卵巢，伴有细胞学或组织学证实的盆腔外腹膜转移或证实存在腹膜后淋巴结转移
ⅢA1	仅有腹膜后淋巴结转移（细胞学或组织学证实）
ⅢA1（ⅰ）	淋巴结转移最大直径≤10 mm
ⅢA1（ⅱ）	淋巴结转移最大直径＞10 mm
ⅢA2	显微镜下盆腔外腹膜受累，伴或不伴腹膜后淋巴结转移
ⅢB	肉眼盆腔外腹膜转移，病灶最大直径≤2 cm，伴或不伴腹膜后淋巴结转移
ⅢC	肉眼盆腔外腹膜转移，病灶最大直径＞2 cm，伴或不伴腹膜后淋巴结转移（包括肿瘤蔓延至肝包膜和脾，但未转移到脏器实质）
Ⅳ期	超出腹腔外的远处转移
ⅣA	胸腔积液细胞学阳性
ⅣB	腹膜外器官实质转移（包括肝实质转移和腹股沟淋巴结和腹腔外淋巴结转移）

6. 临床表现

（1）症状：卵巢良性肿瘤发展缓慢，初期肿瘤较小，患者常无症状，腹部无法扪及，较少影响月经。当肿瘤增长至中等大小时，患者常感腹胀，或扪及肿块。较大的肿瘤可以占满盆腔并出现压迫症状，如尿频、便秘、气促、心悸等。卵巢恶性肿瘤患者早期多无自觉症状，出现症状时往往病情已属晚期。由于肿瘤生长迅速，短期内可出现腹胀、腹部肿块及腹水等。症状轻重取决于肿瘤的大小、位置、侵犯邻近器官程度、有无并发症及组织学类型。若肿瘤向周围组织浸润或压迫神经则可引起腹痛、腰痛或下腹疼痛；若压迫盆腔静脉，可出现水肿。晚期患者多呈明显消瘦、贫血等恶病质表现。

（2）体征：早期肿瘤小，不易被发现。当肿瘤长到中等大小时或出现明显症状时，盆腔检查发现子宫旁单侧或双侧囊性或实性包块；表面光滑或高低不平；活动或固定不动。

（3）常见并发症

蒂扭转：为卵巢肿瘤最常见的并发症和妇科常见的急腹症。蒂扭转好发于瘤蒂长、活动度大、中等大小、重心偏于一侧的肿瘤，如皮样囊肿等。在患者突然改变体位或向同一方向连续转动、妊娠期或产褥期时由于子宫位置的改变均易促发蒂扭转（图15-3）。急性蒂扭转的典型症状为突然发生一侧下腹剧痛，常伴有恶心、呕吐，甚至休克。盆腔检查可触及张力较大的肿块，压痛以瘤蒂处最剧，并有肌紧张，有时扭转可自然复位，腹痛也随之缓解。

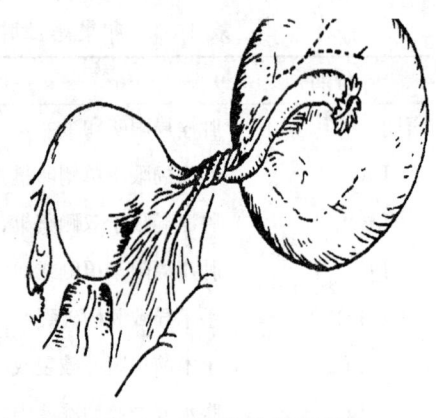

图15-3 卵巢肿瘤蒂扭转

破裂：卵巢肿瘤破裂有外伤性和自发性两种。外伤性破裂可为挤压、性交、穿刺、盆腔检查等所致；自发性破裂则为肿瘤迅速生长所致，多数为恶性肿瘤浸润性生长穿破囊壁引起。症状轻重取决于囊肿的性质及流入腹腔的囊液量，轻者仅感轻度腹痛，重者剧烈腹痛、恶心、呕吐以致腹膜炎及休克。

感染：较少见，多为肿瘤扭转或破裂后与肠道粘连引起，也可来源于邻近器官感染，如阑尾脓肿扩散。临床表现为高热、腹痛、肿块、腹部压痛、肌紧张及白细胞计数升高等腹膜炎征象。

恶变：卵巢良性肿瘤恶变多发生于年龄较大尤其绝经后者，表现为肿瘤在短期内迅速增大，患者会感腹胀，检查肿瘤体积明显增大，固定，多有腹水。疑有恶变者，应尽早手术。

7. 辅助检查

（1）超声检查：可通过查看肿块的囊性或实性、囊内有无乳头等判断肿块性质，诊断符合率＞90%。彩色多普勒超声可测定卵巢及其新生组织血流变化，协助诊断。

（2）腹腔镜检查：可直视到肿物的大体情况，必要时在可疑部位进行多点活检。

（3）细胞学检查：通过腹水或腹腔冲洗液找癌细胞，有助于进一步诊断，并可用以随访观察疗效。

（4）影像学检查：CT检查能通过更多的切面清晰显示病变范围及与周围组织的关系，肝肺有无结节及腹膜后淋巴结有无转移。卵巢畸胎瘤行腹部平片检查，可显示牙齿及骨质等。淋巴造影可判断有无淋巴转移。

（5）其他：如血AFP、CA125测定等，定期检测血CA125对于卵巢上皮性肿瘤病情监测十分重要。

8. 处理原则 卵巢肿瘤一经确诊，首选手术治疗。术中须区别卵巢肿瘤的良、恶性，必要时做冰冻切片组织学检查，以确定手术范围。恶性肿瘤患者还需辅以化疗、放疗的综合治疗方案。卵巢肿瘤并发症属急腹症，一旦确诊应立即手术。注意卵巢肿瘤与卵巢瘤样病变的区别，卵巢瘤样病变以滤泡囊肿和黄体化囊肿最常见，多为单侧，壁薄，怀疑卵巢瘤样病变者，囊肿直径＜5 cm，可进行随访观察。

（二）心理社会评估

在判断肿瘤性质时期，对患者及其家属而言，是一个艰难而又恐惧的时期，护理对象迫切需要相关信息支持，并渴望及早得到确切的诊断结果。患者一旦得知患有恶性肿瘤，其治疗可能改变自己的生育状态及以往生活方式，而产生极大的心理压力，需要护理人员协助应对这些压力，提供情感支持。

【常见的护理诊断/问题】

1. 焦虑　与发现盆腔包块有关。
2. 营养失调：低于机体需要量　与癌症、化疗药物的治疗反应等有关。
3. 预感性悲哀　与恶性肿瘤需切除子宫、卵巢有关。

【护理措施】

（一）一般护理

向患者及家属介绍摄取足够营养的重要意义。嘱患者卧床休息，降低机体能量消耗。每周测体重，必要时记录出入量，及时补充纠正血容量的不足。大多数卵巢癌患者一般情况差，入院后应卧床休息。指导患者进食品种多样、高蛋白、高维生素、高热量、易消化的食物，必要时静脉补充营养，如输血、白蛋白、氨基酸等。

（二）心理护理

为患者提供表达情感的机会和环境，详细了解患者的疑虑和需求。评估患者焦虑的程度及应对压力的技巧。耐心向患者讲解病情，解答患者的提问。鼓励患者尽可能参与护理活动，协助患者应对压力。

（三）配合治疗的护理

1. 手术前后的护理

（1）术前准备：术前遵医嘱做好肠道、阴道准备。巨大肿瘤患者，手术中准备沙袋加压腹部，以免腹压骤然下降出现休克。

（2）术后护理：术后注意观察切口及阴道残端有无渗血、渗液并及时更换敷料与会阴垫。对行肿瘤细胞减灭术者，术后一般放置引流管与腹腔化疗管各1根。保持引流管通畅，记录引流量、颜色和性状。

2. 引流腹水的护理　对存在大量腹水影响呼吸者，应行腹腔穿刺引流腹水，向患者讲明治疗的必要性，备齐腹腔穿刺物品，协助医师操作。在放腹水过程中，严密观察患者的生命体征变化、腹水的性质及有无不良反应，注意一次放腹水量不超过3000 ml，速度不宜过快，以免腹压骤降，发生虚脱。放腹水后，腹部可加沙袋，以防止腹压骤降。为避免低蛋白血症，可静脉补充白蛋白与血浆等。

3. 妊娠合并卵巢肿瘤的护理　妊娠合并良性肿瘤者，可于妊娠12周后进行手术治疗，以免引起流产；若患者已至妊娠晚期，可于妊娠足月后行剖宫产术的同时切除卵巢肿瘤，做好患者手术前后护理。妊娠合并恶性肿瘤者，应及早终止妊娠并行手术治疗，其处理和护理同非妊娠期患者。

（四）健康教育

1. 加强预防保健意识　大力宣传卵巢癌的高危因素，加强高蛋白、富含维生素A的饮食，避免高胆固醇饮食，高危妇女宜预防性口服避孕药。30岁以上妇女应每年进行1次妇科检查。高危人群不论年龄大小最好每半年接受1次检查。卵巢实性肿瘤或肿瘤直径>5 cm者，应及时手术切除。盆腔肿块诊断不清或治疗无效者，宜及早行腹腔镜检查或剖腹探查。凡乳腺癌、子宫内膜癌、胃肠癌等患者，术后随访中应定期接受妇科检查。

2. 随访指导　卵巢癌易复发，需长期进行随访和监测。随访时间为术后1年内，每3个月1次；第2年后每4~6个月1次；第5年后，每12个月1次。随访内容包括询问病史、体格检查、肿瘤标志物检测和影像学检查等。

（杜　静）

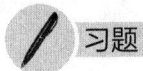

（一）简答题

1. 简述子宫颈癌发病的病因。
2. 简述卵巢肿瘤急性蒂扭转的典型症状。

（二）论述题

某女，45岁，G_2P_1，平素月经规律，无痛经。因"查体发现子宫增大1年、经量增多3个多月，伴腰酸痛、白带增多"入院。妇科检查：阴道通畅，后穹隆可见阴道分泌物，量多，宫颈肥大，宫体前位，增大如妊娠3个月大小，表面有多个结节状突起，质硬，活动好，无压痛。血常规：RBC 2.3×10^{12}/L，Hb 72 g/L，WBC 7.2×10^9/L。双附件及其他未见异常。

根据以上资料，请回答：

（1）该患者最可能的临床诊断。
（2）该类患者保守治疗的原则。

第十六章 妇科内分泌疾病患者的护理

第十六章数字资源

女性生殖内分泌疾病是妇科常见病,通常为下丘脑-垂体-卵巢轴功能异常或靶器官效应异常所致,部分还涉及遗传因素、女性生殖器发育异常等,主要表现为月经周期、经期、经量的异常。

第一节 经前期综合征

经前期综合征是指在女性黄体期反复周期性发生的以躯体、精神和行为障碍为特征的综合征。月经来潮后,症状自然消失。

【护理评估】

（一）生理评估

1. 病因　尚无定论,可能与精神社会因素、卵巢激素失调和神经递质异常有关。

（1）精神社会因素:情绪紧张会使经前期综合征患者原有症状加重,并且患者对安慰剂治疗的反应率高达30%～50%,提示社会环境与患者精神心理因素参与经前期综合征的发生。

（2）卵巢激素失调:经前期综合征可能与黄体后期雌、孕激素撤退有关。补充雌、孕激素合剂,减少性激素周期性生理性变动,能有效缓解症状。

（3）神经递质异常:黄体后期类阿片肽浓度异常下降可引起精神、神经及行为方面的变化。

2. 临床表现　经前期综合征多见于25～45岁的妇女,患者常在月经来潮前1～2周出现症状且逐渐加重,月经来潮前2～3天最为严重,月经来潮后症状迅速减轻直至消失。主要有以下症状。

（1）躯体症状:头痛、背痛、乳房胀痛、腹部胀满、便秘、肢体水肿、体重增加、运动协调功能减退等表现。

（2）精神症状:易怒、焦虑、抑郁、情绪不稳定、疲乏以及饮食、睡眠、性欲改变。

（3）行为改变:注意力不集中、工作效率低、记忆力减退、神经质、易激动等。

3. 辅助检查　可行心脏、腹部超声等检查排除其他器质性疾病。

4. 处理原则　以心理治疗、调整生活状态为主,必要时给予药物对症治疗。

（二）心理社会评估

经前期综合征患者如有较严重的精神症状，常会影响其生活质量，应注意评估患者的社会支持系统、生活或工作环境中存在的压力等情况。

【常见的护理诊断/问题】

1. 焦虑　与周期性经前出现不适症状有关。
2. 体液过多　与雌、孕激素失调有关。

【护理措施】

（一）一般护理

指导患者合理饮食，多摄取富含维生素 E、维生素 B_6 和镁的食物，有水肿者限制盐、糖、咖啡因及酒的摄入。鼓励患者多进行有氧运动如舞蹈、慢跑、游泳等，协助缓解神经紧张和焦虑。

（二）心理护理

给予患者心理安慰与疏导，使其精神放松。指导其应对压力的技巧，如腹式呼吸、生物反馈训练、渐进性肌肉松弛等。症状严重者，可行认知-行为心理治疗。

（三）用药护理

遵医嘱指导患者正确使用药物。药物治疗以解除症状为目的，常用的药物有抗焦虑药如阿普唑仑、抗抑郁药如氟西汀、利尿剂如螺内酯。此外还可口服维生素 B_6 以调节自主神经系统与下丘脑-垂体-卵巢轴的关系并且抑制催乳素的合成，服用口服避孕药或促性腺激素释放激素类似物抑制排卵、抑制激素的波动。

（四）健康教育

向患者和家属讲解经前期综合征的可能病因、主要症状及处理原则，指导患者记录月经周期及其症状，正确服用药物，增强自我控制的能力。

第二节　痛　经

痛经是指行经前后或月经期出现的子宫痉挛性疼痛，可伴下腹坠胀、腰酸或其他不适，是妇科最常见的症状之一，严重者可影响生活和工作质量。痛经分为原发性和继发性两类，前者指生殖器官无器质性病变的痛经，占痛经 90% 以上；后者指由盆腔器质性疾病如子宫内膜异位症、盆腔炎等引起的痛经。本节仅叙述原发性痛经。

【护理评估】

（一）生理评估

1. 病因

（1）子宫内膜前列腺素（prostaglandin，PG）含量增高：痛经患者子宫内膜和月经血中 $PGF_{2\alpha}$ 和 PGE_2 含量均较正常妇女明显升高，$PGF_{2\alpha}$ 含量升高是造成痛经的主要原因。在月经周期中，分泌期子宫内膜前列腺素浓度较增殖期子宫内膜高，月经期因溶酶体酶溶解子宫内膜，使 $PGF_{2\alpha}$ 和 PGE_2 含量增高。$PGF_{2\alpha}$ 含量高可引起子宫平滑肌过强收缩，血管挛缩，造成子宫缺血、缺氧状态而出现痛经。增多的前列腺素进入血液循环，还可引起心血管和消化道的症状。无排卵者增殖期子宫内膜因无孕酮刺激，所含前列腺素浓度很低，通常不发生痛经。

（2）其他：血管升压素、内源性缩宫素以及β-内啡肽等物质的增加也与原发性痛经有关。此外，原发性痛经还受精神、神经因素影响，且与个体痛阈有关。

2. 临床表现　原发性痛经的特点有：①青春期多见；②疼痛多自月经来潮后开始，最早出现在经前 12 h，行经第 1 d 疼痛最剧烈，持续 2~3 d 后缓解；③疼痛常呈痉挛性，通常位于下腹部耻骨联合上，可向腰骶部、大腿内侧放射；④可伴随出现恶心、呕吐、腹泻、头晕、倦怠乏力等症状，严重时面色苍白、出冷汗；⑤妇科检查无异常发现。

3. 辅助检查　可行盆腔超声、腹腔镜、宫腔镜、子宫输卵管造影等辅助检查，排除子宫内膜异位症、子宫腺肌病、黏膜下子宫肌瘤、宫腔粘连、盆腔炎性疾病等引起的继发性痛经和其他原因造成的疼痛。

4. 处理原则　以对症治疗为主，注意避免精神刺激和过度疲劳。

（二）心理社会评估

评估患者的心理状况，因反复疼痛，患者常会感到焦虑、担忧。

【常见的护理诊断/问题】

1. 急性疼痛　与月经期子宫收缩，血管挛缩，子宫缺血缺氧有关。
2. 焦虑　与反复痛经造成精神紧张有关。
3. 睡眠型态紊乱　与疼痛影响睡眠有关。

【护理措施】

（一）心理护理

鼓励患者抒发情绪，向其讲解痛经的相关知识，说明月经来潮时有轻度不适是生理表现，消除紧张和顾虑可缓解疼痛。

（二）用药护理

指导患者遵医嘱正确使用药物。常用的药物如下。

1. 前列腺素合成酶抑制剂　如布洛芬、酮洛芬、萘普生等，该类药物通过抑制前列腺素合成酶的活性，减少前列腺素的产生，从而可以减轻或消除痛经。月经来潮即开始服用效果佳，连服 2~3 d，治疗有效率可达 80%。

2. 口服避孕药　适用于有避孕要求的痛经妇女。该药可抑制排卵、降低前列腺素含量，缓解疼痛。

（三）健康教育

健康的生活习惯和作息对缓解疼痛有一定的作用。指导患者戒烟，保持足够的休息和睡眠，进行规律而适度的锻炼。经期注意清洁卫生、禁止性生活。告知患者痛经时可行腹部热敷和（或）进食热饮等，有助于缓解疼痛。鼓励患者增加自我控制，使身体放松以减轻痛经，疼痛不能忍受时可遵医嘱服药。

第三节 异常子宫出血

◎ **案例 16-1**

某女，12 岁，因"持续阴道出血 18 天"就诊。该女 11 岁初潮，平素月经不规律，周期 40~90 d，经期 9~16 d。此次行经经量较多，现已持续 18 d，仍有少量阴道出血，自述头晕、乏力，自测基础体温呈单相曲线。患者面色苍白，直肠-腹部诊示：子宫发育正常、无压痛，两侧附件未及包块。实验室检查：红细胞 $3.2\times10^{12}/L$，血红蛋白 101 g/L。

根据以上资料，请回答：

1. 该患者最可能的临床诊断。
2. 该患者目前的处理原则。
3. 该类患者的一般护理措施。

【概述】

异常子宫出血（abnormal uterine bleeding，AUB）是妇科常见的症状和体征，是指与正常月经的频率、月经规律性、经期长度、经期出血量中的任何一项不符，源自子宫腔的异常出血。异常子宫出血仅限定于生育期非妊娠妇女，不包括妊娠期、产褥期、青春期前和绝经后的出血。AUB 按病因不同可分为九个类型，分别是子宫内膜息肉所致 AUB、子宫腺肌病所致 AUB、子宫平滑肌瘤所致 AUB、子宫内膜恶变和不典型增生所致 AUB、全身凝血相关疾病所致 AUB、排卵障碍相关的 AUB、子宫内膜局部异常所致 AUB、医源性 AUB、未分类的 AUB。

既往所称的"功能失调性子宫出血（功血）"包括"无排卵性功血（异常子宫出血）"和"排卵性月经失调（异常子宫出血）"两类。无排卵性功血属于排卵障碍相关 AUB；排卵性月经失调包括黄体功能不足和子宫内膜不规则脱落等，涉及排卵障碍相关 AUB 和子宫内膜局部异常所致 AUB 两种类型。

【护理评估】

（一）生理评估

1. 无排卵性异常子宫出血

（1）病因：正常月经是基于排卵后黄体生命期结束，雌、孕激素撤退，子宫内膜功能层皱缩坏死而发生的周期性脱落出血。正常月经的周期、持续时间和出血量表现为明显的规律性和自限性，当机体受到内外各种因素，如精神紧张、营养不良、代谢紊乱、慢性疾病、环境及气候骤变、饮食紊乱、过度运动、酗酒以及药物等影响时，可通过大脑皮质和中枢神经系统引起下丘脑-垂体-卵巢轴功能调节或靶器官效应异常而导致月经失调。无排卵性异常子宫出血好发于青春期和绝经过渡期，生育期也可发生。

青春期：下丘脑-垂体-卵巢轴激素间的反馈调节尚未成熟，大脑中枢对雌激素的正反馈作用存在缺陷，FSH 呈持续低水平，无促排卵性 LH 高峰形成，卵巢虽有卵泡生长，但卵泡发育到一定程度即发生退行性变，形成闭锁卵泡，不发生排卵。

绝经过渡期：此期卵巢功能不断衰退，卵泡近于耗尽，剩余卵泡对垂体促性腺激素的反应低下，故雌激素分泌量锐减，以致促性腺激素水平升高，FSH 常比 LH 更高，不形成排卵前 LH 高峰，故不排卵。

生育期：生育期妇女有时因应激、肥胖或多囊卵巢综合征等因素影响，也可发生无排卵。

（2）病理生理：无排卵性异常子宫出血可分为雌激素突破性出血和雌激素撤退性出血。雌激素突破性出血有两种类型，一种是雌激素缓慢累积维持在阈值水平，可发生间断性少量出血，内膜修复慢，出血时间长；另一种是雌激素维持在较高水平，子宫内膜持续增厚，但因无孕激素作用，内膜脆弱脱落而局部修复困难，表现为少量出血淋漓不断或闭经一段时间后大量出血。雌激素撤退性出血是指在单一雌激素的刺激下，子宫内膜持续增生，此时，若有一批卵泡退化闭锁或由于大量雌激素负反馈使 FSH 分泌降低，导致雌激素水平突然下降，内膜会失去雌激素支持而剥脱出血。另外，无排卵性异常子宫出血还与子宫内膜出血自限机制缺陷有关，如子宫内膜组织脆性增加、子宫内膜脱落不全、血管结构与功能异常等。

（3）子宫内膜病理改变：根据体内雌激素水平的高低和持续作用时间长短，以及子宫内膜对雌激素反应的敏感性，无排卵性异常子宫出血的子宫内膜可表现出不同程度的增生性变化，少数可呈萎缩性改变。

增殖期子宫内膜：与正常月经周期的增殖期内膜无区别，只是在月经周期后半期，甚至月经期仍表现为增殖期形态。

子宫内膜增生：①不伴有不典型的增生，指子宫内膜腺体过度增生，大小和形态不规则，腺体和间质比例高于增殖期子宫内膜，但无明显的细胞不典型，这是雌激素长期作用而无孕激素拮抗所致，发生子宫内膜癌的风险极低；②不典型增生/子宫内膜上皮内瘤变，指子宫内膜增生伴有细胞不典型，病变区域内腺体比例超过间质，仅有少量间质分隔，发生子宫内膜癌的风险极高，属于癌前病变。

萎缩型子宫内膜：内膜萎缩菲薄，腺体少而小，腺管狭而直，胶原纤维相对增多。

（4）临床表现：无排卵性 AUB 表现为月经紊乱，即失去正常周期和出血自限性，出血间隔长短不一，短者几日，长者数月；出血量多少不一，少者仅为点滴出血，多者大量出血，不能自止，可导致贫血或休克。出血的类型取决于血雌激素水平及其下降速度、雌激素对子宫内膜持续作用的时间及子宫内膜的厚度。少数无排卵患者可有规律的月经周期，临床上称"无排卵月经"。

（5）辅助检查：有助于明确诊断或判断病情严重程度及是否存在并发症。

1）全血细胞计数、凝血功能检查。

2）尿妊娠试验或血 hCG 检测：可以排除妊娠及相关疾病。

3）生殖内分泌激素测定：可在下次月经来潮前 5~9 日（相当于黄体中期）监测血孕酮水平估计有无排卵，孕酮浓度 <3 ng/ml 提示无排卵。也可于早卵泡期测定血 LH、FSH、催乳素（PRL）、雌二醇（E_2）、睾酮（T）、促甲状腺素（TSH）水平，以了解患者不排卵的病因。

4）宫颈黏液结晶检查：可根据羊齿植物叶状结晶的出现与否判断有无排卵，若月经前检查仍可见羊齿植物叶状结晶提示无排卵。目前该辅助检查已较少应用。

5）超声检查：可以了解子宫内膜厚度及回声，明确有无宫腔占位性病变及其他生殖道器质性病变。

6）基础体温（BBT）测定：是测定有无排卵的简单可行方法，无排卵性异常子宫出血者基础体温呈单相型。

7）诊断性刮宫：兼有诊断和止血双重作用，可用于明确子宫内膜病理改变，适用于年龄>35岁、药物治疗无效或存在子宫内膜癌高危因素的异常子宫出血患者。为确定有无排卵或黄体功能，应在月经来潮前1~2 d或月经来潮6 h内刮宫；为尽快减少大量出血，除外器质性疾病，可随时刮宫。

8）宫腔镜检查：可直接观察宫颈管、子宫内膜的生理和病理变化，直视下活检的诊断准确率显著高于盲取。

（6）处理原则：青春期患者以止血、调整月经周期为主；生育期患者以止血、调整月经周期和促排卵为主；绝经过渡期患者则以止血、调整月经周期、减少经量、防止子宫内膜癌变为原则。

2. 排卵性异常子宫出血 主要包含黄体功能不足、子宫内膜不规则脱落和子宫内膜局部异常所致异常子宫出血。

（1）病因

黄体功能不足：可由多种因素造成，如卵泡期FSH缺乏，使卵泡发育缓慢，雌激素分泌减少，从而对垂体及下丘脑正反馈不足；LH脉冲峰值不高及排卵峰后LH低脉冲缺陷，使排卵后黄体发育不全，孕激素分泌减少；卵巢本身发育不良，排卵后颗粒细胞黄素化不良，孕激素分泌减少。此外，初潮、分娩后、绝经过渡期等特殊生理阶段也可导致黄体功能不足。

子宫内膜不规则脱落：当下丘脑-垂体-卵巢轴调节功能紊乱，或溶黄体机制失常，可引起黄体萎缩不全，导致子宫内膜持续受孕激素影响而不能如期完整脱落。

子宫内膜局部异常：可因子宫内膜局部凝血纤溶调节机制异常、子宫内膜修复机制异常及子宫内膜血管生成异常等引起异常子宫出血。

（2）子宫内膜病理改变

黄体功能不足：子宫内膜一般表现为分泌期，但腺体分泌不良、间质水肿不明显或腺体与间质发育不同步，内膜活检显示分泌反应至少落后2 d。

子宫内膜不规则脱落：黄体萎缩不全时，月经第5~6 d仍能见到呈分泌反应的子宫内膜，常表现为混合型子宫内膜，即残留的分泌期内膜与出血坏死组织及新增生的内膜混合共存。

（3）临床表现

黄体功能不足：常表现为月经周期缩短，有时月经周期虽在正常范围内，但卵泡期延长、黄体期缩短，以致患者不易受孕或易在妊娠早期发生流产。

子宫内膜不规则脱落：表现为月经周期正常，经期延长，可达9~10 d，且出血量多。

子宫内膜局部异常：表现为月经过多（>80 ml），经间期出血或经期延长，而周期时间正常。

（4）辅助检查：可行凝血功能检查、全血细胞计数、妊娠试验、血激素测定、盆腔超声检查、宫腔镜检查、诊断性刮宫及基础体温测定以明确诊断及判断病情严重程度。怀疑黄体功能不足者可于月经前 1~2 d 或月经来潮 6 h 内行诊断性刮宫。若子宫内膜呈分泌不良反应，活检显示分泌反应落后 2 d，提示黄体功能不足；若在月经第 5~7 d 进行诊刮，见到残留的分泌期子宫内膜与坏死内膜组织及新增生期的内膜混合共存，提示为子宫内膜不规则脱落。基础体温测定可以了解黄体功能，黄体功能不足者基础体温呈双相型，但高温相的维持时间 <11 d；子宫内膜不规则脱落者基础体温呈双相型，但下降缓慢。

（5）处理原则

黄体功能不足者：应促进卵泡发育和排卵，加强黄体功能。

子宫内膜不规则脱落者：应促进黄体功能，使黄体及时萎缩、内膜按时完整脱落。

子宫内膜局部异常者：应减少经量，无生育要求者可考虑保守性手术，如子宫内膜切除术。

（二）心理社会评估

病程较长、合并感染或止血效果不显著者，容易产生恐惧和焦虑。生育期患者常会担心疾病对其生育的影响。绝经过渡期患者常因担心疾病严重程度、疑有肿瘤等而不安。

【常见的护理诊断/问题】

1. 疲乏　与子宫异常出血导致贫血有关。
2. 有感染的危险　与子宫不规则出血、出血量多导致贫血，机体抵抗力下降有关。
3. 焦虑　与担心治疗效果及生育能力有关。

【护理措施】

（一）一般护理

1. 休息与营养　指导患者保证足够睡眠，避免过度劳累和剧烈运动；加强营养，尤其注意多摄入高蛋白质及富含铁的食物，如瘦肉、猪肝、蛋黄、黑木耳等。

2. 预防感染　严密观察与感染有关的征象，如体温、子宫体压痛等，监测白细胞计数和分类，同时做好会阴部护理，保持局部清洁、干燥，及时更换会阴垫，出血期间禁止盆浴及性生活。如有感染征象，及时与医师联系并遵医嘱给予抗生素治疗。

（二）心理护理

鼓励患者表达内心感受，耐心倾听其诉说，了解患者疑虑。提供疾病相关信息解除患者思想顾虑。鼓励患者使用放松技术，如看电视、听音乐、看书等分散自己的注意力。

（三）缓解症状的护理

1. 无排卵性异常子宫出血

（1）止血：常用性激素止血，出血严重时可辅以促凝血和抗纤溶的药物。对大量出血且药物治疗无效须立即止血或需要行子宫内膜组织学检查的患者，可给予刮宫术。

1）遵医嘱使用性激素：性激素为止血首选药物，尽量使用最低有效剂量，用药期间须严密观察，以免因性激素应用不当而引起医源性出血。常用性激素及其使用方法如下。

孕激素：使用孕激素可使雌激素作用下持续增生的子宫内膜转为分泌期，停药后子宫内膜脱落较完全，故称"子宫内膜脱落法"或"药物刮宫"，适用于体内已有一定水平雌激素、血红蛋白＞80 g/L、生命体征稳定的患者。常用药物如地屈孕酮、黄体酮、醋酸甲羟孕酮等。应注意孕激素停药后短期内必然会引起撤药性出血，故不适用于严重贫血者。

雌激素：应用大剂量雌激素可促使子宫内膜生长，短期内修复创面而达到止血效果，也称"子宫内膜修复法"，适用于血红蛋白＜80 g/L 的青春期患者。止血有效剂量与患者内源性雌激素水平有关。首选口服药物，应根据出血量和患者状态决定初治用药间隔和用药剂量。常用口服药物有戊酸雌二醇、结合雌激素，若患者不能耐受口服药物可用苯甲酸雌二醇肌内注射。对大量出血患者，应在雌激素治疗的 6 h 内见效，24～48 h 内出血基本停止。若 96 h 仍不止血，应考虑器质性病变存在的可能。经上述用药，患者止血后每 3 d 递减 1/3 量，直至维持量，维持至血止后的第 20 d 以上。雌激素治疗期间，应给予补血药或适当输血，使患者血红蛋白尽快上升。所有雌激素疗法在患者血红蛋白增加至 80～90 g/L 以上后，均必须加用孕激素使子宫内膜转化，并在雌孕激素同时撤退后脱落。对存在血液高凝状态或血栓性疾病史的患者，禁忌应用大剂量雌激素止血。

复方短效口服避孕药：适用于长期而严重的无排卵性异常子宫出血。目前使用第 3 代短效口服避孕药，如去氧孕烯-炔雌醇片、孕二烯酮-炔雌醇片或复方醋酸环丙孕酮片。患者止血后每 3 d 递减 1/3 量，直至维持量，维持至血止后的第 21 d 停药。严重持续无规律出血者建议连续使用复方短效口服避孕药 3 个月等待贫血纠正。

高效合成孕激素（内膜萎缩法）：可使内膜萎缩，达到止血目的，此法不适用于青春期患者。常用药物有炔诺酮、左炔诺孕酮，如炔诺酮 5 mg，1 次/8 时，血止后每 3 d 递减 1/3 量，直至维持量 2.5～5.0 mg/d，维持至血止后的第 21 d 停药。

雄激素：可对抗雌激素的作用，增强子宫平滑肌及子宫血管张力，减少盆腔充血而减少子宫出血量，如可使用丙酸睾酮 25～50 mg/d，肌内注射，用 1～3 d。但大出血时雄激素不能立即改变内膜脱落过程，也不能使其立即修复，单独应用止血效果不佳。

2）其他止血药的使用：酌情使用氨甲环酸、维生素 K 等一般止血药。

3）刮宫术的使用：刮宫可迅速止血，并具有诊断价值。对于病程长的生育期及绝经过渡期患者应首先考虑刮宫术；对无性生活史的青少年一般不行刮宫术，除非需要排除子宫内膜癌。

（2）调整月经周期：止血后，须调整周期。调整月经周期是治疗的根本，也是巩固疗效、避免复发的关键。调整周期的方法应根据患者的年龄、激素水平、生育要求制订。常用药物及其方法如下。

1）孕激素法：适用于体内有一定水平内源性雌激素的各年龄段患者。可于撤退性出血第 15 d 起口服孕激素，如地屈孕酮、微粒化孕酮、醋酸甲羟孕酮，连用 10～14 d。酌情应用 3～6 个周期。

2）口服避孕药法：特别适用于有避孕需求的患者。一般在止血用药撤退性出血后，周期性使用口服避孕药 3 个周期，病情反复者可酌情延至 6 个周期。

3）雌、孕激素序贯法：常用于青春期患者。若患者孕激素治疗后不出现撤退性出血，应考虑存在内源性雌激素水平不足的可能，此时可用雌孕激素序贯法。从撤退性出血第 5 d 开始，口服雌激素如结合雌激素片或戊酸雌二醇，每晚 1 次，连服 21 d，服雌激素第 11 d 起加用孕激素，如醋酸甲羟孕酮或地屈孕酮，连用 10 d，连续 3 个周期为一疗程。

4）左炔诺孕酮宫内缓释系统：放置含左炔诺孕酮缓释系统的宫内节育器，每日释放左炔诺孕酮 20 μg，能抑制子宫内膜生长，减少经量。适用于生育期或绝经过渡期且无生育要求的患者。

（3）促排卵：生育期、有生育要求者，尤其是不孕症患者宜采取促排卵措施。遵医嘱使用氯米芬、人绒毛膜促性腺素（hCG）、尿促性素（hMG）诱发排卵。

（4）子宫内膜去除术或子宫切除术：适用于药物治疗效果不佳或不宜用药、无生育要求的患者，尤其是不易随访的年龄较大者。护士应做好手术前后护理及术中配合。

2. 排卵性异常子宫出血

（1）黄体功能不足

促进卵泡发育及排卵：嘱患者于卵泡期即月经第 5 d 起每日口服低剂量雌激素，如结合雌激素（妊马雌酮）或戊酸雌二醇，连续 5~7 d；或于月经第 3~5 d 起每日口服氯米芬，连服 5 d，促进卵泡发育及排卵，以形成正常黄体。

促进月经中期 LH 峰形成：在卵泡成熟后，可肌内注射绒毛膜促性腺素，促进黄体形成，提高孕酮的分泌，延长黄体期。

黄体功能刺激疗法：于基础体温上升后开始，隔日肌注绒毛膜促性腺素，共 5 次。

黄体功能补充疗法：可选用天然黄体酮制剂，补充自身黄体的不足。

口服避孕药法：有避孕需求的患者可使用口服避孕药 3 个周期，病情反复者酌情延至 6 个周期。

（2）子宫内膜不规则脱落：可口服甲羟孕酮或肌内注射黄体酮，使黄体及时萎缩、内膜按时完整脱落；也可于基础体温上升后开始隔日肌内注射绒毛膜促性腺素，促进黄体功能并使其及时萎缩；对于无生育要求者，可口服避孕药，控制排卵、控制周期。

（3）子宫内膜局部异常所致异常子宫出血：可采用左炔诺孕酮宫内缓释系统、氨甲环酸抗纤溶治疗、短效口服避孕药、孕激素子宫内膜萎缩治疗等。对于无生育要求者，可考虑子宫内膜切除术。

（四）健康教育

指导患者按时、按量正确服用性激素，保持药物在血液中的稳定水平，不得随意停服、漏服，在治疗期间如出现不规则阴道出血应及时就诊。

第四节 绝经综合征

绝经综合征指妇女绝经前后由于性激素波动或减少而出现的一系列躯体及精神心理症状。绝经分为自然绝经和人工绝经。自然绝经是指卵巢内卵泡生理性耗竭，或残余卵泡对促性腺激素失去反应所致的绝经；人工绝经是指两侧卵巢被手术切除或行放疗、化疗等治疗导致卵巢功能受损后所致的绝经。人工绝经者更容易发生绝经综合征。

【护理评估】

（一）生理评估

1. 内分泌变化　绝经前后最明显的变化是卵巢功能衰退，随后表现为下丘脑 - 垂体功能退化。卵泡闭锁导致雌激素和抑制素水平降低以及FSH水平升高，是绝经的主要信号。

（1）雌激素：卵巢功能衰退的最早征象是卵泡对FSH敏感性降低，FSH水平升高。在绝经过渡早期雌激素水平波动很大，由于FSH升高对卵泡过度刺激可引起E_2分泌过多，甚至可高于正常卵泡期水平，因此整个绝经过渡期雌激素水平并非逐渐下降，只有当卵泡完全停止生长发育后，雌激素水平才会迅速下降。绝经后卵巢极少分泌雌激素，血液中的低水平雌激素主要来自肾上腺皮质及卵巢中雄烯二酮经周围组织转化成的雌酮（E_1）。绝经后妇女血液循环中雌酮（E_1）高于雌二醇（E_2）。

（2）孕酮：绝经过渡期卵巢尚有排卵功能，但因卵泡发育质量下降，黄体功能不足，导致孕酮分泌减少。绝经后则无孕酮分泌。

（3）雄激素：绝经后雄激素来源于卵巢间质细胞及肾上腺，总体雄激素水平下降，其中雄烯二酮主要来源于肾上腺，量约为绝经前的一半。卵巢主要产生睾酮，由于升高的LH对卵巢间质细胞的刺激增加，使睾酮水平较绝经前增高。

（4）促性腺激素：绝经过渡期FSH水平升高，呈波动型，LH仍在正常范围，FSH/LH仍<1。绝经后雌激素水平降低，诱导下丘脑释放促性腺激素释放激素（GnRH）增加，刺激垂体释放更多的FSH和LH，其中FSH升高较LH更显著，FSH/LH>1。

（5）抑制素：绝经后妇女血抑制素水平下降，较E_2下降早且明显，可能是反映卵巢功能衰退更敏感的指标。

（6）促性腺激素释放激素：绝经后GnRH分泌增加，并与LH相平衡。

（7）抗米勒管激素（anti-Müllerian hormone，AMH）：绝经后抗米勒管激素水平下降，较FSH升高及E_2下降发生早，能较早反映卵巢功能衰退。

2. 临床表现

（1）近期症状

月经紊乱：为绝经过渡期的常见症状。此期，卵巢功能出现波动，排卵稀发或无排卵，可出现月经周期不规则、经期持续时间长、经量增多或减少。

血管舒缩症状：是妇女使用性激素治疗的主要原因。主要表现为潮热，为血管舒缩功能不稳定所致，是雌激素降低的特征性表现。其特点是反复出现短暂的面部、颈部及胸部皮肤阵阵发红，伴有轰热，继之出汗，持续1~3 min。症状轻者每日发作数次，严重者十余次或更多，夜间或应激状态易发作。该症状可持续1~2年，有时长达5年或更久。潮热严重时可影响妇女的睡眠、工作和生活。

自主神经失调症状：常出现心悸、眩晕、头痛、失眠、耳鸣等症状。

精神神经症状：注意力不易集中，情绪波动大，常表现为激动易怒、焦虑不安或情绪低落、抑郁、不能自我控制等，记忆力减退也较常见。

（2）远期症状

泌尿生殖器绝经后综合征：超过50%的绝经期女性会出现该综合征，主要表现为泌尿生殖道萎缩症状，如阴道干燥、性交困难及反复阴道感染，排尿困难、尿痛、尿急等。

骨质疏松：绝经后妇女雌激素缺乏使骨质吸收增加，导致骨量快速丢失，可出现骨质疏松。50岁以上妇女半数以上会发生绝经后骨质疏松，一般发生在绝经后5~10年内，最常发生在椎体。

阿尔茨海默病：绝经后期妇女比老年男性患此病的风险高，可能与绝经后内源性雌激素水平降低有关。

心血管疾病：绝经后妇女糖、脂代谢异常增加，动脉硬化、冠心病的发病风险明显增加，可能与雌激素水平低落有关。

3. 辅助检查　须注意排除有相关症状的器质性疾病及精神疾病。以下卵巢功能评价等实验室检查有助于诊断。

（1）血清 FSH 及 E_2 测定：血清 FSH 及 E_2 有助于了解卵巢功能。绝经过渡期妇女血清 FSH＞10 U/L，提示其卵巢储备功能下降。闭经、FSH＞40 U/L 且 E_2＜10～20 pg/ml，提示卵巢功能衰竭。

（2）抗米勒管激素（AMH）测定：AMH 低至 1.1 ng/ml 提示卵巢储备下降，若低于 0.2 ng/ml 提示即将绝经，绝经后 AMH 一般测不出。

4. 处理原则　缓解近期症状，早期发现并有效预防骨质疏松症、动脉硬化等老年性疾病。

（二）心理社会评估

工作、家庭、社会环境变化可加重绝经过渡期妇女身体和心理负担，可能诱发和加重绝经综合征的症状。要注意评估近期出现的导致妇女不愉快、忧虑、多疑、孤独的生活事件。

【常见的护理诊断/问题】

1. 焦虑　与绝经过渡期内分泌改变、个性特点、精神因素等有关。
2. 知识缺乏：缺乏绝经过渡期生理、心理变化知识及应对技巧。

【护理措施】

（一）一般护理

帮助妇女建立适应绝经过渡期生理、心理变化的新生活形态，使其安全度过该阶段。指导妇女摄入足量蛋白质及含钙丰富的食物，必要时可补充钙剂。鼓励加强体育锻炼，多进行户外活动，保持一定运动量，如散步、打太极拳、骑自行车等。鼓励妇女增加社交和脑力活动，以促进正性心态。协助安排好有规律的生活和工作日程，做到劳逸结合，保证充足的休息与睡眠，必要时选用适量镇静药以助睡眠。

（二）心理护理

认真倾听，让患者表达自己的困惑和忧虑，帮助患者及其家属了解绝经过渡期的生理和心理变化，取得家庭成员和同事们的配合与关心，尽量保持情绪稳定、心情舒畅。

（三）用药护理

1. 激素补充治疗（hormone replacement therapy，HRT）　是针对绝经相关健康问题而采取的一种医疗措施，可有效缓解绝经相关症状。HRT 应在有适应证、无禁忌证的前提下使用。

（1）适应证：①绝经综合征近期症状，如潮热出汗、睡眠障碍、疲倦、情绪障碍（如易激动、烦躁、焦虑、紧张、情绪低落）等；②绝经综合征远期症状，包括泌尿生殖道萎缩相关问题（如阴道干涩、性交痛、反复发作的阴道炎、排尿困难、夜尿多、尿频、尿急、反复泌尿系统感染）、低骨量及绝经后期骨质疏松症。

（2）禁忌证：已知或可疑妊娠、原因不明的阴道流血、已知或可疑患有乳腺癌、已知或可疑患有性激素依赖性恶性肿瘤、最近6个月内患有活动性静脉或动脉血栓栓塞性疾病、严重肝肾功能障碍、血卟啉症、耳硬化症、脑膜瘤（禁用孕激素）等。

（3）慎用情况：并非禁忌证，但在应用前和应用过程中，应咨询相关专业的医师，共同确定应用的时机和方式，并采取比常规随诊更为严密的措施，监测病情的发展。慎用情况包括：子宫肌瘤、子宫内膜异位症、子宫内膜增生史、尚未控制的糖尿病及严重高血压、有血栓形成倾向、胆囊疾病、癫痫、偏头痛、哮喘、高催乳素血症、系统性红斑狼疮、乳腺良性疾病、乳腺癌家族史、已完全缓解的部分性激素依赖性妇科恶性肿瘤（如子宫内膜癌、卵巢上皮性癌等）。

（4）制剂：主要药物为雌激素，辅以孕激素。①雌激素制剂：原则上应选择天然制剂，常用戊酸雌二醇、结合雌激素、17β-雌二醇、尼尔雌醇等；②组织选择性雌激素活性调节剂：如替勃龙，根据靶组织不同，其在体内的3种代谢物分别表现出雌激素、孕激素及弱雄激素活性；③孕激素制剂：近年来倾向于选用天然孕激素制剂，如微粒化孕酮。

（5）用药途径及方案

口服：血药浓度稳定，但对肝有一定损害，可刺激产生肾素底物及凝血因子。用药方案有：①单用雌激素，适用于已切除子宫者；②雌、孕激素联合，适用于有完整子宫者，包括序贯用药和联合用药。这两种用药方案又可分为周期性和连续性，前者每周期停用激素5～7d，有周期性出血，适用于年龄较轻、绝经早期或愿意有月经样定期出血者；后者连续用药，避免周期性出血，适用于年龄较大或不愿意有月经样出血的绝经后期患者。

胃肠道外途径：能缓解潮热，防止骨质疏松，且能避免肝首过效应，对血脂影响较小。包括：①经阴道给药，常用药物有E_3栓、E_2阴道环、结合雌激素霜，主要用于治疗泌尿生殖道局部低雌激素症状；②经皮肤给药，包括皮肤贴膜及涂胶，主要药物为17β-雌二醇，每周使用1～2次，可使雌激素水平保持恒定。

（6）用药剂量与时间：HRT需个体化用药，应在综合考虑具体症状、治疗目的和危险性的前提下，选择最小剂量和与治疗目的一致的最短时期，在卵巢功能开始减退并出现相关症状时即开始应用。需定期评估，明确受益大于风险方可继续应用。停止雌激素治疗时，一般主张应缓慢减量或间歇用药，逐步停药，防止症状复发。

（7）危险性及副作用：HRT会增加某些疾病的发病风险，如子宫异常出血（多为突破性出血，应查明原因，必要时行诊刮以排除子宫内膜病变）、子宫内膜癌（单用雌激素会增加其发病风险，联合应用雌孕激素则不增加）、卵巢癌、乳腺癌（应用天然的雌孕激素增加发病风险的危险较小），长期使用性激素者应接受定期随访。此外，应用性激素还会带来一些副作用：①雌激素剂量过大可引起乳房胀、白带多、头痛、水肿、色素沉着等；②使用孕激素可引起抑郁、易怒、乳房痛和水肿，患者常不易耐受。

2. 非激素类药物的使用　可选择以下药物：①选择性5-羟色胺再摄取抑制剂，如盐酸帕罗西汀，可有效改善血管舒缩症状及精神神经症状；②钙剂，如氨基酸螯合钙胶囊，可减缓骨质丢失；③维生素D，与钙剂合用有利于钙的完全吸收，适用于绝经过渡期缺少户外活动的患者。

(四) 健康教育

介绍绝经过渡期的内分泌变化及生理过程，鼓励女性以乐观的心态去适应。设立"妇女绝经期门诊"，提供系统的绝经过渡期咨询、指导和知识教育。

第五节 闭 经

【概述】

闭经是常见的妇科症状，表现为无月经或月经停止。根据既往有无月经来潮，分为原发性闭经和继发性闭经两类。原发性闭经指年龄超过14周岁，第二性征未发育；或年龄超过16岁，第二性征已发育，月经还未来潮。继发性闭经指正常月经建立后月经停止6个月，或按自身原有月经周期计算停止3个周期以上。青春期前、妊娠期、哺乳期及绝经后的无月经来潮属生理现象，本节不讨论。

【护理评估】

(一) 生理评估

1. 病因 正常月经的建立和维持依赖于下丘脑-垂体-卵巢轴的神经内分泌调节、靶器官子宫内膜对性激素的周期性反应和下生殖道的通畅，任何一个环节发生障碍均可导致闭经。

(1) 原发性闭经：较少见，多为遗传因素或先天发育缺陷引起。约30%的患者伴有生殖道异常。根据第二性征的发育情况，可分为第二性征存在和第二性征缺乏两种类型。

第二性征存在的原发性闭经：包括米勒管发育不全（MRKH）综合征、雄激素不敏感综合征、对抗性卵巢综合征、生殖道闭锁、真两性畸形。

第二性征缺乏的原发性闭经：包括以下情况。①低促性腺激素性腺功能减退：多因下丘脑分泌GnRH不足或垂体分泌促性腺激素不足而致原发性闭经。最常见为体质性青春发育延迟，其次为嗅觉缺失综合征。②高促性腺激素性腺功能减退：指性腺先天性发育不全，如特纳综合征、46,XX单纯性腺发育不全、46,XY单纯性腺发育不全等，因性腺衰竭，性激素分泌减少可引起反馈性LH和FSH升高。

(2) 继发性闭经：发生率明显高于原发性闭经。病因复杂，按病变和功能失调的部位不同可分为下丘脑性闭经、垂体性闭经、卵巢性闭经、子宫性闭经。

下丘脑性闭经：最常见，指中枢神经系统及下丘脑各种功能和器质性疾病引起的闭经，以功能性原因为主。此类闭经的特点是下丘脑合成和分泌GnRH缺陷或下降导致垂体促性腺激素（FSH、LH）的分泌功能低下，故属低促性腺激素性闭经，治疗及时尚可逆。导致下丘脑性闭经的原因可能有以下几种。①精神应激：突然或长期精神压抑、紧张、忧虑、环境改变、过度劳累、情感创伤、寒冷等，均可能引起神经内分泌障碍而导致闭经。可能与应激状态使下丘脑分泌的促肾上腺皮质激素释放激素和皮质素分泌增加，进而刺激内源性阿片肽和多巴胺分泌，抑制下丘脑分泌GnRH和垂体分泌促性腺激素有关。②体重下降和神经性厌食：中枢神经对体重急剧下降极敏感，神经性厌食、过度节食、体重急剧下降时，会导致下丘脑多种神经激素分泌降低，引起垂体前叶多种促激素包括LH、FSH、促肾上腺皮质激素等分泌下降。当体重减轻 10%~15%，或体脂丢失 30% 时将可出现闭经。③运动性闭经：长期剧烈运动易致闭经，与患者的心理背景、应激反应程度及体脂下降有关。初潮的发生和月经的维持依赖于一定比例（17%~22%）的机体脂肪，肌肉/脂肪比例增加或总体脂肪减少，均可使月经异常。运动剧增后，GnRH 释放受抑制，使 LH 释放受抑制，也可引起闭经。目前认为体内脂肪减少和营养不良可引起瘦素水平下降，是生殖轴功能受抑制的机制之一。④药物性闭经：长期应用甾体类避孕药，因药物抑制下丘脑 GnRH 的分泌，会引起闭经。长期使用吩噻嗪衍生物（奋乃静、氯丙嗪）、利血平等，药物可抑制下丘脑多巴胺，使垂体催乳素分泌增多，引起闭经。药物性闭经通常是可逆的，停药后 3~6 个月后月经多能自然恢复。⑤颅咽管瘤：瘤体增大可压迫下丘脑和垂体柄引起闭经、生殖器萎缩、肥胖、颅内压增高、视力障碍等症状，也称肥胖生殖无能营养不良症。

垂体性闭经：主要病变在垂体。腺垂体器质性病变或功能失调，均可影响促性腺激素分泌，继而影响卵巢功能引起闭经。导致垂体性闭经的情况有垂体梗死（如希恩综合征）、垂体肿瘤（如分泌催乳素的腺瘤）以及空蝶鞍综合征等。

卵巢性闭经：闭经的原因在卵巢。卵巢分泌的性激素水平低下，子宫内膜不发生周期性变化而导致闭经，属高促性腺素闭经。常见于卵巢早衰、卵巢功能性肿瘤以及多囊卵巢综合征。

子宫性闭经：闭经原因在子宫，可因感染、创伤导致宫腔粘连引起闭经，也可为手术切除子宫或放疗破坏子宫内膜所致。子宫性闭经患者月经调节功能正常，第二性征发育也正常。

其他：当存在其他内分泌功能异常，如甲状腺、肾上腺、胰腺等功能紊乱时也可引起闭经，常见的疾病有甲状腺功能减退或亢进、肾上腺皮质功能亢进、肾上腺皮质肿瘤等。

2. 临床表现　除了闭经，患者还可能因不同病因存在一些伴随症状。如生殖道闭锁者会出现周期性下腹痛，颅咽管瘤患者会出现生殖器官萎缩、肥胖、颅内压增高、视力障碍等症状，多囊卵巢综合征患者会出现多毛、痤疮、肥胖等。应注意观察患者的精神状态、营养、全身发育状况，测量身高、体重、智力发育、躯干和四肢的比例，检查五官生长特征及第二性征发育情况、有无体格发育畸形、甲状腺有无肿大、有无多毛及溢乳等，妇科检查应注意内、外生殖器发育情况，有无先天缺陷、畸形等。其中，第二性征检查有助于鉴别原发性闭经的病因。

3. 辅助检查　生育期妇女闭经需首先排除妊娠。以下辅助检查可协助明确诊断。

（1）功能试验

1）药物撤退试验

孕激素试验：口服孕激素，如醋酸甲羟孕酮、地屈孕酮，或肌内注射黄体酮注射液，停药后出现撤药性出血（阳性反应），提示子宫内膜已受一定水平雌激素影响；停药后无撤药性出血（阴性反应），则应进一步行雌孕激素序贯试验。

雌孕激素序贯试验：适用于孕激素试验阴性者。服用雌激素，如戊酸雌二醇、结合雌激素，连服 21 d，最后 10 d 加用地屈孕酮或醋酸甲羟孕酮，同时停药后发生撤药性出血为阳性，提示子宫内膜功能正常，可排除子宫性闭经，引起闭经的原因是患者体内雌激素水平低落，应进一步寻找原因。无撤药性出血为阴性，应重复一次试验，若仍无出血，提示子宫内膜有缺陷或已被破坏，可诊断为子宫性闭经。

2）垂体兴奋试验：又称 GnRH 刺激试验，用于了解垂体对 GnRH 的反应性。若注射促性腺素释放素（LHRH）后 LH 值升高，说明垂体功能正常，病变在下丘脑；经多次重复试验，LH 值无升高或升高不显著，说明垂体功能减退，如希恩综合征。

（2）血清激素测定：测定甾体激素、催乳素、垂体促性腺激素、胰岛素等，以协助诊断。

（3）影像学检查

1）盆腔超声检查：观察盆腔有无子宫及子宫的形态、大小及内膜厚度，卵巢大小、形态、卵泡数目等。

2）子宫输卵管造影：了解有无宫腔病变和宫腔粘连。

3）CT 或 MRI：用于盆腔及头部蝶鞍区检查，可诊断卵巢肿瘤、下丘脑病变、垂体微腺瘤、空蝶鞍等。

4）静脉肾盂造影：怀疑米勒管发育不全综合征时行静脉肾盂造影可确定有无肾畸形。

（4）宫腔镜检查：能精确诊断宫腔粘连。

（5）腹腔镜检查：可在直视下观察卵巢形态、子宫大小。

（6）染色体检查：对原发性闭经的病因诊断、鉴别性腺发育不全的病因及指导临床处理均有重要意义。

（7）其他检查：可行靶器官反应检查如基础体温测定、子宫内膜取样等。怀疑结核或血吸虫病时应行内膜培养。

4. 处理原则　明确病变环节及病因后，应针对病因给予治疗，改善患者全身健康情况，进行针对性心理治疗，给予相应激素治疗。

（二）心理社会评估

闭经对自我概念有较大影响，患者会担心闭经对自己的健康、性生活和生育能力的影响。病程过长及反复治疗效果不佳时会加重患者的心理压力，表现为情绪低落，对治疗和护理丧失信心，心理问题反过来又会加重闭经。

【常见的护理诊断/问题】

1. 长期低自尊　与长期闭经，治疗效果不明显，月经不能正常来潮等有关。

2. 焦虑　与担心疾病对健康、性生活、生育的影响有关。

【护理措施】

（一）一般护理

通过饮食调节、减缓压力、控制体重、调节运动量等措施改善全身健康状况。单纯性营养不良性闭经应增加营养保持标准体重；过于肥胖造成的闭经，要同时注意有无伴有其他内分泌失调性疾病，并需采用低热量及富含维生素和矿物质的饮食；针对精神压力较大，体育运动较少的患者，应适当减压，加强户外活动，适当增加体力劳动。

(二)心理护理

建立良好的护患关系,鼓励患者表达自己的感受。向患者提供正确的诊疗信息,缓解患者的心理压力。鼓励患者与同伴、亲人交往,参与社会活动,减轻心理压力。

(三)缓解症状的护理

1. 激素治疗

(1)性激素补充治疗:可以维持女性全身健康,也可以促进和维持第二性征和月经。①雌激素补充疗法:适用于无子宫者;②雌、孕激素人工周期疗法:适用于有子宫者;③孕激素疗法:适用于体内有一定内源性雌激素水平者。

(2)促排卵:适用于有生育要求的患者。具体治疗方法包括:①对于低促性腺激素性闭经者,在采用雌激素治疗促进生殖器发育,子宫内膜已产生对雌孕激素的反应后,可采用hMG-hCG疗法促进卵泡发育及诱发排卵,该方法可能会导致卵巢过度刺激综合征(OHSS),严重者危及生命;②对于FSH和PRL均正常的闭经者,因体内已有一定内源性雌激素,可首选氯米芬作为促排卵药;③对于FSH升高的闭经患者,由于其卵巢功能衰竭,不建议采用促排卵治疗;④下丘脑性闭经的患者可给予GnRH促排卵。

(3)抑制PRL:单纯高PRL患者或垂体催乳素瘤患者可服用溴隐亭以抑制PRL分泌,恢复排卵。

(4)其他激素治疗:先天性肾上腺皮质增生所致的闭经可使用肾上腺皮质激素治疗,甲状腺功能减退引起的闭经可使用甲状腺素进行治疗。

2. 辅助生殖技术 适用于有生育要求,诱发排卵后未成功妊娠,合并输卵管问题的闭经者或因男方因素不孕者。

3. 手术治疗 适用于生殖器畸形、宫腔狭窄和粘连、肿瘤等。

(四)健康教育

向患者讲述月经周期的调节及影响月经调节和月经来潮的因素,告知闭经的临床实验室检查流程及意义,促使患者接受系统检查并配合医护人员进行治疗。

第六节 多囊卵巢综合征

多囊卵巢综合征(polycystic ovary syndrome,PCOS)是最常见的妇科内分泌疾病之一,以雄激素过高的临床或生化表现、持续无排卵、卵巢多囊改变为特征,常伴有胰岛素抵抗和肥胖。病因尚未阐明,目前研究认为可能是某些遗传基因与环境因素相互作用所致。

【护理评估】

(一)生理评估

1. 内分泌特征 该病的内分泌特征有:①雄激素过多;②雌酮过多;③LH/FSH增大;④胰岛素过多。产生这些变化可能的机制如下。

(1)下丘脑-垂体-卵巢轴调节功能异常:当垂体对GnRH敏感性增加,分泌过量LH时,会刺激卵巢间质、卵泡膜细胞产生过量雄激素。卵巢内高雄激素抑制卵泡成熟,不能形成优势卵泡,但卵巢中的小卵泡仍能分泌相当于早卵泡期水平的雌二醇(E_2),同时雄烯二酮在外周组织芳香化酶作用下转化为雌酮（E_1），形成高雌酮血症。持续分泌的雌酮和一定水平雌二醇作用于下丘脑及垂体，对 LH 分泌产生正反馈，使 LH 分泌幅度及频率增加，呈持续高水平，无周期性，不形成月经中期 LH 峰，故无排卵发生。雌激素又对 FSH 分泌产生负反馈，使 FSH 水平相对降低，LH/FSH 增大。高水平 LH 又促进卵巢分泌雄激素，低水平 FSH 持续刺激使卵巢内小卵泡发育停止、无优势卵泡形成，从而形成雄激素过多、持续无排卵的恶性循环，导致卵巢多囊样改变。

（2）胰岛素抵抗和高胰岛素血症：约 50% 的患者存在不同程度的胰岛素抵抗及代偿性高胰岛素血症。过量胰岛素作用于垂体的胰岛素受体，可增强 LH 释放并促进卵巢和肾上腺分泌雄激素，同时抑制肝性激素结合球蛋白合成，使游离睾酮增加。

（3）肾上腺内分泌功能异常：当肾上腺皮质网状带 P450c17α 酶活性增加、肾上腺细胞对促肾上腺皮质激素（ACTH）敏感性增加、功能亢进时，脱氢表雄酮及脱氢表雄酮硫酸盐升高。脱氢表雄酮硫酸盐升高提示过多的雄激素部分来自肾上腺。

2. 病理

（1）卵巢变化：双侧卵巢均匀性增大，为正常妇女的 2~5 倍，灰白色，包膜增厚、坚韧。切面见卵巢白膜均匀性增厚，较正常厚 2~4 倍，白膜下可见大小不等、≥12 个囊性卵泡，囊泡直径在 2~9 mm。镜下见白膜下有多个不成熟阶段呈囊性扩张的卵泡及闭锁卵泡，无成熟卵泡生成及排卵迹象。

（2）子宫内膜变化：因无排卵，子宫内膜长期受雌激素刺激，呈不同程度增生性改变，甚至为不典型增生。

3. 临床表现　该病多起于青春期。

（1）月经失调：最主要症状。多表现为月经稀发（周期 35 日~6 个月）或闭经。也可表现为不规则子宫出血，月经周期、经期或经量无规律性。

（2）不孕：生育期妇女因排卵障碍导致不孕。

（3）多毛、痤疮：是高雄激素血症最常见的表现。患者可有不同程度多毛，阴毛浓密且有男性型倾向，也有出现上唇和（或）下颌细须或乳晕周围长毛等。油脂性皮肤及痤疮常见，与体内雄激素积聚刺激皮脂腺分泌旺盛有关。

（4）肥胖：50% 以上患者肥胖（体重指数≥25），且常呈腹部肥胖型（腰围/臀围≥0.80），与胰岛素抵抗、雄激素过多、游离睾酮比例增加及瘦素抵抗有关。

（5）黑棘皮症：阴唇、颈背部、腋下、乳房下和腹股沟等处皮肤皱褶处出现对称性灰褐色色素沉着，皮肤增厚，质地柔软。

4. 辅助检查

（1）基础体温测定：表现为单相型。

（2）超声检查：可见卵巢增大，包膜回声增强，轮廓较光滑，间质回声增强，一侧或两侧卵巢各有≥12 个直径为 2~9 mm 无回声区（围绕卵巢边缘，呈车轮状排列，称为"项链征"）。连续监测见不到主导卵泡发育及排卵。

（3）腹腔镜检查：见卵巢增大，包膜增厚，表面光滑，呈灰白色，有新生血管，包膜下显露多个卵泡但无排卵征象。镜下取卵巢活组织检查可确诊。

（4）诊断性刮宫：目前临床较少使用。应在月经前数日或月经来潮 6 h 内进行，可见刮出的子宫内膜呈不同程度增生改变，无分泌期变化。

（5）内分泌测定

血清雄激素：睾酮水平通常不超过正常范围上限2倍，雄烯二酮常升高，脱氢表雄酮、硫酸脱氢表雄酮正常或轻度升高。

血清FSH、LH：血清FSH正常或偏低，LH升高，但无排卵前LH峰。LH/FSH≥2~3，肥胖者因瘦素等因素对中枢LH的抑制作用，LH/FSH也可在正常范围。

血清雌激素：雌酮（E_1）升高，雌二醇（E_2）正常或轻度升高并恒定于早卵泡期水平，$E_1/E_2>1$，高于正常周期。

尿17-酮类固醇：正常或轻度升高。正常提示雄激素来源于卵巢，升高提示肾上腺功能亢进。

血清催乳素（PRL）：20%~35%的患者呈现轻度增高。

抗米勒管激素（AMH）：血清AMH多为正常人的2~4倍。

其他：腹部肥胖型病患者应检测空腹血糖、口服葡萄糖耐量试验（OGTT）、空腹胰岛素及葡萄糖负荷后血清胰岛素。

5. 处理原则　调整生活方式，合理应用药物调节月经周期、降低血雄激素水平、改善胰岛素抵抗、诱发排卵，必要时给予手术治疗。

（二）心理社会评估

多毛、痤疮、肥胖等外在形象的变化对自我概念影响较大，患者会表现出焦虑、自卑，影响其社会交往。生育期发生月经失调、排卵障碍导致不孕更会加重患者的心理压力，并可能影响患者的婚姻家庭生活。

【常见的护理诊断/问题】

1. 长期低自尊　与月经失调、外在形象变化、不孕等有关。
2. 焦虑　与担心疾病对健康、性生活、生育的影响有关。

【护理措施】

（一）一般护理

指导患者调整生活方式，肥胖型多囊卵巢综合征患者应通过控制饮食、增加运动以降低体重和缩小腰围，增加胰岛素敏感性，降低胰岛素、睾酮水平，从而恢复排卵及生育功能。

（二）心理护理

建立良好的护患关系，鼓励患者抒发内心感受、疑惑与苦闷。鼓励家庭成员积极参与治疗过程，给患者充分的家庭支持。向患者提供正确的诊疗信息，缓解其心理压力。

（三）缓解症状的护理

1. 药物治疗

（1）调节月经周期

口服避孕药：周期性服用避孕药，疗程为3~6个月。雌激素可促进肝产生性激素结合球蛋白，减少游离睾酮。孕激素通过负反馈抑制垂体LH的异常高分泌，减少卵巢产生雄激素，并可直接作用于子宫内膜，抑制子宫内膜过度增生、调节月经周期。口服避孕药还能有效抑制毛发生长和治疗痤疮。

孕激素后半周期疗法：可调节月经并保护子宫内膜、恢复排卵，对 LH 过高分泌亦可起抑制作用。

（2）降低血雄激素水平

糖皮质类固醇：若患者雄激素过多且为肾上腺来源或肾上腺和卵巢混合来源时，可使用糖皮质类固醇药物如地塞米松，每晚 0.25 mg 口服，可有效抑制脱氢表雄酮硫酸盐浓度。糖皮质类固醇药物剂量不宜过大，以免过度抑制垂体-肾上腺轴的功能。

环丙孕酮：为 17-羟孕酮类衍生物，具有很强的抗雄激素作用，能抑制垂体促性腺激素的分泌，使体内睾酮水平降低。

螺内酯：是醛固酮受体的竞争性抑制剂，可抑制卵巢和肾上腺合成雄激素、增强雄激素分解，并能在毛囊竞争雄激素受体。口服 40～200 mg/d，治疗多毛需用药 6～9 个月。

（3）改善胰岛素抵抗：对肥胖或有胰岛素抵抗的患者常用胰岛素增敏剂。二甲双胍可抑制肝合成葡萄糖，且能增加外周组织对胰岛素的敏感性，口服每次 500 mg，2～3 次/天。降低患者血胰岛素水平，可纠正高雄激素状态，改善卵巢排卵功能，提高促排卵治疗的效果。

（4）诱发排卵：对有生育要求者在生活方式调整、抗雄激素和改善胰岛素抵抗等治疗后，可进行促排卵治疗。氯米芬为传统一线促排卵药物，存在氯米芬抵抗者可给予来曲唑或二线促排卵药物如促性腺激素等。诱发排卵时易发生卵巢过度刺激综合征，须严密监测，加强预防措施。

2. 手术治疗

（1）腹腔镜下卵巢打孔术：可破坏产生雄激素的卵巢间质，间接调节垂体-卵巢轴，使血清 LH 及睾酮水平下降，增加妊娠机会，降低流产风险。

（2）卵巢楔形切除术：将双侧卵巢各楔形切除 1/3 以降低雄激素水平，减轻多毛症状，提高妊娠率。因术后卵巢周围粘连发生率较高，临床不常用。

（四）健康教育

向患者讲解多囊卵巢综合征的内分泌特征及发病的可能机制，告知可选用的辅助检查及其意义。鼓励患者调整生活方式并配合医护人员进行治疗。

（康　健）

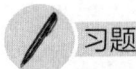习题

单项选择在线答题

（一）简答题

1. 简述经前期综合征的用药护理。
2. 简述继发性闭经的分类。

（二）论述题

某女，48 岁，平素月经规律。因"半年前无明显诱因出现月经周期不规律（周期 45～80 d），随后出现面部、颈部及胸部皮肤阵阵发红，伴有轰热、继之出汗，每日 7～8 次"就诊。自述发病以来情绪波动大，极易生气、焦虑不安。月经史：12 岁初潮，月经

$\frac{5\sim6}{28\sim30}$ 天，经量中，无痛经。既往健康，否认疾病史和手术史。生育史：2-0-0-2。入院体格检查未见异常。实验室检查：FSH 45 U/L。

根据以上资料，请回答：

（1）该患者最可能的临床诊断。

（2）该类患者的处理原则。

（3）该类患者使用激素补充治疗的危险性及副作用。

第十七章　会阴部常见疾病患者的护理

会阴部手术在妇科应用比较广泛，可治疗常见病，如外阴、阴道创伤，外阴鳞状细胞癌，处女膜闭锁，阴道发育异常，尿瘘，子宫脱垂等。护理应按照会阴特殊的解剖特点进行。

第一节　外阴、阴道创伤

【护理评估】

（一）生理评估

1. 病因　分娩是导致外阴、阴道创伤的主要原因，也可为外伤所致。创伤可伤及外阴、阴道或穿过阴道损伤尿道、膀胱或直肠。幼女受到强暴可致软组织受伤；初次性交时处女膜破裂，绝大多数可自行愈合，偶见裂口延至小阴唇、阴道或伤及穹隆，引起大量阴道流血，导致失血性贫血或休克。

2. 临床表现　由于创伤的部位、深浅、范围和就诊时间不同，临床表现亦有区别。

（1）疼痛：为主要症状，可从轻微疼痛至剧痛。

（2）局部肿胀：水肿或血肿是常见的表现。由于外阴部皮肤、黏膜下组织疏松，血管丰富，局部受伤后可导致血管破裂，组织液渗出，血液、组织液在疏松结缔组织中迅速蔓延，形成外阴或阴道血肿。若处理不及时可向上扩展，形成巨大盆腔血肿。

（3）外出血：血管破裂可导致少量或大量的鲜血自阴道流出。

（4）其他：根据出血量多少、急缓，患者可有头晕、乏力、心悸、出汗等贫血或失血性休克的症状；合并感染时可有体温升高和局部红、肿、热、痛等表现。另外，由于局部肿胀、疼痛，患者常出现坐卧不安、行走困难等。

3. 辅助检查　给予血常规、凝血试验的检查，如失血量多需输血者，需给予交叉配血及乙肝病毒五项等检测。实验室检查结果显示：出血多者红细胞计数及血红蛋白值下降；有感染者，可见白细胞数目增高。

4. 处理原则　止血、镇痛、防止感染和抗休克。

（二）心理社会评估

患者及家属常由于突然发生的意外事件而表现出惊慌、焦虑。护士需要评估患者及家属对损伤的反应，并识别其异常的心理反应。

【常见的护理诊断/问题】
1. 恐惧　与突发创伤事件有关。
2. 急性疼痛　与外阴、阴道创伤有关。
3. 潜在并发症：失血性休克。

【护理措施】

（一）一般护理

严密观察生命体征，预防和纠正休克。对于外出血较多或有较大血肿伴面色苍白者应立即帮助患者平卧、给予吸氧、开放静脉通道，做好血常规、凝血功能的检查及配血、输血准备；密切观察患者血压、脉搏、呼吸、尿量及神志的变化。

（二）心理护理

突然的创伤常导致患者和家属恐惧、担忧，护士应在抢救休克准备手术的过程中使用亲切、温和的语言安慰鼓励患者，使其积极配合治疗，同时做好家属的心理护理，使其能够为患者提供支持，更好地完成护理工作。

（三）保守治疗患者的护理

对血肿小采取保守治疗者，嘱患者采取正确的体位，保持外阴部的清洁、干燥，每日外阴冲洗3次，排便后及时清洁外阴；按医嘱及时给予止血、镇痛药；注意观察血肿的变化，24小时内冷敷，减轻患者的疼痛及不舒适感；也可加压包扎，防止血肿扩大；24小时后可以热敷或行外阴部红外线照射，以促进水肿或血肿的吸收。

（四）手术护理

外阴、阴道创伤较重的患者有急诊手术的可能，应做好配血、皮肤准备，嘱患者暂时禁食，充分消毒外阴及伤口，向患者及家属讲解手术的必要性、手术的过程及注意事项，取得配合。对大的外阴、阴道血肿应在抢救休克的同时，配合医生进行止血，并做好术前准备；有活动性出血者应按解剖关系迅速缝合止血。外阴、阴道创伤手术后阴道内常填塞纱条、外阴加压包扎，患者疼痛明显，应积极镇痛；阴道纱条取出或外阴包扎松解后应密切观察阴道及外阴伤口有无出血，患者有无进行性疼痛加剧或阴道、肛门坠胀等血肿再次形成的症状；保持外阴部清洁、干燥；遵医嘱给予抗生素防治感染。

（五）健康教育

了解导致创伤的原因，判断是外伤、遭强暴所致，还是分娩创伤未及时缝合所致。与患者及家属共同讨论此次外伤的原因，讲解相关知识做好术后出院准备。

第二节　外阴鳞状细胞癌

【概述】

外阴鳞状细胞癌是最常见的外阴恶性肿瘤，占外阴恶性肿瘤的80%~90%。多发生于绝经后妇女，发病率随年龄增长而升高，近年发病率有增高趋势。

第十七章 会阴部常见疾病患者的护理

【护理评估】
(一) 生理评估
1. 病因尚不完全清楚。与以下因素有关。①HPV感染：40%～60%的外阴癌与HPV感染相关，其中16型感染超过50%；②非HPV感染相关病变：如外阴硬化性苔藓、分化型外阴鳞状上皮内瘤变等。

2. 病理　外阴部癌灶可见浅表溃疡或硬结节，可伴出血、感染、坏死，癌灶周围皮肤可有增厚及色素改变。显微镜下见多数外阴鳞癌分化好，有角珠和细胞间桥。前庭和阴蒂的病灶倾向于分化差或未分化，常有淋巴管和神经周围的侵犯，必要时可做电镜或免疫组化染色确定组织学来源。

3. 临床分期　目前采用国际妇产科联盟（FIGO，2021年）分期法（表17-1）。

表17-1　外阴癌FIGO分期（2021）

分期	肿瘤累及范围
I期	肿瘤局限于外阴或会阴，无淋巴结转移
ⅠA期	肿瘤最大径线≤2 cm，或间质浸润≤1 mm*
ⅠB期	肿瘤最大径线>2 cm 或间质浸润 >1 mm*
Ⅱ期	肿瘤侵袭下列任何部位：下1/3尿道、下1/3阴道、下1/3肛门，淋巴结未转移
Ⅲ期	肿瘤侵袭邻近会阴器官的上部，有/无任何数目的非固定、非溃疡性淋巴结转移
ⅢA期	肿瘤侵袭下列任何部位：上2/3尿道、上2/3阴道、膀胱黏膜、直肠黏膜或腹股沟-股淋巴结转移（≤5 mm）
ⅢB期	腹股沟-股淋巴结转移（>5 mm）
ⅢC期	腹股沟-股淋巴结转移伴包膜外扩散
Ⅳ期	肿瘤固定在骨盆壁，或出现固定或溃疡性腹股沟-股淋巴结转移，或远处转移
ⅣA期	肿瘤固定在骨盆壁，或出现固定或溃疡性腹股沟-股淋巴结转移
ⅣB期	远处转移

*浸润深度指肿瘤从最接近表皮乳头上皮-间质连接处至最深浸润点的距离。

4. 临床表现

（1）症状：主要为不易治愈的外阴皮肤瘙痒。肿瘤合并感染或较晚期癌可出现疼痛、渗液、出血。肿瘤侵犯尿道或直肠时，可出现尿频、尿急、尿痛、血尿、便秘、便血等症状。

（2）体征：癌灶可生长在外阴任何部位，但大多数发生于大阴唇，也可发生于小阴唇、阴蒂和会阴，表现为各种不同形态的肿物，如结节状、菜花状、溃疡状。若已转移到腹股沟淋巴结，可扪及增大、质硬、固定的淋巴结。

5. 转移途径　外阴癌具有转移早、发展快的特点。转移途径以局部蔓延和淋巴扩散为主，极少血行转移。

（1）直接浸润：癌组织可沿皮肤黏膜直接浸润尿道、阴道、肛门，晚期时可累及直肠和膀胱等。

（2）淋巴转移：外阴淋巴管丰富，两侧互相交通形成淋巴网，外阴鳞状细胞癌几乎均通过淋巴管转移。癌灶多向同侧淋巴结转移，可波及腹股沟浅淋巴结、股深淋巴结、盆腔淋巴结，最后转移至主动脉旁淋巴结和左锁骨下淋巴结。外阴癌的预后与癌灶的大小、部位、分期、肿瘤分化、有无淋巴结转移及治疗措施等有关。

（3）血行播散：晚期经血行播散至肺、骨等。

6. 辅助检查　通过外阴活体组织病理检查以明确诊断。

7. 处理原则　以手术治疗为主，辅以放射治疗与化学药物治疗。

（1）手术治疗：是外阴癌的主要治疗手段，手术的范围取决于临床分期、病变的部位、肿瘤细胞的分化程度、浸润的深度、患者的身体状况以及年龄等。手术治疗强调个体化，在不影响预后的前提下，尽可能地缩小手术范围，以改善生活质量。

（2）放射治疗：放疗仅属于辅助治疗，适用于不能手术或需要缩小癌灶再手术的患者、晚期患者或术后局部残留癌灶及复发癌的患者。

（3）化学药物治疗：可作为较晚期或复发癌的综合治疗手段。

（二）心理社会评估

外阴局部的症状、分泌物的增加，常使患者烦躁、工作及参与活动能力下降。外阴癌为恶性肿瘤，患者常感到悲哀、恐惧、绝望；外阴部手术致使身体完整性受到影响等原因常使患者出现自尊低下、自我形象紊乱等心理方面的问题。

【常见的护理诊断/问题】

1. 慢性疼痛　与晚期癌肿侵犯神经、血管和淋巴系统有关。

2. 自我形象紊乱　与外阴切除有关。

3. 有感染的危险　与患者年龄大，抵抗力低下、手术创面大及邻近肛门等有关。

【护理措施】

（一）心理护理

向患者宣教外阴癌的相关知识同时讲解手术的方式，针对具体问题给予耐心的解释、帮助和支持；做好患者的术前指导，鼓励患者询问相关疾病及手术信息等，使患者对手术充满信心，积极配合治疗。给家属讲解疾病的相关知识，得到家属的理解和支持，让患者体会到家庭的温暖。

（二）手术护理

1. 术前准备　除按一般会阴部手术患者准备以外，外阴癌患者多为老年人，常伴有高血压、冠心病、糖尿病等疾患，应协助患者做好检查，积极纠正内科合并症；指导患者练习深呼吸、咳嗽、床上翻身等；给患者讲解预防术后便秘的方法；外阴需植皮者，应在充分了解手术方式的同时对植皮部位进行备皮、消毒后用无菌治疗巾包裹。

2. 术后护理

（1）除按一般会阴部手术患者护理以外，应给予患者积极镇痛。

（2）术后患者则应采取仰卧位，双腿外展屈膝，膝下垫软枕头，减少腹股沟及外阴部的张力，以利伤口的愈合。

（3）外阴癌术后患者因手术部位特殊、术后卧床时间长、年龄大，容易发生切口感染，应严密观察切口有无渗血，皮肤有无红、肿、热、痛等感染征象，以及皮肤湿度、温度、颜色等移植皮瓣的愈合情况。

（4）保持引流通畅，注意观察引流物的量、色、性状等；遵医嘱给予抗生素。

（5）每日行会阴擦洗，保持局部清洁、干燥；术后2日起，会阴部、腹股沟部可用红外线照射，每日2次，每次20分钟，促进切口愈合。

（6）指导患者合理进食，鼓励患者上半身及上肢活动，预防压疮。

（7）术后第5日，给予缓泻剂口服，使粪便软化。

（三）放疗患者的皮肤护理

放射线治疗者常在照射后8～10日出现皮肤的反应。护理人员应在患者放疗期间及以后的一段时间内随时观察照射皮肤的颜色、结构及完整性，根据损伤的程度进行护理。

1. 轻度损伤　表现为皮肤红斑，然后转化为干性脱屑，此期在保护皮肤的基础上可继续照射。

2. 中度损伤　表现为水疱、溃烂和组织皮层丧失，此时应停止放疗，待其痊愈，注意保持皮肤清洁、干燥，避免感染，勿刺破水疱，可涂1%甲紫液或用无菌凡士林纱布换药。

3. 重度损伤　表现为局部皮肤顽固性溃疡，应停止照射，避免局部刺激，除保持局部清洁、干燥外，可用生肌散或抗生素软膏换药。

（四）出院指导

告知患者应于术后定期复诊，医护人员与患者一起商讨治疗及随访计划以全面评估其术后恢复情况。具体随访时间：外阴癌治疗后前2年每3～6个月随访1次，第3～5年每6～12个月随访1次，以后每年随访1次。建议行子宫颈/阴道细胞学检查和HPV检测，以早期发现下生殖道上皮内病变，放疗会影响细胞学结果的准确性。怀疑复发者需行影像学及实验室检查。

第三节　子宫脱垂

◎ 案例17-1

某女，62岁，G_5P_3。患慢性支气管炎20余年，经常咳嗽。近2年感觉下身有块状物脱出，近5个月块状物逐渐增大，仰卧后未见消失，并伴尿频、尿失禁。妇科检查：阴道前后壁重度膨出，宫颈及全体宫体脱出阴道口外。

根据以上资料，请回答：
1. 该患者最可能的临床诊断。
2. 该类患者的手术护理措施。

【概述】

子宫脱垂是指子宫从正常位置沿阴道下降，宫颈外口达坐骨棘水平以下，甚至子宫全部脱出阴道口以外，常伴有阴道前后壁膨出。

【护理评估】

(一)生理评估

1. 病因

(1) 分娩损伤:为子宫脱垂最主要的原因。在分娩过程中,特别是阴道助产或第二产程延长者,盆底肌、筋膜以及子宫韧带均过度延伸而削弱其支撑力量。若产后过早参加重体力劳动,将影响盆底组织张力的恢复,导致未复旧的子宫有不同程度的下移。多次分娩增加盆底组织受损机会。

(2) 长期腹压增加:长期慢性咳嗽,便秘,经常举重物以及盆腹腔的巨大肿瘤、腹水、腹型肥胖等,均可使腹压增加,使子宫向下移位。

(3) 盆底组织发育不良或退行性变:子宫脱垂偶见于未产妇或处女,多系先天性盆底组织发育不良或营养不良所致;常伴有其他脏器(如胃等)下垂。一些年老的患者及长期哺乳的妇女体内雌激素水平下降,盆底组织萎缩退化也可导致子宫脱垂或加重子宫脱垂的程度。

2. 临床分度 以患者仰卧用力向下屏气时子宫下降程度,将子宫脱垂分为 3 度。

Ⅰ度:轻型为宫颈外口距离处女膜缘<4 cm,但未达处女膜缘;

重型为宫颈外口已达处女膜缘,在阴道口可见到宫颈。

Ⅱ度:轻型为宫颈已脱出阴道口外,宫体仍在阴道内;

重型为宫颈及部分宫体已脱出阴道口外。

Ⅲ度:宫颈及宫体全部脱出至阴道口外。

3. 临床表现 Ⅰ度患者多无自觉症状,Ⅱ、Ⅲ度患者主要有如下表现。

(1) 腰骶部酸痛及下坠感:下垂子宫对韧带的牵拉,盆腔充血所致。站立过久或劳累后症状明显,卧床休息以后症状减轻。

(2) 肿物自阴道脱出:常在腹压增加时,阴道口有一肿物脱出。开始时肿物在仰卧休息时可变小或消失,严重者休息后亦不能回缩,须用手还纳至阴道内。若脱出的子宫及阴道黏膜水肿,用手还纳也有困难,子宫长期脱出在阴道口外,患者行动极为不便,长期摩擦可出现宫颈溃疡,甚至出血,若继发感染则有脓性分泌物。

(3) 排便异常:伴膀胱、尿道膨出的患者易出现排尿困难,尿潴留或压力性尿失禁等症状。若继发泌尿道感染可出现尿频、尿急、尿痛等。若合并有直肠膨出的患者可有便秘、排便困难。

4. 处理原则 除非合并压力性尿失禁,无症状的患者不需治疗。有症状者可采用保守或手术治疗,治疗以安全简单和有效为原则。

(1) 非手术治疗

支持疗法:加强营养,合理安排休息和工作,避免重体力劳动;积极治疗便秘、慢性咳嗽及腹腔巨大肿瘤等增加腹压的疾病。

盆底肌锻炼:可增加盆底肌群的张力。盆底肌(肛提肌)锻炼也称为 Kegel 锻炼,指导患者行收缩肛门运动,用力使盆底肌收缩 3 秒以上后放松,每次 10~15 分钟,每日 2~3 次。

放置子宫托:子宫托是一种支持子宫和阴道壁并使其维持在阴道内而不脱出的工具,尤其适用于患者因全身状况不适宜手术、妊娠期和产后,手术前放置可促进膨出面溃疡的愈合。常用的子宫托有喇叭形、环形和球形3种。重度子宫脱垂伴盆底肌明显萎缩以及宫颈、阴道壁有炎症、溃疡者不宜使用，经期停用。

中药和针灸：可促进盆底肌肌张力恢复，缓解局部症状。

（2）手术治疗：凡非手术治疗无效或Ⅱ、Ⅲ度子宫脱垂者均可根据患者的年龄、全身状况及生育要求等采取个体化治疗。手术目的是缓解症状、恢复正常的解剖位置和脏器功能，有满意的性功能。常规选择以下手术方法：阴道前后壁修补术加主韧带缩短及宫颈部分切除术——曼彻斯特手术（Manchester手术）、经阴道子宫全切除术及阴道前后壁修补术、阴道封闭术及盆底重建手术等。

（二）心理社会评估

由于长期的子宫脱出使行动不便，患者不能从事体力劳动、二便异常、性生活受到影响，患者常出现焦虑、情绪低落，不愿与他人交往。

【常见的护理诊断/问题】

1. 焦虑　与长期的子宫脱出影响正常生活有关。
2. 慢性疼痛　与子宫下垂牵拉韧带、宫颈，阴道壁溃疡有关。

【护理措施】

（一）一般护理

加强患者营养，卧床休息。积极治疗原发疾病，教会患者盆底肌锻炼方法。

（二）心理护理

子宫脱垂患者由于长期受疾病折磨，往往有烦躁情绪，护士应为其讲解子宫脱垂的疾病知识和预后；做好家属的工作，让家属理解患者，协助患者早日康复。

（三）使用子宫托患者的护理

1. 子宫托的取放方法　以喇叭形子宫托为例，选择大小适宜的子宫托；放置前让患者排尽二便，洗净双手，蹲下并两腿分开，一手持托柄，使托盘呈倾斜位进入阴道口，将托柄边向内推边向阴道顶端旋转，直至托盘达子宫颈，然后屏气，使子宫下降，同时用手指将托柄向上推，使托盘牢牢地吸附在宫颈上。放妥后，将托柄弯度朝前，对正耻骨弓后面便可。取子宫托时，手指捏住子宫托柄，上、下、左、右轻轻摇动，等负压消失后向后外方牵拉，即可自阴道滑出。

2. 子宫托使用的注意事项

（1）放置前阴道应有一定水平的雌激素作用。绝经后妇女可选用阴道雌激素霜剂，一般在用子宫托前4~6周开始应用，并在放托的过程中长期使用。

（2）子宫托应每日早上放入阴道，睡前取出消毒后备用，避免放置过久压迫生殖道而致糜烂、溃疡，甚至坏死造成生殖道瘘。

（3）保持阴道清洁，月经期和妊娠期停止使用。

（4）上托以后，分别于第1、3、6个月时到医院检查1次，以后每3~6个月到医院检查1次。

（四）手术护理

1. 术前准备

（1）术前5日开始进行阴道准备，Ⅰ度子宫脱垂患者应每日坐浴2次，一般采取

1∶5000的高锰酸钾液或0.2%的聚维酮碘液。

（2）对Ⅱ、Ⅲ度子宫脱垂的患者，特别是有溃疡者，行阴道冲洗后局部涂含抗生素的软膏，并勤换内裤。注意冲洗液的温度，在41~43℃为宜，冲洗后戴无菌手套将脱垂的子宫还纳于阴道内，让患者平卧于床上30分钟。

（3）用清洁的卫生带或丁字带支托下移的子宫，避免子宫与内裤摩擦。

（4）积极治疗局部炎症，按医嘱使用抗生素及局部涂含雌激素的软膏。

2. 术后护理　术后应卧床休息7~10日；留置尿管10~14日；避免增加腹压的动作；术后用缓泻剂预防便秘；每日行外阴擦洗，注意观察阴道分泌物的特点；应用抗生素预防感染。其他护理同一般会阴部手术的患者。

（五）出院指导

术后一般休息3个月，禁止盆浴及性生活，半年内避免重体力劳动。术后2个月到医院复查伤口愈合情况；3个月后再到门诊复查，医生确认完全恢复以后方可有性生活。

（郭艳巍）

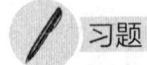 习题

简答题

1. 简述子宫脱垂患者应用子宫托的注意事项。
2. 简述外阴血肿患者保守治疗的护理措施。

单项选择在线答题

第十八章 其他常见妇科疾病患者的护理

第十八章数字资源

妇科疾病除了前面有关章节介绍的内容外，还包括子宫内膜异位性疾病、不孕症、生殖器发育及功能异常、生殖器损伤等；其中，子宫内膜异位性疾病和不孕症是妇科常见疾病，故在本章介绍。子宫内膜异位性疾病作为妇科常见的疾病，可造成盆腔粘连、子宫后倾、双输卵管粘连等，患有该疾病者可有40%出现不孕症。不孕症虽然不是致命性疾病，但可造成妇女心灵创伤并影响家庭生活质量，甚至导致家庭不和睦。

第一节 子宫内膜异位性疾病

◎ 案例18-1

某女，29岁，已婚，1年前开始出现痛经，且不断加重，月经淋漓不尽，经期由之前的5天延长至10天，婚后3年未避孕情况下未妊娠。B超显示：子宫后倾，可见卵巢子宫内膜样囊肿（卵巢巧克力囊肿）。经诊断为：子宫内膜异位症。

根据以上资料，请回答：
1. 该类患者的一般护理措施。
2. 该类患者的健康教育。

【概述】

具有生长功能的子宫内膜组织出现在子宫腔以外的身体其他部位时，称为子宫内膜异位性疾病。当子宫内膜腺体和间质出现在子宫体以外的部位时，称为子宫内膜异位症。当子宫内膜腺体和间质侵入子宫肌层时，称子宫腺肌病。异位内膜可以侵犯全身任何部位，以卵巢、宫骶韧带最常见，其次为子宫及其他脏器腹膜、直肠阴道隔等部位。

【护理评估】

（一）生理评估

1. 病因

（1）子宫内膜异位症：病因目前尚不清楚，学者们经过研究提出以下学说。

子宫内膜种植学说：经血中所含的子宫内膜在经期可随经血逆流，经输卵管进入盆腔，种植于卵巢及邻近的盆腔腹膜，并在此处生长和蔓延，是目前较为公认的学说。

体腔上皮化生学说：卵巢表面上皮、盆腔腹膜受到经血、慢性炎症和卵巢激素的反复刺激，衍化为子宫内膜样组织，形成子宫内膜异位症。

诱导学说：种植的内膜释放某种未知物质，诱导未分化的间充质形成子宫内膜异位组织。

（2）子宫腺肌病：目前主要认为是内膜病灶由基底层子宫内膜侵入肌层生长所致。多次妊娠和分娩、人工流产、慢性子宫内膜炎等造成子宫内膜基底层损伤时均易导致子宫腺肌病的发生。

2. 病理变化　子宫内膜异位症的主要病理变化是异位的内膜随卵巢激素的变化而发生周期性出血，伴有周围纤维组织增生和粘连，在病变区域形成紫褐色斑点或小泡，最终形成紫褐色实质性结节或形成囊肿。卵巢的子宫内膜异位最多见，80%的患者为一侧卵巢受累，50%的患者双侧卵巢出现病变。早期在卵巢表面可见紫褐色斑点或小泡，因异位的内膜反复出血形成单个或多个囊肿，称为卵巢子宫内膜异位囊肿。因囊肿内含有暗褐色黏稠陈旧性出血，状似巧克力液体，又称卵巢巧克力囊肿。由于内膜周期性出血，囊肿内压力不断增高，少量血液渗漏至卵巢表面，引起腹膜局部炎性反应和组织纤维化，导致卵巢与邻近组织器官粘连。

子宫腺肌病异位内膜在肌层多呈弥漫性生长，故子宫均匀性增大，多数不超过12周妊娠子宫大小。

3. 临床表现

（1）症状

子宫内膜异位症：症状因人而异，因病变部位不同而有不同的症状。25%的患者没有明显症状。

①痛经：是子宫内膜异位症的典型症状，50%的患者有此症状。痛经的特点为继发性痛经且进行性加重。疼痛部位多位于下腹部及腰骶部，可放射至阴道、会阴、肛门、大腿，一般于月经来潮时出现，经期第1d疼痛最剧烈，以后逐渐减轻，至月经干净时消失。疼痛的性质多为坠胀感，严重者可伴有恶心、呕吐，甚至虚脱。②月经失调：是子宫内膜异位症患者的常见症状，15%~30%的患者有月经过多、经期延长、月经淋漓不尽或经前期点滴出血，可能与病灶破坏了卵巢组织造成卵巢内分泌功能受到影响有关。③不孕：高达40%的子宫内膜异位症患者会出现不孕，可能与盆腔组织、器官广泛粘连或输卵管蠕动减弱，影响卵子排出、摄取和受精卵运行有关；也可能与卵巢内分泌功能异常有关。④性交痛：多见于子宫直肠陷凹有内膜异位病灶或病变导致子宫后倾固定的患者，特点是深部性交痛，且在月经来潮前性交痛更为明显。

子宫腺肌病：主要症状是经量过多、经期延长和逐渐加重的进行性痛经。疼痛常于经前1周开始，直至月经结束。35%的患者无典型症状。

（2）体征：妇科检查时，子宫内膜异位症患者可发现子宫后倾固定，可扪及触痛性结节；囊肿破裂时可有腹膜刺激征。子宫腺肌病子宫呈均匀性增大，触痛明显，经期压痛加重。

4. 辅助检查

（1）B型超声检查：可以确定卵巢子宫内膜异位囊肿的位置、大小和形状，明确与周围脏器是否粘连。

（2）CA125值：子宫内膜异位症患者血清CA125值可能升高，但升高范围与卵巢癌患者有一定范围的重叠。CA125值的变化可以用于子宫内膜异位症治疗效果的监测。

（3）腹腔镜检查：是目前诊断子宫内膜异位症的最佳方法。通过腹腔镜对可疑病变进行活检即可确诊，并可估计病变的大小、分布。目前腹腔镜辅助下手术也是治疗子宫内膜异位症的常用方法。

5. 处理原则　子宫内膜异位症的治疗原则是去除病灶、缓解症状、促进生育、预防复发。治疗方案需考虑到患者的年龄、症状、部位及浸润深度，以及生育情况和需求。对无症状或症状轻微的患者，可定期随诊；对有生育要求的年轻妇女尽量进行药物治疗、腹腔镜手术或保守性开腹手术，促使其尽早妊娠；对年龄大、无生育要求及药物治疗、腹腔镜手术无效者，可考虑根治性手术。

（1）期待疗法：用于病变轻微、无症状或症状轻微者，可数月随访1次。对有生育要求者应进行不孕症的相关检查，必要时进行治疗。行期待疗法期间，若患者症状和体征加重，应改用积极的治疗方法。

（2）药物治疗：由于妊娠和闭经可避免发生痛经和经血逆流，因此临床上常采用假孕疗法和假绝经疗法。

假孕疗法：口服低剂量高效孕激素和炔雌醇复合避孕药，连续服用6~9个月，模拟妊娠期变化，使异位的内膜出现蜕膜样变、局限性坏死和腺体萎缩消退，缓解痛经，减少经量。主要副作用有恶心、呕吐、体重增加、乳房胀痛等。

假绝经疗法：通过药物阻断垂体促性腺激素的合成和释放，直接抑制卵巢类固醇激素（甾体激素）的合成，抑制与靶器官性激素受体结合，从而使子宫内膜萎缩导致患者短暂闭经。主要药物有达那唑、促性腺激素释放激素激动剂和米非司酮。常见副作用有体重增加、乳房缩小、痤疮、多毛、性欲减退等。因达那唑在肝内代谢，肝功能受损者不宜使用。

（3）手术治疗：适用于药物治疗无效、症状加重、生育功能未恢复，以及有较大的卵巢子宫内膜异位囊肿者。

保留生育功能的手术：适用于有生育要求的患者，特别是药物治疗无效者。保留子宫、一侧或双侧卵巢，手术应尽量切除病灶，以减轻症状、促进生育。目前最常用的手术方式为腹腔镜手术。

保留卵巢功能的手术：切除盆腔内异位内膜病灶及子宫，保留至少一侧或部分卵巢。适用于症状明显且无生育要求的45岁以下患者，术后约5%复发。

根治性手术：切除和清除子宫、双侧附件及盆腔内所有异位内膜病灶，适用于45岁以上的重症患者。

（二）心理社会评估

进行性加重的痛经常影响患者的工作、学习与生活，患者容易出现焦虑、恐惧，对治愈疾病缺乏信心，尚未生育的患者常担心影响生育，迫切需要咨询指导。

【常见的护理诊断／问题】

1. 疼痛　与子宫内膜异位性疾病引起的痛经有关。
2. 焦虑　与担心不孕以及治疗效果有关。

3. 知识缺乏：缺乏疾病及治疗的相关知识。

【护理措施】

（一）一般护理

1. 指导女性在经期应尽量避免剧烈的活动，防止体位和腹压变化引起经血逆流。

2. 尽量避免频繁宫腔手术操作。进入宫腔内的手术，缝合子宫时应避免缝线穿过子宫内膜层。

3. 人工流产吸宫术时，宫腔内负压不宜过高，避免突然将吸管拔出，使宫腔血液和内膜碎片随负压被吸入腹腔。

（二）心理护理

1. 子宫内膜异位性疾病所导致的疼痛、性交痛和不孕症常影响患者的家庭幸福和生活质量。另外，除根治性手术外，其复发率较高。因此，在治疗和随访的过程中须观察患者及其家庭的心理反应和应激状况。告知患者本病为良性疾病，经过治疗，症状多数能够缓解。

2. 根据患者及其家庭的需求，个性地制订治疗和护理方案。帮助患者充分了解自己的疾病及治疗方案，树立治疗的信心，以达到最佳的治疗效果。

（三）缓解症状的护理

1. 药物治疗患者的护理

（1）无论假孕疗法还是假绝经疗法，都需要长期服药。

（2）药物的种类很多，副作用也不同。有些不良反应2~3个月后减轻，有些在治疗停止后结束，护士应提醒患者不必过分担心不良反应的出现，不要随便停药，也不要因为症状稍有减轻而自行减药。应遵医嘱，坚持服药。

（3）药物治疗虽不能根治疾病，但可以减轻症状，为手术做准备，减少盆腔粘连，增大手术切净的机会。

2. 手术患者的护理

（1）若出现腹部压痛、反跳痛等腹膜刺激征，或伴有不同程度休克，可能发生了卵巢子宫内膜样囊肿破裂，须立即手术。护士应准备好抢救物品和药物，以备急救用。紧急情况时，迅速做好配血、备皮、建立静脉通道等手术前准备，为抢救患者生命赢得时间。

（2）手术患者的护理按开腹手术或腹腔镜手术常规进行术前准备，术后注意预防出血。术后采取半坐卧位，并指导伤口护理、术后性生活及随诊时间。

（四）健康教育

1. 指导有生育要求的患者，在治疗一段时间后，积极采取助孕方法，争取在手术后半年到1年内受孕。

2. 指导患者避免在经期进行宫腔内的操作，避免在经期及月经刚干净时同房，以免脱落的子宫内膜经输卵管进入盆腔，以减少发病。

3. 指导患者定期进行盆腔B超随诊，观察卵巢子宫内膜样囊肿的大小变化，若迅速增大，则准备手术治疗。

4. 嘱患者避免剧烈运动，若出现突发的剧烈腹痛，如绞痛、大汗淋漓，可能为囊肿扭转，应及时就诊。月经期，由于囊肿过度充盈，张力较大，易发生破裂，应嘱患者在经期密切观察病情。

第二节 不孕症

◎ 案例 18-2

某女，34岁，身高 165 cm，体重 60 kg。结婚 6 年，夫妻生活正常，未避孕、未妊娠。12 岁月经初潮后一直不规律，周期 24～40 天不等，经期 8～14 天。基础体温测定连续 4 个周期呈单相型。妇科查体及输卵管造影均未见异常。该女无其他疾病史。男方精液常规正常。

根据以上资料，请回答：
1. 引起该患者不孕的主要原因。
2. 该类患者的心理护理措施。

【概述】

女性无避孕情况下性生活至少 12 个月而未受孕，称为不孕症；对于男性则称为不育症。按照是否有过妊娠，不孕症可分为原发性和继发性两类，其中从未妊娠者称为原发不孕，有过妊娠后出现不孕者称为继发不孕。不孕症发病率因国家、种族和地区不同存在差别，但并不显著，我国不孕症发病率为 7%～10%。

【护理评估】

（一）生理评估

1. 病因 导致不孕的因素包括女方、男方、男女双方和不明原因。

（1）女性因素：受孕是一个复杂的生理过程，性交后精子顺利经过阴道、宫颈、宫腔再运行到输卵管，卵巢排出正常的卵子，卵子和精子能够在输卵管内相遇并结合成为受精卵，受精卵顺利地被输送进入子宫腔，子宫内膜已充分准备适合于受精卵着床。这些环节中有任何一个环节出现问题便能阻碍受孕。所以导致女方不孕的因素包括盆腔因素、排卵障碍及免疫因素。

盆腔因素：约占全部不孕因素的 35%，是导致我国女性不孕症，特别是继发性不孕症最主要的原因。具体原因包括：①输卵管因素，包括盆腔手术后粘连和盆腔炎症导致的输卵管梗阻、周围粘连、积水等，阴道炎、子宫内膜炎、子宫内膜结核等引起的输卵管炎症、输卵管病变等。②子宫体病变，主要包括子宫黏膜下肌瘤、肌壁间肌瘤（体积较大影响宫腔形态）、子宫腺肌病、宫腔粘连以及子宫内膜息肉等。③子宫颈因素，包括宫颈狭窄和宫颈病变等。宫颈狭窄可以影响精子进入宫腔。宫颈感染可以改变宫颈黏液量和性状，影响精子活力和进入宫腔的数量。宫颈息肉可阻挡精子顺利进入宫腔。④子宫内膜异位症与不孕的确切关系和机制目前尚不完全清楚，可能通过盆腔和子宫腔免疫机制紊乱导致排卵、输卵管功能、受精、黄体生成等环节的改变影响受孕。⑤先天发育畸形，如纵隔子宫、双角子宫和双子宫、先天性输卵管发育异常等。

排卵障碍：占女性不孕的 25%～35%。对月经周期不规则、年龄≥35 岁、卵巢窦状卵泡计数持续减少者，首先要考虑排卵障碍，常见的病因包括：①下丘脑病变，如低促性腺激素性无排卵；②垂体病变，如高催乳素血症、希恩综合征；③卵巢病变，如卵巢早衰、多囊卵巢综合征和先天性性腺发育不全等；④其他内分泌疾病，如甲状腺功能异常、先天性肾上腺皮质增生症等。

免疫因素：女性体内可产生抗透明带抗体，该抗体可改变透明带的性状或阻止受精甚至植入过程，从而引起不孕。抗心磷脂抗体可引起种植部位小血管内血栓形成，导致胚胎种植失败。

（2）男性因素：主要有精液异常、男性性功能障碍及免疫因素。

精液异常：①先天性腺发育异常，如隐睾、睾丸发育不全、精曲小管（曲细精管）萎缩等，可妨碍精子产生、无精或精子数量少、精子活动异常及形态异常等，均可导致受孕困难。②全身原因，包括全身性慢性消耗性疾病、长期营养不良、慢性中毒（吸烟、酗酒）、精神过度紧张等，可能影响精子产生。③局部原因，如幼年腮腺炎并发睾丸炎导致睾丸萎缩，睾丸结核使睾丸组织遭受破坏，精索静脉曲张有时可影响精子产生。④环境因素，如经常暴露在高温、射线或有毒物质环境中，可导致精子质量和数量异常。

男性性功能障碍：指器质性或心理性原因引起的勃起功能障碍、不射精、逆行射精，或性唤起障碍所致的性交频率不足等。

免疫因素：某些疾病因素下，在体内产生自身抗精子的抗体，引起精子的凝集现象，影响精子的运动和受精，从而阻碍了精子和卵子的结合进而引起不孕。

（3）男女双方因素：可能因存在知识缺乏和精神因素导致不孕不育。

缺乏性生活的基本知识：因为男女双方都缺乏性生活的基本知识，不了解生殖系统的解剖和生理结构而导致不正确的性生活。

精神因素：夫妇双方过分盼望妊娠，性生活紧张而出现心理压力。此外，工作压力、经济负担、家人患病、抑郁、疲乏等都可以导致不孕。

（4）不明原因性不孕：占不孕人群的10%～20%，是一种生育力低下的状态；指经过不孕症的详细检查，依靠现今检查方法尚未发现明确病因的不孕症。

2. 辅助检查

（1）女方检查：包括全身检查、妇科检查和不孕相关辅助检查。

全身检查：全身检查要注意全身发育及营养状况、第二性征发育、毛发分布、脂肪分布、乳房发育等情况，挤压乳腺时有无乳汁，有无男性化现象，并注意有无脑垂体、肾上腺、甲状腺功能失调引起的体态异常或皮肤色素异常等变化。

妇科检查：了解内外生殖器官的发育情况，有无畸形、炎症，有无器质性病变，白带性状，子宫的大小、位置和活动度，附件区有无压痛、包块，盆腔内有无可触痛结节等。

女方不孕的特殊检查：包括如下几方面。①卵巢功能检查：常有基础体温测定、宫颈黏液检查、阴道脱落细胞涂片检查、诊断性刮宫或子宫内膜组织活检（检查子宫内膜，了解有无排卵和黄体功能状态，可同时了解子宫状态。于月经前或月经来潮12 h内取）、激素测定（在月经周期中用放射免疫法测定血中卵泡刺激素、黄体生成素、催乳素、雌二醇、孕酮等水平进行动态观察）。②输卵管通畅试验：男方检查后未发现异常，女方有排卵、黄体功能正常时可做输卵管通畅试验，包括输卵管通液术、子宫输卵管碘油造影术等。一般安排在月经干净后 3～7 d 进行。输卵管通液术同时可分离轻度粘连，起到一定的治疗作用。如发现输卵管阻塞或不通畅，应进行子宫输卵管碘油造影，以明确堵塞部位，还可了解子宫形态。③宫腔镜或腹腔镜检查：宫腔镜检查可了解子宫内膜形态、色泽和厚度，双侧输卵管开口，是否有宫腔粘连、子宫畸形、内膜息肉等病变。联合腹腔镜检查时可以判别输卵管的通畅度。腹腔镜检查可以进一步了解盆腔情况，直接观察子宫、输卵管、卵巢有无病变或粘连，并可结合输卵管通液术，直视下确定输卵管的形态、是否通畅及周围有无粘连，必要时在病变处取活检。④免疫学检查：测定女方血清抗精子抗体、抗子宫内膜抗体、抗卵巢抗体、抗透明带抗体及抗结核抗体等。

（2）男方检查

一般检查：重点检查外生殖器有无畸形或病变，包括阴茎、阴囊、前列腺的大小及形状等。

精液常规检查：是了解男性生殖功能的重要检查。它能反映睾丸产生的精子数量、质量、活动度及精子运输管道畅通等情况。

3. 处理原则

（1）一般处理：改善全身状况，保持营养均衡，锻炼身体，增进健康；戒除不良习惯，如吸烟、酗酒等；积极治疗内科疾病。指导夫妻双方正确的性生活，学会预测排卵期，合理安排日常生活，增加受孕机会。

（2）对症治疗：对生殖道畸形、生殖道炎症、肿瘤、结核、子宫内膜异位症等疾病应积极治疗。药物促排卵适用于由排卵障碍引起的不孕症，常用药物有氯米芬、促性腺激素。补充黄体分泌功能于月经周期第 20 d 起，每天肌注黄体酮 10～20 mg，连用 5 d。改善宫颈黏液于月经周期第 5 天起，口服已烯雌酚 0.1～0.2 mg，连服 10 d，使宫颈黏液稀薄，有利于精子穿过。

（3）人工授精：用人工方法将男性精液注入女性生殖道使女性妊娠的方法称为人工授精。依精液的来源分为丈夫精液人工授精和供精者精液人工授精。丈夫精液人工授精适用于阳痿、尿道下裂的男方性功能障碍的患者，以及宫颈狭窄、宫颈黏液有抗精子抗体、精子不能穿过的患者；供精者精液人工授精适用于无精的患者，或男方有白化病、家族性黑蒙性痴呆等遗传性疾病、女方 Rh 阴性而男方 Rh 阳性而致多胎新生儿溶血病死亡者。

禁忌证：目前尚无统一标准。一般包括患有严重全身性疾病或传染病、严重生殖器官发育不全或畸形、严重宫颈糜烂、输卵管梗阻、无排卵。

主要步骤：①收集及处理精液。用干净、无毒取精杯经手淫法取精。②促进排卵或预测自然排卵规律。③选择授精时间。最佳受孕时间为排卵前后 24 h 内。一般通过宫颈黏液、B 型超声、基础体温测定等综合判断排卵时间，于排卵前、后各注射一次为宜。④具体操作：在女方排卵期间，妇女取截石位，臀部略抬高，妇科检查确定子宫位置，以阴道窥器暴露子宫颈，用无菌棉球擦拭干净宫外口周围黏液。将精液洗涤处理后，去除精浆，取 0.3～0.5 ml 精子悬浮液，通过导管经宫颈注入宫腔内。人工授精可在自然周期和促排卵周期进行，在促排卵周期内应控制优势卵泡数目，当有 3 个及以上优势卵泡发育时，可能增加多胎妊娠发生率，建议取消本周期人工授精。

（4）体外受精与胚胎移植：体外受精 - 胚胎移植技术，俗称"试管婴儿"，是指从女性卵巢内取出卵子，在体外与精子发生受精并培养3~5 d，再将发育到卵裂球期或囊胚期阶段的胚胎移植到妇女宫腔内，使其着床发育成胎儿的全过程。1978年，英国学者Steptoe和Edwards采用该技术使世界第一例"试管婴儿"诞生。1988年，中国大陆第一例"试管婴儿"在北京诞生。

适应证：输卵管性不孕症（原发性和继发性）为最主要的适应证。如患有输卵管炎、盆腔炎致输卵管堵塞、积水等。其他适应证如原因不明的不孕症、子宫内膜异位症经治疗长期不孕者、排卵异常者等。

主要步骤：①促进、同时监测排卵，药物刺激排卵，获取较多的卵母细胞。B超连续观察卵泡发育，测量卵泡直径，动态监测血清雌二醇、血清或尿液中的黄体生成素，至卵泡成熟。②取卵，当卵泡成熟但未破裂时，在阴道超声引导下，用细针穿刺成熟的卵泡，抽取卵泡液找出卵母细胞。③精子的处理，洗涤精子，去除有害和不必要的成分，取活力好的精子，并使精子获能具备受精能力。④体外受精，将卵母细胞放进培养液培养，当达到近似排卵的形态时，将优化处理过的精子与卵母细胞置入培养液内混合受精，受精卵在体外培养3~5 d。⑤胚胎移植，体外培养的受精卵形成卵裂球期或囊胚期胚胎，再移植入子宫腔内。⑥移植后处理，进行黄体支持。胚胎移植2周后测定血β-hCG水平，明显增高提示妊娠成功，按高危妊娠加强监测管理。移植4~5周后超声检查确定是否宫内临床妊娠。

（二）心理社会评估

不孕的诊断和治疗给女性及其家庭均带来了生理和心理上的不安。心理方面他们常在希望和失望之间反复经受波折而影响心理健康。女性心理较敏感，相较于男性，女性更容易出现心理社会方面的问题，严重者可导致自尊紊乱，甚至与社会分离。评估不孕症夫妇双方的心理社会状况，有时需要夫妇在一起完成评估，有时要根据情况单独对不孕/不育夫妇中的一方进行评估。

不孕症对女性心理社会方面的影响体现在心理、生理、社会和经济等方面。

1. **心理影响** 一旦妇女被确诊不孕症，会立刻出现一种"不孕危机"情绪状态。家人、朋友给予的压力、创伤性的诊断检查和漫长而复杂的治疗，会极大地影响妇女的生活，包括生理、精神、工作等。

曼宁曾将不孕妇女的心理反应描述为震惊、否认、愤怒、内疚、孤独、悲伤和解脱。

（1）震惊：女性对不孕症诊断的第一反应是震惊。特别是家族中从未出现不孕症的女性，以及对自己的生活向来具有控制感的女性会明显表示出她们的惊讶。

（2）否认：这是不孕妇女经常出现的一种心理反应，特别是被确诊为绝对不孕症之后妇女的强烈反应。她们会怀疑是否是医院的诊疗错误，从而另找医院寻求权威医生重新检查直至确诊。如果否认持续时间过久，将会影响到妇女的心理健康，因此应尽量帮助妇女缩短此期反应。

（3）愤怒：在得到确诊不孕症的临床和实验室检查结果后，否认常无法再持续下去，一系列检查过程中的无助感、失望感以及挫败感会同时暴发。愤怒情绪会向配偶、亲人、朋友等关系密切者发泄，或对医院的治疗方案表示不满，以宣泄心中的情绪。

（4）内疚和孤独：当缺少配偶及家人的理解和支持时，不孕症妇女常出现内疚和孤独反应。特别是有既往的婚前性行为、不良性行为或流产史的女性，内疚感更加明显。为了不想让自己陷入不孕的痛苦的状态，不孕妇女往往特意回避和已经有孩子的朋友或亲戚交往。在接受创伤性的检查和治疗时，当配偶未给予及时的关心和照护时，内心的孤独感更加强烈。和男性相比，女性更多时候一个人忍受内疚和孤独。

（5）悲伤：诊断确定之后，特别是诊断为丧失生育能力的妇女常会出现自己此生不会有孩子的悲伤情绪。

（6）解脱：并不代表对不孕的接受，而是在检查和治疗过程当中反复忙碌以求结果。此阶段会出现一些负性的心理状态，如恐惧、挫败、愤怒、紧张、疲乏、焦虑、失望和绝望。

2. 生理影响　多来源于创伤性的检查，如输卵管造影、宫腔镜等检查，以及激素治疗和辅助生殖技术治疗过程。即使不孕的原因在于男性，大多数治疗方案（比如输卵管通液术、试管婴儿等）仍由女性承担，女性不断经历着检查、服药、手术等既费时又痛苦的过程。

3. 社会和文化的影响　生育被认为是女性的自然职能，即使确诊不孕的原因在于男方，人们也常把不孕的责任更多地归结于女性，甚至有些地域的人们认为婚姻的目的就是传宗接代，甚至会因为未能孕育而结束婚姻关系。

4. 经济影响　不孕/不育夫妇在检查和治疗过程中会产生较高的经济费用。如门诊挂号、检查、手术、药费、住院等各项费用。有些夫妇是在外地求医，由此会有额外的伙食、住宿、交通费等。甚至有些夫妇会选择辞去工作全身心治疗，更是加重了经济压力。

【常见的护理诊断/问题】

1. 知识缺乏：缺乏生育及不孕相关的知识。
2. 性生活形态改变　与性角色模式缺如有关。
3. 有长期低自尊的危险　与不孕症诊治中繁琐的检查和无效治疗效果有关。
4. 焦虑　与多年不孕且治疗效果不佳有关。

【护理措施】

（一）一般护理

1. 指导夫妇双方调整日常生活，保持生活规律，注意坚持规律运动，增强体质，膳食均衡，增加营养，合理安排工作和生活。

2. 评估夫妇双方性生理及有关医学知识的掌握情况，提供受孕指导。教会其排卵期的预测方法，以便掌握受孕时机；性交频率适当，避免过频或过少，以增加受孕率。不要将性生活看作是妊娠的唯一目的，在性交前、中、后勿使用阴道润滑剂或进行阴道灌洗，不要在性交后立即如厕，而应该卧床，并抬高臀部，持续 20~30 min，以有利于精子进入宫颈。

3. 向妇女解释诊断性检查可能引起的不适，如子宫输卵管碘油造影可能引起腹部痉挛感，指导在术后休息 1~2 h，随后可以于当日或第 2 天返回工作岗位而不留后遗症。腹腔镜手术后 1~2 h 可能感到一侧或双侧肩部疼痛，可遵医嘱给予多模式镇痛。子宫内膜活检后可能引起下腹部的不适感（如痉挛）及阴道流血。

（二）心理护理

1. 护士应对夫妇双方提供心理护理，可以单独进行以保证隐私，也可以双方同时进行。心理护理的具体措施应根据性别、治疗年限、生育压力、负性情绪、社会支持、婚姻调适、心理弹性等因素进行调整。护士可教会妇女放松方法，如练习瑜伽、调整认知、改进表达情绪的方法等。

2. 帮助夫妇相互沟通交流。每一个人对生育的重要性评价都不同，男性和女性也有差异，女性常公开谈论她们的挫折，而男性往往把情感隐藏起来。护士可以使用一些沟通交流的技巧，如倾听、鼓励等方法，帮助夫妇表达自己的心理状态，鼓励双方讨论男性和女性不同的心理感受，向男方解释妇女面对不孕可能比男性承受更多的压力，如果沟通不畅可能导致误解。

3. 当多种治疗措施的效果不佳时，护士需帮助夫妇正确面对治疗结果，帮助他们选择停止治疗或选择继续治疗，不论不孕/不育夫妇做出何种选择，护士都应给予尊重并提供帮助。

（三）缓解症状的护理

1. 如果妇女服用促排卵药，护士应告知此类药物的不良反应，包括月经间期下腹一侧疼痛、卵巢囊肿等，以及乏力、恶心、复视、多胎妊娠、自然流产、乳房不适等少见不良反应。

2. 护士应教会妇女按时服药，并说明药物的作用及副作用，提醒妇女及时报告药物的不良反应，如恶心、呕吐等，告知妇女一旦妊娠应立即停药。

（四）健康教育

1. 告知不孕/不育夫妇，经过治疗可以大大提高受孕概率，解除其精神紧张和忧虑。

2. 向其详细讲解、具体说明各项诊断检查的意义、时间、准备事项、接受检查的步骤、得出实验室检查结果所需的时间等，以减轻他们的担忧和焦虑。

3. 协助夫妇选择人工辅助生殖技术，帮助他们了解各种辅助生殖技术的优缺点及其适应证，以便合理决策。

4. 针对将要进行的诊断项目或服用药物，讲解注意事项、药物副作用及应对不适的方法，以免引起恐慌或放弃治疗。

（伊焕英）

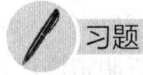

习题

简答题

1. 简述子宫内膜异位症患者药物治疗的护理措施。
2. 简述引起不孕症的盆腔因素。

单项选择在线答题

第十九章　生育规划

生育规划是女性生殖健康的重要内容，指为保障社会、家庭和夫妻的权益，育龄夫妻有计划地在适当年龄生育合理数量的子女，并养育健康的下一代，以增进家庭幸福，促进人口、经济、社会、资源、环境协调发展和可持续发展。生育规划包括了帮助女性按照意愿计划何时生育的方法，这就涉及（但不局限于）使用各种避孕或节育的方法，以及对于避孕失败采取的补救措施。

◎ 案例 19-1

某女，28 岁，G_3P_2，既往体健，月经规律，月经量多。以往多采用男用避孕套避孕，曾因避孕失败意外妊娠两次，其中一次以人工流产结束妊娠。现因近 5 年内无再次妊娠计划，希望选择一种长效避孕方法。

根据以上资料，请回答：
1. 应推荐该女士选择的最佳避孕方法，并说明理由。
2. 该避孕方法可能出现的不良反应。

第一节　常用避孕方法

避孕是指采用科学的方法使妇女暂时不受孕，是生育规划的重要组成部分。避孕主要控制生殖过程中 3 个关键的环节：抑制精子或卵子的产生；阻止精子与卵子的结合；改变子宫内环境使其不利于精子获能、生存，或不适宜受精卵着床和发育。避孕方法有多种分类方法：可分为激素避孕和非激素避孕，也可分为短效避孕和长效避孕，亦可分为可逆和不可逆方法，不同分类方法之间也可有交叉。本节主要按照激素和非激素分类进行介绍，但由于宫内节育器及紧急避孕方法具有其特殊性，因此单独进行介绍。

一、激素避孕

激素避孕是指女性应用甾体激素达到避孕效果的方法，是一种高效避孕方法。激素避孕包括口服避孕药（复方口服避孕药、仅含孕激素的避孕药等）和非口服的激素制剂（避孕环、避孕贴和皮下埋植避孕剂、含左炔诺孕酮的宫内节育器等）。

(一)激素避孕的作用机制

激素避孕最主要的作用机制是抑制排卵和通过改变宫颈黏液干扰受精。此外还包括改变输卵管蠕动频率,影响精子的运行;抑制子宫内膜的增生,改变子宫内膜的形态与功能。

(二)激素避孕的种类

1. 口服避孕药　目前常见的口服避孕药包括复方口服避孕药和仅含孕激素的避孕药。

(1)复方口服避孕药:是雌、孕激素组合成的复合制剂。根据所含激素剂量、雌激素和孕激素的相对比例,以及所使用的特定孕激素组分不同可有不同制剂,一般有3种类型:单相、多相或长周期。①单相剂:一个周期内含21片或24片药,雌激素和孕激素的数量和类型保持一致。相应地,还包括7片或4片安慰剂,有些制剂中用叶酸添加剂代替安慰剂。每天服用一片,总共28天,然后开始新的周期。②多相剂:含有激素的药片随着用药的不同时期,其内所含雌激素和(或)孕激素水平有所不同,但也包含4天或7天的安慰剂。当避孕药是由两种不同的雌激素和孕激素组合而成时,通常称为两相方案;当具有三种不同的组合或剂量时为三相方案。大多数的多相剂避孕药中,只是孕激素的含量有区别,只有少量制剂是雌激素水平有差异,这样孕激素水平可以保持稳定。③长周期:是一种新型的避孕药用药方案,其药片也是由激素片和安慰剂组成的,但需要连续服用3个月。例如:在某种类型的长周期复方口服避孕药中,一个周期中包含84个活性激素药和7个安慰剂。这种长周期方案可抑制月经、减少撤退性出血和导致闭经。还有一些长周期方案不使用安慰剂,而是使用含有少剂量的炔雌醇,来减少痛经及其他月经相关症状。

(2)仅含孕激素的避孕药:只含有低剂量的单一孕激素,可用于需要母乳喂养或不能使用雌激素的妇女。但因为黄体酮剂量低,所以避孕效果不及复方口服避孕药。使用时应注意,为了保证避孕效果,需要在每天的同一时间服用同样剂量的药物以维持孕激素的血浆稳态水平。当两次服药时间间隔超过24小时,血药浓度下降并且发生额外排卵时,如果在该间隔期间发生性交,则有可能妊娠。

2. 非口服的激素避孕方法　有长效避孕针、避孕环、经皮避孕(避孕贴)和皮下埋植避孕剂、含左炔诺孕酮的宫内节育器(详见本节"宫内节育器")等。其中,避孕环、经皮避孕和皮下埋植避孕剂、含左炔诺孕酮的宫内节育器又属于缓释避孕系统,以具备缓慢释放性能的高分子化合物为载体,一次给药在体内通过持续、恒定、微量释放甾体激素(主要是孕激素),达到长效避孕的目的。

(1)长效避孕针:现有的长效避孕针有单孕激素制剂和雌、孕激素复合制剂两种,有效性高,可逆,不需要性伴侣参与,不需日常维护,并且不依赖于性交,尤其适用于对口服避孕药有明显胃肠道反应者,且由于单孕激素制剂对乳汁的质和量影响小,也比较适用于哺乳期妇女。①单孕激素制剂用法:若为醋酸甲羟孕酮避孕针,则每隔3个月注射1针;若为庚炔诺酮避孕针,则每隔2个月注射1次。②雌、孕激素复合制剂避孕针用法:肌内注射1次,可避孕1个月。由于激素剂量大,副作用大,现已很少用。

(2)阴道内避孕药(避孕环):是以硅胶或柔韧塑料为载体、内含激素的阴道环。每日释放小剂量的激素,通过阴道壁吸收进入血液循环而达到避孕的目的。避孕环内含有雌激素和孕激素,其主要作用机制类似于复方口服避孕药。由于激素直接释放到阴道中,与复方口服避孕药相比,避孕环每天所需激素的量较低。

(3)经皮避孕(避孕贴):是一种复合激素避孕方法,是将避孕药放在特殊贴片内,粘贴在皮肤上,经皮吸收外源雌激素和孕激素达到避孕效果。因为避免了通过肝代谢的首过效应,因此与口服避孕药相比,可以降低外源性激素摄入的总剂量。避孕贴可由女性自行应用,月经周期第一天开始使用,每周1片,连用3周,停用1周,为一个周期。避孕贴片的粘合剂组分不受热、湿度或运动的影响,然而,活性药物的透皮递送系统被破坏(例如:部分分离)可导致效果降低。

(4)皮下埋植避孕剂:是一种缓释系统的避孕剂,由一个或多个火柴棒大小的、内含孕激素的管组成,可植入上臂内侧的表皮下。根据植入的类型不同,皮下装置可以提供3~7年的避孕作用。皮下埋植避孕剂在植入之前不需要做专门的身体评估和实验室检查,但是需要确定女性是否妊娠。在埋入后3个月左右需随访,以监测副作用、月经模式、血压和使用者的满意度。

(三)激素避孕的非避孕益处

激素避孕方法特别是复合激素避孕除具备避孕效果外,还可以缓解月经相关的问题,包括痛经、月经量多、月经不规律、绝经期症状(例如潮红)以及经前期症状等;针对一些问题还具有一定的治疗性作用,例如,与子宫肌瘤相关的阴道出血,与子宫内膜异位相关的盆腔疼痛,以及青春期痤疮等;同时也可以降低发生以下疾病的风险:贫血(与子宫出血有关)、结肠直肠癌、子宫内膜癌、多毛症、骨质疏松、卵巢癌等。

(四)激素避孕的禁忌证和慎用情况

虽然大多数女性都可以使用激素避孕,但是也存在禁忌证和慎用情况,主要是雌激素、孕激素或两者共同的禁忌证。雌激素的禁忌证比孕激素的更多一些,例如:有心血管疾病或凝血病史的妇女不应使用含雌激素的产品。

通常情况下,激素避孕的禁忌证和慎用情况包括:①严重心血管疾病、血栓性疾病,如原发性高血压、冠心病、静脉栓塞等;②急、慢性肝炎或肾炎;③部分恶性肿瘤、癌前病变,特别是乳腺疾病;④内分泌疾病,如糖尿病、甲状腺功能亢进症等;⑤哺乳期(可用单孕激素制剂);⑥年龄>35岁的吸烟妇女,服用避孕药会增加心血管疾病发生率,不宜长期服用;⑦精神病患者;⑧有严重偏头痛,反复发作者;⑨可疑妊娠者。

(五)激素避孕的不良反应及处理

激素避孕的不良反应与所含制剂成分和比例有关。一般来说,雌激素最常见的副作用为头痛和恶心,偶有腹胀、白带过多、黄褐斑、胆汁胆固醇升高(增加胆结石风险);孕激素与包括闭经在内的子宫异常出血有关,常见的副作用包括痤疮、性欲减退、瘙痒、情绪波动、月经前症状(如水肿)和暂时性的轻微抑郁。雌激素和孕激素可有共同的或者叠加的不良反应,尤其是在刚开始使用的几个月内。激素避孕的常见不良反应及处理如下。

1. 类早孕反应　服用口服避孕药的妇女,在服药初期约有10%的人会出现食欲缺乏、恶心、呕吐、乏力、头晕等类似妊娠早期的症状,称为类早孕反应。一般不需特殊处理,坚持服用数个周期后类早孕反应会自然消失。如症状严重,则需要考虑更换制剂或停药改用其他方法。

2. 不规则阴道流血　服药期间发生的不可预期的阴道流血又称为突破性出血。多数发生在漏服药后，少数未漏服药也可以发生。仅使用孕激素避孕比使用复方避孕药更可能发生不规则出血。轻者点滴出血，不需处理，随着服药时间延长可逐渐减少直至停止；流血偏多者可在服药期间加服雌激素直至停药；流血量似月经量或流血时间已经接近月经期，则可停止服药，作为一次月经来潮，于下一周期再开始服药或更换药物。

3. 月经量减少或闭经　常发生于月经不规则妇女。这既可以认为是激素避孕的优势，也可被认为是不良反应，因为大多数女性都能接受月经量少，有些也可以接受闭经，但也有些妇女不能接受。若停药后月经不来潮，在除外妊娠的前提下，停药7天后可继续用药，一般不需特殊处理。若连续停经3个月，需停药观察或更换避孕药。

4. 头痛　部分女性在应用激素避孕期间可有轻度的偶发性头痛，通常与紧张或过敏有关。对于单纯头痛，没有神经症状，且没有其他异常的女性，可考虑使用其他激素避孕方法。然而，如果出现神经血管症状，如闪光、视力丧失、肌无力、言语不清、眩晕或异常的颅神经变化以及头痛，则属于紧急情况，应尽快停止激素避孕，立刻就诊，并更换非激素方法避孕，直到神经系统疾病得到解决。

二、宫内节育器

宫内节育器（intrauterine contraceptive device，IUD）是一种安全、有效、简便、经济、可逆的避孕工具。目前有两种类型的宫内节育器：非激素型（含铜宫内节育器）和激素型。两者之间有很多共性，因此，本部分将两种宫内节育器的相关内容一并介绍。含铜宫内节育器也可用于紧急避孕（详见本节"紧急避孕"）。

（一）作用机制

宫内节育器的避孕机制复杂，至今尚未完全明了。目前认为主要是局部组织对异物的组织反应，从而影响受精卵着床。也有观点认为，两种类型的宫内节育器的主要作用机制均是通过抑制精子移动和精子活力以及卵子在输卵管中运输速度的变化来阻止受精，而又因为其各自的特点不同还有不同的效果。

1. 对精子和胚胎的毒性作用　①IUD引起宫腔内局部炎性反应，主要是机械性压迫、子宫收缩时摩擦和放置IUD时损伤子宫内膜所致。②含铜IUD释放的铜离子具有使精子头尾分离的毒性作用，使精子不能获能。

2. 干扰受精卵着床　①长期异物刺激导致子宫内膜损伤及慢性炎症反应，产生前列腺素，改变输卵管蠕动，使受精卵运行速度与子宫内膜发育不同步，受精卵着床受阻。②铜离子进入细胞，影响锌酶系统，如碱性磷酸酶和碳酸酐酶，阻碍受精卵着床及胚胎发育，并影响糖原代谢、雌激素摄入及DNA合成，使子宫内膜细胞代谢受到干扰，受精卵着床及囊胚发育受到影响。

（二）种类

1. 含铜宫内节育器　是非激素型宫内节育器，为目前我国应用广泛的宫内节育器。它可在宫内持续释放具有生物活性、有较强抗生育能力的铜离子。从形态上可分为T形、V形和宫形等；不同形态的IUD又可根据含铜表面积分为不同类型，例如TCu-220（T形，含铜表面积为220 mm^2）、TCu-380A、VCu-200等，避孕效果随铜的表面积增大而增强。不同类型的含铜宫内节育器放置的期限不同，一般为5～7年。含铜套的T形IUD的放置时间可达10～15年，含铜无支架宫内节育器（又称吉妮环）可放置10年，宫形IUD可放置20年左右。

2. 药物缓释宫内节育器　为激素型宫内节育器。该类型IUD将药物储存于节育器内，通过每日微量释放提高避孕效果，减少副作用。目前我国临床上主要应用含孕激素宫内节育器和含吲哚美辛宫内节育器。

（1）左炔诺孕酮宫内节育器：以聚乙烯作为T形支架，纵管内储存人工合成的孕激素——左炔诺孕酮，纵管外包有含聚二甲基硅氧烷的膜，控制药物释放。左炔诺孕酮宫内节育器分为两种剂型，一种支架尺寸为32 mm×32 mm，内含左炔诺孕酮52 mg，每日释放20 μg，可放置5年；另一种支架尺寸为28 mm×30 mm，内含左炔诺孕酮13.5 mg，每日释放8～12 μg，放置时间为3年。左炔诺孕酮宫内节育器的主要作用机制是使子宫内膜变化不利于受精卵着床，宫颈黏液变稠不利于精子穿透，部分妇女的排卵受到抑制。避孕有效率达99%以上。

（2）含吲哚美辛宫内节育器：有活性γ形宫内节育器、宫形和元宫形药铜宫内节育器。特点是脱落率及出血率低，继续存放率高。

（三）IUD放置术

1. 适应证及禁忌证　凡育龄期妇女无禁忌证、自愿要求放置，或无禁忌证且需要紧急避孕者均可放置。在放置IUD之前如有子宫异常出血，应先评估其病理原因，以排除禁忌证；如对IUD的任何部分过敏，也应避免使用IUD。左炔诺孕酮宫内节育器的禁忌证含激素避孕的禁忌证。有以下情况者也应慎用或禁忌放置宫内节育器：①妊娠或可疑妊娠；②生殖道急性炎症；③人工流产出血多，怀疑有妊娠组织残留或感染的可能；④中期妊娠引产、分娩或剖宫产胎盘娩出后，子宫收缩不良，有出血或感染的可能；⑤生殖器官肿瘤、畸形（如纵隔子宫、双子宫等）；⑥宫颈内口过松、重度陈旧性宫颈裂伤或子宫脱垂；⑦严重的全身性疾病；⑧宫腔过小（深度<5.5 cm）或过大（深度>9.0 cm）；⑨盆腔结核。

2. 放置时间　①月经干净后3～7天内无性交；②人工流产后立即，自然流产者月经复潮后，药物流产者2次正常月经后；③产后42天恶露已净，会阴伤口愈合，子宫恢复正常；④含孕激素的IUD可在月经第4～7天放置；⑤哺乳期放置应先排除早孕；⑥紧急避孕应在性交后5天内放置。

3. 操作方法

（1）受术者排尿后取截石位，双合诊检查子宫位置、大小及附件情况，并排除任何异常情况。

（2）用0.5%聚维酮碘液消毒外阴，铺无菌洞巾，用阴道窥器暴露宫颈后消毒宫颈及宫颈管。

（3）以宫颈钳钳夹宫颈前唇，用子宫探针顺着子宫位置探测宫腔深度。

（4）宫颈管较紧者用宫颈扩张器逐步扩张。

（5）用放环器将节育器推送入宫腔，宫内节育器上缘必须抵达宫腔底部；若放置带尾丝的节育器，应在距宫颈外口2 cm处将尾丝剪断。

（6）观察无出血后，即可取出宫颈钳和阴道窥器。

4. 护理要点

（1）术前向受术者介绍放置IUD的手术流程，疏解紧张情绪，使其理解并主动配合。

（2）手术时，应当观察受术者的反应，因为刺激子宫颈可导致血管迷走反应。一旦受术者表现出头晕或感到恶心，应该停止操作并等待情况好转。通常过几分钟再进行第二次尝试就会成功。

（3）手术过程中要注意无菌操作。

（4）术后健康指导：①在观察室观察2小时，无异常方可离开。②术后休息3天，避免重体力劳动1周。③术后保持外阴清洁，2周内禁止性生活及盆浴。④术后3个月内每次行经或排便时注意有无IUD脱落；教导其如何感觉和识别阴道中的尾丝，告知受术者如果感觉到有显著变化要及时报告。例如：尾丝的异常伸长，这可能代表着节育器不在宫底；或感觉到该节育器的任何塑料部分，可能意味着宫内节育器的部分脱落。⑤IUD放置术后第一年内1、3、6、12个月进行随访，以后每年随访1次直至停用，特殊情况随时就诊。随访的目的是了解IUD在宫腔内的情况，发现问题及时处理，以确保避孕的有效性。⑥含铜节育器可以立即生效，在放置后不需要额外的避孕措施。若是放置左炔诺孕酮节育器，在月经开始后7天内放置，也不需要额外避孕；但若是在月经开始7天以上放置，则应在节育器放置后禁止性生活或采取其他避孕措施7天。

5. 放置宫内节育器的不良反应　放置IUD可能会导致月经出血模式改变（不规则阴道流血），铜离子IUD可增加月经期出血，而左炔诺孕酮IUD则会减少月经出血。月经出血模式的改变一般不需要特殊处理，3~6个月后可逐渐恢复。对于出血量过多者，可遵医嘱给予止血剂；出血时间较长者，应补充铁剂，并予以抗生素；若经上述处理无效，应考虑取出IUD，改用其他避孕方法。少数妇女放置节育器后可出现白带增多或伴有下腹胀痛，应根据具体情况明确诊断后对症处理。

6. 放置宫内节育器的并发症及其处理

（1）节育器异位：导致节育器异位的原因可能有操作不当，导致子宫穿孔，节育器被放到宫腔外；节育器过大、过硬或子宫壁薄而软，子宫收缩造成节育器逐渐移位到宫腔外。一旦确诊节育器异位，应在腹腔镜下或经腹将节育器取出。

（2）节育器嵌顿或断裂：可能是节育器放置时损伤子宫壁或带器时间过长，致使部分器体嵌入子宫肌壁或发生断裂。一旦发现，应及时取出；若取出困难，应在超声下或宫腔镜下取出。

（3）节育器脱落：在未妊娠妇女体内放置IUD后的脱落率通常很低，最可能发生在IUD放置后第一年内；可能的原因包括：操作不规范，节育器放置未达宫底部；节育器与宫腔大小、形态不符；月经量过多；宫颈内口过松及子宫过度敏感。鼓励放置IUD的妇女规律检查节育器尾丝有助于发现脱落。节育器脱落的体征和症状可能有：疼痛和痉挛、子宫异常出血、阴道异常分泌物或体温升高。

（4）带器妊娠：多见于节育器下移、脱落或异位。如果发生了带器妊娠，继续妊娠则有发生绒毛膜羊膜炎、自然流产、感染性流产和早产等风险。带器妊娠还会增加异位妊娠的风险。如果已确认妊娠，超声可以显示出IUD位置，并且宫内节育器的尾丝可见，应该将宫内节育器取出以降低自然流产的风险。希望终止妊娠的妇女取出宫内节育器也可以减少感染性流产的风险。

（四）IUD 取出术

要求取出宫内节育器常见的原因包括：希望妊娠或者已无性生活不需要避孕、月经不规则等副作用严重、绝经过渡期停经 1 年或到达宫内节育器的有效期限。

取出宫内节育器的操作过程及注意事项如下。

（1）取器前应做超声检查或 X 线检查，确定宫内节育器是否在宫腔内，同时了解宫内节育器的类型。

（2）取器时嘱受术者取截石位，进行双合诊以确定子宫的位置。

（3）用阴道窥器打开阴道，暴露宫颈，常规消毒。

（4）有尾丝者，用器械（如卵圆钳）夹住尾丝轻轻牵引取出；无尾丝者，须在手术室按照宫腔操作程序，用取环勾或取环钳将宫内节育器取出；取出困难者可在超声下进行操作，必要时在宫腔镜下取出。

（5）取出宫内节育器后检查节育器是否完整，必要时行 B 型超声或 X 线检查，对有妊娠的可能且无妊娠计划者，要落实其他避孕措施。

（6）取出术后休息 1 天，2 周内禁止性生活和盆浴，保持外阴清洁。

三、其他非激素避孕

非激素可逆避孕方法除不含激素的宫内节育器外，还有行为法、杀精法和屏障法等多种方法。行为法避孕、杀精剂避孕及屏障避孕都是由使用者控制，相对较便宜、副作用更小或几乎没有。有一些行为避孕法并不需要任何设备，仅依赖生物学过程，诸如哺乳或者通过观察月经周期中的生理变化而进行避孕。

（一）行为避孕法

行为避孕法的重点是确定一个妇女的可能受精时间，这些方法在很大程度上取决于女性/伴侣的个体情况、对受精的理解以及月经周期的表现。中断性交或安全期避孕均属于行为法，全球有超过 5% 的伴侣使用这些方法，但失败率较高。

1. 性交中断法/抽出法　是指在射精前将阴茎完全从女性的阴道移出并远离外生殖器。性交中断法是一种无副作用、不需要与健康服务机构接触，且随时可用的一种避孕方式。应用性交中断避孕法，要求男方对即将射精的感觉很敏感并具有及时完全抽出阴茎的能力，以避免精液与阴道接触。需要注意的是，射精前的液体也可能包含精子，也会导致妊娠。性交中断法不属于高效避孕方法，有较高的失败率。此外，体外射精不能预防性传播疾病，也不具备任何其他避孕外的益处。

2. 安全期避孕法　是基于生育意识的避孕法，有时也被称为"自然避孕法"，是基于识别在月经周期中卵子可以受精的时间，然后在该期间内避免性交，达到避孕的目的。

安全期避孕是以在月经周期中规律发生的生理变化为基础的，包括：①每个月经周期只发生一次排卵，大约在月经周期开始前 14 天。需要注意的是，月经开始前 14 天比上一次月经开始后 14 天更可靠，因为月经周期的分泌期通常比卵泡期更有规律。②卵子的寿命至多为 12～24 小时。③精子在射精后可存活 3～5 天。④最可能受孕的时间是排卵期，这个时间段从排卵前约 5 天到排卵后 1 天，每月总共 6 天。

目前，有几种常用的基于生育意识的避孕方法可供使用，包括日历表法、基础体温法、宫颈黏液观察法等。日历法适用于月经周期规律的女性，排卵多发生在下次月经前14天左右，据此推算排卵前后4~5天内为易受孕期，其余时间不易受孕为安全期。基础体温法和宫颈黏液观察法是根据基础体温测量和宫颈黏液判断排卵日期。

需要注意的是，女性排卵过程受情绪、健康状况、性生活以及外界环境等多种因素影响，可提前或推迟排卵，也可发生额外排卵，因此安全期避孕法也不属于高效避孕方法，失败率较高。此外，与其他行为避孕法一样，该方法也无法预防性传播疾病。

3. 哺乳闭经避孕法　依赖于母乳喂养产生的生理变化。母乳喂养被认为是产后早期的自然避孕方法，是因为母乳喂养期间的高水平催乳素会抑制下丘脑分泌促性腺激素释放激素，从而抑制排卵。应用哺乳闭经避孕法需要同时满足以下三个条件：①婴儿月龄不超过6个月；②婴儿所摄入的营养全部来自吸吮母亲乳房（使用吸奶泵或手工挤奶可能会降低避孕效果），仅有不超过5%的营养来自食物或配方奶粉，并且是按需喂养，白天的喂养间隔不超过4小时，夜间喂养间隔不超过6小时；③母亲的月经尚未恢复。

哺乳闭经避孕法作为生育间隔方法在全球范围内被广泛使用。其最大优点是立即可用、无花费且无需到医院。如果三项要求都满足的话，此方法在产后6个月内的有效率高达98%~99.5%。然而，此方法有效期很短，而且很多人很难达到所要求的三个条件，特别是对于那些需要返回工作岗位、每天与小孩分开数小时的妇女。

（二）杀精法

杀精剂是用来杀死精子的化学试剂，有凝胶、霜剂、气溶胶泡沫、栓剂、阴道膜和海绵等不同形式。杀精制剂中的有效成分是壬苯醇醚-9，是一种破坏精子细胞膜的表面活性剂。该物质与特定的惰性基质材料组合可制成霜剂或凝胶。惰性基质材料可用于宫颈口的机械屏障，并分布在阴道形成可以耐受性交的一层膜。杀精剂必须在每次性交时都使用才能有避孕效果。单独使用杀精制剂的避孕有效性低，一般不作为避孕的首选。

（三）屏障法

阴道隔膜、宫颈帽和避孕套是最古老的避孕方法之一。由于它们的作用机制主要为阻碍精子和卵子相遇，这些方法通常被称为屏障法。

1. 阴道隔膜　是具有柔性边缘的圆顶形硅胶或乳胶杯，可以压缩放入阴道，而后重新恢复形状并贴合阴道壁。通常情况下，阴道隔膜需与杀精剂一同使用，效果更佳。使用方法是先在隔膜涂上大约一茶匙的杀精剂在圆顶和边缘部位，性交前3个小时放入阴道内，性交后至少留置6个小时（以便杀精剂发挥作用），但不超过24小时。若再次性交，阴道隔膜不必取出，但须经阴道放置额外的杀精剂。其避孕成功率比男用安全套及其他任何一种女性屏障方法均要高，但其有效性可能与性交频率呈负相关。

与其他避孕方法相比，阴道隔膜避孕的副作用包括尿路感染风险高，这可能是由于阴道隔膜的边缘压迫尿道，导致膀胱排空不完全，或者由于杀精子剂的使用改变了阴道菌群种类，引起大肠埃希菌的过度繁殖。如果妇女出现反复尿路感染，可能是阴道隔膜太大或者边缘太硬造成的，需要根据指导重新匹配合适的阴道隔膜。如果重新放置新匹配型号后仍没有改善，可以建议女性选择其他的避孕方法。

2. 宫颈帽　是一种圆顶形的硅胶帽，可将其凹面紧贴在子宫颈上并且依靠阴道肌壁的支撑保持在适当位置。宫颈帽在阴道后穹隆的一侧的边缘稍宽。宫颈帽在圆顶上有一个延伸出来的带子，有助于从阴道中取出宫颈帽。杀精剂可以放置在宫颈帽顶、宫颈帽边缘附近，以及顶和边缘之间的凹槽中。

3. **男用安全套** 也称避孕套、阴茎套，是男性避孕工具。作为屏障可阻止精子进入阴道从而达到避孕的目的。大部分男用安全套都是用天然橡胶制成的，顶端呈小囊状，射精时精液潴留在小囊内。对胶乳过敏的男性可以选择由聚氨酯制成的合成材料避孕套。在正确使用的情况下，避孕套可以降低感染艾滋病和其他性传播疾病的概率。避孕套为一次性使用产品，如果反复使用，可能会增加性传播疾病感染或受孕的概率。

使用方法：①从避孕套单只包装的边缘处撕开，确保避免扯裂包装内的避孕套，小心取出避孕套；②在性交前由任意一方将避孕套戴在勃起的阴茎上，注意检查避孕套末端卷曲部分是否在外面，如果不是，说明内外面反了；③挤出避孕套前端储精囊内的空气，接着戴上避孕套，并伸展至阴茎末端；④射精后，在阴茎仍然勃起时应立即稳妥地用手从阴茎根部按住避孕套，并尽快抽出阴茎，确保在阴茎完全抽离后再将避孕套脱下；⑤用纸巾包好避孕套并扔进垃圾桶内。

注意事项：①在应用避孕套时须小心谨慎，以免避孕套被指甲或尖锐物弄破。②应在勃起的阴茎与女性身体有任何接触前戴上避孕套以避免妊娠和（或）性传播疾病。③如果在性交过程中避孕套部分脱落，应立即将其套回原位；如果滑落掉出，应立即更换新的避孕套；④在每次性交时均应使用避孕套，以确保避孕效果。⑤使用过程中如发生泄漏或破损，应在72小时内尽快寻求医疗救助，如采用紧急避孕方法或咨询医生。

4. **女用避孕套** 又称阴道套，是一种柔软、宽松、薄的保护套。它有两个可以活动的环：一个在插入阴道的封闭端上；另一个是在开口端上的较大的环，留在阴道之外并且覆盖阴道口。每个避孕套都是一次性产品，目前的女用避孕套是由丁腈、乳胶或硅制成。因为性交时女用安全套可成为阴道和阴茎之间的屏障，因此当使用方法正确时，女用避孕套与男用安全套一样能够有效地预防艾滋病及其他性传播疾病。女用避孕套最长可以在性交前8小时内放置，但必须是在阴茎进入阴道之前放置好。

四、紧急避孕

紧急避孕又称为房事后避孕，是指在无保护性生活或避孕失败后的几小时或几日内，妇女为防止非意愿妊娠而采取的避孕方法。目前常用的紧急避孕方法包括放置含铜宫内节育器和口服紧急避孕药。紧急避孕不是一种常规的避孕方法，它只针对一次无防护性生活起保护作用，一个月经周期也只能用一次，不能代替常规避孕方法经常使用。

1. **紧急避孕药** 属于激素紧急避孕方法，作用机制是抑制和（或）延迟排卵，其次是在月经周期的不同时间内服用可以延迟或抑制黄体生成素（LH）上升。一般来说，应用紧急避孕药的时间和性交时间间隔越短越有效，间隔时间越长，其有效性会降低。现在市场上存在的紧急避孕药有以下几种类型。①雌、孕激素复方制剂：现有复方左炔诺孕酮片，含炔雌醇30 μg、左炔诺孕酮150 μg。在无保护性生活后3天（72小时）内即服4片，12小时后再服4片；②单孕激素制剂：现有左炔诺孕酮片，含左炔诺孕酮0.75 mg。在无保护性生活后3天（72小时）内即服1片，12小时后再服1片；③抗孕激素制剂：如米非司酮片，在无保护性生活后 5 天（120 小时）内服用 10 mg。服用紧急避孕药后可能会出现恶心、呕吐、不规则阴道流血及月经紊乱，一般不需处理。若月经延迟 1 周以上，需排除妊娠。使用紧急避孕药的女性应该避免再次无保护的性交，直到开始应用新的避孕方法。

2. 含铜宫内节育器　在性交后 120 小时（5 天）内植入可以用作紧急避孕，是目前最有效的紧急避孕方法。如果在受精卵着床后（通常发生在排卵后 6～12 天）再植入含铜 IUD 进行紧急避孕则是无效的。含铜 IUD 可以改变输卵管运输，对精子有毒，可导致精子凋亡，从而阻止受精。与激素类紧急避孕药不同，含铜 IUD 还可影响子宫内膜环境，不利于受精卵着床。需要注意，左炔诺孕酮缓释 IUD 不是有效的紧急避孕 IUD。

第二节　生育规划相关的输卵管手术

生育规划相关的输卵管手术包括输卵管绝育术和输卵管吻合术。

一、输卵管绝育术

绝育是指用手术阻断或破坏精子或卵子结合通道从而达到永久避孕的目的。女性绝育的方法包括：①腹腔镜输卵管结扎术；②输卵管阻断绝育术；③宫腔镜（经子宫颈）绝育术。输卵管可以通过外科手术切割或结扎，伴或不伴部分输卵管切除，可以用夹子或环机械性堵塞输卵管，可以电凝，也可以用化学物质或微型植入物引起的纤维化反应堵塞输卵管。女性绝育手术既可以在阴道分娩后立即进行（产后绝育），可以与剖宫产相结合，也可在不复杂的早期流产后立即进行，或不与妊娠相关独立进行。

无论采用哪种绝育方式，须注意在手术后并不会立刻达到绝育的效果，因此必须指导女性在手术后的 3 个月内继续使用其他避孕措施，直到输卵管造影显示输卵管永久性闭塞。若输卵管造影显示输卵管仍通畅，则应指导妇女采取其他方式避孕。目前还有其他用于判断输卵管是否阻塞的方法，如超声等，但用于确认输卵管闭塞的金标准仍然是造影术。

（一）经腹输卵管结扎术

1. 适应证　要求接受绝育手术且无禁忌证者；患严重全身疾病不宜生育者。

2. 禁忌证

（1）24 小时内两次体温达 37.5 ℃或以上。

（2）全身状况不佳，如心力衰竭、血液病等，不能耐受手术。

（3）患有严重的神经官能症。

（4）各种疾病的急性期。

（5）腹部皮肤有感染灶或患有急、慢性盆腔炎。

3. 术前准备

（1）手术时间选择：非妊娠妇女在月经干净后 3～4 日；人工流产或分娩后宜在 48 小时内实施手术；哺乳期或闭经妇女须排除早孕后再行手术。

（2）向受术者做好解释和咨询工作，解除其思想顾虑。

（3）详细询问病史，并做全身检查与妇科检查，以及阴道分泌物、血尿常规、凝血功能等检查。

（4）按妇科腹部手术做好术前常规准备。

4. 麻醉　一般采用局部浸润麻醉或硬膜外麻醉。

5. 手术过程

（1）嘱受术者排空膀胱，取仰卧位，留置导尿管。

（2）按常规消毒术野。

（3）手术经过：①取下腹正中耻骨联合上两横指（3~4 cm）做 2 cm 长纵切口，产后在宫底下 2~3 cm 做纵切口；②寻找并提取输卵管，这是手术的主要环节；③结扎输卵管，方法包括抽芯包埋法、输卵管银夹法和输卵管折叠结扎切除法；④同法处理对侧输卵管。

6. 术后并发症　一般很少发生，但也有少数情况可能出现：出血或血肿、感染、损伤、输卵管再通。

7. 术后护理

（1）术后不需要禁食，鼓励受术者及早下床活动。

（2）注意观察生命体征，及时识别感染征象。

（3）术后 2 周内禁止性交。

（4）若为流产或产后绝育，按流产后或产后注意事项处理。

（二）经腹腔镜输卵管绝育术

经腹腔镜输卵管绝育术手术时间短，恢复快，但需要设备，费用较高。术前准备同经腹输卵管结扎术。手术时，受术者应取头低臀高仰卧位，局麻、硬膜外麻醉或全身麻醉。术后静卧 4~6 小时后可下床活动。

二、输卵管吻合术

输卵管吻合术又称输卵管复通术，指输卵管绝育术后，由于各种原因要求恢复生育功能而行的输卵管手术。手术将结扎或堵塞部位的输卵管切除，再将两断端修整后重新接通。适用于夫妇双方身体健康、具有生育功能的女性。为了提高手术的精确度和成功率、减少损伤形成的粘连，输卵管吻合术可在放大镜和手术显微镜下进行。近年来，腹腔镜或机器人辅助下的微创手术技术不断成熟，基本代替了开腹的显微镜下输卵管吻合术。

第三节　避孕失败的补救措施

选用任一种避孕方法都有可能在不同原因下出现避孕失败，从而发生非计划内的妊娠，也被称为非意愿妊娠。对于因避孕失败导致的意外妊娠，一些妇女会选择继续妊娠并抚养孩子，另外一些妇女可能会选择早期终止妊娠。

人工流产是指因意外妊娠、疾病等原因而采用人工的方法终止妊娠，包括手术流产和药物流产。人工流产是避孕失败的补救措施之一，但是由于流产对妇女的生殖健康有一定的影响，因此做好避孕工作，避免或减少意外妊娠是计划生育工作的真正目的。流产后要做好避孕宣教，告知流产的利害关系，立即落实避孕措施，以免再次意外妊娠。

一、手术流产

手术流产是采用手术的方法终止妊娠，包括负压吸引术和钳刮术。

（一）负压吸引术

利用负压吸引原理，将妊娠物从宫腔内吸出，称为负压吸引术。适用于妊娠10周内，要求终止妊娠而无禁忌证者，或患有某种疾病不宜继续妊娠者。

1. 禁忌证　患有生殖道炎症；各种疾病的急性发作期；全身状况不良，不能耐受手术；术前相隔4小时两次体温达37.5 ℃及以上。

2. 镇痛与麻醉　一般不需要麻醉，但为了减轻受术者疼痛，也可在麻醉下进行。常用的麻醉方式有静脉全麻、宫旁神经阻滞麻醉、宫颈或宫腔表面麻醉。目前静脉麻醉应用广泛，应由麻醉医师实施和监护，以防麻醉意外。

3. 术前准备

（1）详细询问病史，进行全身检查及妇科检查。

（2）血或尿hCG测定，超声检查确诊宫内妊娠及胎囊大小。

（3）完善实验室检查，包括：阴道分泌物、血常规及凝血功能检查等。

（4）术前测量体温、脉搏、血压。

（5）做好解释和咨询工作，解除患者思想顾虑。

（6）术前排空膀胱。

4. 手术过程

（1）嘱受术者取截石位，常规消毒外阴和阴道，铺无菌巾。

（2）做双合诊复查子宫位置、大小及附件情况。

（3）阴道窥器扩张阴道，消毒阴道及宫颈管，用宫颈钳夹持宫颈前唇。

（4）顺子宫位置方向，用探针探测宫腔方向及深度，根据宫腔大小选择相应型号的吸管。

（5）用宫颈扩张器扩张宫颈管，由小号到大号，循序渐进，扩张到比选用吸管大半号或1号。

（6）将吸管连接到负压吸引器的橡胶管上，并将其缓慢送入宫底部，遇到阻力略往后退。

（7）按孕周大小给予负压，控制在400~500 mmHg，按顺时针方向吸宫腔1~2圈，感到宫壁粗糙，提示组织吸净，此时将橡胶管折叠，取出吸管。

（8）用小号刮匙轻轻搔刮宫底及两侧宫角，检查宫腔是否吸净。

（9）必要时重新放入吸管，再次用低负压吸宫腔1圈。

（10）取下宫颈钳，用无菌棉球拭净宫颈及阴道内血迹，术毕。

（11）将吸出物过滤，测量血液及组织容量，检查有无绒毛。未见绒毛者须送病理检查。

5. 术后注意事项

（1）术后休息1小时，注意观察腹痛及阴道流血情况。

（2）遵医嘱应用药物治疗。

（3）保持外阴清洁，1个月内禁止性生活及盆浴。

（4）若有腹痛及阴道流血增多，及时就诊。

（5）及时落实科学的避孕方法，避免重复流产。

（二）钳刮术

钳刮术适用于妊娠10~14周以内自愿要求终止妊娠而无禁忌证者。禁忌证、镇痛与麻醉、术前准备等内容均与负压吸引术一致。手术时，由于胎儿较大，为保证钳刮术顺利进行，必须充分扩张宫颈管。取出妊娠组织时，用卵圆钳钳夹妊娠组织，必要时用小刮匙轻刮宫腔一周。

（三）人工流产术后并发症及防治

1. 出血 妊娠月份较大时，因子宫较大，术后可出现子宫收缩欠佳，出血量大。防治方法：可在扩张宫颈后，在宫颈注射缩宫素，并尽快取出绒毛组织；若吸管过细、胶管过软或负压不足引起出血，应及时更换吸管和胶管，调整负压。

2. 子宫穿孔 是人工流产术的严重并发症，其发生率与术者操作技术以及子宫本身情况（如哺乳期、剖宫产后瘢痕子宫等）有关。防治方法：一旦发生子宫穿孔，应立即停止手术；若穿孔小、无脏器损伤或内出血，且手术已完成，可注射子宫收缩剂保守治疗，并给予抗生素预防感染，同时密切观察血压、脉搏等生命体征；若宫内组织未吸净，应由有经验的医师避开穿孔部位，也可在超声引导下或腹腔镜下完成手术；破口大、有内出血或怀疑有脏器损伤者，应行剖腹探查或腹腔镜检查，根据情况做出相应处理。

3. 人工流产综合征 指手术时因疼痛或局部刺激，受术者在术中或术毕出现恶心、呕吐、心动过速、心律不齐、面色苍白、头晕、胸闷、大汗淋漓等症状，严重者甚至出现血压下降、昏厥、抽搐等迷走神经兴奋的症状。这与受术者的情绪、身体状况及手术操作有关。防治方法：术前应重视心理安慰，术中要动作轻柔，吸宫时掌握适当负压，减少不必要的反复吸刮；一旦发现症状，立即停止手术，给予吸氧；严重者可加用阿托品0.5~1mg静脉注射。

4. 漏吸或空吸 漏吸是指施行人工流产术时未吸出胚胎及绒毛，而导致继续妊娠或胚胎停止发育。空吸是指误诊宫内妊娠而行人工流产。漏吸常见于子宫畸形、位置异常或操作不熟练；一旦发生漏吸，应再次行负压吸引术。术毕吸刮出物肉眼未见绒毛，要重复妊娠试验及超声检查。若宫内未见妊娠囊，诊断为空吸，必须将吸刮的组织全部送病理检查，警惕异位妊娠。

5. 吸宫不全 指人工流产术后部分妊娠组织物的残留，是人工流产术常见的并发症，与操作者技术不熟练或子宫位置异常有关。手术后长时间阴道流血、血量多或流血停止后再次出现大量流血，应考虑为吸宫不全，须行血或尿hCG检测和超声检查帮助诊断。防治方法：若无明显感染征象，可立即行刮宫术，刮出物送病理检查，术后给予抗生素预防感染；若同时伴有感染，应控制感染后再行刮宫术。

6. 感染 可发生急性子宫内膜炎、盆腔炎等。术后要注意会阴部清洁卫生，有感染征象者，可给予抗生素治疗。

7. 羊水栓塞 少见。往往为宫颈损伤、胎盘剥离使血窦开放，羊水进入血液循环而致。一般情况下，其症状及严重性不如晚期妊娠发病凶猛。

8. 远期并发症　包括宫颈粘连、宫腔粘连、慢性盆腔炎、月经失调、继发性不孕等。

二、药物流产

药物流产是利用药物终止早孕的一种方法。目前临床常用的药物有米非司酮和米索前列醇。米非司酮是一种类固醇类的抗孕激素制剂，具有抗孕激素及抗糖皮质激素的作用。米索前列醇是前列腺素类似物，具有兴奋子宫和软化宫颈的作用，可使子宫内容物排出。单独使用米非司酮的有效率大约为76%，因此很少单独应用。单独应用米索前列醇的有效性与用药途径有关，在68%~94%不等；米索前列醇可能会引起明显的恶心、呕吐、发热、寒战和腹泻。对末次月经后63天内的妊娠女性，应用米索前列醇和米非司酮的联合用药方案的有效率达95%~98%，因此临床上多两者配伍使用。

1. 适应证　本人自愿，血或尿hCG阳性，超声确诊为宫内妊娠；妊娠时间≤49日者可门诊行药物流产；>49日者应酌情考虑，必要时住院流产。

2. 禁忌证

（1）有使用米非司酮的禁忌证，例如肾上腺及其他内分泌疾病、妊娠期皮肤瘙痒史、血液病、血管栓塞等病史。

（2）有使用前列腺素的禁忌证，例如心血管疾病、青光眼、哮喘、癫痫、结肠炎等。

（3）带器妊娠、异位妊娠。

（4）其他：过敏体质，妊娠剧吐，长期服用抗结核、抗癫痫、抗抑郁、抗前列腺素药等。

3. 用药方法　米非司酮服用分顿服法和分服法：顿服法为200 mg一次口服；分服法总量150 mg分两日服用，第1日晨服50 mg，8~12小时再服25 mg，第2日早晚各服25 mg，第3日上午7时再服用25 mg。每次服药前后至少空腹1小时。两种方法均于服药的第3日早上口服米索前列醇0.6 mg，前后空腹1小时。

4. 注意事项

（1）用药前注意鉴别异位妊娠、葡萄胎等疾病，防止漏诊或误诊。

（2）药物流产必须在有正规抢救条件的医疗机构进行，必须在医护人员监护下使用，严密观察出血及副作用的发生情况。

（3）如果药流后2小时及以上，每小时出血量超过两个大卫生垫的最大饱和量，应该及时告知医护人员。

（4）母乳喂养的妇女在使用米非司酮后2天内和服用米索前列醇后4小时内应避免喂养婴儿。

（5）大多数妇女在第3日服药后6小时内会出现阴道流血、妊娠囊排出，个别女性需要更长时间，须密切观察，耐心等待。

（6）要根据排出物鉴定胎囊是否完整，若流产不全或失败，须做好清宫准备。

（7）药物流产的并发症包括：子宫内容物排出不完全需要后续手术处理，子宫感染和大量的出血需要刮宫止血。

（8）药物流产后需及时落实避孕措施，可立即开始服用复方短效口服避孕药。

（朱　秀）

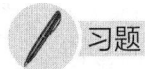 习题

单项选择在线答题

（一）简答题

1. 简述激素避孕的作用机制。
2. 简述人工流产术可能出现的并发症。

（二）论述题

某女，24岁，已婚，停经6周，尿妊娠试验阳性，尚未有妊娠计划但发生了意外妊娠，其间曾因高热1周服用多种药物，现担心对胚胎有影响要求行人工流产终止妊娠。在人工流产过程中出现恶心、呕吐、出汗、面色苍白。查体：血压80/60 mmHg，心率46次/分。

根据以上资料，请回答：

（1）该患者此时最可能发生的问题。

（2）发生该种情况的原因及其防治方法。

第二十章 妇产科常用护理技术、诊疗及手术妇女的护理

第一节 妇产科护理评估

【产科护理评估】
详见产科各相关章节。

【妇科护理评估】
妇科护理评估主要包括病史采集、生理评估和心理社会评估。

（一）病史采集

1. 病史采集的方法　采集病史时，护士应态度和蔼、关心尊重患者，语言应通俗易懂，询问病情时有针对性，勿遗漏关键性内容，同时重视患者隐私。对病情严重的患者，在初步了解病情后应立即配合医生进行抢救，以免贻误治疗。外院转诊者，应及时索阅病情介绍作为重要参考资料。

2. 病史采集内容

（1）一般项目：包括患者的姓名、性别、年龄、民族、籍贯、职业、婚姻、住址、入院日期、入院方式、病史记录日期、病史陈述者及其可靠程度。若病史陈述者非患者本人，应注明陈述者与患者关系。

（2）主诉：指患者就诊的主要症状及其持续时间。妇科临床常见症状有外阴瘙痒、阴道流血、白带异常、闭经、下腹痛、下腹部包块及不孕等。若患者有多种主要症状，应按其发生时间顺序书写。记录主诉力求简明扼要，通常不超过 20 字。

（3）现病史：主诉症状是现病史的核心部分，现病史一般包括以下 7 个方面。

1）起病情况与患病时间：按时间顺序询问病史，询问起病的时间、病因、诱因、最初症状及其严重程度。

2）主要症状及其发展变化的情况：询问发病性质、部位、程度、持续时间、导致症状变化的可能原因。

3）伴随的症状：是指在主要症状基础上又同时出现的一系列其他症状。它们通常是鉴别的依据，应详细询问。

4）诊疗经过及效果：应详细询问何时、在何医院接受过何种检查、治疗和结果等。

5）一般情况及心理反应：如食欲、睡眠、体重及二便、情绪、精神、自我感觉等。

6）与本次发病有关的既往发病情况及其诊疗经过。

7）曾采取的护理措施及效果。

（4）既往史：指患者过去健康和疾病的情况，包括以往一般健康状况、疾病史、预防接种史、手术外伤史、输血史、药物及食物过敏史。若患过某种疾病，应记录疾病名称、患病时间及诊疗转归。

（5）月经史：应询问初潮年龄、月经周期及经期持续时间、经量、经期伴随症状、绝经时间等。

（6）婚育史：记述婚姻状况，婚次及每次结婚年龄、是否近亲结婚、男方健康状况、有无性病史等。生育情况包括足月产、早产、流产次数及现存子女数。询问分娩方式、有无难产史、新生儿出生情况、有无产后大量出血或产褥感染史、自然流产或人工流产情况、末次分娩或流产的日期、采用何种计划生育措施及其效果等。

（7）个人史：询问患者的生活及居住情况、出生地及曾居住地、有无烟酒嗜好、有无吸毒史、个人自理程度、生活方式及卫生习惯等。

（8）家族史：询问患者双亲、兄弟姐妹及子女的健康情况，了解家庭成员有无遗传性疾病、可能与遗传有关的疾病及传染病，应特别注意家族中是否有与患者患同样疾病的人。

（二）生理评估

生理评估常在采集病史后进行，包括全身体格检查、腹部检查和盆腔检查。

1. 全身体格检查　测量生命体征、身高和体重；观察精神状态、全身发育、毛发分布、皮肤、淋巴结，检查头部、颈、乳房、心、肺、脊柱和四肢。

2. 腹部检查　是妇科检查的重要组成部分，应在盆腔检查前进行。

（1）观察腹部有无隆起，腹壁有无静脉曲张、妊娠纹、瘢痕、腹壁疝及腹直肌分离等。

（2）触诊腹壁厚度，肝、脾、肾有无增大及压痛，腹部有无压痛、反跳痛及肌紧张，有无包块；若触及包块应描述其部位、大小、形状、质地、活动度、表面是否光滑及有无压痛等。

（3）叩诊时注意鼓音和浊音分布范围，有无移动性浊音。

（4）必要时听诊了解肠鸣音情况。

3. 盆腔检查　为妇科检查所特有的。检查器械包括无菌手套、阴道窥器、玻片、宫颈刮板、棉拭子、消毒液、生理盐水及液状石蜡等。

（1）盆腔检查基本要求：①体贴轻柔，态度严肃，环境温度适宜，保护患者隐私。男医护人员检查时，须有其他女性人员在场；②检查前嘱患者排空膀胱，所需物品应一患一更换；③月经期原则上禁止进行盆腔检查，如为异常出血，应先消毒外阴，使用无菌手套和器械，以防感染；④除尿瘘患者有时须取膝胸卧位外，一般均取截石位，检查者面向患者，立于患者两腿之间；⑤对无性生活史者仅限于直肠-腹部诊，禁做双合诊和阴道窥器检查；对腹壁肥厚、高度紧张不合作者，如高度怀疑有盆腔病变，盆腔检查不满意时，可在注射盐酸哌替啶后或骶管麻醉下进行盆腔检查，以做出正确的判断。

（2）检查方法及步骤

外阴检查：观察外阴发育、阴毛多少及分布情况，有无畸形、炎症、赘生物或肿块等，观察外阴皮肤和黏膜的色泽，有无萎缩、增厚或变薄。注意处女膜的完整性，有无残痕。必要时让患者用力向下屏气，观察有无阴道前后壁膨出、子宫脱垂及尿失禁等。

阴道窥器检查：应先将窥器前后两叶合拢，用润滑剂润滑两叶前端。放置窥器的时候，以一手将两侧小阴唇分开，暴露阴道口，另一手手持阴道窥器沿阴道后壁斜行缓慢插入阴道内，边推进边将两叶转平，并逐渐张开两叶，直至完全暴露宫颈、阴道壁及阴道穹隆部。取出窥器时，应先将两叶合拢再取出。

双合诊：检查者一手的两指或一指放入阴道内，另一手放在腹部配合检查，称为双合诊。目的是检查阴道、宫颈、子宫、输卵管、卵巢及宫旁结缔组织和韧带以及盆腔内其他器官和组织是否有异常情况（图20-1）。

三合诊：即经腹部、阴道、直肠联合检查，是双合诊的补充检查（图20-2）。方法：除一手示指放入阴道，中指插入直肠以替代双合诊时的两指外，其余检查步骤与双合诊时相同。检查内容除双合诊内容外，还可了解后倾或后屈子宫的大小，检查盆腔后壁的情况，以及扪诊阴道直肠隔、骶骨前方及直肠内有无病变等。

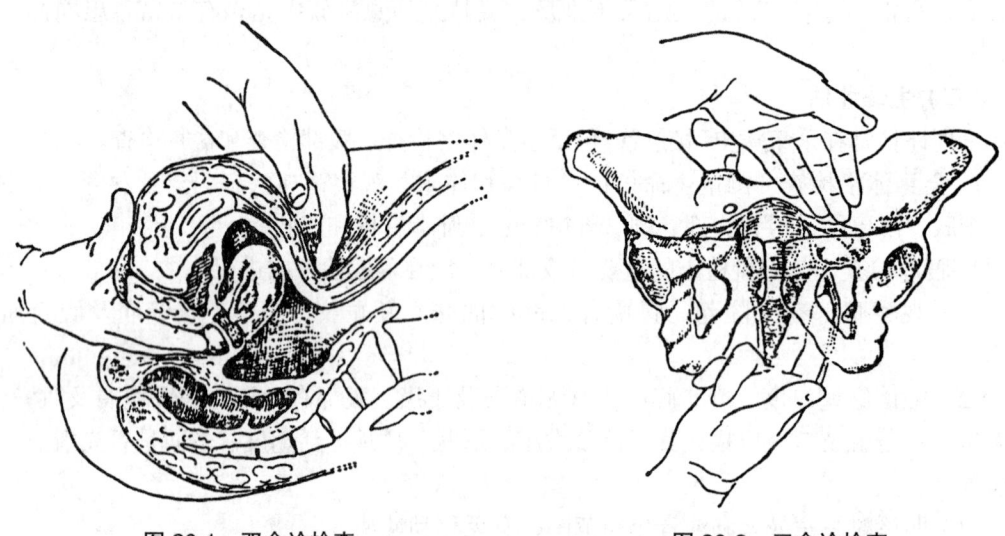

图20-1 双合诊检查　　　　图20-2 三合诊检查

直肠-腹部诊：是指检查者一手示指伸入直肠，另一手在腹部配合的检查，适用于无性生活史者、阴道闭锁或其他原因不宜做阴道检查的患者。

（3）盆腔检查结束后按照解剖部位先后顺序记录检查结果。

外阴：发育情况，婚产类型。如有异常应详细记录。

阴道：是否通畅，黏膜情况，分泌物的量、色、性状等。

宫颈：大小、硬度，有无糜烂、撕裂、息肉、腺囊肿，是否有接触性出血、举痛等。

宫体：大小、位置、硬度、活动度，是否有压痛等。

附件：有无肿物、增厚或压痛等。如触及块状物，应记录其位置、大小、软硬度、表面是否光滑、活动度、有无压痛，以及其与子宫及盆壁的关系。左右两侧应分别记录。

（三）心理社会评估

由于妇科疾病具有涉及隐私的内容，患者容易产生羞愧、害羞、焦虑或恐惧的情绪，应给予重视。评估的内容应包括：

1. 精神心理状态　发病后患者的行为举止、情绪、言语、思维过程、定向能力、判断力等。

2. 对目前健康问题的理解　评估患者对自己目前所患疾病的性质和程度的理解程度。

3. 患者对疾病的反应　评估患者面对压力等应激常用的应对方式，以及对本次疾病所采取的应对方式。

4. 其他心理社会状况　如动机、价值观、信仰、生活方式、家庭状况、经济状况等。

第二节　妇产科常用护理技术

妇产科常用的护理技术属于妇产科专科技术，是妇产科护理工作中常用的技术。本节主要介绍常见的护理技术的目的、适应证、物品准备、操作方法及护理要点。护士在实际工作中应根据患者情况选择适宜的护理技术，提高患者诊治过程中的舒适度。

【会阴擦洗/冲洗】

（一）适应证

会阴擦洗/冲洗是妇产科临床工作中最常见的护理技术，目的是保持患者会阴及肛门部清洁，促进患者舒适和会阴伤口愈合，防止生殖系统、泌尿系统的逆行感染；因此常用于以下情况。

1. 术后患者　产后会阴有裂伤或侧切者、外阴手术后患者、妇科或产科手术后留置尿管者、陈旧性会阴裂伤修补术后。

2. 长期卧床患者。

3. 急性外阴炎患者。

4. 长期阴道出血患者。

（二）物品准备

1. 橡胶单或一次性会阴垫和中单各1块，治疗巾1块，一次性手套1副。

2. 会阴擦洗盘1个，盘内放置消毒弯盘2个，无菌镊或消毒止血钳2把，无菌干棉球2~3个，无菌干纱布2块。擦洗液500 ml（如0.025%聚维酮碘溶液或1:5000高锰酸钾溶液或0.01%苯扎溴铵溶液），冲洗壶1个（会阴冲洗），便盆1个。

（三）操作方法

1. 携带用物至床旁，核对。告知患者会阴擦洗的目的、方法，以取得患者的合作。

2. 用屏风或窗帘遮挡，保护患者隐私。嘱患者排空膀胱后，取截石位暴露外阴。

3. 将会阴擦洗盘放在床边，给患者臀下垫一橡胶单或一次性会阴垫。

4. 操作者将会阴擦洗盘放至床边，戴一次性手套，将一个消毒弯盘置于患者会阴部。用一把无菌镊或卵圆钳夹取干净的药液棉球，再用另一把镊子或卵圆钳夹住棉球进行擦洗。一般擦洗3遍。第1遍要求由外向内、自上而下、先对侧后近侧，按照阴阜→大腿内上 1/3→大阴唇→小阴唇→会阴及肛门的顺序擦洗，初步擦净污垢、分泌物和血迹等。第 2 遍擦洗的原则为由内向外、自上而下、先对侧后近侧，每擦洗一个部位更换一个棉球，以防止伤口、尿道口、阴道口被污染。第 3 遍顺序同第 2 遍。擦洗时均应注意最后擦洗肛门。对会阴有伤口者，须更换棉球，单独擦洗会阴伤口。必要时，可根据患者的情况增加擦洗的次数，直至擦净，最后用干纱布擦干。

若行会阴部冲洗，应将便器放于橡胶单上，护士应一手持盛有消毒液的冲洗壶，另一手持镊子或卵圆钳夹住消毒棉球，一边冲刷一边擦洗，顺序同会阴擦洗。

5. 擦洗或冲洗结束后，为患者更换消毒会阴垫，并整理好床铺。

（四）护理要点

1. 擦洗时，应注意观察会阴部及会阴伤口周围有无红肿、分泌物及其性质和伤口愈合情况。发现异常及时记录并报告医生。
2. 有留置导尿管者，擦洗时应注意导尿管是否通畅，避免脱落。
3. 最后擦洗有伤口感染的患者，以避免交叉感染。
4. 进行会阴冲洗时，应用无菌棉球堵住阴道口，防止污水进入阴道导致上行感染。
5. 每次擦洗前后，护理人员均须洗净双手，并注意无菌操作。

【阴道灌洗/冲洗】

（一）适应证

阴道灌洗/冲洗可促进阴道血液循环，减少阴道分泌物，缓解局部充血，达到控制和治疗炎症的目的。常用于以下情况。

1. 各种阴道炎、宫颈炎的治疗。
2. 子宫切除术前或阴道手术前的阴道准备。
3. 辅助生殖技术中的取卵术前阴道准备。

（二）物品准备

1. 灌洗溶液　常用的阴道灌洗溶液有 0.025% 聚维酮碘溶液、生理盐水、0.01% 苯扎溴铵溶液等。外阴阴道假丝酵母菌病患者用碱性溶液灌洗，滴虫阴道炎患者应用酸性溶液灌洗，非特异性阴道炎患者用一般消毒液或生理盐水灌洗。
2. 物品　消毒灌洗筒 1 个，橡胶管 1 根，灌洗头 1 个（头上有控制冲洗压力和流量的调节开关），输液架 1 个，弯盘 1 个，一次性塑料垫巾 1 块，橡皮垫 1 块，便盆 1 个，阴道窥器 1 个，卵圆钳 1 把，消毒大棉球 1~2 个，无菌干纱布 1~2 块，一次性手套 1 副。

（三）操作方法

1. 携带用物至床旁，核对。告知患者操作的方法及目的，以便患者能积极配合。
2. 嘱患者排空膀胱后，在妇科检查床上取截石位，臀部垫一次性塑料垫巾，放好便盆。
3. 根据病情配制灌洗溶液 500~1000 ml，将装有灌洗溶液的灌洗筒挂于输液架上，排去管内空气，试水温适宜后备用。
4. 操作者戴一次性手套，右手持冲洗头，先冲洗外阴部，然后用左手将小阴唇分开，将冲洗头沿阴道纵侧壁的方向缓缓插入阴道达阴道后穹隆部。边冲洗边将冲洗头围绕宫颈轻轻地上下左右移动；或用阴道窥器暴露宫颈后再冲洗，将整个阴道穹隆及阴道侧壁冲洗干净后,再将窥器取下,使阴道内的残留液体完全流出。当灌洗溶液剩 100 ml 时,夹注皮管,拔出灌洗头和窥器,再冲洗一次外阴部,协助患者坐于便盆上,使阴道内残留液体流出。

5. 撤离便盆,用干纱布擦干外阴并整理床铺,协助患者采取舒适卧位。

（四）护理要点

1. 灌洗液温度不能过高或过低,以 41~43 ℃为宜。

2. 灌洗筒与床沿距离不超过 70 cm,以免压力过大,水流速度过快,使液体或污物进入宫腔或灌洗液与局部作用的时间不足。

3. 灌洗头插入不宜过深,弯头应向上,避免刺激阴道后穹隆引起不适,或损伤局部组织引起出血。

4. 必要时可用阴道窥器将阴道张开,灌洗时,应轻轻旋转窥器使灌洗液能达到阴道各部。

5. 在灌洗过程中,动作要轻,勿损伤阴道壁和宫颈组织。

6. 产后 10 天或妇产科手术 2 周后的患者,若合并阴道分泌物有臭味、混浊、阴道伤口愈合不良、黏膜感染坏死等,可行低位阴道灌洗,灌洗筒高度不超过床沿 30 cm,以避免污物进入宫腔或损伤阴道残端伤口。

7. 对于无性生活史者可用导尿管进行阴道灌洗,不能使用阴道窥器;月经期、产后或人工流产术后子宫颈口未闭或有阴道出血患者,不宜行阴道灌洗,以免引起上行感染;宫颈癌患者有活动性出血者,为防止大出血,禁止灌洗,可行阴道擦洗。

【会阴湿热敷】

（一）适应证

会阴湿热敷是利用热源和药物直接接触患区,促进局部血液循环,改善组织营养,增强局部白细胞的吞噬作用,加强组织再生和消炎、镇痛;常用于会阴部水肿、会阴血肿的吸收期及会阴伤口硬结等患者。

（二）物品准备

1. 热水袋或电热包等,或红外线灯,煮沸的 50% 硫酸镁溶液或 95% 乙醇溶液或沸水,数块纱布,水温计 1 个。

2. 会阴擦洗盘 1 个,内有消毒弯盘 2 个,镊子或消毒止血钳 2 把,纱布,医用凡士林。

3. 棉垫 1 块,橡胶布 1 块,治疗巾 1 块,一次性手套 1 副等。

（三）操作方法

1. 携带用物至床旁,核对。向患者讲解会阴湿热敷目的、方法、效果及预后,鼓励患者积极配合。

2. 拉上床旁隔帘,保护患者隐私。嘱患者排空膀胱后取截石位,暴露外阴,臀部垫橡胶布。

3. 行会阴擦洗,清洁外阴局部伤口的污垢。

4. 热敷部位先涂一薄层凡士林,盖上纱布,再轻轻敷上热敷溶液中的温纱布,外面盖上棉布垫保温。

5. 每 3~5 分钟更换热敷垫 1 次,也可用热水袋或电热包放在棉垫外或用红外线灯照射,延长更换敷料的时间,1次热敷15～30分钟。

6. 热敷完毕,更换清洁会阴垫,并整理好床铺。

（四）护理要点

1. 湿热敷温度为41～48 ℃。

2. 湿热敷面积应是病损范围的2倍。

3. 定期检查热水袋或电热包的完好性,防止烫伤,对休克、昏迷、虚脱和术后感觉不灵敏的患者应特别注意。

4. 在热敷过程中,护理人员应随时评价热敷效果,并为患者提供生活护理。

【阴道或宫颈上药】

（一）目的

阴道上药操作简单,可以在医院门诊由护士操作,也可教会患者自己在家局部上药。阴道或宫颈上药常用于各种阴道炎、术后阴道残端炎症的治疗。

（二）物品准备

阴道灌洗用品、消毒干棉球、阴道窥器、长镊、药品。根据药物性质和上药方法可另备一次性手套、消毒长棉签等。

（三）操作方法

携带用物至床旁,核对。嘱患者排空膀胱后取截石位,臀部垫一次性垫巾,上药前先进行阴道灌洗或擦洗,用阴道窥器暴露阴道、宫颈后,用消毒干棉签擦去宫颈及阴道后穹隆、阴道壁黏液或炎性分泌物,使药物直接接触炎性组织而提高疗效。根据病情和药物性质不同采用以下方法。

1. 阴道后穹隆塞药　用于滴虫阴道炎、阴道假丝酵母菌病、萎缩性阴道炎及慢性宫颈炎等患者的治疗。常用药物有甲硝唑、制霉菌素等丸剂、药片或栓剂。患者于临睡前洗净双手或戴无菌手套,用一手示指将药片或栓剂沿阴道后壁推进至示指完全伸入为止。根据不同剂型药物说明给予阴道后穹隆塞药。

2. 局部用药　常用于宫颈炎和阴道炎患者的治疗。

（1）1%甲紫液:使用时用消毒长棉管蘸药液涂擦阴道壁,适用于阴道假丝酵母菌病的患者,每天1次,7～10天为一疗程。

（2）新霉素、氯霉素药膏:使用时用消毒长棉管蘸药膏涂擦阴道壁或子宫颈,用于急性或亚急性子宫颈炎或阴道炎的患者。

3. 宫颈棉球上药　适用于子宫颈急性或亚急性炎症伴有出血者。常用药物有止血药、消炎止血粉和抗生素等。使用时用阴道窥器暴露宫颈后,用长镊夹持带有尾线的宫颈棉球浸蘸药液后塞压至子宫颈处,同时将阴道窥器轻轻退出阴道,然后取出镊子,以防退出窥器时将棉球带出或使其移动位置,将线尾露于阴道口外,用胶布固定于阴阜侧上方。于放药12～24小时后,患者牵引棉球尾线自行将其取出。

4. 喷雾器上药　适用于非特异性阴道炎及萎缩性阴道炎患者。各种阴道用药的粉剂均可用喷雾器喷射,使药物粉末均匀散布于炎性组织表面上。

（四）护理要点

1. 阴道涂擦药物时,应转动窥器,使阴道四壁均能涂布药物。

2. 棉棍上的棉花必须捻紧，涂药时按同一方向转动，防止棉花落入阴道难以取出。

3. 阴道栓剂应于晚上或休息时上药，以免起床后脱出，影响治疗效果。

4. 经期或子宫出血者不宜阴道上药。

5. 无性生活史者上药时不用窥器，用长棉管涂抹或用手指将药片推入阴道。

6. 用药期间禁止性生活。

【坐浴】

坐浴是借助水温与药物的作用，促进局部组织的血液循环，增强抵抗力，减轻外阴局部炎症及疼痛，使创面清洁，有利于组织的恢复，是妇产科常用的各种外阴炎、阴道炎症的辅助治疗方法，或作为外阴阴道手术前的准备。

（一）目的

1. 治疗作用　用于外阴炎、阴道非特异性炎症或特异性炎症、子宫脱垂、会阴伤口愈合不良等，根据不同的病因配制不同的溶液，以提高治疗效果。

2. 清洁作用　行外阴、阴道手术，经阴道行子宫切除术前进行坐浴，可以达到局部清洁的作用。

（二）物品准备

1. 坐浴盆1个，坐浴溶液，坐浴架1个，无菌纱布1块。

2. 溶液的配制

（1）滴虫阴道炎：常用0.5%醋酸溶液、1%乳酸溶液或1∶5000高锰酸钾溶液。

（2）外阴阴道假丝酵母菌病：常用2%~4%碳酸氢钠溶液。

（3）萎缩性阴道炎：常用0.5%~1%乳酸溶液。

（4）外阴炎及其他非特异性阴道炎、外阴阴道手术前的准备：常用1∶5000高锰酸钾溶液、0.01%苯扎溴铵（新洁尔灭）溶液、0.025%聚维酮碘溶液、中成药液等溶液。

（三）操作方法

携带用物至床旁，核对。将配制好的坐浴液（2000 ml）放入坐浴盆内，并置于坐浴架上，嘱患者排空膀胱后全臀和外阴部浸泡于溶液中。结束后用无菌纱布蘸干外阴部，根据水温不同坐浴分为3种。

1. 热浴　水温在41~43 ℃，适用于渗出性病变及急性炎性浸润，可先熏后坐，一般持续20分钟。

2. 温浴　水温在35~37 ℃，适用于慢性盆腔炎、手术前准备。

3. 冷浴　水温在14~15 ℃，可刺激肌肉神经，使其张力增加，适用于膀胱阴道松弛等。一般持续2~5分钟即可。

（四）护理要点

1. 月经期妇女、阴道流血者、孕妇及产后7天内的产妇禁止坐浴。

2. 严格按比例配制坐浴溶液，浓度过高易造成黏膜烧伤，浓度太低影响治疗效果。

3. 水温适中，不能过高，以免烫伤皮肤。

4. 坐浴前应先将外阴及肛门周围擦洗干净。

5. 坐浴时将臀部及全部外阴浸入药液中。

6. 注意保暖，以防受凉。

第三节 妇产科常用诊疗与手术

随着医学科学的发展,妇产科诊疗技术也不断更新,为了更好地配合医师为患者提供高质量的诊疗服务,护士需要及时更新知识和技术,充分做好术前评估、术前准备,同时应强调术中配合和术后护理的重要性,为患者及时转归、有效治疗提供合理的护理服务。

【生殖道脱落细胞学检查】

生殖道脱落细胞包括阴道上段、子宫颈阴道部、子宫、输卵管及腹腔的上皮细胞,以阴道上段、宫颈阴道部的上皮细胞为主。

(一)适应证

1. 闭经 通过观察脱落细胞的形态,了解卵巢功能,间接判断闭经的原因。
2. 异常子宫出血 鉴别有无卵巢排卵。
3. 先兆流产 阴道上段脱落细胞反映雌激素水平,可用于间接判断胎盘功能。
4. 生殖道感染性疾病 细菌性阴道病、衣原体性子宫颈炎、人乳头瘤病毒和单纯疱疹病毒感染。

(二)禁忌证

月经期及生殖器官急性炎症。

(三)物品准备

阴道窥器1个、宫颈刮匙(木质小刮板)2个或细胞刷1个、载玻片若干张、不同型号塑料管、0.9%氯化钠溶液、无菌干燥棉签及棉球、装有固定液(95%乙醇液)标本瓶1个或新柏氏液(细胞保存液)1瓶。

(四)取标本部位及方法

1. 阴道涂片 主要目的是了解卵巢功能,常用标本采集方法有两种。

(1)阴道侧壁刮片法:患者取截石位,用阴道窥器扩张阴道(阴道窥器上不涂润滑剂),用刮片在阴道侧壁上1/3处轻轻刮取分泌物少许,然后将分泌物薄而均匀地涂于玻片上并固定。

(2)棉签采取法:用于无性生活史女性。其方法是将卷紧的无菌棉签蘸少许生理盐水润湿后伸入阴道,在其侧壁的上1/3处轻轻涂抹,然后慢慢取出棉签,横放在玻片上向一个方向滚涂均匀涂于玻片上并固定。

2. 宫颈刮片和刷片 宫颈刮片法(图20-3)操作步骤与阴道侧壁刮片法一样,其部位限制在宫颈外口鳞-柱状上皮交界处,以宫颈外口为圆心,用木质刮片,轻轻刮取一周,然后放入装有固定液的小瓶中。宫颈刷片是先将子宫颈表面分泌物拭净,将"细胞刷"置于宫颈管达宫颈外口上方约1cm处,旋转细胞刷数圈后取出,将"细胞刷"上的小刷子洗脱于保存液中。

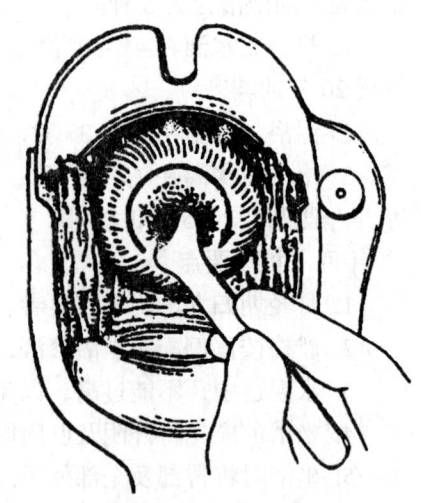

图20-3 宫颈刮片法

宫颈刮片或刷片法是筛查早期宫颈癌的重要方法。

（五）护理要点

1. 向患者讲解相关知识，取得其配合。

2. 将用物准备齐全，协助患者摆好体位，并做好消毒工作。

3. 检查前 24 小时内禁止性生活、阴道冲洗及阴道用药。

4. 刮片、阴道窥器未吸附任何化学药品或润滑剂，必要时可用生理盐水湿润阴道窥器。

5. 取标本时，动作应轻、稳、准，以免损伤组织，引起出血。如白带较多，可先用无菌干棉球轻轻拭去，再行标本刮取。

6. 涂片应均匀，不可来回涂抹，以免破坏细胞。

7. 载玻片或标本瓶应做好标记，避免混淆患者姓名和取材部位。

【子宫颈活组织检查】

子宫颈活组织检查简称宫颈活检，是取子宫颈病灶的小部分组织进行病理学检查，以确定子宫颈病变性质的一种临床上常用的方法。

（一）适应证

1. 可疑宫颈癌或癌前病变

（1）阴道镜诊断为子宫颈高级别鳞状上皮内病变或可疑癌者。

（2）阴道镜诊断为子宫颈低级别鳞状上皮内病变，但细胞学为不能排除高级别鳞状上皮内病变、不典型鳞状细胞及以上或不典型腺上皮细胞及以上。

（3）阴道镜检查不充分或检查者经验不足等。

2. 宫颈癌　肉眼检查可疑癌者。

（二）禁忌证

1. 生殖道急性或亚急性炎症。

2. 月经期。

（三）物品准备

阴道窥器、活检钳、宫颈钳、装有 4% 甲醛溶液的标本瓶 4~6 个、带有线尾的消毒大棉球、消毒纱布；0.025% 聚维酮碘溶液或 0.01% 苯扎溴铵（新洁尔灭）溶液、复方碘溶液。

（四）操作方法

1. 钳取法　嘱患者排尿后取截石位。用阴道窥器暴露子宫颈，并用 0.025% 聚维酮碘溶液或其他消毒液消毒阴道后，使用宫颈活组织钳于宫颈鳞-柱交界处 3、6、9、12 点四处各钳取 0.3 cm 大小的组织；或在宫颈涂复方碘溶液，在碘不着色区各取 0.3 cm 大小的组织。将取下的组织分别放于盛有 4% 甲醛溶液的小瓶中固定，贴上有患者姓名及标本部位的标签，切勿混淆，送病理检查。钳取组织后，填以带线的大棉球或纱布卷局部压迫止血。大棉球或纱布卷的线尾应露出阴道口外，嘱患者 24 小时后自行取出。

2. 冷刀锥切法　嘱患者排尿后取截石位，暴露宫颈及消毒方法同钳取法。用单齿宫颈钳夹持宫颈前唇，子宫颈涂复方碘溶液，在碘不着色区外 0.5 cm 处，以尖刀在子宫颈表面做环形切口，深约 0.2 cm，切除宫颈长度 1~2.5 cm（图 20-4），然后压迫止血。将切除的标本在 12 点处做一标志后放在贴有标记的小瓶中，并用 4% 甲醛溶液固定后送检。用无菌纱布卷填塞创面，压迫止血，24小时后取出纱布。出血量多者给予止血处理，并给予抗生素控制感染。

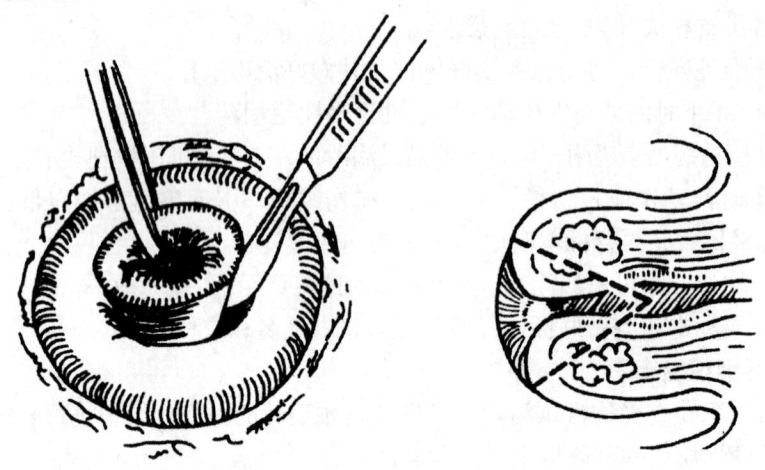

图20-4 宫颈活检（锥切法）

3. 子宫颈环形电切除术　根据病灶范围及子宫颈体积不同，选用适合的电极及设计恰当的治疗参数，手术方法与冷刀锥切法相似。

（五）护理要点

1. 指导患者于月经干净后3~7天内进行手术。
2. 将用物备齐，协助消毒外阴。术中为医师做台下配合，为患者提供咨询服务，并鼓励患者配合手术。
3. 取出标本后，仔细核对患者姓名及标本部位并送检。
4. 术后保持会阴清洁，观察阴道出血量并记录，指导患者取出阴道内所填纱布的方法。
5. 钳取法术后1个月内、冷刀锥切法术后2个月内禁止盆浴及性生活。

【常用穿刺检查】

妇产科常用的穿刺检查有经腹壁腹腔穿刺、经阴道后穹隆穿刺和经腹壁羊膜腔穿刺。

（一）经腹壁腹腔穿刺术

经腹壁腹腔穿刺术是指在无菌条件下用穿刺针经腹壁进入腹腔抽出腹腔液体或组织，观察其颜色、性状并进行实验室检查、细菌培养及细胞学检查等，以达到诊断、治疗目的。经腹壁腹腔穿刺术还可以用于人工气腹、腹水放液及腹腔化疗等。

1. 适应证

（1）明确腹腔液体性质：通过穿刺抽取腹水进行检验，以明确积液性质，协助诊断。

（2）鉴别诊断：通过对贴近腹壁的肿物进行组织针吸后送病理检查，以明确肿物性质。

（3）治疗：①穿刺放出部分腹水；②穿刺注入抗癌药物进行腹腔化疗。

（4）造影：穿刺注入二氧化碳进行气腹造影。

2. 禁忌证

（1）疑有腹腔内器官严重粘连、肠梗阻者。

（2）疑似巨大的卵巢囊肿者。

（3）大量腹水伴有严重电解质紊乱者。
（4）妊娠中、晚期孕妇。
（5）有弥散性血管内凝血者。
（6）不能配合者。

3. 检查前准备

（1）物品准备：无菌腹腔穿刺包1个（内有洞巾1块、腰椎穿刺针或长穿刺针1个、弯盘1个、小镊子2把、止血钳1把），20 ml注射器1支，无菌手套1副，无菌纱布块若干，棉球若干，标本瓶，胶布，消毒液，根据需要准备无菌导管或橡胶管、引流袋、腹带。

（2）药品准备：2%利多卡因注射液，根据需要准备化疗药物。

4. 操作方法

（1）经腹B型超声引导穿刺时，膀胱需充盈；经阴道B型超声引导穿刺时，须排空膀胱。

（2）根据腹水量的多少协助医生摆好患者体位，准备好所需用物，若腹水较多或行囊内穿刺，应取仰卧位；若积液量较少，取半坐卧位或侧卧位。

（3）协助医生为患者进行穿刺皮肤的消毒，铺无菌洞巾，注意无菌操作。

（4）通常穿刺不需要麻醉，若患者精神过度紧张，可用0.5%利多卡因液给予局部麻醉，协助医生准备注射器及麻醉药品等用物。

（5）行穿刺术时准备注射器或引流袋，医生按需要量抽取液体或注入药物。

（6）操作结束，拔出穿刺针。协助医生再次消毒，用无菌纱布覆盖并固定。若针眼有腹水渗出，可稍加压。

5. 护理要点

（1）评估患者的心理状况，做好心理护理。

（2）评估患者的生命体征、腹围、腹水性质及引流量并详细记录。

（3）评估引流是否通畅及引流速度，放腹水速度应缓慢，每小时不应超过1000 ml，一次放腹水不应超过4000 ml，以免腹压骤减出现休克征象。若患者出现异常，应立即停止放液，放液过程中逐渐束紧腹带或腹部加压沙袋。

（4）留取足量送检标本，腹水细胞学检查需200 ml液体，其他检查需20 ml液体，脓性液体应做细菌培养和药物敏感试验。抽出液体标记后及时送检。

（5）注入化疗药物应指导患者变换体位，使药物充分吸收。

（6）因气腹造影而行穿刺者，X线摄片完毕需将气体排出。

（7）告知患者术后需卧床休息8~12小时，遵医嘱给予抗生素预防感染。

（二）经阴道后穹隆穿刺术

经阴道后穹隆穿刺术是指在无菌条件下，用穿刺针经阴道后穹隆刺入盆腔，抽取直肠子宫凹陷处积存液体进行肉眼观察、实验室检查和病理检查。

1. 适应证

（1）适用于可疑有腹腔内游离血液、渗出液、脓液，以及腹水等患者，此法可协助诊断异位妊娠、盆腔脓肿等。

（2）B型超声引导下行卵巢子宫内膜异位囊肿或输卵管妊娠部位注射药物治疗。

（3）B型超声引导下行经阴道后穹隆穿刺取卵，用于各种助孕技术。

2. 禁忌证

（1）盆腔严重粘连，较大肿块占据子宫直肠陷凹部位，并凸向直肠时。

（2）临床已高度怀疑恶性肿瘤。

（3）疑有肠管和子宫后壁粘连。

（4）异位妊娠非手术治疗时，应避免穿刺以免引起感染影响疗效。

3. 物品准备　阴道检查包1个（内有洞巾1块，阴道窥器、宫颈钳、长镊等），0.025%聚维酮碘液、消毒大棉球、消毒纱布、一次性注射器、22号长针头或腰椎穿刺针、无菌手套1副。

4. 操作方法

（1）排空膀胱，取截石位，常规消毒外阴阴道后铺无菌洞巾。

（2）用宫颈钳夹持宫颈后唇并向前牵拉，充分暴露阴道后穹隆。

（3）暴露宫颈及阴道后穹隆，再次消毒。

（4）用22号长针头或腰椎穿刺针连接注射器，自阴道后穹隆刺入子宫直肠陷凹处，抽出3～5 ml液体，判断其性质。

（5）抽吸完毕拔针后，如有渗血，可用无菌纱布压迫止血。

5. 护理要点

（1）穿刺过程中应严密观察患者的生命体征，了解患者的感受，防止患者在检查过程中病情突然变化。

（2）穿刺时注意进针方向、深度，避免误伤子宫及直肠。

（3）肉眼观察取出的标本，穿刺液如为暗红色不凝血，且放置6分钟以上仍不凝，说明腹腔内有出血。若血液凝固，为穿刺针误入血管。若穿刺液为淡红色，稀薄，多为盆腔炎性渗出物。若为脓液，则表示盆腔内有积脓，应将脓液送检。

（4）术后注意观察患者阴道流血、腹痛情况。

（5）术后注意保持外阴清洁。

（三）经腹壁羊膜腔穿刺术

经腹壁羊膜腔穿刺术是指中晚期妊娠阶段，在无菌条件下用穿刺针经腹壁、子宫肌壁进入羊膜腔抽取羊水，进行生化和细胞学检测的方法，以了解胎儿成熟度及胎盘功能，也是胎儿先天性疾病的产前诊断及中期妊娠引产的主要手段。

1. 适应证

（1）产前诊断

1）染色体、基因遗传病及先天性代谢异常的产前诊断。

2）高龄、B型超声提示有软指标异常、妊娠早期应用可能致畸药物或接触大量放射线以及怀疑胎儿有异常的高危孕妇等。

3）羊水生化测定，了解宫内胎儿成熟度、胎儿血型及胎儿神经管缺陷。

（2）治疗

1）胎儿异常或死胎须行依沙吖啶引产者。

2）胎儿无畸形，若羊水过多，须抽出适量羊水者；若羊水过少，须羊膜腔内注入适量生理盐水者。

3）胎儿未成熟但必须短时间内终止妊娠，须向羊膜腔内注射促进胎儿肺成熟药者。

4）母儿血型不合，须给胎儿输血者。

5）胎儿无畸形而生长受限，须向羊膜腔内注入氨基酸等药物者。

2. 禁忌证

（1）孕妇有流产先兆者。

（2）各种疾病的急性阶段或心、肝、肾功能严重异常者。

（3）术前24小时内2次体温＞37.5℃。

3. 物品准备　无菌腰椎穿刺针1个、弯盘1个、长镊2把、洞巾1块、棉球若干、纱布4块、5 ml注射器2支、20 ml注射器1支、标本瓶1个、消毒液、2%利多卡因注射液1支、无菌手套1副、胶布。

4. 操作方法

（1）协助孕妇排空膀胱后取仰卧位，B型超声下标记羊水暗区及胎盘位置，穿刺时尽量避开胎盘。

（2）常规消毒皮肤，铺无菌洞巾，局麻后用腰椎穿刺针向羊水量相对较多的暗区垂直刺入，拔出穿刺针芯，有羊水溢出，根据穿刺目的抽取羊水或注入药物。

（3）将针芯插入穿刺针内，迅速拔针，敷以无菌纱布，加压后用胶布固定。

（4）术中密切观察生命体征变化及注意孕妇有无呼吸困难、发绀等羊水栓塞征象。

（5）术后行超声检查，观察穿刺点有无出血，监测胎心、胎动情况。

（6）术中严格执行无菌操作规程。

5. 护理要点

（1）评估穿刺部位有无液体渗出。

（2）中期引产的孕妇，一般自羊膜腔注药到胎儿、胎盘娩出需24～48小时，注意观察子宫收缩情况及产程进展；分娩后，保持外阴清洁，预防感染，遵医嘱给予退乳。

（3）穿刺用于产前诊断时，穿刺后严密观察胎心率、胎动变化及有无宫缩，若有异常，立即通知医师处理。

【诊断性刮宫】

诊断性刮宫简称诊刮，是刮取子宫内膜和内膜病灶行活组织病理学检查。若同时怀疑宫颈管病变，须对子宫颈管和宫腔分别进行刮宫，称为分段诊刮。

（一）适应证

1. 不明原因的子宫出血，须排除子宫内膜癌、宫颈癌或其他病变者。

2. 月经失调，如功能失调性子宫出血、闭经，需了解子宫内膜的变化及对性激素的反应情况者。

3. 不孕症需了解有无排卵或疑有子宫内膜结核或子宫内膜炎者。

4. 疑有宫内组织残留者。

（二）禁忌证

1. 急性阴道炎、急性宫颈炎，急性或亚急性输卵管卵巢炎（附件炎）。

2. 术前2次体温高于37.5℃。

3. 各种疾病的急性阶段或心、肝、肾功能严重异常者。

（三）物品准备

无菌刮宫包，内有阴道窥器、宫颈钳、子宫探针、宫颈扩张器、刮匙、卵圆钳、洞巾1块、纱布和棉球若干、消毒液、病理小瓶数个（内盛4%甲醛溶液）。

（四）操作方法

一般不需麻醉，对个别较敏感者或子宫颈内口较紧者，酌情使用镇静剂或麻醉剂。嘱患者排尿后取截石位，常规消毒铺巾，双合诊检查，了解子宫大小及位置。用窥器暴露宫颈，再次消毒宫颈及宫颈管。钳夹子宫颈前唇，用探针顺宫腔方向测量宫腔深度，宫口较紧者可用宫颈扩张器扩张到小号刮匙能进入即可。将一块生理盐水纱布垫于阴道后穹隆，以小号刮匙自宫底至宫颈内口顺序刮一周（须注意子宫底及两侧角部），取出纱布将所有刮出的组织放入一个盛有4%甲醛溶液的小瓶固定，做好标记送病理检查。行分段诊断性刮宫时，先用小刮匙环刮宫颈管，再用探针顺宫腔方向测量宫腔深度，然后如上所述进入宫腔刮取子宫内膜，刮出物应分瓶标记送病理检查。

（五）护理要点

1. 术前准备

（1）向患者讲解诊断性刮宫术的必要性、手术过程及手术后的注意事项，解除患者恐惧情绪，使患者主动配合手术。

（2）嘱患者在手术前3天禁止性生活；对不孕症患者进行刮宫时，应选择月经前或月经来潮6小时内进行，以判断有无排卵。

（3）准备好各种抢救物品，以便刮宫出现紧急情况时的及时抢救。

2. 术中配合

（1）护理人员应守护在患者身边，随时观察患者的病情变化，如患者出现面色苍白、出冷汗或剧烈疼痛等，应告知医生暂时停止操作，测量血压、脉搏，排除异常情况后再继续操作。

（2）严格无菌操作，防止发生感染。

（3）协助医生仔细观察刮出组织，将组织放入装有固定液的小瓶内送病理科检查，并做好患者记录。

3. 术后护理

（1）术后需卧床休息30分钟，观察阴道出血及腹痛情况。术后有少量阴道出血和轻微腹痛为正常情况，1~2天后可恢复；如阴道出血量逐渐增加或腹痛加重，要及时就诊。

（2）保持外阴清洁，勤换内裤。

（3）诊刮术后休息1~2天，必要时遵医嘱应用抗生素。

（4）禁性生活和盆浴2周，1周后复查恢复情况及了解病理检查结果。

【输卵管通畅检查】

输卵管通畅检查是不孕症的检查方法之一，常用的方法有输卵管通液术、子宫输卵管造影术。本节以输卵管通液术为例讲解。

（一）适应证

1. 女性不孕症，疑有输卵管阻塞者。

2. 评估输卵管绝育术、输卵管再通术或输卵管成形术的效果。

3. 输卵管黏膜轻度粘连者。

（二）禁忌证

1. 生殖器官急性炎症或慢性炎症急性或亚急性发作者。
2. 月经期或有子宫出血者。
3. 全身严重性疾病。

（三）物品准备

妇科检查器械和用物，阴道窥器，子宫探针，子宫颈钳，20 ml 注射器及子宫颈导管，血管钳，Y 形接管及橡胶管，简单压力表，消毒液及消毒棉球。

（四）操作方法

输卵管通畅术是在无菌操作下，将导管插入宫颈并注入一定量的生理盐水于子宫腔及输卵管内，用以了解输卵管是否通畅。操作步骤如下。

1. 嘱患者排尿后取截石位，常规消毒铺巾，阴道检查，用窥器暴露宫颈，再次消毒宫颈及宫颈管。钳夹子宫颈前唇，将子宫颈导管顺子宫腔方向伸入子宫颈。
2. 将子宫颈导管与压力表及装有 20 ml 无菌生理盐水的注射器用 Y 形接管相连。压力表应高于注射器水平，以免注射液进入压力表。
3. 缓慢推注生理盐水，压力不超过 160 mmHg。若输卵管闭塞，注入 4~5 ml 时，患者即感下腹部疼痛，且压力持续上升不见下降。若输卵管通畅，注入生理盐水 20 ml 时毫无阻力，压力维持在 60~80 mmHg 以下，患者无不适感，且停止注射后压力迅速下降，表示所注液体已进入腹腔。
4. 如无压力表，可用注射器向子宫颈导管内推注无菌生理盐水。缓慢推入 20 ml 生理盐水而无阻力，患者也无不适者，说明输卵管通畅。若勉强注入不足 10 ml 即受阻，停注后液体又回流到注射器中，说明输卵管闭塞；若再经加压注射，又能逐渐推进，表示输卵管原有轻度粘连已被分离。
5. 通液完毕，取出导管和窥器。

（五）护理要点

1. 术前应严格掌握适应证与禁忌证，向患者讲解输卵管通畅术的目的、步骤及配合要点，以取得患者的合作。
2. 检查用物是否完备，各种管道是否通畅；所用生理盐水应加温至接近体温后应用，以免过冷刺激输卵管发生痉挛。
3. 在输卵管通畅检查过程中，子宫颈导管必须贴紧宫颈，以免漏液。注液速度不宜过快且注射液体不宜过多，以免输卵管壁受伤或破裂，甚至引起内出血。
4. 术中随时了解患者的感受，观察患者下腹部疼痛的性质、程度，如有不适，立即停止操作。
5. 术后应观察 30 分钟，患者无异常方可离院；告知患者若出现腹痛、阴道有大量血性分泌物或发热，应立即就诊。
6. 输卵管通畅检查均应在月经干净后 3~7 天进行。此时宫腔内无创面，不易发生子宫内膜异位症、感染及其他意外。
7. 保持外阴清洁，术后 2 周内禁性生活和盆浴。

【妇产科内镜诊疗技术】

内镜检查是利用连接于摄像系统和冷光源的内镜窥查人体体腔及脏器的一种诊疗技术。妇产科常用的内镜检查有阴道镜、宫腔镜和腹腔镜检查。

（一）阴道镜诊疗技术

阴道镜诊疗是利用阴道镜将宫颈阴道部黏膜放大 5~40 倍，以观察肉眼看不到的宫颈表面层微小的病变。

1. 适应证

（1）宫颈细胞学检查子宫颈低级别鳞状上皮内病变及以上，或无明确诊断意义的不典型鳞状细胞伴高危型 HPV 阳性或不典型腺上皮细胞者。

（2）HPV 检测 HPV 16 或 HPV 18 阳性者，或其他高危型 HPV 阳性持续 1 年以上者。

（3）宫颈锥切术前确定切除范围。

（4）对可疑外阴、阴道、宫颈病变处进行指导性活检。

（5）对外阴、阴道和宫颈病变的诊断、治疗和效果评估。

2. 检查前准备

（1）患者准备

1）检查前 24 小时内避免性交及阴道、宫腔操作，术前 48 小时内禁止阴道、宫颈用药。宜在月经干净后 3~4 日进行。

2）急性阴道、宫颈炎症者治疗后再行检查。

3）嘱患者排空膀胱。

（2）药品准备：生理盐水，3%~5% 醋酸溶液，复方碘溶液（碘试验用），聚维酮碘消毒液（浓度 0.025%、0.5%，依据不同部位选择不同的消毒液浓度）等。

（3）物品准备：阴道镜，阴道窥器 1 个，宫颈活检钳 1 把，卵圆钳 1 把，尖手术刀 1 把，阴道上下叶拉钩，棉球及长杆棉签若干，弯盘 1 个，标本瓶（内置 4% 甲醛溶液）4 个，纱布 4 块。

3. 操作方法

（1）协助医生使患者取截石位，阴道窥器暴露子宫颈阴道部，用生理盐水棉球擦净子宫颈分泌物，肉眼观察子宫颈形态。

（2）移动阴道镜，使其物镜距阴道口 15~20 cm（距子宫颈 25~30 cm），对准子宫颈或病变部位，协助医生打开光源，调整阴道镜物镜焦距使物像清晰。

（3）醋酸试验：协助医生用 3%~5% 醋酸液棉球浸湿子宫颈表面 1 分钟，正常及异常组织中核质比增加的细胞会出现暂时的白色（醋酸白），周围的正常鳞状上皮则保留其原有的粉红色。醋酸效果出现或消失的速度随病变类型的不同而不同。通常情况下，病变级别越高，醋酸白出现得越快，持续时间也越长。

（4）如果图像不清晰，协助医生用绿色滤光镜片并放大 20 倍观察，可使血管图像更清晰，进行更精确的血管检查。

（5）碘试验：协助医生用复方碘溶液棉球浸湿子宫颈，富含糖原的成熟鳞状上皮细胞被碘染成棕褐色。柱状上皮、未成熟化生上皮、角化上皮及不典型增生上皮不含糖原，涂碘后往往不着色。

（6）在醋酸试验及碘试验异常图像部位或可疑病变部位取活检送病理检查，同时协助医生留取影像资料。

4. 护理要点

（1）向患者讲解阴道镜检查的目的及方法，减轻或消除患者的紧张情绪。

（2）做阴道镜检查前24小时不做妇科检查及阴道灌洗和上药，并禁止性生活。

（3）检查中，必要时涂辅助药物3%～5%醋酸液，主要在于使组织净化并肿胀，以便对病变的境界及表面形态观察得更清楚。拭净此药后，再涂以复方碘液，正常鳞状上皮呈棕褐色，不典型增生和癌变上皮因糖原少而不着色，可协助确定病变范围。

（4）发现可疑癌变时，应取活检，将取下的活检标本分别放入4%甲醛溶液标本瓶内送病理检查。

（5）术后保持外阴清洁，每日清洗，必要时遵医嘱应用抗生素，注意观察阴道出血量，出血多时应及时就诊。

（6）术后1周复诊，2周内禁止性生活和盆浴。

（二）宫腔镜诊疗技术

宫腔镜诊疗是应用膨宫介质扩张宫腔，通过插入宫腔的光导玻璃纤维窥镜直视观察宫颈管、宫颈内口、子宫内膜及输卵管开口的生理与病理变化，并通过摄像系统将所见图像显示在监视屏幕上放大观看，对病变组织直观准确取材并送病理检查；同时也可在宫腔镜下直接进行手术治疗。

1. 适应证

（1）异常子宫出血者。

（2）原因不明的不孕症或反复流产者。

（3）疑宫腔异常者，如宫腔粘连、子宫畸形、内膜息肉、占位病变等。

（4）宫内异物（如节育器、流产残留物等）的定位及取出。

（5）子宫内膜切除或子宫黏膜下肌瘤及部分突向宫腔的肌壁间肌瘤的切除。

（6）宫腔镜引导下输卵管通液、注液及绝育术。

2. 禁忌证

（1）严重心、肺功能不全者。

（2）严重血液系统疾病。

（3）急性、亚急性生殖道感染。

（4）近3个月内有子宫手术或子宫穿孔史者，有宫颈瘢痕、宫颈裂伤或松弛者，为相对禁忌证。

3. 术前准备

（1）患者准备

1）术前检查，肠道准备同妇科腹部手术。

2）术前放置宫颈扩张棒，放置时间依据扩张棒的种类或遵医嘱。

（2）物品准备：宫腔镜、阴道窥器1个、宫颈钳1把、卵圆钳1把、3～6号扩宫棒1套、无齿镊1把、探针1把、弯盘1个、纱布棉球若干。

（3）药品准备：宫腔灌注液（5%葡萄糖液，若是糖尿病患者，应选用5%甘露醇液，或生理盐水或林格液）、庆大霉素 8 万 U 1 支、地塞米松 5 mg 1 支、消毒液。

4. 操作方法

（1）检测系统：检查电视系统、摄像、光源、电刀、膨宫机是否处于正常工作状态。连接好摄像、电源线、膨宫液管、电刀、电缆线、负极板回路垫。加入灌流液，铺好负极板回路垫后，打开开关，调节电切电流功率和电凝电流功率。

（2）体位：协助患者取截石位。

（3）常规消毒：协助医生碘伏消毒外阴阴道后，铺治疗巾。

（4）操作配合：接通电源后，将光学视管、电切环、滚球、电切手柄、闭孔器摄像头、电缆线、膨宫液管连接，协助医生连接好镜头，调节镜头的清晰度，调整电切功率、宫腔压力。保持容器内有足够的灌流液，防止空气栓塞，记录出入量；当入量超过出量时，及时报告医生。配合医师控制宫腔总灌流量，宫腔灌流液进入患者血液循环量不应超过 1 L，否则易发生低钠水中毒。

（5）病理标本：管理好术中取出的病理标本，按要求及时送检。

5. 护理要点

（1）评估患者术后心理状况，做好心理护理。

（2）评估患者生命体征、阴道流血情况。

（3）评估患者有无与腹痛、过度水化综合征等相关的并发症。

（4）讲解宫腔镜诊疗后注意事项，2 周内禁止性交及盆浴。

（三）腹腔镜诊疗技术

腹腔镜诊疗是将接有冷光源照明的腹腔镜经腹壁插入腹腔，连接摄像系统，通过视屏观察盆、腹腔内脏器的形态及有无病变，完成对疾病的诊断或对疾病进行手术治疗。

1. 适应证

（1）子宫内膜异位症的诊断和治疗。

（2）不明原因的急、慢性腹痛与盆腔痛。

（3）不孕症患者明确或排除盆腔疾病，判断输卵管通畅程度，观察排卵状况。

（4）卵巢及输卵管疾病的诊断和治疗。

（5）子宫肌瘤手术。

（6）早期子宫内膜癌和宫颈癌的手术治疗。

（7）计划生育手术及并发症的治疗。

2. 禁忌证

（1）严重心肺功能不全者。

（2）腹腔内大出血患者。

（3）弥漫性腹膜炎或怀疑盆腔内广泛粘连者。

（4）大的腹壁疝或膈疝者。

（5）凝血功能障碍者。

3. 术前准备

（1）患者准备

术前检查及肠道、阴道准备：同妇科腹部手术。

皮肤准备：备皮范围同妇科腹部手术，特殊注意脐孔清洁。

（2）物品准备：腹腔镜1台、充气装置、气腹针、套管穿刺针、转换器、举宫器、阴道拉钩、分离器、剪刀、夹持钳、子宫探针、持针器、缝合器、窥阴器、带有刻度的拔棒、缝线、缝针、刀片、刀柄、棉球、纱布、敷料、注射器等。

（3）药品准备：0.9%氯化钠溶液1000 ml、2%利多卡因溶液2支、消毒液。

4. 操作方法

（1）检测系统：连接好内镜各附件，打开各设备电源开关，确认腹腔镜处于完好备用状态。

（2）常规消毒：协助医生常规消毒腹部、外阴及阴道，留置导尿管，放置举宫器（有性生活史者）。

（3）体位：患者先取仰卧位，人工气腹阶段当充气1 L后，放低床头倾斜15°~25°，调整至头低臀高位。

（4）操作配合：连接刀头与手柄，用扭力扳手加固，连接主机电源线，连接脚踏开关，连接主机和手柄，开机系统自检，刀头自检。接通各设备电源，接通二氧化碳气源，气腹机自检，设定好气腹压力，连接各设备管线，超声刀、高频电刀自检，放好脚踏开关；按下气腹机开始键，协助医生建立人工气腹；打开监视器、摄像主机、光源开关，根据医嘱调整各设备参数。协助医生将腹腔镜与冷光源、电视摄像系统、录像系统、打印系统连接，经鞘管插入腹腔。术毕协助医生用0.9%氯化钠溶液冲洗盆腔，检查有无出血及内脏损伤。术毕清点敷料和器械。

（5）病理标本：管理好术中取出的病理标本，按要求及时送检。

5. 护理要点

（1）评估患者术后心理状况，做好心理护理。

（2）评估患者生命体征、切口有无渗出、引流液的性状及量。

（3）评估患者有无与气腹相关的并发症，如皮下气肿、上腹不适及肩痛等。

（4）术后常规留置导尿，留置期间做好护理。

（5）术后指导患者平卧6~48小时，可在床上翻身活动，避免过早站立导致CO_2上移刺激膈肌引起上腹部不适及肩痛。

【会阴切开缝合术】

会阴切开术是产科常见手术之一，其目的为避免严重会阴裂伤。常用术式有会阴左侧后侧切开术（图20-5）和会阴正中切开术两种。

（一）适应证

1. 会阴过紧或胎儿过大。
2. 估计分娩时会阴撕裂不可避免者。
3. 母儿有病理情况急需结束分娩者。

（二）物品准备

生理盐水，利多卡因，消毒液（0.5%聚维酮碘溶液）；无菌会阴切开缝合包：内有20 ml注射器1个，会阴切开剪，有齿镊，持针器，缝合针（角针、圆针各一），止血钳2~3把，缝线（丝线及可吸收线），带尾纱布块，治疗碗等。

（三）操作方法

1. 会阴左侧后侧切开术

（1）产妇取截石位，用 0.5% 聚维酮碘溶液消毒皮肤。

（2）通常采用阴部神经阻滞麻醉（图 20-6）及局部皮下浸润麻醉。

（3）术者左手示、中指伸入阴道侧后壁与先露部之前，撑起会阴壁，以保护胎儿并指示切口的位置，将会阴切开剪放在会阴后联合中线偏左侧 45°位置，待子宫收缩时做会阴全层切开，切口长 3～4 cm，应注意阴道黏膜与皮肤切口长度一致，局部压迫或结扎止血。

（4）胎儿、胎盘娩出后，在阴道内填塞带尾纱布块，以阻挡宫腔内血液下流影响视野。

（5）暴露切口，用肠线从切口顶端上 1 cm 处开始缝合黏膜层至处女膜缘；肌层和皮下组织用可吸收线分别间断缝合，注意对合整齐，勿留无效腔；皮肤用 1 号丝线间断缝合，对齐两断面。

（6）缝毕取出阴道内纱布，常规做肛门检查以排除可吸收线穿透直肠黏膜。

2. 会阴正中切开术　消毒后铺无菌洞巾，局部浸润麻醉后，当胎头着冠时，术者于宫缩时沿会阴后联合中线垂直切开 2.5～3 cm。切开后立即保护会阴，此法出血少，易缝合，但应避免发生会阴Ⅲ度裂伤。

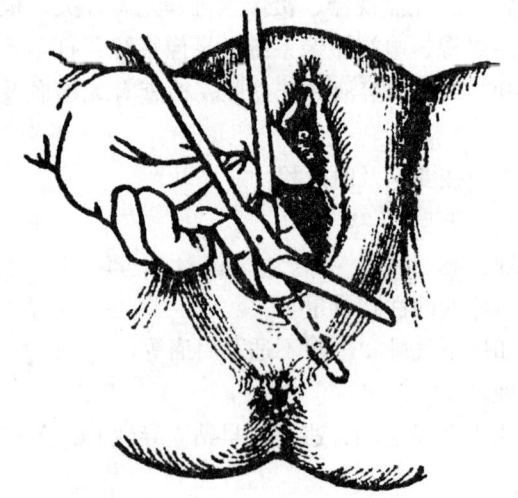

图 20-5　会阴左侧后侧切开

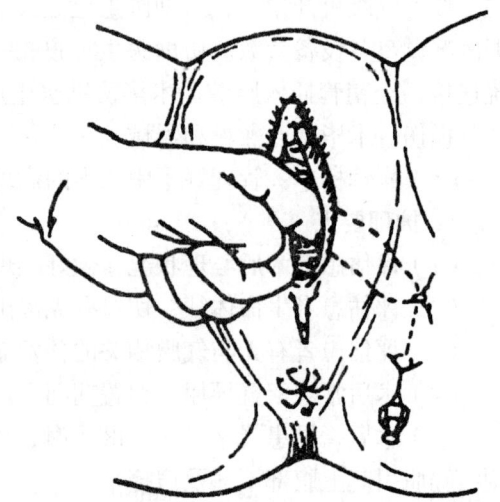

图 20-6　阴部神经阻滞麻醉

（四）护理要点

1. 术前护理　严密观察产程进展，准备好会阴切开各种用物，协助医师正确掌握会阴切开的时机。

2. 术后嘱产妇保持外阴清洁，每日常规会阴冲洗 2 次，排便后及时冲洗。

3. 术后观察伤口有无渗出、红肿。

4. 会阴伤口肿胀、疼痛者，局部应用 50% 硫酸镁溶液湿热敷或 75% 乙醇溶液湿敷，也可配合局部理疗，以利于切口愈合。

5. 会阴伤口无特殊情况者术后 3 天拆线；拆线后如有伤口裂开，创面新鲜应立即缝合，5 天后再拆线。

【胎头吸引器助产术】

胎头吸引器助产术是将胎头吸引器置于胎头，形成一定负压后吸住胎头，通过牵引协助胎儿娩出的一种助产方法。常用的胎头吸引器有直形空筒、牛角形空筒、金属扁圆形胎头吸引器。

（一）适应证

1. 产妇患有心脏病、先兆子痫或临产后宫缩乏力时，须缩短第二产程者。
2. 第二产程延长或胎头拨露达半小时未能娩出者。
3. 有剖宫产史或子宫有瘢痕不宜过分用力者。
4. 明确或可疑胎儿窘迫者。

（二）禁忌证

严重头盆不称，估计胎儿无法从阴道分娩者；宫口未开全或胎膜未破；胎头位置高，未达阴道口者。

（三）物品准备

胎头吸引器、电动吸引器或 50 ml 注射器、一次性吸引管、血管钳、新生儿抢救药品及复苏设备、纱布若干。

（四）操作方法

1. 产妇取截石位，冲洗后消毒外阴，铺巾。
2. 明确胎位，确认宫口已开全，胎膜已破。胎头先露达坐骨棘下 3 cm 以上。
3. 初产妇的会阴部坚硬或会阴体较长者，应先行会阴切开术。
4. 放置吸引器后一定要确认宫颈和阴道壁未被夹于胎头吸引器头端内，调整吸引器横柄与胎头矢状缝相一致，作为旋转胎头方向的标记。
5. 开启电动吸引器或用注射器抽气使负压达 300~450 mmHg，于宫缩及产妇屏气时开始牵引。
6. 根据胎位，旋转胎头至正枕前位，当胎头枕部达耻骨联合下缘时，保护好会阴，胎头娩出阴道口时，解除负压取下吸引器。

（五）护理要点

1. 术前准备　评估头盆情况及产程进展，向产妇讲解助产目的以取得合作。
2. 术中配合　待术者将胎头吸引器接好后，准备好新生儿抢救物品，胎儿娩出后及时清理呼吸道，肌注维生素 K_1 1 mg，观察有无颅内出血、头皮损伤及头皮血肿，以便及时处理。吸引器牵引不应超过 2 次，牵引时间不应超过 15 分钟，否则应改用产钳助产术。
3. 术后护理　认真检查软产道，及时缝合。

【产钳助产术】

产钳助产术是用产钳牵拉胎头以娩出胎儿的手术。产钳由左右两叶组成，每叶分为钳叶、钳颈、钳锁扣和钳柄 4 部分。根据放置产钳时胎头在盆腔内的位置分为：出口产钳、低位产钳、中位产钳、高位产钳、后出头产钳。

（一）适应证

除胎头吸引术的适应证外，还有因胎吸阻力较大而失败者；臀先露、剖宫产胎头娩出困难者。

（二）禁忌证

同胎头吸引术。确定死胎者，尽可能做穿颅术，以免损伤产道。

（三）物品准备

无菌产钳 1 副，会阴侧切包及抢救用品。

（四）操作方法

1. 产妇取截石位，操作前查清胎位，冲洗后消毒外阴，铺巾。
2. 放置产钳前多行会阴左侧后侧切开术。
3. 放置产钳，放置后检查钳叶与胎头之间有无软组织及脐带夹入，胎头矢状缝在两钳叶正中。然后将产钳合拢，当宫缩时向外、向下缓慢牵拉产钳，之后再平行牵拉。当胎头着冠后将钳柄上提，使胎头仰伸娩出。取下产钳右叶、左叶，然后按分娩机转娩出胎体。
4. 术后常规检查宫颈、阴道壁及会阴切口，并给予缝合。

（五）护理要点

1. 术前准备　同胎头吸引助产术。
2. 术中配合　术中做好患者的心理支持，减轻紧张情绪，待胎儿娩出前肩后，遵医嘱使用子宫收缩剂。根据医嘱为新生儿注射维生素 K_1 等药物，观察新生儿有无颅内出血、产伤。
3. 术后护理　术后观察产妇宫缩、阴道流血、会阴切口及排尿等情况。

【剖宫产术】

剖宫产术是经腹部切开子宫取出胎儿及其附属物的手术。主要术式有子宫下段剖宫产、子宫体剖宫产术和腹膜外剖宫产术。

（一）适应证

妊娠期合并症，如妊娠合并心脏病、重度先兆子痫及子痫；妊娠期并发症，如前置胎盘、胎盘早剥等；因产力、产道、胎儿三大因素异常所致的难产；以及胎儿窘迫、羊水过少、胎儿生长受限等。

（二）禁忌证

死胎及胎儿畸形，不应行剖宫产术终止妊娠。

（三）麻醉方式及术式

以连续硬膜外麻醉为主，特殊情况采用局麻或全麻。

1. 子宫下段剖宫产术　在下腹正中做切口或下腹做横切口，打开腹壁及腹膜腔，于子宫下段切开子宫膀胱反折腹膜，下推膀胱，暴露子宫下段，在子宫前壁正中做横切口，并钝性分离 10~12 cm，取出胎儿、胎盘。此术式切口愈合好，术后并发症少，临床广泛采用。
2. 子宫体剖宫产术　也称古典式剖宫产术。在子宫体正中做纵行切开。手术方法较易掌握，可用于妊娠任何时期。但术中出血多，术后易发生周围脏器粘连，再次妊娠、分娩时发生子宫破裂的可能性较大。此术式仅用于急于娩出胎儿或前置胎盘不能在子宫下段进行剖宫产手术者。
3. 腹膜外剖宫产术　特点是经腹膜外分离推开膀胱，暴露子宫下段并将其切开取胎。手术较复杂，有损伤膀胱的可能性，若为巨大胎儿，则娩出胎头有困难。多用于子宫腔有严重感染者。

（四）护理要点

1. 术前护理

（1）一般准备同腹部手术患者的护理。

（2）备好新生儿用物及抢救物品、子宫收缩剂等。

（3）术前禁用呼吸抑制剂，以防新生儿窒息。

（4）密切观察并记录胎心变化。

2. 术中配合　密切观察和记录产妇的生命体征，协助麻醉师维持受术者生命体征稳定，配合医师完成手术过程。

3. 术后护理

（1）按腹部手术患者及产褥期常规护理。

（2）术后第1日采取半坐卧位，以利恶露排出。

（3）鼓励产妇在床上活动肢体，尽量早期下床活动以减少术后并发症的发生。

（4）术后酌情补充液体1~2天，根据肠道功能恢复情况指导产妇进食，遵医嘱应用抗生素预防感染。

（5）按产褥期护理常规进行乳房护理、会阴护理。

（6）留置导尿管12~24小时，拔管后注意能否自行排尿。

（7）提供出院指导，包括母乳喂养、新生儿护理、会阴部护理及落实避孕措施等方面的指导。

【人工剥离胎盘术】

人工剥离胎盘术指胎儿娩出后，接生者用手剥离并取出滞留于子宫腔内胎盘的手术。

（一）适应证

胎儿经阴道娩出后10~30 min胎盘仍未娩出者，剖宫产术胎儿娩出后5~10 min胎盘仍未娩出者，或胎盘部分剥离引起子宫大出血者。

（二）操作方法

一般不需麻醉。当宫颈内口收缩较紧、手不能伸入时，可肌注阿托品0.5 mg及盐酸哌替啶50~100 mg。产妇取截石位，排空膀胱，外阴再次消毒，接生者更换手套，一手手指并拢呈圆锥形沿脐带进入子宫腔，找到胎盘边缘。进入宫腔后手背紧贴子宫壁，插入胎盘与子宫壁之间，以手掌的尺侧缘慢慢将胎盘自宫腔分离；另一手在腹部按压子宫底（图20-7）。

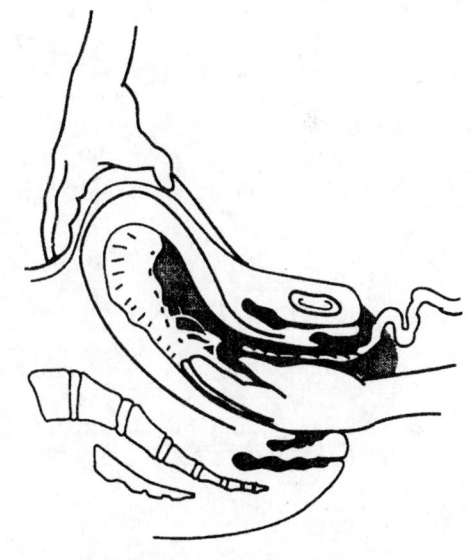

图20-7　人工剥离胎盘

（三）护理要点

1. 产妇身旁有专人留守观察，给予解释和安慰，及时做好输血准备。

2. 操作时严格执行无菌操作规程，注意动作轻柔，切忌粗暴、强行剥离。

3. 剥离胎盘后要密切观察子宫收缩情况，如宫缩不佳，应及时按摩子宫并注射宫缩剂。

4. 认真检查取出的胎盘、胎膜是否完整，如有缺损，应根据缺损的多少和当时子宫收缩、阴道流血的情况决定是否清宫，应尽量减少宫腔内操作次数。

5. 术后注意观察有无发热、阴道分泌物异常等体征，必要时遵医嘱给予抗生素。

（郭艳巍）

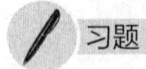 习题

简答题

1. 简述会阴侧切的适应证。
2. 简述坐浴的护理要点。
3. 简述子宫颈活组织检查的护理要点。
4. 简述经阴道后穹隆穿刺术的护理要点。
5. 简述诊断性刮宫的术后护理要点。
6. 简述经腹壁腹腔穿刺术的禁忌证。

单项选择在线答题

附录1　孕产妇妊娠风险评估与管理工作流程图

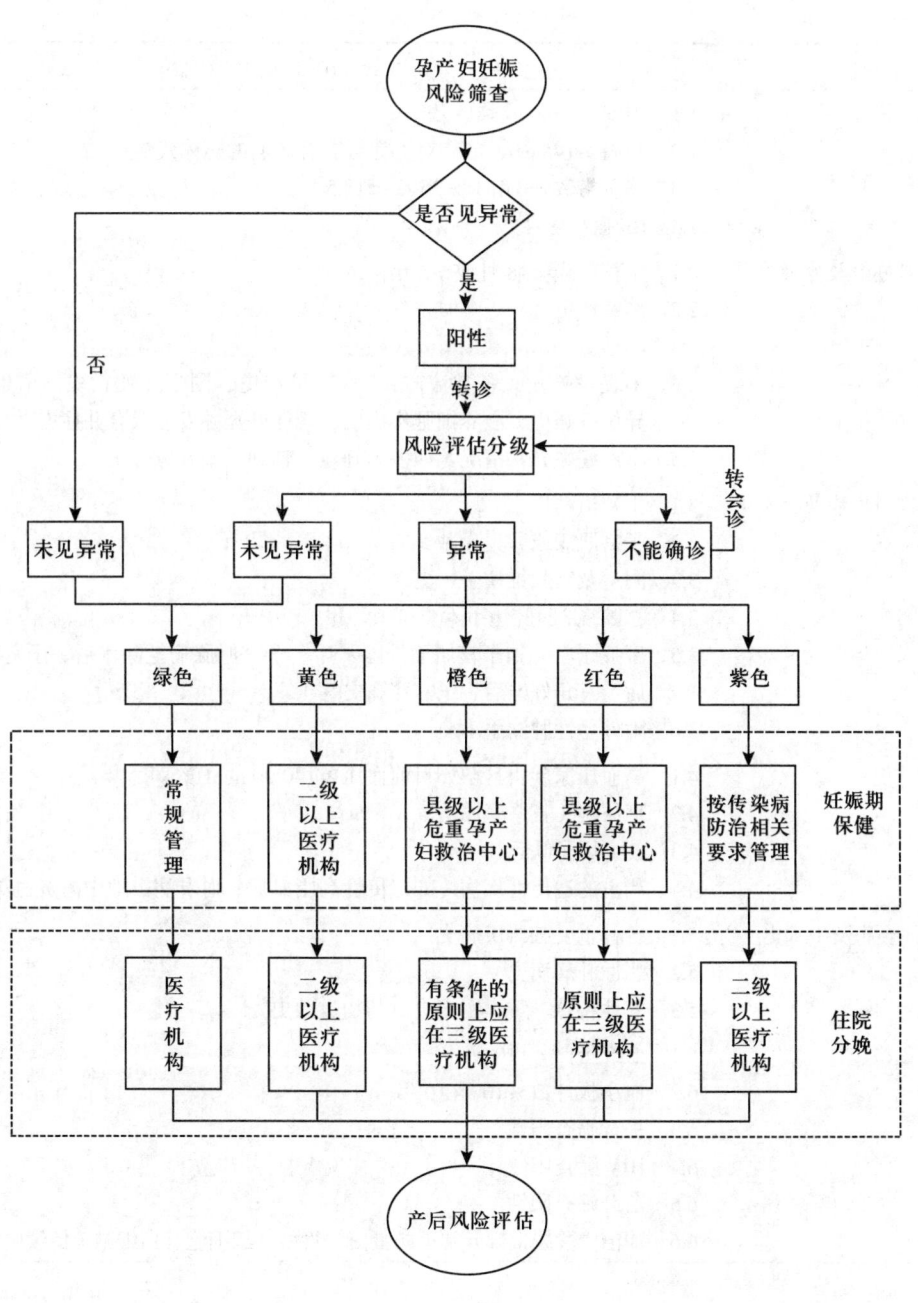

附录 2　孕产妇妊娠风险筛查表

项目	筛查阳性内容
1. 基本情况	1.1　周岁≥35 岁或≤18 岁
	1.2　身高≤145 cm，或有对生育可能有影响的躯体残疾
	1.3　体重指数（BMI）>25 或<18.5
	1.4　Rh 血型阴性
2. 异常妊娠及分娩史	2.1　生育间隔<18 月或>5 年
	2.2　剖宫产史
	2.3　不孕史
	2.4　不良孕产史（各类流产≥3 次、早产史、围生儿死亡史、出生缺陷、异位妊娠史、滋养细胞疾病史、既往妊娠并发症及合并症史）
	2.5　本次妊娠异常情况（如多胎妊娠、辅助生殖妊娠等）
3. 妇产科疾病及手术史	3.1　生殖道畸形
	3.2　子宫肌瘤或卵巢囊肿≥5 cm
	3.3　阴道及宫颈锥切手术史
	3.4　宫腔镜/腹腔镜手术史
	3.5　瘢痕子宫（如子宫肌瘤挖除术后、子宫肌腺瘤挖除术后、子宫整形术后、宫角妊娠后、子宫穿孔史等）
	3.6　附件恶性肿瘤手术史
4. 家族史	4.1　高血压家族史且孕妇目前血压≥140/90 mmHg
	4.2　糖尿病（直系亲属）
	4.3　凝血因子缺乏
	4.4　严重的遗传性疾病（如遗传性高脂血症、血友病、地中海贫血等）
5. 既往疾病及手术史	5.1　各种重要脏器疾病史
	5.2　恶性肿瘤病史
	5.3　其他特殊、重大手术史、药物过敏史
6. 辅助检查*	6.1　血红蛋白<110 g/L
	6.2　血小板计数≤100×10^9/L
	6.3　梅毒筛查阳性
	6.4　HIV 筛查阳性
	6.5　乙肝筛查阳性
	6.6　清洁中段尿常规异常（如蛋白、管型、红细胞、白细胞）持续两次以上

续

项目	筛查阳性内容
6. 辅助检查*	6.7 尿糖阳性且空腹血糖异常（妊娠24周前≥7.0 mmol/L；妊娠24周起≥5.1 mmol/L） 6.8 血清铁蛋白<20 μg/L
7. 需要关注的表现特征及病史	7.1 提示心血管系统及呼吸系统疾病： 　7.1.1 心悸、胸闷、胸痛或背部牵涉痛、气促、夜间不能平卧 　7.1.2 哮喘及哮喘史、咳嗽、咯血等 　7.1.3 长期低热、消瘦、盗汗 　7.1.4 心肺听诊异常 　7.1.5 高血压 BP≥140/90 mmHg 　7.1.6 心脏病史、心力衰竭史、心脏手术史 　7.1.7 胸廓畸形 7.2 提示消化系统疾病： 　7.2.1 严重纳差、乏力、剧吐 　7.2.2 上腹疼痛，肝、脾大 　7.2.3 皮肤巩膜黄染 　7.2.4 便血 7.3 提示泌尿系统疾病： 　7.3.1 眼睑水肿、少尿、蛋白尿、血尿、管型尿 　7.3.2 慢性肾炎、肾病史 7.4 提示血液系统疾病： 　7.4.1 牙龈出血、鼻出血 　7.4.2 出血不凝、全身多处瘀点、瘀斑 　7.4.3 血小板减少、再生障碍性贫血等血液病史 7.5 提示内分泌及免疫系统疾病： 　7.5.1 多饮、多尿、多食 　7.5.2 烦渴、心悸、烦躁、多汗 　7.5.3 明显关节酸痛、脸部蝶形或盘形红斑、不明原因高热 　7.5.4 口干（无唾液）、眼干（眼内有摩擦异物感或无泪）等 7.6 提示性传播疾病： 　7.6.1 外生殖器溃疡、赘生物或水疱 　7.6.2 阴道或尿道流脓 　7.6.3 性病史 7.7 提示精神神经系统疾病： 　7.7.1 言语交流困难、智力障碍、精神抑郁、精神躁狂 　7.7.2 反复出现头痛、恶心、呕吐 　7.7.3 癫痫史 　7.7.4 不明原因晕厥史 7.8 其他：吸毒史

备注：带*的项目为建议项目，由筛查机构根据自身医疗保健服务水平提供。

附录3　妊娠风险筛查阳性孕产妇转诊单

姓名 _____　出生日期 _____　年龄 ____（周岁）　孕周 _____（周）
证件号码 _____
联系电话 _____
筛查结果（主要危险因素）
_____
_____
_____

转诊日期 ____ 年 ____ 月 ____ 日
转出机构 _____　医生签名 _____

------------------------------以下由接诊机构填写------------------------------

姓名 _____　出生日期 _____　年龄 ____（周岁）　孕周 ____（周）
接诊日期 ____ 年 ____ 月 ____ 日
目前诊断：
_____
_____

妊娠风险评估分级（请在相关项目上打"√"）
　　　　　　□ 绿色
　　　　　　□ 黄色
　　　　　　□ 橙色
　　　　　　□ 红色
　　　　　　□ 紫色
接诊机构 _____　医生签名 _____

附录 4　孕产妇妊娠风险评估表

评估分级	孕产妇相关情况
绿色 （低风险）	孕妇基本情况良好，未发现妊娠合并症、并发症
黄色 （一般风险）	1. 基本情况 1.1　年龄 ≥ 35 岁或 ≤ 18 岁 1.2　BMI > 25 或 < 18.5 1.3　生殖道畸形 1.4　骨盆狭小 1.5　不良孕产史（各类流产 ≥ 3 次、早产、围生儿死亡、出生缺陷、异位妊娠、滋养细胞疾病等） 1.6　瘢痕子宫 1.7　子宫肌瘤或卵巢囊肿 ≥ 5 cm 1.8　盆腔手术史 1.9　辅助生殖妊娠 2. 妊娠合并症 2.1　心脏病（经心内科诊治无需药物治疗、心功能正常）： 2.1.1　先天性心脏病（不伴有肺动脉高压的房缺、室缺、动脉导管未闭；法络四联症修补术后无残余心脏结构异常等） 2.1.2　心肌炎后遗症 2.1.3　心律失常 2.1.4　无合并症的轻度的肺动脉狭窄和二尖瓣脱垂 2.2　呼吸系统疾病：经呼吸内科诊治无需药物治疗、肺功能正常 2.3　消化系统疾病：肝炎病毒携带（表面抗原阳性、肝功能正常） 2.4　泌尿系统疾病：肾病（目前病情稳定、肾功能正常） 2.5　内分泌系统疾病：无需药物治疗的糖尿病、甲状腺疾病、垂体泌乳素瘤等 2.6　血液系统疾病： 2.6.1　妊娠合并血小板减少（PLT 50~100 × 10^9/L）但无出血倾向 2.6.2　妊娠合并贫血（Hb 60~110 g/L） 2.7　神经系统疾病：癫痫（单纯部分性发作和复杂部分性发作），重症肌无力（眼肌型）等

评估分级	孕产妇相关情况
黄色 （一般风险）	2.8 免疫系统疾病：无需药物治疗（如系统性红斑狼疮、IgA 肾病、类风湿性关节炎、干燥综合征、未分化结缔组织病等） 2.9 尖锐湿疣、淋病等性传播疾病 2.10 吸毒史 2.11 其他 3. 妊娠并发症 3.1 双胎妊娠 3.2 先兆早产 3.3 胎儿宫内生长受限 3.4 巨大胎儿 3.5 妊娠期高血压疾病（除外红色、橙色） 3.6 妊娠期肝内胆汁淤积症 3.7 胎膜早破 3.8 羊水过少 3.9 羊水过多 3.10 ≥ 36 周胎位不正 3.11 低置胎盘 3.12 妊娠剧吐
橙色 （较高风险）	1. 基本情况 1.1 年龄 ≥ 40 岁 1.2 BMI ≥ 28 2. 妊娠合并症 2.1 较严重心血管系统疾病： 2.1.1 心功能Ⅱ级，轻度左心功能障碍或者 EF 40% ~ 50% 2.1.2 需药物治疗的心肌炎后遗症、心律失常等 2.1.3 瓣膜性心脏病（轻度二尖瓣狭窄瓣口 > 1.5 cm^2，主动脉瓣狭窄跨瓣压差 < 50 mmHg，无合并症的轻度肺动脉狭窄，二尖瓣脱垂，二叶式主动脉瓣疾病，马方综合征无主动脉扩张） 2.1.4 主动脉疾病（主动脉直径 < 45 mm），主动脉缩窄矫治术后 2.1.5 经治疗后稳定的心肌病 2.1.6 各种原因的轻度肺动脉高压（< 50 mmHg） 2.1.7 其他 2.2 呼吸系统疾病： 2.2.1 哮喘 2.2.2 脊柱侧弯 2.2.3 胸廓畸形等伴轻度肺功能不全 2.3 消化系统疾病： 2.3.1 原因不明的肝功能异常

评估分级	孕产妇相关情况
橙色 （较高风险）	2.3.2　仅需要药物治疗的肝硬化、肠梗阻、消化道出血等 2.4　泌尿系统疾病：慢性肾病伴肾功能不全代偿期（肌酐超过正常值上限） 2.5　内分泌系统疾病： 2.5.1　需药物治疗的糖尿病、甲状腺疾病、垂体泌乳素瘤 2.5.2　肾性尿崩症（尿量超过 4000 ml/d）等 2.6　血液系统疾病： 2.6.1　血小板减少（PLT 30~50 × 10^9/L） 2.6.2　重度贫血（Hb 40~60 g/L） 2.6.3　凝血功能障碍无出血倾向 2.6.4　易栓症（如抗凝血酶缺陷症、蛋白 C 缺陷症、蛋白 S 缺陷症、抗磷脂综合征、肾病综合征等） 2.7　免疫系统疾病：应用小剂量激素（如醋酸泼尼松 5~10 mg/d）6 月以上，无临床活动表现（如系统性红斑狼疮、重症 IgA 肾病、类风湿性关节炎、干燥综合征、未分化结缔组织病等） 2.8　恶性肿瘤治疗后无转移、无复发 2.9　智力障碍 2.10　精神病缓解期 2.11　神经系统疾病： 2.11.1　癫痫（失神发作） 2.11.2　重症肌无力（病变波及四肢骨骼肌和延脑部肌肉）等 2.12　其他 3. 妊娠并发症 3.1　三胎及以上妊娠 3.2　Rh 血型不合 3.3　瘢痕子宫（距末次子宫手术间隔 < 18 月） 3.4　瘢痕子宫伴中央性前置胎盘或伴有可疑胎盘植入 3.5　各类子宫手术史（如剖宫产、宫角妊娠、子宫肌瘤挖除术等）≥ 2 次 3.6　双胎、羊水过多伴发心肺功能减退 3.7　重度子痫前期、慢性高血压合并子痫前期 3.8　原因不明的发热 3.9　产后抑郁症、产褥期中暑、产褥感染等
红色 （高风险）	1. 妊娠合并症 1.1　严重心血管系统疾病： 1.1.1　各种原因引起的肺动脉高压（≥ 50 mmHg），如房缺、室缺、动脉导管未闭等 1.1.2　复杂先心（法洛四联症、艾森曼格综合征等）和未手术的发绀型心脏病（SpO$_2$ < 90%）；Fontan 循环术后 1.1.3　心脏瓣膜病：瓣膜置换术后，中重度二尖瓣狭窄（瓣口 < 1.5 cm^2），主动脉瓣狭窄（跨瓣压差 ≥ 50 mmHg）、马方综合征等

续

评估分级	孕产妇相关情况
红色 （高风险）	1.1.4　各类心肌病 1.1.5　感染性心内膜炎 1.1.6　急性心肌炎 1.1.7　风心病风湿活动期 1.1.8　妊娠期高血压性心脏病 1.1.9　其他 1.2　呼吸系统疾病：哮喘反复发作、肺纤维化、胸廓或脊柱严重畸形等影响肺功能者 1.3　消化系统疾病：重型肝炎、肝硬化失代偿、严重消化道出血、急性胰腺炎、肠梗阻等影响孕产妇生命的疾病 1.4　泌尿系统疾病：急、慢性肾病伴高血压、肾功能不全（肌酐超过正常值上限的1.5倍） 1.5　内分泌系统疾病： 1.5.1　糖尿病并发肾病Ⅴ级、严重心血管病、增生性视网膜病变或玻璃体积血、周围神经病变等 1.5.2　甲状腺功能亢进并发心脏病、感染、肝功能异常、精神异常等疾病 1.5.3　甲状腺功能减退引起相应系统功能障碍，基础代谢率小于 -50% 1.5.4　垂体泌乳素瘤出现视力减退、视野缺损、偏盲等压迫症状 1.5.5　尿崩症，中枢性尿崩症伴有明显的多饮、烦渴、多尿症状，或合并有其他垂体功能异常 1.5.6　嗜铬细胞瘤等 1.6　血液系统疾病： 1.6.1　再生障碍性贫血 1.6.2　血小板减少（$< 30 \times 10^9/L$）或进行性下降或伴有出血倾向 1.6.3　重度贫血（$Hb \leq 40\ g/L$） 1.6.4　白血病 1.6.5　凝血功能障碍伴有出血倾向（如先天性凝血因子缺乏、低纤维蛋白原血症等） 1.6.6　血栓栓塞性疾病（如下肢深静脉血栓、颅内静脉窦血栓等） 1.7　免疫系统疾病活动期，如系统性红斑狼疮（SLE）、重症IgA肾病、类风湿性关节炎、干燥综合征、未分化结缔组织病等 1.8　精神病急性期 1.9　恶性肿瘤： 1.9.1　妊娠期间发现的恶性肿瘤 1.9.2　治疗后复发或发生远处转移 1.10　神经系统疾病： 1.10.1　脑血管畸形及手术史 1.10.2　癫痫全身发作 1.10.3　重症肌无力（病变发展至延髓肌、肢带肌、躯干肌和呼吸肌） 1.11　吸毒

评估分级	孕产妇相关情况
红色 （高风险）	1.12 其他严重内、外科疾病等 2. 妊娠并发症 2.1 三胎及以上妊娠伴发心肺功能减退 2.2 凶险性前置胎盘，胎盘早剥 2.3 红色预警范畴疾病产后尚未稳定
紫色 （孕妇患有传染性疾病）	所有妊娠合并传染性疾病——如病毒性肝炎、梅毒、人类免疫缺陷病毒（HIV）感染及艾滋病、结核病、重症感染性肺炎、特殊病毒感染（H1N7、寨卡等）

备注：除紫色标识孕妇可能伴有其他颜色外，如同时存在不同颜色分类，按照较高风险的分级标识。

附录5　孕产妇妊娠风险评估分级报告单

姓名 _____　出生日期 _____　年龄 ___（周岁）　孕周 ___（周）
证件号码 _____
联系电话 _____
初步诊断
_____
_____
_____

评估时间 ___ 年 ___ 月 ___ 日
评估分级：
☐ 橙色　☐ 红色

报 告 人 _____
报告机构 _____
报告日期 _____

参考文献

[1] 何仲.妇产科护理学.3版.北京：北京大学医学出版社，2022.
[2] 单伟颖.妇产科护理学.2版.北京：人民卫生出版社，2016.
[3] 安力彬，陆虹.妇产科护理学.7版.北京：人民卫生出版社，2022.
[4] 刘兴会，漆洪波.难产.2版.北京：人民卫生出版社，2021.
[5] 陈叙，李蓉.遗传与优生.北京：人民卫生出版社，2021.
[6] 李淑文，王丽君.妇产科护理.2版.北京：人民卫生出版社，2020.
[7] 余艳红，王陈叙.助产学.北京：人民卫生出版社，2020.
[8] KING T L，BRUCKER M C，OSBORN K，等.瓦尔尼助产学.6版.陆虹，庞汝彦，译.北京：人民卫生出版社，2020.
[9] 姜梅，卢契.助产士专科培训.北京：人民卫生出版社，2019.
[10] 谢幸，孔北华，段涛.妇产科学.9版.北京：人民卫生出版社，2018.
[11] 郑修霞.妇产科护理学.6版.北京：人民卫生出版社，2017.
[12] 何仲，吴丽萍.妇产科护理学.北京：中国协和医科大学出版社，2014.

后 记

经全国高等教育自学考试指导委员会同意,由医药学类专业委员会负责高等教育自学考试《妇产科护理学(本)》教材的审稿工作。

本教材由承德护理职业学院单伟颖教授担任主编,北京协和医学院吴丽萍教授、北京大学朱秀副教授、南京中医药大学康健副教授、承德医学院附属医院郭艳巍教授担任副主编,山西医科大学第一医院冀静主管护师、四川大学华西第二医院任建华副主任护师、云南中医药大学郭趣副教授、山东中医药大学杜静副教授、海南医学院伊焕英讲师担任编委。全书由单伟颖教授统稿。

全国高等教育自学考试指导委员会医药学类专业委员会在北京组织了本教材的审稿工作。北京协和医学院何仲教授担任主审,北京大学医学部陆虹教授参审,并提出修改意见,谨向她们表示诚挚的谢意。

全国高等教育自学考试指导委员会医药学类专业委员会最后审定通过了本教材。

全国高等教育自学考试指导委员会
医药学类专业委员会
2023 年 5 月